《全国乡镇(社区)医护人员培训试用教材》丛书

总主编：苗里宁　姜　瑛

耳鼻咽喉科学分册

主　编：文连姬　管国芳

副主编：徐艳萍　辛　丁　陈　鸥
　　　　韩宇丹　郑　颖

吉林大学出版社

图书在版编目（CIP）数据

全国乡镇（社区）医护人员培训试用教材.耳鼻咽喉
科学分册/苗里宁，姜瑛主编；文连姬，管国芳分册主
编.—长春：吉林大学出版社，2010.6
ISBN 978-7-5601-6047-4

Ⅰ.①全… Ⅱ.①苗…②姜…③文…④管… Ⅲ.①耳
鼻咽喉科学—医药卫生人员—技术培训—教材 Ⅳ.①
R192

中国版本图书馆CIP数据核字（2012）第082402号

内容提要

随着医疗卫生工作改革的深入，培训更多合格的全科医生，提高乡镇医院全科医生的技术水平工作迫在眉睫。

本册教材按照乡镇医院全科医生的培训要求编写，全书分为九个篇章，简明系统地讲述了耳鼻咽喉、气管、食管、颈部的应用解剖、生理、症状、检查方法以及耳鼻咽喉科学基础理论、基本知识及基本技能。另外，还讲述了耳鼻咽喉科特殊炎症及职业病，介绍了耳鼻咽喉科常用检查设备、耳鼻咽喉科专科常用药物及常用物理治疗方法，便于读者了解和掌握这方面知识。

书 名：全国乡镇（社区）医护人员培训试用教材
　　　　耳鼻咽喉科学分册
作 者：苗里宁 姜瑛 总主编；文连姬，管国芳 分册主编

责任编辑、责任校对：李国宏 曲 楠　　　　　　　　封面设计：孙 群
吉林大学出版社出版、发行　　　　　　　　　　　　长春市择成印刷厂 印刷
开本：787×1092 毫米 1/16　　　　　　　　　　　2010年06月 第1版
印张：27.625 字数：450千字　　　　　　　　　　2012年6月 第2次印刷
ISBN 978-7-5601-6047-4　　　　　　　　　　　　定价：58.00元

《全国乡镇(社区)医药卫生技术人员培训试用教材》系列丛书总编辑委员会

顾　问

钱信忠　中华人民共和国卫生部原部长

黄永昌　中华人民共和国卫生部科教司原司长

彭司勋　中国工程院院士，中国药科大学教授、博士生导师

刘昌孝　中国工程院院士，天津药物研究院研究员、博士生导师

张文周　国家食品药品监督管理局原副局长，中国医药教育协会会长

名誉主任委员

赵　葆　国家食品药品监督管理局培训中心原主任，中国医药教育协会常务副会长兼秘书长

余传隆　国家食品药品监督管理局中国医药科技出版社原社长，中国医药教育协会副会长、教授

李雪飞　国家食品药品监督管理局培训中心办公室原主任，中国医药教育协会常务副秘书长

2

副主任委员

姜　瑛　（秘书长兼）《全国乡镇（社区）医药卫生技术人员培训试用教材系列丛书》秘书长，《全国乡镇（社区）医护人员培训试用教材丛书》总主编，吉林大学第二医院普外科主任医师、教授、硕士生导师

刘凤芝　中国乡村医生培训中心副主任、教授，《中国实用乡村医生杂志》副主编

夏云阶　甘肃省人民医院内科主任医师、教授、博士生导师

胡有权　湖南益阳医学高等专科学校校长、主任医师、教授、硕士生导师

赵　一　广西中医学院主任药师、教授、博士生导师

委　员（按姓氏笔画排序）

马跃文　中国医科大学附属第一医院康复理疗科主任、主任医师、教授、博士生导师

于雅琴　吉林大学公共卫生学院院长、教授、博士生导师

王宝团　福州宏创科技发展有限公司总经理、高级经济师

王铁君　吉林大学第二医院放疗科主任、副主任医师、副教授、硕士生导师

王华珍　广东医学院附属医院护理部副主任、主任护师

文连姬　吉林大学第二医院耳鼻咽喉科主任医师、教授、硕士生导师

邓小明　吉林省人民医院骨科主任、教授、硕士生导师

龙　尧　广东医学院附属医院传染病学教研室主任、主任医师、教授

刘尚友　辽宁绥中工业医院院长、主任医师

刘宇赤　吉林省卫生厅科教处处长

孙立忠　吉林省神经精神病医院院长、主任医师

许倩茹　广东医学院附属医院病区护士长、主任护师

阳小云　广东医学院附属医院主任护师

齐海燕　甘肃省人民医院副院长、主任护师、硕士生导师

委　员 （按姓氏笔画排序）

李宪科　中南大学湘雅医学院益阳临床学院内科主任、主任医师、教授

李爱丽　吉林大学第二医院神经内科主任医师、教授、硕士生导师

李福秋　吉林大学第二医院皮肤科主任、主任医师、教授、硕士生导师

李　敏　兰州大学基础医学院副院长、教授、硕士生导师

宋丽华　吉林大学医院管理处副处长、主任护师、硕士生导师

杨　文　吉林大学第二医院综合内科主任、副主任医师、副教授

张静如　河北省卫生厅科教处乡村医生教育中心主任

张　侬　甘肃中医学院教研室主任、主任医师、教授、硕士生导师

吴利民　湖南省益阳市卫生局医政科科长

吴雅臻　吉林大学第二医院眼科主任医师、教授、博士生导师

何孝国　四川省第五人民医院骨伤科主任、主任医师、教授

陈秋霞　广东医学院附属医院皮肤科主任、主任医师、教授

苏海丹　广东医学院附属学院科护士长、主任护师

周英果　湖南益阳医学高等专科学校副校长、副教授

周丕均　兰州大学第一医院麻醉科主任医师、教授、硕士生导师

孟晓萍　吉林大学第二医院心内科主任医师、教授、硕士生导师

林举达　广东医学院附属医院精神病学研教室主任、精神心理科主任、主任医师、教授

岳利群　广东医学院附属医院肿瘤科护士长、主任护师

易　蔚　广西中医学院药学院副院长、主任医师、教授、硕士生导师

姚凤华　吉林省卫生厅原科教处处长

徐　红　广东医学院外科护理学教研室主任、主任护师

委 员 （按姓氏笔画排序）

徐 蕊　广东医学院附属医院广东医学院第一临床学院副主任护师

高永芳　广东医学院附属医院儿科护士长、主任护师

高桂云　兰州大学政治与行政学院医学伦理教研室主任、主任医师、教授、硕士生导师

秦华珍　广西中医学院药学院主任、主任医师、教授、硕士生导师

崔满华　吉林大学第二医院妇产科主任、主任医师、教授、博士生导师

黄亦武　广东医学院附属医院主任护师

梁裕芬　广西中医学院基础学院主任医师、教授、硕士生导师

谢大志　广东医学院附属佛山市禅城区中心医院院长、主任医师、教授

彭 伟　河北省卫生厅科教处处长

甄汉深　广西中医学院药学院药学分析学术带头人、教授、博士生导师

蔡羲光　甘肃省人民医院副院长、主任医师、硕士生导师

1

2

《全国乡镇(社区)医护人员培训试用教材》
耳鼻咽喉科学分册编委会

主　　编　文连姬　管国芳

副 主 编　徐艳萍　辛　丁　陈　鸥　韩宇丹　郑　颖

编委会委员　（按姓氏笔画为序）

王　烨　吉林省通榆市第一医院
王　悦　吉林大学第二医院
文连姬　吉林大学第二医院
尹春丽　吉林大学第二医院
史　萍　吉林大学第二医院
刘慧忠　吉林省吉林市第二医院
刘依男　江苏省镇江市第一人民医院
刘　岩　吉林大学第二医院
刘　瑶　吉林大学第二医院
刘亮亮　吉林大学第二医院
朴美兰　吉林大学第二医院
孙　开　吉林省吉林市第二医院
孙常领　江苏省无锡市第四医院
孙丽丽　吉林省肿瘤医院
许承弼　吉林大学第二医院
朱文会　吉林大学第二医院
陈　鸥　吉林大学第二医院
陈桂娥　青岛市第三人民医院
陈国威　吉林大学第二医院
陈晓辉　上海市复旦大学附属金山医院

编委会委员 （按姓氏笔画为序）

李　野　吉林大学第二医院
辛　丁　吉林大学第二医院
张　颖　辽宁省大连市友谊医院
张赫佳　吉林大学第二医院
张德军　吉林大学第二医院
金宏林　大庆市人民医院
杨　娜　吉林省长春市中心医院
杨　鑫　吉林大学第二医院
杨景朴　吉林大学第二医院
郑　颖　吉林省肿瘤医院
郑国胜　吉林省梅河口市爱民医院
段卫红　东莞市人民医院
郝延茹　吉林大学第二医院
娄　伟　吉林大学第二医院
禹桂贤　吉林省梅河口市爱民医院
赵　胤　吉林大学第二医院
赵黎明　首都医科大学附属同仁医院
徐艳萍　吉林大学第二医院
梦翠达　吉林大学中日联谊医院
盛　力　首都医科大学附属同仁医院
富东娜　黑龙江省齐齐哈尔医学院
韩宇丹　吉林大学第四医院(一汽总医院)
鲍玉梅　吉林省梅河口市爱民医院
管国芳　吉林大学第二医院
滕　博　吉林大学第二医院

2

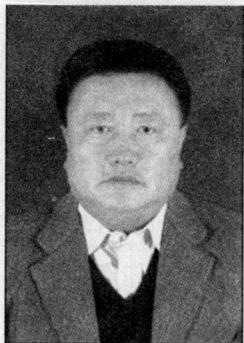

苗里宁，男，1982年获得白求恩医科大学医疗系学士学位，1985年获得白求恩医科大学肾病内科硕士学位，1988年晋升为吉林大学第二医院肾病内科主治医生，1995—2002年晋升为教授、肾病内科主任，2005年获得解放军总院博士学位，2005年晋升为博士生导师，2008年晋升为副院长。现任吉林大学第二医院副院长、肾病诊疗中心主任、教授、主任医师、博士生导师，吉林省肾病内科学术带头人、中华医学会肾病学分会常委、中国医师学会肾脏病分会常委、中国医院协会血液净化中心管理委员会常委、吉林省医学会肾病学分会主任委员、吉林省肾病内科质控中心主任、中国老年学学会老年医学委员会长春分会肾病专业委员会主任委员、吉林省医学会常委、中华医院管理学会血液净化委员会常委，《中华肾脏病学》杂志编委、《中国血液净化》杂志常务编委、《中国老年学》杂志编委、《中华老年医学》杂志编委、《吉林医学》副主编、长春市农工民主党副主委、长春市政协常委职务。获得两项国家级专利、吉林省科技成果奖两项、吉林省科技进步奖三项、吉林大学医疗成果奖一项、吉林大学科技成果奖两项。主持完成了国家自然科学基金两项、国家重大项目973项目两项、863项目一项、吉林省科技厅科研项目六项、吉林省卫生厅重点科研项目三项、长春市科技局科研项目一项、发表专业论文百余篇，编写论著两部,包括：《肾脏疾病临床治疗与合理用药》、《肾功能衰竭》。

总主编简介

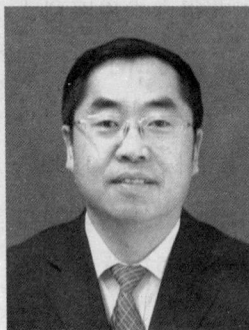

姜瑛，男，1984年毕业于哈尔滨医科大学医疗系，同年被分配到白求恩医科大学第二临床医院普外科任住院医师，1992年晋升为主治医师。1998年任肿瘤外科主任。1999年晋升为副主任医师、副教授，2001年晋升为硕士生导师，2005年晋升为主任医师、教授。现任吉林大学第二医院普通外科主任医师、教授，担任《中华实用医药》杂志常务编委、《中华现代外科学》杂志常务编委、《中国临床医学研究》杂志副主编、《中华医护》杂志常务编委、《中国现代实用医学》杂志编委、吉林省及长春市医疗事故鉴定专家，主持完成了长春市科委课题《放射免疫预定位技术导向乳腺癌早期诊断及治疗研究》，以及横向课题《化疗联合巴曲酶注射液治疗晚期乳腺癌临床研究》，吉林省科委课题《Sfas作为乳腺癌转移标志物的研究》等，发表论文40余篇，编写论著两部，获得吉林大学医疗成果奖三项，获得吉林大学教学成果奖三项，2001年被评为吉林大学先进工作者，2005年被吉林省卫生厅评为"先进个人"，2006年被吉林大学评为师德先进个人。二十多年来一直致力于甲状腺疾病和乳腺疾病的研究，1998年在我省率先开展早期乳腺癌保乳手术，2001年获吉林大学医疗成果奖，于2003年开展在乳腺癌简化根治术中保留肋间臂神经取得了非常好的临床效果，该项成果获2007年吉林大学医疗成果奖。

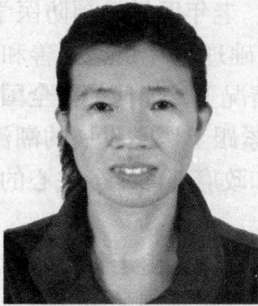

文连姬，女，46岁，医学博士，教授，硕士生导师。1985年毕业于白求恩医科大学医疗系，毕业后留校（吉林大学白求恩医学部第二临床医院耳鼻咽喉科）一直从事耳鼻咽喉科临床、教学及科研工作。在国内期刊发表论著30余篇，参加国家自然基金、省、市科研课题共6项，其中项目负责2项，第2参加者3项，第3参加者1项。2004年获博士学位，并于2005年进入吉林大学基础医学院病理生理教研室博士后流动站，同年晋升教授，2008年2月出站。主要研究方向是喉癌基因治疗的基础研究和阻塞性睡眠呼吸暂停低通气综合征的临床和基础研究。在阻塞性睡眠呼吸暂停低通气综合征的治疗、激光和低温等离子射频治疗耳鼻咽喉科疾病方面积累了较丰富的经验。

总前言

受中国医药教育协会委托，我们邀请了国内多位各学科医学专家编写《全国乡镇（社区）医护人员培训试用教材》丛书。该丛书共有13个分册，包括内科学、普通外科学、骨科学、妇产科学、皮肤病学与性病学、眼科学、耳鼻喉科学、肿瘤学、神经病学、精神病学、老年医学、预防医学、护理学。近年来，随着医学的迅猛发展，医学基础理论在快速完善和更新，新的诊断技术和治疗方法层出不穷，在这种情况下，如何使得全国众多的乡镇（社区）医院的医生能适应这种变化，紧跟上医学发展的潮流，更好地为广大基层百姓做好医疗服务，这是国家和政府部门十分关心的问题。

目前，我国现有医师600多万，乡村医生102.2万人，由于种种主客观原因，其中64万人没有学历，甚至他们根本没有接受过正规的医学专业教育。按照国家目前的考核标准，他们当中将有大部分人拿不到卫生部颁发的执业医师证。由此带来的医疗差错和事故时常出现，对医疗卫生安全造成较大的影响。所以编写乡镇和社区医护人员试用教材势在必行。我们编写这套教材的目的就是为了帮助广大乡镇医院的医护人员更好地学习先进的医学理论和实践技能，推动继续医学教育工作的普遍开展。到目前为止，国内尚无一套完整的、系列的、完全适合于乡镇医院全科医师学习的教材。为此撰写一部全面系统，具有先进性，又有实用性和可操作性，既通俗易懂，又具广度和深度的一套教材实属必要。经过1年多时间的辛勤工作，我们终于完成了这套丛书的编写。

在新书即将出版之际，我们要衷心感谢中国医药教育协会各位领导和专家对该丛书编写过程中给予的关心和指导。感谢所有参加本丛书的编写人员，他们在日常医疗工作特别繁忙的情况下，牺牲了很多休息时间为丛书编写做了大量工作，才保证了丛书的按时出版和高质量。参加本套丛书编写人员共计有300多名。他们是有多年临床经验的老专家和教授，也有一些正工作在临床第一线的中青年业务骨干。他们注重理论联系实际，查找了大量的文献资料。力图将最新、最前沿的知识编入教材，同时也将实际工作中的经验和教训纳入其中，真正做到了图文并茂，深入浅出。

由于我们的学术水平有限，丛书的编写一定存在缺点和不足，诚挚地希望广大读者和乡镇医院、社区医院的医护人员在使用过程中提出批评和意见。

总主编　苗里宁　姜　瑛
2009年4月15日

前　言

　　我国目前现有医师600万，乡村医生102.2万人，其中有约半数是从师学艺。目前国内尚无适应于乡镇医院全科医师使用教材，为使乡镇医院技术人员更好地学习，提高其技术水平，为乡镇医院全科医师的上岗培训提供实用教材，中国中医药协会组织编写了《全国乡镇（社区）医护人员培训试用教材》丛书，我们受聘编写《耳鼻咽喉科学》。

　　本教材共分九个篇章，简明、系统地讲述了耳鼻咽喉、气管、食管、颈部的应用解剖、生理、症状、检查方法，以及耳鼻咽喉科常见病、多发病的病因、病理、临床表现、诊断、鉴别诊断、治疗及预防等知识，力求简单易懂，便于乡镇医院医师学习，提高耳鼻咽喉科基础理论、基本知识及基本技能。另外，还讲述了耳鼻咽喉科特殊炎症及职业病，介绍了耳鼻咽喉科常用检查设备、耳鼻咽喉科专科常用药物及常用物理治疗方法，便于读者了解和掌握这方面的知识。

　　本书编写过程中承蒙吉林大学第二医院耳鼻咽喉科各位专家及省内外各位同行的通力协作和大力支持，在此表示深深的谢意！由于水平有限，书中疏漏、错误在所难免，恳请读者批评指正。

文连姬　管国芳

2009年5月

序

　　随着医疗卫生工作改革的深入及医疗卫生服务工作模式的转变，适应国家对乡镇医院、社区医疗的扶持及新型农村合作医疗的加强，从全科医生的实际工作需要出发，如何培训更多的、合格的全科医生，提高乡镇医院全科医生技术水平迫在眉睫。

　　乡镇医院全科医生的培训，既要摄取国外的先进经验，又不能脱离我国卫生工作的现状。一方面要增加全科医生的全科医学基础知识，另一方面要强化和提高他们在社区医疗卫生服务工作中必需的诊疗、预防及保健知识。

　　本册教材就是按照上述全科医生培训要求，在编写过程中充分注意全科医生的知识结构和能力结构，充分注意全科医疗的特点，以门诊为主体，乡镇社区为范围的最基本的医疗保健服务，突出耳鼻咽喉科常见病、多发病的临床表现、诊断和治疗的基本知识，简化了病因、发病机制、病理生理等，避免了不必要的重复，内容深入浅出，以提高全科医生的疾病诊治能力。本册教材紧密结合临床需要，实用性、可操作性及逻辑性较强，便于理解和记忆，适于广大全科医生特别是乡镇医生使用。

　　总之，本册耳鼻咽喉科教材的出版将为乡镇医院全科医生的上岗培训提供实用读本，对全科医生必将起到积极的参考作用，相信会获益匪浅，希望本教材得到广大乡镇医院全科医生的认可和欢迎。

金春顺

目　录

第一篇　鼻科学

CONTENTS

第二篇　咽科学

目　录

CONTENTS

第三篇　喉科学

目　录

第四篇　气管食管学

CONTENTS

目 录

CONTENTS

目　录

CONTENTS

第一篇　鼻科学

第一章　鼻的应用解剖及生理学

第一节　鼻的应用解剖

鼻是人体重要的呼吸、嗅觉器官，分成外鼻、鼻腔和鼻窦三部分。外鼻位于面部正中间，后方为鼻腔，鼻腔的上方、上后方和两侧共有 4 对鼻窦，分别为上颌窦、筛窦、额窦和蝶窦。

一、外　鼻

外鼻（external nose）由骨和软骨构成支架，外覆以软组织和皮肤。外鼻形似一三棱锥体，上窄下宽。前棱上端位于两眶之间，与额部相连，称为鼻根（nasal root）；向下为鼻梁（nasal bridge）；前棱的下端为鼻尖（nasal apex）；鼻梁的两侧为鼻背（nasal dorsum）；鼻尖两侧的半圆形隆起为鼻翼（alae nasi）；三棱锥体的底部为鼻底（basis nasi），被鼻中隔的前下缘及大翼软骨的内侧脚构成的鼻小柱分成左右两个前鼻孔（anterior nares）。鼻翼向外侧与面颊部交界处有一浅沟称为鼻唇沟（nasolabial

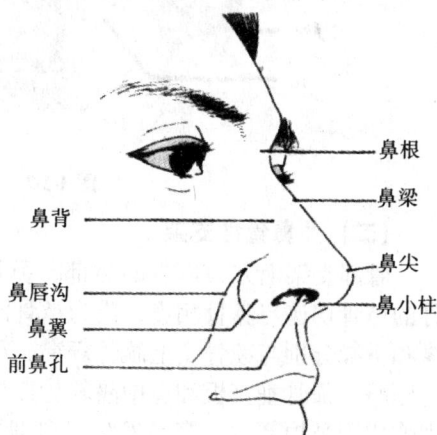

鼻根

鼻梁

鼻背

鼻尖

鼻唇沟

鼻小柱

鼻翼

前鼻孔

图 1-1-1　外鼻

1

fold)。

(一) 外鼻软骨支架

外鼻软骨支架主要由鼻外侧软骨(隔背软骨)和大翼软骨组成,另有数目不等的小软骨,如籽状软骨的小翼软骨参与,借助于致密的结缔组织附着在梨状孔边缘,各软骨之间也通过结缔组织连接,故该支架弹性很大,在一般外力作用下,变形后可以回复原形,不易导致局部畸形。由于其形状、大小和结构的不同,构成了人类各家族和种族的鼻型特点。

鼻外侧软骨(1ateral nasal cartilage)又名隔背软骨鼻背板(dorsal nasal plate of septodorsal cartilage),位于鼻梁与鼻背的侧面,上方连接鼻骨下缘和上颌骨额突,两侧鼻外侧软骨的内侧缘,在鼻中线会合并连接鼻中隔软骨的前上缘。隔背软骨(septodorsal cartilage)的底面观呈"↑",两侧翼为鼻外侧软骨,中间为鼻隔板(septal nasal plate),即鼻中隔软骨(septal cartilage)。大翼软骨(greater alar cartilage)又名下侧鼻软骨(lower lateral nasal cartilage),呈马蹄形,外侧脚构成鼻翼支架,左右内侧脚夹住鼻中隔软骨前下缘构成鼻小柱支架。小翼软骨(lasser alar cartilage)和籽状软骨(sesamoid certilage),统称为鼻副软骨(nasal accessory cartilage),充填于鼻外侧软骨和大翼软骨之间。

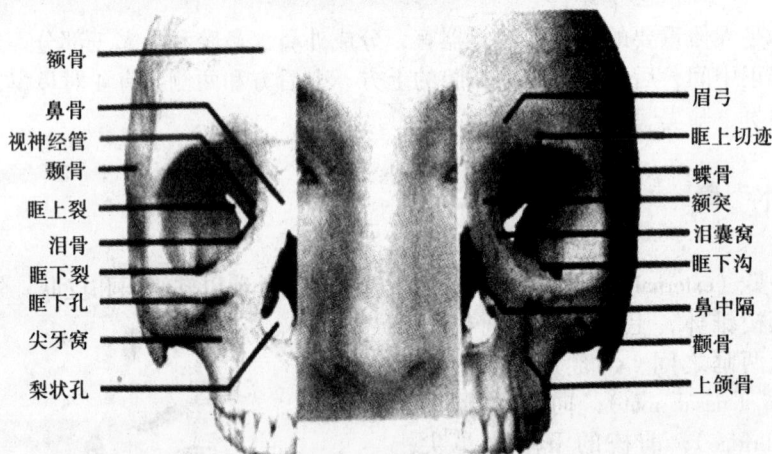

左侧标注(从上到下):额骨、鼻骨、视神经管、颧骨、眶上裂、泪骨、眶下裂、眶下孔、尖牙窝、梨状孔

右侧标注(从上到下):眉弓、眶上切迹、蝶骨、额突、泪囊窝、眶下沟、鼻中隔、颧骨、上颌骨

图 1-1-2　鼻部骨性支架

(二) 外鼻骨性支架

骨部支架上方为额骨的鼻部、鼻骨(nasal bone),两侧为上颌骨额突。额骨的鼻骨切迹与鼻骨相连,成为鼻骨的坚强支撑点。鼻骨成对,其上缘、外侧缘和下缘分别与额骨、上颌骨额突、鼻外侧软骨上缘连接,鼻骨后面的鼻骨嵴与额嵴、筛骨垂直板和鼻中隔软骨连接。鼻骨上端窄而厚,下端宽而薄,在外力作用于鼻根部时,容易发生鼻骨骨折,故临床上的鼻骨骨折多数发生在下

2/3 处，如鼻骨下端发生内沉，可造成鞍鼻。鼻骨下缘、上颌骨额突内缘和上颌骨额突游离缘共同围成梨状孔（pyriform aperture），鼻骨下缘为梨状孔的最高点，如果此处特别高耸，则称为驼峰鼻（图 1-1-2）。

（三）外鼻皮肤

外鼻部皮肤厚薄不一，鼻根、鼻梁及其侧面皮肤较薄，皮下组织较疏松，可以出现皱纹。鼻尖、鼻翼和鼻前庭皮肤较厚，与下方的纤维组织和软骨膜连接紧密，炎症时皮肤肿胀压迫神经末梢，引起比较剧烈的疼痛。外鼻部皮肤含有较多汗腺和皮脂腺，上部皮肤含汗腺较多，下部含皮脂腺较多，以鼻尖和鼻翼最明显，是粉刺、痤疮、疖肿及酒渣鼻的好发部位。

（四）外鼻神经

有感觉神经和运动神经。感觉神经为三叉神经眼神经的末梢神经鼻睫神经和上颌神经的分支眶下神经所支配，以上颌神经为主。运动神经主要为面神经颊支，支配鼻部运动。

（五）外鼻血管及淋巴

动脉：外鼻的动脉主要由鼻背动脉、筛前动脉、额动脉、面动脉、上唇动脉、眶下动脉的分支。静脉：外鼻的静脉分别经内眦静脉（angular vein）、面前静脉（facial vein）汇入颈内静脉。但内眦静脉可经眼上、下静脉与海绵窦相通，面部静脉管内无瓣膜，血液可上下流通，故当鼻面部感染或疖肿时，若治疗不当或用力挤压，则可引起海绵窦血栓性静脉炎或其它颅内并发症。淋巴：外鼻的淋巴管汇集于下颌下淋巴结、耳前淋巴结和腮腺淋巴结。

二、鼻　腔

鼻腔（nasal cavity）由鼻中隔分为左右各一，每侧鼻腔为一前后开放的狭长腔隙，冠状切面呈三角形，顶部较窄，底部较宽，前起于前鼻孔，后止于后鼻孔。每侧鼻腔分为鼻前庭和固有鼻腔两部分。

（一）鼻前庭

鼻前庭（nasal vestibule）介于前鼻孔和固有鼻腔之间的空腔，位于鼻腔最前段，起于鼻缘，止于鼻内孔（鼻阈 limen nasi），鼻大翼软骨的弧形隆起为鼻前庭的支架。鼻内孔较前鼻孔狭小，为鼻腔最狭窄处，对鼻的呼吸功能有重要的影响。

鼻前庭被覆皮肤，富于粗硬的鼻毛，并富有皮脂腺和汗腺，在男性犹为丰富，鼻前庭较易发生疖肿，且疼痛剧烈。前鼻孔由鼻翼的游离缘、鼻小柱和上唇围绕而成。

（二）固有鼻腔（nasal fossa proper）简称为鼻腔，前界为鼻内孔，后界为后鼻孔，由内、外、顶、底四壁组成。

1. 鼻腔内侧壁

为鼻中隔（nasal septum），有骨部和软骨部二部分。骨部为筛骨垂直板（lamina plate of ethmoid bone）和犁骨（vomer），软骨部为鼻中隔软骨和下侧鼻软骨内侧脚。软骨膜和骨膜外面覆盖有黏膜。鼻中隔常有轻度偏曲、嵴突和距状突，在不伴有症状时可以不进行处理。利氏动脉区（利特尔区，

图 1-1-3　鼻腔内侧壁

little area）：由颈内动脉和颈外动脉系统的分支在鼻中隔最前下部分黏膜内血管汇集成丛，称为利特尔区，此处黏膜常发生上皮化生，并呈现小血管扩张和表皮脱落，因此最易出血，大多数鼻出血皆源于此，故亦称鼻中隔易出血区。

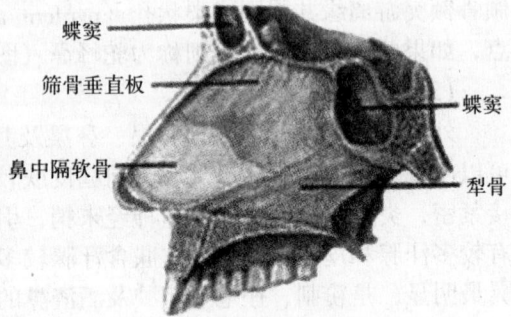

2. 外侧壁

是鼻解剖结构中最为复杂的区域，也和鼻窦炎的发病有密切关系，分别由上颌骨、泪骨、下鼻甲骨、筛骨、腭骨垂直板及蝶骨翼突构成。外侧壁上有突出于鼻腔中的三个呈阶梯状排列的骨性组织，游离缘皆向内下方悬垂，分别为上鼻甲、中鼻甲、下鼻甲。下鼻甲为独立的骨质，中、上鼻甲为筛骨的一部分。上、中、下鼻甲大小皆递次缩小 1/3，前端的位置又依次后退 1/3。各鼻甲的外下方均有一裂隙样空间，称为鼻道，故有上、中、下三鼻道，各鼻甲与鼻中隔之间的共同狭窄腔称总鼻道（图 1-1-4）。

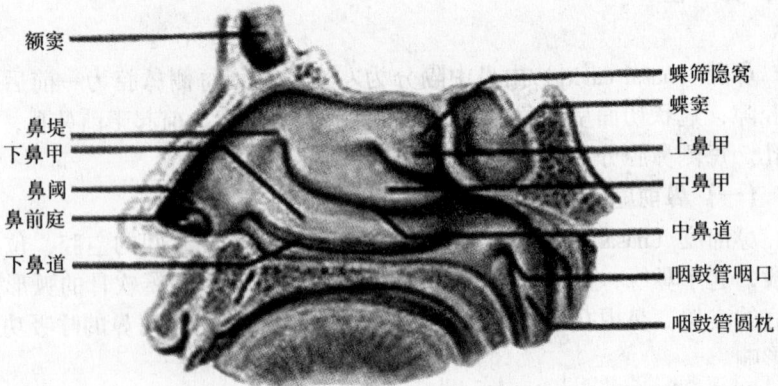

图 1-1-4　鼻腔外侧壁

由于有鼻甲及鼻道的形成，缩小了鼻腔空间，增加了鼻腔黏膜的表面面积，在鼻腔的生理功能上有着非常重要的意义。

（1）上鼻甲（superior turbinate）及上鼻道（superior meatus）：上鼻甲属于筛骨的一部分，位于鼻腔外侧壁后上方，为各鼻甲中最小，有时仅为一黏膜皱襞。后组筛窦开口于上鼻道。上鼻甲内后上方有一凹陷称蝶筛隐窝（sphenoethmoidal recess），为蝶窦的开口处。

（2）中鼻甲（middle turbinate）及中鼻道（middle meatus）：中鼻甲亦属筛骨的一部分，分成前后二部分，分别为垂直部及水平部，中鼻甲前端附着于筛窦顶壁和筛骨水平板（horizontal plate of ethmoid bone）连接处的前颅底，下端游离垂直向下，是气流进入鼻腔后首先冲击的部位；中鼻甲后端延续到筛窦之下方，与颅底无直接的骨性连接。中鼻甲后部在向后延伸中，逐渐向外侧转向，附着在纸样板后部，并向上连接于前颅底，称为中鼻甲基板（lamella of middle turbinate），是支撑和固定中鼻甲的一个重要结构。中鼻甲基板将筛窦分成前组筛窦和后组筛窦，其生理作用是能减少前组鼻窦的炎症向后组鼻窦扩散。

中鼻甲是重要的手术解剖标志，手术操作应严格保持在中鼻甲的外侧进行，中鼻甲根部之内侧为筛板，筛板的损伤可导致脑脊液鼻漏，也是鼻内感染向颅内扩散的途径之一。中鼻甲后端附着处的后上方，离后鼻孔上缘的上、后方约 12mm 处为蝶腭孔所在，有蝶腭动脉和蝶腭神经通过。局麻下鼻内镜手术时阻滞该处神经和血管，能有效减少出血和缓解疼痛。

中鼻甲的解剖变异较多，有中鼻甲气化或筛窦气房发育延伸到中鼻甲内形成筛甲气房，造成中鼻甲前端过度膨大；中鼻甲反向弯曲，即中鼻甲呈弧形突向中鼻道；中鼻甲前端骨质增生。中鼻甲的气化和曲线异常是常见的中鼻道解剖畸形，可导致中鼻道的狭窄和阻塞，影响中鼻道正常的黏液纤毛传输功能，妨碍鼻窦的通气和引流，成为鼻窦阻塞性炎症的重要因素。

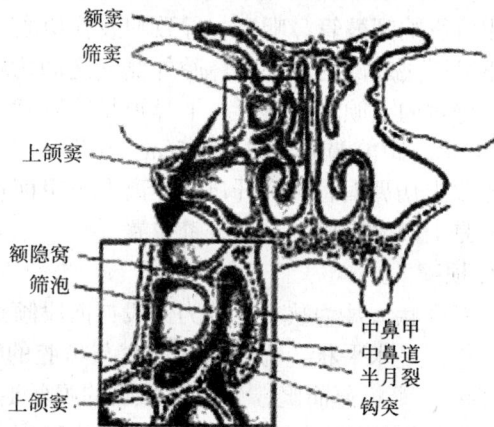

图 1-1-5　窦口鼻道复合体

中鼻道位于中鼻甲之下外侧，为前组鼻窦的开口引流所在，也是鼻内镜手术进路中最重要的区域，其解剖结构复杂，中鼻道外侧壁上有两个隆起，前下隆起为钩突（uncinate process）；后上隆起为筛泡（ethmoid bulla），在两个隆起之间有一半月状裂隙，称为半月裂（semilunar hiatus），半月裂向前下和后上扩大呈漏斗状，名筛漏斗（ethmoidal infundibulum），筛漏斗以钩突为内界，筛泡为外界，向内经半月裂、中鼻道与鼻腔相通，前界为盲端，前上端为额隐窝（frontal recess），额窦引流口开放于此，其后为前组筛窦开口，最后为上颌窦开口。

窦口鼻道复合体（ostiomeatal complex，OMC）：中鼻甲、中鼻道及其附近区域解剖结构的异常和病理改变与鼻窦炎的发病最为密切，这一区域称为窦口鼻道复合体，它是以筛漏斗为中心的附近区域，包括：筛漏斗、钩突、筛泡、半月裂、中鼻道、中鼻甲、前组筛房、额窦口及上颌窦自然开口等一系列结构（图1-1-5）。这一区域的解剖发生异常，如钩突肥大、中鼻甲肥大、泡性中鼻甲、中鼻甲反向弯曲、筛泡肥大等，均会影响前组鼻窦的通气和引流，导致鼻窦炎的发生。

（3）下鼻甲（inferior turbinate）及下鼻道（inferior meatus）：下鼻甲骨为独立呈水平状卷曲的薄骨，附着于上颌骨内侧壁和腭骨垂直板，其上缘中部的泪突与泪骨相连，并与上颌骨腭突后面的骨槽共同形成鼻泪管。上缘后部的筛突连接中鼻道钩突的尾端，共同参与上颌窦自然口和鼻囟门的构成。

下鼻甲后端距咽鼓管咽口约1~1.5cm，故下鼻甲肿胀或肥大时，病变的下鼻甲可影响咽鼓管鼻咽口，导致咽鼓管功能障碍。

下鼻甲之外侧附着部和鼻腔外侧壁之间为下鼻道，是各鼻道中最宽长者，其外侧壁常向上颌窦内膨隆。下鼻道呈穹隆状，其顶端有鼻泪管（nasolacrimal duct）开口，距前鼻孔约3~3.5cm。在下鼻道上颌窦开窗时，应控制进针部位，不要损伤鼻泪管鼻道开口。距离下鼻甲前端1~2cm的下鼻甲外侧壁骨质较薄，是上颌窦穿刺的最佳进针位置。

3. 顶壁

呈穹隆状，甚为狭小，分为三段：前段倾斜上升，为额骨鼻部及鼻骨的背侧面；中段呈水平状，为分隔颅前窝与鼻腔的筛骨水平板，又称筛板（cribriform plate），筛板薄而脆，为嗅区黏膜的嗅丝通过，在外伤或手术时易发生损伤，导致脑脊液鼻漏；后段倾斜向下，由蝶窦前壁构成。

4. 底壁

即硬腭的鼻腔面，与口腔相隔。前3/4由上颌骨腭突（palatine process of maxilla），后1/4由腭骨水平部（horizontal process of palate bone）组成。

5. 后鼻孔（posterior nares 或 choanae）

是鼻腔与鼻咽部的通道，左右各一，被鼻中隔分隔，由蝶骨体下部（上）、蝶骨翼突内侧板（外）、腭骨水平部后缘（下）和犁骨后缘（内）构成，上覆黏膜，在成人呈椭圆形，高25mm，宽12.5mm，双侧后鼻孔经鼻咽部交通。

（三）鼻腔黏膜

前起鼻前庭内鳞状上皮和柱状上皮的过渡区，向鼻腔内延伸，广泛分布于鼻腔各壁和鼻道，与鼻咽部、鼻窦和鼻泪管黏膜连续，按各部位组织学构造和生理功能不同，分为嗅区黏膜和呼吸区黏膜两部分。

1. 嗅区（olfactory region）黏膜

分布在鼻腔顶中部，向下至鼻中隔上部和鼻腔外侧壁上部等嗅裂区域。为假复层无纤毛柱状上皮，由支援细胞、基底细胞和嗅细胞组成。嗅细胞为具有嗅毛的双极神经细胞，顶部的树突呈棒状伸向细胞表面，末端膨大呈球状（嗅泡），并发出 10～30 根纤毛，感受嗅觉。基部伸出细长轴突，形成无髓鞘神经纤维，通过筛骨水平板进入颅内，止于嗅球。

2. 呼吸区（respiratory region）黏膜

鼻腔前 1/3 自前向后的黏膜上皮为鳞状上皮、移行上皮、假复层柱状上皮，鼻腔后 2/3 为假复层纤毛柱状上皮，由纤毛细胞、柱状细胞、杯状细胞、基底细胞组成。

鼻黏膜呼吸区上皮的纤毛细胞分布以鼻底最为密集，越向鼻腔上部分布越稀少。每个纤毛细胞表面有 200 左右根纤毛。鼻腔黏膜的纤毛向鼻咽部摆动，鼻窦内的纤毛向鼻窦自然开口摆动。这种方向一致的整体运动可以将进入鼻腔鼻窦的细菌、病毒、灰尘、污染颗粒等有害物质以及鼻腔鼻窦的分泌物运送到咽部咽下或吐出，是鼻腔非特异性保护功能的重要功能单位。

鼻腔黏膜下层具有丰富的杯状细胞、黏液腺和浆液腺，为鼻分泌物的主要来源之一，鼻分泌物在黏膜表面形成随纤毛运动而向后移动的黏液毯（mucosa blanket），黏液毯由外层的黏蛋白和内层供纤毛运动的水样层构成。黏液毯是鼻黏膜重要的保护机制之一。鼻分泌物同样是鼻腔特异性与非特异性化学保护物质的主要来源，如免疫球蛋白、溶菌酶等。

三、鼻腔的血管、淋巴和神经

（一）动脉

主要来自颈内动脉的分支，眼动脉和颈外动脉的分支上颌动脉。

1. 眼动脉

自视神经管颅口前 5mm 从颈内动脉分出，走行在视神经管的下外方，入眶后，分出筛前动脉（anterior ethmoid artery）和筛后动脉（posterior ethmoidal artery），分别穿过相应的筛前孔和筛后孔进入筛窦，紧贴在筛窦顶壁的骨冠内，在筛窦内侧进入前颅窝，并在鸡冠旁骨缝中进入鼻腔。筛前动脉供应前、中筛窦、额窦、鼻腔外侧壁和鼻中隔前上部，筛前动脉颅底附着处为额隐窝的

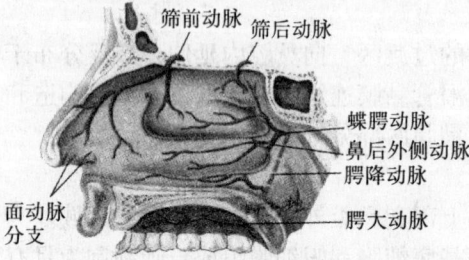

图 1-1-6　鼻腔外侧壁动脉

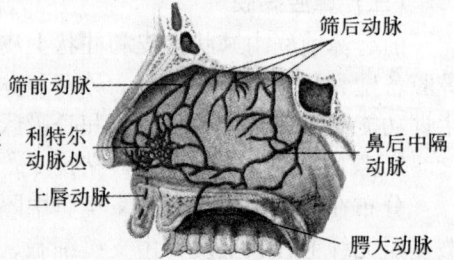

图 1-1-7　鼻中隔动脉

后界，是鼻内镜额窦手术的重要解剖标志。筛后动脉供应后筛、鼻腔外侧壁和鼻中隔的后上部。

2. 上颌动脉

在翼腭窝内分出蝶腭动脉（sphenopalatine artery）、眶下动脉（infraorbital artery）和腭大动脉（greater palatine artery）供应鼻腔。其中蝶腭动脉是鼻腔的主要供血动脉。蝶腭动脉经蝶腭孔进入鼻腔，分成内侧支和外侧支。外侧支分成鼻后外侧动脉（lateral posterior-nasal arteries），进而分成下鼻甲支、中鼻甲支和上鼻甲支，供应鼻腔外侧壁后部、下部和鼻腔底。内侧支（鼻腭动脉 nasopalatine artery），经蝶窦开口的前下方分成鼻后中隔动脉（posterior nasal septal arteries），分布于鼻中隔后部和下部。在鼻内镜手术中，在中鼻甲后端附着处的外上方行神经、血管阻滞，可达到有效地减少出血和麻醉的作用。鼻腭动脉、筛前动脉、筛后动脉、上唇动脉和腭大动脉在鼻中隔前下部黏膜下相互吻合，形成动脉丛，称为利特尔动脉丛（Little plexus），是鼻出血的最常见部位。

（二）静脉

鼻腔前部、后部和下部的静脉汇入颈内、外静脉，鼻腔上部静脉经眼静脉汇入海绵窦：鼻中隔前下部的静脉构成静脉丛，称为克氏静脉丛（Kiesselbach plexus），为鼻部常见出血原因。在老年人下鼻道外侧壁后部近鼻咽部有扩张的鼻后侧静脉丛，称为鼻咽静脉丛（Woodruff's plexus），是鼻腔后部出血的重要来源。

（三）淋巴

鼻腔前 1/3 的淋巴管与外鼻淋巴管相连，汇入耳前淋巴结（anterior auricular lymph nodes），腮腺淋巴结（parotid lymph nodes）及颌下淋巴结（submandibular lymph nodes）。鼻腔后 2/3 的淋巴汇入咽后淋巴结（retropharyngeal lymph nodes）和颈深淋巴结上群。鼻部恶性肿瘤可循上述途径发生淋巴结转移。

（四）神经

鼻腔的神经包括三类，分别为嗅神经、感觉神经和自主神经。

1. 嗅神经（olfactory mrve）

分布于嗅区黏膜，嗅神经中枢突汇集成嗅丝，经筛孔到达嗅球。

2. 感觉神经

为三叉神经之眼神经和上颌神经的分支。

（1）眼神经（ophthalmic nerve）：眼神经分出鼻睫神经（nasociliary nerve），分成筛前神经（anterior ethmoidal nerve）和筛后神经（posterior ethmoidal nerve），与同名动脉伴行，进入鼻腔分布于鼻中隔和鼻腔外侧壁前、上部。

（2）上颌神经（maxillary nerve）：穿过或绕过蝶腭神经节后分出蝶腭神经，经蝶腭孔进入鼻腔分成鼻后上外侧支和鼻后上内侧支，分布于鼻腔外侧壁后部、鼻腔顶和鼻中隔。鼻后上内侧支有一较大的分支称为鼻腭神经，斜行分布于鼻中隔上。

3. 自主神经

自主神经主管鼻黏膜血管的舒缩，有交感神经和副交感神经。交感神经来自颈内动脉交感神经丛组成的岩深神经（deep petrosal nerve），副交感神经来自面神经分出的岩浅大神经（greater superficial nerve），其在翼管内组成翼管神经（viding nerve），经蝶腭神经节后进入鼻腔。交感神经主管鼻黏膜血管收缩；副交感神经主管鼻黏膜血管扩张和腺体分泌。

四、鼻　窦

鼻窦（nasal sinuses）是鼻腔周围颅骨中的一些含气空腔，左右成对，共有4对，依其所在颅骨命名，称为上颌窦、筛窦、额窦和蝶窦，依照窦口引流的位置、方向和鼻窦的位置，又将鼻窦分为前组鼻窦和后组鼻窦。前组 鼻窦包括上颌窦、前组筛窦、额窦，开口至中鼻道，后组鼻窦包括后组筛窦和蝶窦，后组筛窦开口于上鼻道，蝶窦开口于蝶筛隐窝（图 1-1-8）。

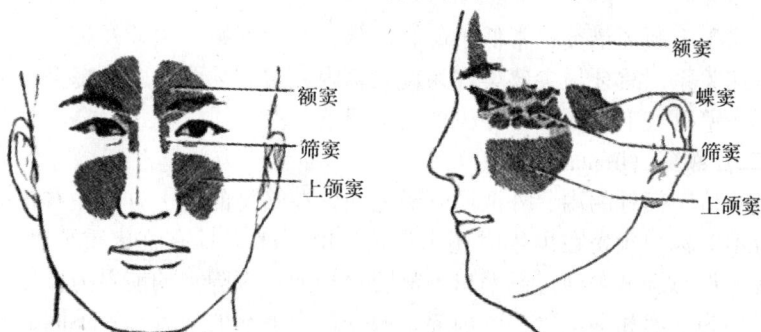

图 1-1-8　鼻窦的面部投影

(一) 上颌窦 (maxillary sinus)

为 4 对鼻窦中最大者，平均容积约 13ml，有 5 个壁。

1. 前壁

中央薄而凹陷，称为尖牙窝（canine fossa），行上颌窦 Caldwell-Luc 手术时经此进入上颌窦腔。在尖牙窝上方，眶下缘之下 12mm，有一骨孔称眶下孔，眶下神经和同名血管从此分出。

2. 后外壁

与翼腭窝及颞下窝毗邻，上颌窦肿瘤破坏此壁时，可侵犯翼内肌，导致张口受限。在严重鼻出血时，可经此壁结扎上颌动脉。

3. 内壁

为中鼻道和下鼻道外侧壁的大部分，在接近鼻腔底部处骨质较厚，愈向上愈薄，在下鼻甲附着处最薄，是经下鼻道上颌窦穿刺的最佳部位。内壁的后上方邻接后组筛窦，称为筛上颌窦板，为经上颌窦行筛窦开放术（Lima 手术）的手术进路。上颌窦自然开口位于上颌窦内侧壁后上方。

上颌窦内侧壁有一骨性裂孔，前界为下鼻甲的泪突和泪骨下端，后界为腭骨垂直板，上界是与筛窦连接的上颌窦顶壁，下界为下鼻甲附着处。此骨性窦口被钩突和下鼻甲的筛突呈十字形的连接分割成四个象限。其中前上象限是真正的上颌窦自然开口，其余三个象限被双层黏膜和致密结缔组织封闭，称为鼻囟门。上颌窦自然开口直径大小不一，平均 2.8mm。经鼻内镜上颌窦自然口扩大时，可通过寻找钩突尾部的后上方或者下鼻甲中部上缘上方的后囟门来定位、扩大上颌窦口。扩大上颌窦口时不可过分向前，以免损伤鼻泪管，也不宜超过骨性窦口的上界，以免损伤纸样板。

4. 上壁

为眼眶的底部，上颌窦疾病和眶内疾病可互相影响。

5. 底壁

相当于上颌牙槽突，常低于鼻腔底部，与上列第二尖牙及第一、二磨牙根部有密切关系，故牙根尖感染容易侵入窦内，引起牙源性上颌窦炎。上颌窦病变破坏底壁可致上列压痛、牙齿松动或脱落。

(二) 额窦 (frontal sinus)

额窦位于额骨的内、外两层骨板之间，在筛窦的前上方，左右各一，两侧大小可不对称。额窦在出生时还未形成，10～12 岁具有临床重要性，20 岁发展至成人形态。额窦通过额窦口与额隐窝相通，额隐窝的前界为鼻丘气房的后壁，后界为筛泡和泡上气房的前界，根据钩突上端的附着位置不同，其内界和外侧界的构成不同，如钩突附着在纸样板，则钩突上端和部分纸样板成为额隐窝的外侧界，如附着在颅底、中鼻甲和钩突上端分叉，则钩突上端和部分中鼻甲的上端组成额隐窝的内侧界。由此可见，钩突上端的附着方式决定了额隐窝的引流状态，通过判断钩突上端的附着方式，寻找额窦口的位置。

（三）筛窦（ethmoid sinus）

位于鼻腔外上方筛骨内，为4对鼻窦中解剖关系最复杂、变异最多、与毗邻器官关系最密切的解剖结构。

筛窦气房根据其发育不同，气房数量可为4~17个到8~30个不等，筛窦被中鼻甲基板分为前组筛房与后组筛房。前组筛窦开口于中鼻道，后组筛窦开口于上鼻道。

外侧壁：为眼眶的内侧壁，由泪骨和纸样板（lamina papyracea）组成。鼻内镜手术时，如果损伤纸样板，可致术后眼眶青紫，严重时可损伤眼内直肌导致眼球活动障碍和复视。视神经损伤导致严重视力下降和失明。纸样板上方与额骨连接处为额筛缝，相当于筛顶水平，从前向后依次为 Dacron 点、筛前动脉孔和筛后动脉孔。

内侧壁：筛窦内侧壁为鼻腔外侧壁之上部，附有上鼻甲和中鼻甲。

顶壁：内侧与筛骨水平板连接，外侧与眶顶延续，筛顶上方为前颅窝。筛顶与筛板的连接方式有二种：一种为平台型，即筛顶与筛板是延续的。另一种为高台型：筛顶与筛板之间形成一高度差，在外伤和手术时，这一位置很容易造成损伤，引起脑脊液鼻漏。筛板和筛顶连接处的下方为中鼻甲的颅底附着处。在鼻手术时，如果用钳夹住中鼻甲反复摇动，也很容易损伤筛板。

下壁：为中鼻道上部结构，如筛泡、钩突、鼻丘气房等。

前壁：由额骨筛切迹、鼻骨和上颌骨额突组成。

后壁：与蝶窦毗邻，后组筛窦变异极大，如果最后组筛窦气化到蝶窦上方，称为蝶上筛房。如果视神经管隆突在最后组筛窦的外侧壁形成突向窦内的隆起，称为视神经隆突，具有该结节的最后筛房，称为 Onodi 气房。

（四）蝶窦（sphenoid sinus）

位于蝶骨体内，居鼻腔最上后方。由于气化程度不一，大小和形态极不规则。蝶窦在3岁开始发育，6岁大部分已发育。Hammer 将蝶窦分成3型，即甲介型（3%），鞍前型（11%）和鞍型（86%）。蝶窦分型的临床意义在于可以指导经蝶窦垂体瘤手术的术式选择。甲介型和鞍前型不适合经蝶窦垂体瘤切除术。

蝶窦各壁的毗邻：蝶窦外侧壁结构复杂，与海绵窦、视神经管、颈内动脉毗邻。在气化良好的蝶窦，视神经管和颈内动脉在外侧壁上形成隆起，骨壁菲薄甚至缺如，鼻内镜手术容易导致视力损害和大出血。顶壁上方为颅中窝的底壁，呈鞍型，称为蝶鞍。蝶鞍上方为脑垂体。前壁参与构成鼻腔顶壁的后部分和筛窦的后壁，上方有蝶窦开口至蝶筛隐窝，前壁为后鼻孔上缘和鼻咽顶，翼管神经位于下壁外侧的翼突根部。

第二节　鼻的生理学

一、外鼻的生理

外鼻位于颅面的中央，其形状随着人种或种族的不同而有一定的差异。外鼻的外形和轮廓高低的均衡及其与面部各结构或器官之间的匀称关系，对人的容貌有着十分重要的影响，鼻翼的活动有助于面部表情和鼻阻力的调整。

二、鼻腔的生理

鼻腔主要有呼吸、嗅觉功能，另外还有共鸣、反射、吸收和排泄泪液等功能。外界空气经过鼻腔处理后，才适合人体的生理需求，否则易引起呼吸道不适。

（一）呼吸功能

鼻腔为呼吸道的首要门户，在机体与外界环境的接触中起着重要的作用。主要有以下几个方面：

1. 鼻腔吸入的空气在鼻内孔处受到阻力后便分为两股气流，即层流（laminar flow）和紊流（turbuleIlt flow）。层流从鼻内孔朝后上方向呈弧形流向后鼻孔再散开，为鼻腔气流的大部分，与通气量关系甚大，亦是肺部进行气体交换的主要部分。层流与鼻腔黏膜接触面积最广，可以充分发挥鼻腔调节湿度和温度的作用。紊流形成于鼻内孔的后方，系呈旋涡状而又不规则的气流，为吸入空气的小部分，有利于气体充分汇合，增加气体与鼻腔黏膜之间的相互接触，可使鼻腔更有效地发挥对气体的引流作用。

2. 鼻阻力的产生和生理意义

阻力是维持正常鼻通气的重要前提，鼻阻力由鼻瓣区（nasal valve area）的多个结构形成。鼻瓣区包括鼻中隔软骨前下端、鼻外侧软骨前端和鼻腔最前端的梨状孔底部。同时，鼻阻力与下鼻甲的大小也有很大的关系。鼻内或鼻瓣区产生的鼻阻力约为全部呼吸道阻力的 40% ~ 50%，其有助于吸气时形成胸腔气压，使肺泡扩张以增加气体交换面积，同时也使呼气时气体在肺泡内停留的时间延长，以留有足够的气体交换时间。因此，正常鼻阻力的存在对充分保护肺泡气体交换过程的完成是重要的。如果鼻腔阻力降低（如萎缩性鼻炎、下鼻甲过度切除），可出现肺功能下降；鼻阻力过大（如肥厚性鼻炎），也会造成鼻腔通气不足，影响呼吸和循环功能。

3. 鼻周期或称生理性鼻甲周期

正常人两侧下鼻甲黏膜内的容量血管呈交替性和规律性的收缩与扩张，表现为两侧鼻甲大小和鼻腔阻力呈相应的交替性改变，但左右两侧的鼻总阻力仍保持相对的恒定，大约 2 ~ 7h 出现一个周期，称为生理性鼻甲周期（physiologic turbinal cycle）或鼻周期（nasal cycle）。鼻周期对呼吸无明显影响，所以正常人常不自觉，但如果两侧鼻腔不对称（如鼻中隔偏曲），两侧在周期收缩阶段的最小阻力不相等，总阻力发生显著变化，出现周期性明显鼻塞。生理性鼻甲周期的生理意义在于促使睡眠时反复翻身，有助于解除睡眠的疲劳。

4. 温度调节作用

人体的温度与外界的温度不同，当吸入的气体温度太低，会对下呼吸道的黏膜造成大的伤害，鼻腔的作用就是将吸入鼻腔的外界空气调节到近似正常体温，以保护下呼吸道黏膜不受损害，这一功能多依赖于鼻腔广大而迂曲的黏膜和丰富的血液供应所维持。

5. 湿度调节作用

鼻黏膜中含有大量的腺体，在 24h 呼吸期间分泌约 1 000ml 液体，其中 70% 用以提高吸入空气的湿度，少部分向后流入咽部。常用口呼吸者，会出现口干舌燥。

6. 过滤及清洁作用

鼻前庭的鼻毛由四周伸向前鼻孔中央，对空气中较粗大的粉尘颗粒及细菌有阻挡和过滤作用。较小的尘埃颗粒吸入鼻腔后可随气流的紊流部分沉降，或随层流散落在鼻黏膜表面的黏液毯中，不能溶解的尘埃和细菌随鼻黏膜的纤毛摆动到达后鼻孔，进入咽腔，被吐出或咽下。

7. 黏膜纤毛系统的作用

人类鼻腔、鼻窦黏膜大部分为假复层柱状黏膜上皮，每个柱状上皮细胞约有 250 ~ 300 根纤毛，长度约 5 ~ 7μm，平均直径 0.3um，每根纤毛朝鼻咽部方向摆动的频率大约每分钟 1000 次。在纤毛的表面覆盖了一层黏液毯，其主要成分为无机盐、黏多糖、黏蛋白、溶菌酶、95% 为水，黏液毯以每分钟 5mm 的速率形成自前向后的黏液波，这一现象对维持鼻腔正常清洁功能起到重要的作用。

空气中含有灰尘、细菌和真菌等，但吸入空气达到鼻腔后部时，几乎无细菌存在，说明鼻腔黏膜对吸入空气的清洁、防御作用非常重要。较粗颗粒被鼻毛阻挡，吸入鼻腔后也可被喷嚏反射所清除。较细的尘粒和细菌附着在黏液毯上，借助于上皮纤毛运动，向后排至鼻咽部，为鼻腔的第一道防御线。鼻黏液中含有"溶菌酶",具有抑菌和溶解细菌的作用,加上白细胞的噬菌作用。称为鼻腔的第二道防御线。鼻腔的 pH 值能影响溶菌酶的作用和纤毛运动,正常鼻分泌物的 pH 值为 5.6~6.5,溶菌酶在酸性环境中能保持最有效功能,这与鼻腔内细菌的存在与否有一定的关系:文献认为,鼻分泌物的 pH 值在 6.5 以下者,鼻腔细菌培养为阴性,若酸碱度为碱性。鼻腔可出现细菌。

(二)嗅觉功能

主要依赖于鼻腔嗅区黏膜和嗅细胞,嗅觉起到识别、报警、增加食欲和影响情绪的作用。

(三)发声共鸣功能

鼻腔在发声时起共鸣作用,使得声音悦耳动听,鼻腔阻塞出现闭塞性鼻音,腭裂出现开放性鼻音,鼻音为语音形成的重要部分。

(四)鼻的反射功能

鼻腔内神经分布丰富,当鼻黏膜遭受到机械性、物理性或化学性刺激时,可引起广泛的呼吸和循环方面的反应。反应的程度取决于刺激的强度,强度从打喷嚏到呼吸心跳停止。鼻腔最重要的反射有鼻肺反射(nasopulmonary reflex)和喷嚏反射(sneeze reflex)。鼻肺反射以鼻黏膜三叉神经为传入支,广泛分布于支气管平滑肌的迷走神经为传出支,以三叉神经核和迷走神经核为中枢核,形成反射弧。鼻肺反射是鼻部刺激核疾病引起支气管病变的原因之一。喷嚏反射的传入支为三叉神经,当鼻黏膜三叉神经末梢受到刺激时,发生一系列的反射动作,如深吸气,悬雍垂下降,舌根上抬,腹肌和膈肌剧烈收缩,声门突然开放,气体从鼻腔急速喷出,借以清除鼻腔中的异物和刺激物。

(五)鼻黏膜的其它功能

1. 免疫功能

鼻黏膜是局部黏膜免疫系统的重要组成部分,黏膜内的免疫活性成分在上呼吸道黏膜防御方面起着重要的作用。鼻黏膜的上皮细胞(杯状细胞)、黏膜下腺体(浆液腺细胞、黏液腺细胞)、分泌性细胞(浆细胞)不仅产生分泌物,且可由血管渗出血浆蛋白,或由细胞合成和分泌免疫物质,这些成为鼻黏膜免疫系统构成的基础。

来源于鼻黏膜的各种具有免疫防御功能的物质可分为非特异性与特异性两大类,前者为天然免疫物质主要为溶菌酶、乳铁蛋白,后者则是在抗原的刺激下产生如免疫球蛋白 A 和 G(IgA、IgG)。二者共同构成鼻黏膜的免疫屏障。

2. 人类鼻腔黏膜表面积约 150cm^2,呼吸区黏膜表层上皮细胞约有许多微绒毛,可增加吸收的有效面积,鼻黏膜上皮下层有丰富的毛细血管、静脉窦、动—静脉吻合支,以及毛细淋巴管交织成网,使吸收的药物可迅速进入血液循环。

3. 排泄泪液功能　泪液通过泪小点、泪小管、泪总管、泪囊和鼻泪管到达下鼻道的顶部。

三、鼻窦生理学

鼻窦黏膜与鼻腔黏膜相连续，也具有鼻腔的某些功能，具体为以下几方面：1. 增加呼吸区黏膜面积，促进对吸入空气的加温加湿作用。2. 对声音的共鸣作用。3，减轻头颅重量。4. 缓冲冲撞力，保护重要器官。

思考题

1. 鼻的骨性支架包括哪些？
2. 鼻腔外侧壁有哪些重要结构？
3. 鼻腔的血液供应有哪些动脉？来源于哪个动脉系统？
4. 鼻窦分几对？前组鼻窦、后组鼻窦都包括哪些？
5. 鼻腔有哪些生理功能？

（孟粹达　徐艳萍）

第二章　鼻的症状学

一、鼻　塞

鼻塞（nasal obstruction）即经鼻通气不畅，是鼻和鼻窦疾病常见症状。可表现为间歇性、交替性、持续性或进行性加重。

间歇性、交替性鼻塞（即侧卧位时下侧鼻塞加重）见于慢性单纯性鼻炎。慢性炎症引起的黏膜增生性病变如肥厚性鼻炎则呈双侧持续性鼻塞。发作性鼻塞多见于血管神经性反应，如变应性鼻炎、血管运动性鼻炎等。持续性鼻塞常见于鼻内结构异常，如先天性后鼻孔闭锁、鼻中隔偏曲、过度气化的中鼻甲、增厚内移的上颌骨额突以及先天性梨状孔狭窄等。单侧鼻塞进行性加重与鼻内或邻近部位新生物有关，如鼻息肉、鼻及鼻窦肿瘤、鼻咽部肿瘤等。幼儿单侧持续性鼻塞并伴有呼气臭味、脓血涕者多为鼻腔异物引起。

对于主诉鼻塞的病人，应详细询问鼻塞是单侧还是双侧，是间断性还是持续性，鼻塞程度、病程时间、伴随症状（如有无流涕及其性质、有无涕中带血或鼻出血、有无头痛等）及近日用药史等。

二、鼻　漏

鼻漏（rhinorrhea）是指由于鼻分泌物过多而自前鼻孔或后鼻孔流出。流出的分泌物俗称鼻涕。病因不同，其性质也不同，鼻涕性质有以下几种：

1. 水样鼻涕

鼻溢液稀薄透明如水，常见于变态反应性鼻炎、血管运动性鼻炎和急性鼻炎早期。若久置后不自行凝结应考虑脑脊液鼻漏，应对鼻溢液行葡萄糖定量分析，如在 1.7mmol/L 以上可定为脑脊液。若单侧间歇性流出淡黄色水样物，则见于鼻窦囊肿破裂。

2. 黏液性鼻涕

主要为黏膜腺体分泌物的半透明黏稠分泌物，常见于慢性鼻炎、慢性鼻-鼻窦炎，后者常经后鼻孔流下。

3. 黏液脓性鼻涕

由细菌感染引起，为黏液和脓的混合液，呈淡黄色浑浊。见于慢性鼻-鼻窦炎或急性鼻炎恢复期。若为黄绿色，混浊且有臭味，常见于牙源性上颌窦炎、鼻腔异物。

4. 血性鼻涕

即鼻溢液混有血液，可见于鼻腔异物、鼻真菌感染、鼻及鼻窦或鼻咽部肿瘤，此种情况多为单侧，且持续时间较长。若仅有数日后即消失，常为鼻黏膜的急性炎症。变应性鼻炎病人，由于鼻黏膜较干燥，也常有涕中带血的症状。对主诉血性鼻涕的病人，应行必要的检查，以明确出血原因及部位。

三、喷 嚏

喷嚏（sneezing）为正常的鼻内保护性反射，系鼻内三叉神经末梢受到刺激时，通过神经反射，先发生明显的吸气相，然后产生强大、突发气流将刺激物喷出。如果喷嚏每次连续 3~5 个甚至更多，每日发生，连续 4 天以上，则应视为异常。可见于急性鼻炎、变态反应性鼻炎、血管运动性鼻炎。

四、鼻出血

鼻出血（epistaxis）系指血液经鼻流出。鼻出血多从出血侧的前鼻孔流出。当出血量大或出血部位邻近鼻腔后部时，可流至后鼻孔，经鼻咽部流至口腔吐出或咽下或再经对侧鼻腔流出。鼻出血既可为鼻腔局部疾病所致，如外伤、黏膜炎症、糜烂、肿瘤，也可为全身疾病在鼻部的表现，如肝功能异常、血液病、高血压病、动脉硬化、尿毒症等。出血程度与出血原因和部位有关。如头外伤后伴有视力急剧减退的严重鼻出血，可来自蝶骨骨折导致颅内假性动脉瘤破裂。

对主诉鼻出血病人，应询问其首先出血侧，判断出血部位，寻找出血点，估计出血量。应注意病人全身状态、有无贫血、休克等急症。

五、鼻源性头痛

由鼻病引起的头痛称为鼻源性头痛（rhinogenic headache），分为感染性和非感染性。感染性鼻源性头痛往往伴有鼻及鼻窦的急性感染，且疼痛有一定部位和时间。如疼痛位于前额部、眼眶内上方或全头痛，早晨重，下午缓解，晚间消失，见于急性额窦炎；如上午轻、下午重，见于急性上颌窦炎。非感染性鼻源性头痛见于鼻中隔偏曲、变应性鼻炎、萎缩性鼻炎、鼻及鼻窦肿瘤等。

对头痛为主诉的病人，主要是根据疼痛的部位、发生的时间、鼻部症状以及必要的鼻科检查，判断其头痛是否为鼻源性。以黏膜表面麻醉剂分别麻醉中鼻甲后端外方和中鼻甲前端的前方，若头疼很快减轻，甚至消失，是诊断鼻源性头痛的又一依据。因上述两个麻醉点分别为支配鼻部感觉的三叉神经第二支的蝶腭神经节和第一支的鼻睫神经。

六、嗅觉障碍

嗅觉障碍（olfactory dysunction）在临床上以嗅觉减退（hyposmia）和嗅觉丧失（anosmia）为常见，而嗅觉过敏（hyperosmia）、嗅觉倒错（parosmia）和幻嗅（olfactory hallucination）则较为少见。嗅觉减退（hyposmia）和嗅觉丧失（anosmia）的原因主要有：

1. 鼻腔疾病使含有气味的气流不能到达嗅区黏膜，引起呼吸性嗅觉减退或丧失，如鼻甲肥大、鼻息肉、鼻内肿瘤等。但在某些变应性鼻炎、慢性鼻窦炎病人，虽经减充血剂治疗使鼻气道通畅，仍有渐进性嗅觉减退，这可能与嗅神经鞘膜水肿有关。

2. 一些疾病使嗅神经末梢、嗅神经、嗅中枢萎缩而产生感觉性嗅觉减退或丧失，如上呼吸道病毒感染、萎缩性鼻炎、嗅神经炎、化学气体损伤、颅底骨折、颅内疾病、阿尔茨海默病（Alzheimer）等。

嗅觉过敏是指病人对气味的敏感性增强，轻微的气味即感受极为强烈。常发生于嗅神经炎恢复期、鼻部炎症，妊娠、月经期和更年期等，颅内压增高也可有嗅觉过敏，多为暂时性。

嗅觉倒错系指病人感受到的气味与正常人相反。幻嗅则是病人的嗅幻觉，闻到恶臭或奇香。常见于癫痫、精神分裂症等。

七、共鸣障碍

上呼吸道参加发音共鸣作用，如有解剖或病理性变异，可产生共鸣障碍（resonance dysfunction），表现为闭塞性鼻音（rhinolalia clausa）和开放性鼻音（rhinolalia aperta）。前者见于鼻炎、鼻腔肿瘤等。后者则见于腭裂、腭麻痹、腭关闭不全。

思考题

1. 单侧进行性鼻塞应考虑哪些疾病？

2. 水样鼻涕应考虑哪些疾病？如何确诊为脑脊液鼻漏？

3. 血性鼻涕应考虑哪些疾病？应提检哪些检查项目？

4. 鼻源性头痛分几种，如何确诊为鼻源性头痛？

5. 嗅觉减退或丧失的主要原因有哪些？

（徐艳萍　孟粹达）

第三章 鼻的检查法

第一节 外鼻及鼻腔的一般检查法

　　受检者面对检查者端坐，上身稍前倾，头位随检查者需要作适当调整。不合作的小儿需由家长抱着固定位置（图1-3-1）。询问病史的同时注意听其发音是否为开放性或闭塞性鼻音，其呼气有否臭味。呼气臭味见于萎缩性鼻炎、牙源性上颌窦炎、长时间的鼻腔异物和晚期鼻腔鼻窦恶性肿瘤等。

一、外 鼻

　　观察外鼻及邻近部位有否肿胀或异常隆起、畸形等，前鼻孔有无狭窄。鼻尖皮肤有无潮红、血管扩张及增生。

　　鼻尖或鼻翼有明显触痛，提示有鼻疖或急性鼻前庭炎。鼻梁触痛可见于鼻中隔脓肿，鼻骨骨折鼻背触诊可知两侧鼻骨是否对称，骨折时一侧下塌并有触痛。

二、鼻腔的检查

　　一般检查须使用前鼻镜（anterior rhilloscope）。检查者左手执前鼻镜，右手扶持受检者的额部，调节受检者的头位。

　　（一）鼻前庭检查

　　以拇指将鼻尖抬起，左右活动，反射光线至检查部位，观察鼻前庭皮肤有无红肿、糜烂、皲裂、结痂及鼻毛脱落等情况。此外还应注意有无赘生物、乳头状瘤等。对鼻翼狭窄、鼻翼塌陷者，须用前鼻镜检查。

　　（二）鼻腔检查

　　1. 前鼻镜检查

　　检查者持大小合适的鼻镜，镜唇前端勿超过鼻内孔以引起疼痛。轻轻张开

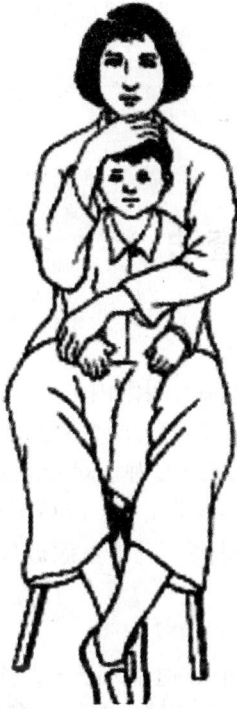

图 1-3-1　小儿受检时的体位

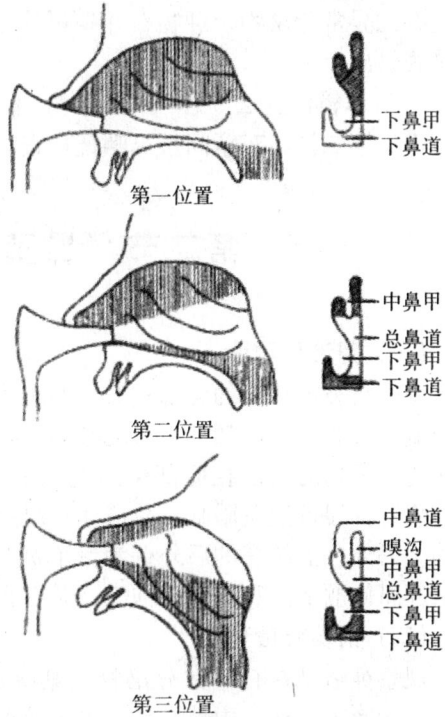

第一位置

下鼻甲
下鼻道

第二位置

中鼻甲
总鼻道
下鼻甲
下鼻道

第三位置

中鼻道
嗅沟
中鼻甲
总鼻道
下鼻甲
下鼻道

图 1-3-2　前鼻镜检查的三种位置

鼻镜镜唇，观察鼻内孔形态。右手扶持受检者额部，随检查需要变换如下体位。受检者头稍向前倾（第一位置），可看到下鼻甲、下鼻道、总鼻道下部、鼻中隔前下区和鼻腔底部，有时可看到鼻咽部及软腭的运动。头后仰约 30°（第二位置），可看到中鼻甲、部分中鼻道、鼻中隔和总鼻道中部及嗅裂一部分。头再后仰 30°（第三位置），可看到中鼻甲前端、鼻丘、嗅裂后部和鼻中隔上部（图 1-3-2）。前鼻镜检查完毕，应将鼻镜镜唇撑开状态取出，以免夹持鼻毛。如鼻腔分泌物较多，可嘱病人擤出或用吸引器吸出后再查。若下鼻甲黏膜肿胀妨碍观察，可先将 1% 麻黄素生理盐水棉片置于下鼻甲与鼻中隔间，3min后取出。或用 1% 麻黄素生理盐水鼻内喷雾 1～2 次，待黏膜收缩后再行检查。

　　正常的鼻腔黏膜淡红色，湿润、光滑，探针触之柔软、有弹性。各鼻道无分泌物积聚。下鼻甲与鼻底、鼻中隔并不相贴，约有 2～3mm 宽的的缝隙。判断下鼻甲大小时应注意和病人的主诉及症状结合。正常中鼻甲比下鼻甲小，黏膜颜色略淡。前鼻镜检查不能窥见上鼻甲及上鼻道。

　　正常的鼻中隔完全垂直者少见，只有引起临床症状者方为病理性鼻中隔偏曲。

　　检查时应注意观察鼻腔黏膜是否充血、光滑，鼻甲有无肿大、息肉样变，

21

鼻道有无异常分泌物及肿物,并观察其位置、表面形状,探查其硬度、活动度及是否易出血。

2. 后鼻镜检查法

详见第二篇第三章间接鼻咽镜检查。

第二节 鼻窦一般检查法

(一) 望诊和触诊

观察与鼻窦相应的面部皮肤(额窦体表投影为前额、眼眶内上,筛窦为两侧内眦,上颌窦为面颊部)有无红肿、隆起及压痛。红肿、压痛多见于鼻窦炎性病变。鼻窦的面部相应部位隆起,多见于鼻窦肿瘤或囊肿。鼻窦与眼眶毗邻,病变扩展可波及眼眶,故应注意眼睑有无肿胀、结膜充血、眼球突出或移位等。另外,上颌窦的后外壁为颞下窝和翼腭窝的前壁,上颌窦癌破坏此壁,可引起患侧颞下窝和翼腭窝饱满,并有张口困难。

(二) 前鼻镜检查

观察鼻道是否有异常分泌物及其颜色、位置,中鼻道前端出现脓性分泌物,多为额窦炎症;中部有脓,多为前组筛窦感染;中部稍后有脓,多为上颌窦炎;嗅裂有脓则考虑后组筛窦或蝶窦的炎症。还应观察有无鼻中隔高位偏曲和黏膜结节,以及中鼻甲肿大或息肉样变。鼻道有无肿物,鼻腔外侧壁有无内移等。

临床上疑有鼻窦炎的存在,但鼻镜检查鼻道未发现有脓液,可行体位引流。

方法:用1%麻黄素棉片置于下鼻甲与鼻中隔之间、中鼻道、嗅裂,3min后取出棉片,收缩肿大的下鼻甲便于观察,收缩中鼻道及嗅裂黏膜,促使窦口开放。疑为上颌窦积脓时,侧卧头低位,患侧在上;如疑为额窦或筛窦积脓,则取正坐位,15min后,再行鼻镜检查,观察鼻道内有否脓液。

(三) 口腔检查

上颌窦底壁为上颌骨牙槽突,第二前磨牙和第一、二磨牙牙根感染常引起牙源性上颌窦炎。故鼻窦检查的同时应检查口腔,注意观察上列磨牙牙龈有否充血、唇龈沟是否饱满,有否龋齿、牙齿松动或脱落,必要时请口腔科医师会诊。不明原因的牙痛、牙齿松动或脱落是上颌窦癌侵犯牙槽的表现。疑有上颌窦癌时,还应注意硬腭 有无隆起、破溃。

(四) 上颌窦穿刺冲洗

上颌窦穿刺冲洗具有诊断和治疗的双重作用。通过上颌窦穿刺,可将冲洗液或抽吸物进行实验室和病理检查，以明确窦内病变性质和确定治疗方针。

第三节　鼻内镜检查法

鼻内镜（nasal endoscope）具有多角度、视野广的特点，可完成对鼻腔内各个部分的检查及观察鼻窦自然开口情况。还可通过鼻内镜的引导取活体组织病理检查、发现鼻出血部位行电凝或激光止血。

鼻内镜包括 0° 和侧斜 30°、70°、90°、110°、120° 等多种视角镜，镜长18cm，外径 4mm，一般常配备有照相、显示和录像装置。用 1% 地卡因麻黄素棉片收缩、表面麻醉鼻黏膜，为防鼻内镜进入鼻腔因温差镜面有雾形成，可事先将镜面用热水加温。持 0° 或 30° 角镜沿鼻底进入，越过鼻中隔后缘，转动镜面观察鼻咽各壁情况，然后逐渐退出指向鼻腔要检查的部位。观察上颌窦口须用 70° 角镜，鼻腔顶部检查以 90° 角镜为宜。

鼻内镜检查主要观察黏膜形态、有否糜烂、血管扩张、分泌物性质，中鼻道内各结构的形态，如钩突的大小、额窦、前组筛窦和上颌窦的开口。于中鼻甲后端，镜面外转，可观察蝶筛隐窝、蝶窦开口和后组鼻窦开口的形态、有无分泌物等。观察有否黏膜息肉样变或真菌团块；有无新生物，其表面形态如何等。上颌窦内镜检查须将 0°、70°、110° 鼻内镜经下鼻道上颌窦环钻术依次经套管引入上颌窦内进行不同角度的观察。正常上颌窦黏膜薄而透明，可看到黏膜下的黄白色骨壁和细小的血管。在内侧壁上方有其自然开口。只有在特殊情况下须行蝶窦鼻内镜检查，如诊断蝶窦内的阻塞性病变、蝶窦肿瘤、脑脊液鼻漏等。另外，利用鼻内镜还可寻找脑脊液鼻漏的位置。

第四节　鼻功能检查法

（一）鼻通气功能检查法（patency test in nasal airway）鼻通气功能的检查目的主要是判定鼻通气程度、鼻气道阻力大小、鼻气道有效横断面积、鼻气道狭窄部位等，这对判定病情、确定治疗方针均有重要价值。

1. 鼻测压计（rhinomanometer）用于测定呼吸时气流在鼻腔的阻力。正常成人鼻阻力是 $196 \sim 294Pa$（$2 \sim 3cmH_2O$）/（$L·S$），鼻瓣膜区是鼻阻力的主要来源。鼻腔有阻塞性病变时，鼻阻力升高；萎缩性鼻炎或鼻甲切除过大导致空鼻症（nose empty syndrome）时，鼻阻力明显减少。

2，声反射鼻量计（Acoustic Rhinometry）主要用于定量判断鼻腔及鼻咽腔容积、最小横截面积，进而对鼻腔及鼻咽部疾病的病变程度、疗效、甚至疾病的性质作出客观评价。

正常声反射鼻测量曲线可见曲线在鼻腔前部显示有两个明显狭窄处。第一狭窄处为鼻内孔位置，第二狭窄处为下鼻甲前缘位置。健康人鼻腔最小横截面积位于鼻腔前部，曲线从前向后呈渐增高趋势。

异常曲线的变异位置与鼻腔或鼻咽部病变位置基本一致。鼻腔段曲线突然显著降低见于鼻炎、鼻息肉等鼻腔增生性疾病患者及鼻阈狭窄者。鼻腔段曲线突然显著增高见于鼻中隔穿孔及萎缩性鼻炎患者，曲线增高程度与鼻中隔缺损面积或萎缩性鼻炎严重程度相关。曲线后段显著增高见于腭裂病人。曲线后段低平见于腺样体肥大、阻塞性睡眠呼吸暂停综合征、鼻咽癌等鼻咽部容积变小的病人。

(二) 鼻自洁功能检查法 (self-cleaning function test of nose) 常用糖精试验 (saccharin test)：取直径 0.5mm 的糖精颗粒，置于下鼻甲上表面距鼻甲前端 0.5cm 处。嘱受检者每 15s 吞咽一次，当其感到咽部有甜味时立即报告，记录从放置糖精颗粒到感到咽部有甜味时的时间即为糖精受黏液纤毛推动由前向后的移行时间。以细卷棉子由前鼻孔插至咽后壁，测量糖精放置处至咽后壁的距离，以此距离除以移行时间所得之商即为鼻黏液纤毛传输速度。成人正常值为 $3.85 \sim 13.2$mm/s，平均为 7.82mm/s。当有鼻腔炎症时可使黏液纤毛传输速度减慢，近年国内外常以糖精试验结果作为鼻、鼻窦疾病治疗效果、各种鼻部药物筛选的指标之一。

(三) 嗅觉功能检查法 (olfactory test)

1. 嗅瓶实验 (smell bottles test) 检查有无嗅觉功能。将含有常见 5 种不同气味的溶液 (如蒜、醋、香精、酒精、煤油等) 分别装于形状相同的 5 个褐色小瓶中，让受检者辨别各瓶的气味。能嗅出全部气味者为嗅觉存在。只辨出 2 种以下者为嗅觉减退。

2. 嗅阈检查 (smell threshold test) 以多数人可嗅到的最低嗅剂浓度为一个嗅觉单位，将该嗅剂按 $1 \sim 10$ 嗅觉单位配成 10 瓶，选出 7 种嗅剂，即醚类、樟脑、麝香、花香、薄荷、辛辣、腐臭气味，共配成大小相同的 70 个褐色瓶。让受检者依次嗅出各瓶气味，测出其最低辨别阈，以 7×10 小方格绘出嗅谱图。对某一嗅素缺失时，则嗅谱图上出现一条黑色嗅带。

第五节　鼻及颅面影像学检查法

(一) X 线检查

根据不同检查目的，采用不同体位摄取平片。

1. 鼻骨侧位片：可观察到鼻骨骨折线的水平位置。

2. 鼻颏位（nose-chin position），又称华特位（Water position）主要用于检查上颌窦，也可显示筛窦、额窦、鼻腔和眼眶。

3. 鼻额位（occipital-frontal position），又称柯德威尔位（Caldwell position），主要用于检查额窦和筛窦，也可显示上颌窦、鼻腔和眼眶。

从平片上可大体了解窦腔形态、有无黏膜增厚、占位性病变、窦壁完整与否。

（二）X线计算机断层摄影（computed tomography，CT）可清楚显示鼻、鼻窦的骨、软组织、解剖变异和邻近部位（眼眶、颅底、翼腭窝及鼻咽部）等处解剖影像及病变范围，是目前诊断鼻腔、鼻窦疾病的首选影像学检查方法。CT图像可通过调整窗宽（window width）和窗位（window level）摄取骨窗和软组织窗影像，更清楚地观察骨结构和软组织。骨窗窗宽为 +1500 ~ 4000Hu，窗位是 +150 ~ 400Hu，能更清楚地观察骨壁情况。而软组织窗宜用 +300 ~ 400Hu 的窗宽和 +40 ~ 50Hu 的窗位，对区分不同软组织或鉴别是否为肿瘤更有意义。冠状位扫描可清楚地显示鼻道解剖变异和与鼻窦的交通情况，可显示筛顶与脑、眼眶与鼻窦的交界影像，对判定鼻窦炎症程度和制定手术方案有重要指导意义。轴位扫描多用于评估外伤程度、骨质破坏情况和肿物扩展范围等。矢状位少用，可用于观察额窦、蝶窦形态及与颅底的关系。

（三）磁共振成像（magnetic resonance imaging，MRI）对软组织辨认能力高于CT，能准确判定鼻、鼻窦肿瘤的位置、大小、侵犯范围及肿瘤与周围软组织、淋巴结的解剖关系。由于"流空效应"（血管内流动的血液使磁共振信号丢失所产生），使得磁共振能准确反映出肿瘤与血管的关系。

思考题

1. 前鼻镜检查应注意哪些问题？
2. 鼻的检查法包括哪些项目？
3. 鼻功能检查法包括哪些项目？有何意义？
4. 要观察肿瘤与血管的关系应首选提检哪个项目？

（孟粹达　赵黎明）

第四章　鼻的先天性疾病

第一节　先天性后鼻孔闭锁

先天性后鼻孔闭锁在临床较少见，可为单侧或双侧，闭锁处组织可以是膜性、骨性或者混合性。

【病因】系胚胎期鼻颊膜或颊咽膜遗留，或者后鼻孔被上皮栓块堵塞，后鼻孔周围的组织增生导致。

【临床表现】由于新生儿只会用鼻呼吸，故双侧者症状较重，出生后即可出现阵发性发绀，吮奶时出现呼吸困难，有窒息危险。约过3~4周，患儿习惯用口呼吸，症状可能缓解。单侧闭锁症状较轻，患侧鼻塞明显，鼻腔内常有黏性分泌物。

【诊断】凡新生儿有呼吸困难，哭时症状减轻，吮奶有间断性，需考虑先天性后鼻孔闭锁的可能。可用导尿管试探，也可用美蓝滴入鼻腔，观察咽部是否着色，其他方法有后鼻镜或内镜检查，CT等。

【治疗】患双侧后鼻孔闭锁的新生儿应紧急处理，迅速建立经口呼吸。可将橡胶奶头的顶端剪去，放在患儿口内，用系带固定于头部。待患儿2周岁以后再手术治疗。

第二节　鼻部脑膜脑膨出

鼻部脑膜脑膨出是一种先天性疾病，临床少见。

【病因及分类】胚胎发育时脑组织通过尚未融合的骨缝膨出颅外。可分为囟门型及颅底型。按膨出的内容可分为脑膜膨出；脑膜脑膨出；脑室脑膨出三种。

【临床表现】

按膨出物的位置大体分为鼻外型和鼻内型。

1.鼻外型：新生儿外鼻上方近中线处可见一圆形肿物，触之柔软，表面光滑，当患儿哭闹或压迫颈内静脉时，肿物体积可增大。肿物随年龄增大逐渐增大，并常有眼距增宽。

2.鼻内型：新生儿如有鼻塞、哺乳困难，鼻腔或鼻咽部检查见表面光滑的圆形肿物，触之柔软。应首先考虑鼻内型脑膜脑膨出。检查时不可贸然试行穿刺或取活检，因可造成脑脊液鼻漏或颅内感染。

【诊断】鼻颏位 X 线拍片，可见颅前窝骨质缺损或筛骨鸡冠消失。

【治疗】一般以 2～3 岁手术为宜。过早手术患者耐受力差，过晚手术，膨出物增大引起的颅面畸形难以矫正。

思考题

1.双侧后鼻孔闭锁的新生儿可出现哪些症状？

2.如遇双侧后鼻孔闭锁的新生儿，如何紧急处理建立经口呼吸？

3.鼻部脑膜脑膨出手术最宜时间为何时？

（金宏林　刘　岩）

27

第五章　鼻外伤

第一节　鼻骨骨折

　　外鼻突出于面部中央，容易遭受创击而发生鼻骨骨折（fracture of nasal bone）。鼻骨上部厚而窄，较坚固，下端宽而薄，又缺乏支撑，故鼻骨骨折常发生在鼻骨下部。严重者常伴有鼻中隔骨折、脱位、眶壁骨折、颌面骨折及"鼻额筛眶复合体骨折"等。

　　【临床表现】外鼻肿胀、疼痛或皮下瘀血，可伴鼻出血。鼻中隔若有血肿、易位可致鼻塞、下段鼻梁塌陷等症状。若鼻中隔血肿继发感染，则可引起鼻中隔脓肿，导致软骨坏死，鞍鼻畸形。若擤鼻，可出现伤侧下眼睑、颜面部皮下气肿。

　　【检查】可见鼻梁偏斜，骨折侧鼻背塌陷。局部肿胀、触痛，可触及鼻骨塌陷和骨擦音。若出现皮下气肿触之有捻发音。若肿胀明显可掩盖外鼻畸形。鼻腔可见黏膜肿胀，中隔脱位偏离中线。若有中隔血肿，中隔黏膜向一侧或两侧膨隆，触之软。

　　【诊断】结合病史、临床表现和检查即可作出诊断，X线鼻骨侧位片或CT可作为诊断依据。鼻骨CT三维成像更能清晰显示鼻骨骨折情况。疑有鼻中隔血肿可穿刺抽吸确诊。

　　【治疗】应尽早治疗，预防感染。鼻骨骨折未致外鼻畸形者无须复位。

　　骨折复位应在伤后组织肿胀发生之前复位（伤后2~3h）。若肿胀明显，可暂缓复位，局部伤后48小时内冷敷，48小时后改为热敷，以利于局部消肿。消肿后观察外鼻形态，若有畸形再复位。宜在伤后10d内进行，一般不能超过14d，以免发生错位愈合。鼻骨骨折复位具体方法：以1%地卡因麻黄素棉片收缩和表面麻醉鼻腔黏膜，用复位器伸入鼻骨下塌处，置于鼻骨之下将其抬起，此时常可听到鼻骨复位时的"咔嚓"声。复位器伸入鼻腔勿超过两侧内眦连线，以免损伤筛板。如有鼻中隔软骨脱位也应同步复位。复位后鼻腔须行填塞，以便起到支撑和止血的作用，同时服用抗生素以防鼻窦感染。填塞物如为一般凡士林纱条，在鼻腔滞留时间不宜超过 48h。开放性鼻骨骨折，应清创缝合与鼻骨骨折复位一期完成。

第二节　鼻窦骨折

鼻窦与颅脑及眼眶相毗邻，严重的鼻窦骨折可有脑部、眼部症状及严重的鼻出血。

一、额窦骨折

额窦骨折（fracture of frontal sinus）多发生在额窦前壁。按骨折部位可分为前壁骨折、前后壁复合骨折和底部骨折。每种骨折分为线型、凹陷型和粉碎型骨折。皮肤未裂开者称单纯性骨折，皮肤裂开者称复杂性骨折。

【临床表现及诊断】可有鼻出血，额部软组织肿胀或凹陷，局部压痛。眶上区肿胀或眶上缘后移、睑部瘀血、皮下气肿。因额窦前壁有骨髓，故骨折后有患骨髓炎的可能。前后壁复合骨折时，常有脑膜损伤，继发颅前窝气肿、血肿甚至脑脊液鼻漏，引起颅内严重感染。底部骨折一般较少见，多合并有筛窦骨折。X 线鼻额位及侧位平片、CT 有助于诊断。

【治疗】单纯性线型骨折无须特殊治疗，仅以 1% 麻黄素滴鼻收缩鼻黏膜保持鼻额管通畅，给以抗生素即可。前壁骨折额部塌陷者，可沿眉弓作切口，以剥离子进入额窦，使其复位。窦内不填塞，缝合切口。

复杂性骨折应清除窦内异物，血块和碎骨片，扩大鼻额管以利额窦引流。额窦后壁凹陷型或粉碎型骨折常须去除额窦后壁，察看有无脑膜撕裂、脑脊液鼻漏，以便及时用筋膜或肌肉修补。须注意给以足量抗生素控制感染。

二、筛窦骨折

筛窦骨折（fracture of ethmoidal sinus）常合并额窦、眼眶和鼻骨的损伤，即所谓鼻额筛眶复合体骨折（fracture of naso-fronto-ethmoido-orbital complex）。筛骨水平板及筛顶均为颅前窝底的一部分，骨质菲薄，与硬脑膜连接紧密，故筛窦上壁骨折易伴发脑脊液鼻漏。后组筛窦与视神经管毗邻，骨折可伤及视神经骨管致视力障碍，患侧瞳孔散大，光反射消失，但间接反射存在（Marcus-Gunn瞳孔）。筛窦内外壁破裂可损伤筛前动脉发生眶后血肿或严重鼻出血。

【治疗】严重鼻出血，经鼻腔填塞无效者，可经眶内缘切口结扎筛前动脉。

眶内血肿可采取鼻外筛窦凿开术或鼻内镜下开放筛窦清除血肿。伤后立即出现视力严重减退者应尽早实施视神经管减压术。如有脑脊液鼻漏，经保守治疗不愈，也可在鼻内镜下修补。

三、上颌窦骨折

上颌窦骨折（fracture of maxillary sinus）以前壁塌陷性骨折为常见。由于软组织肿胀瘀血面部畸形不甚明显，肿胀消除即显面部塌陷。上颌窦的顶壁及内壁的骨折称为击出性骨折，下一节详述。

【治疗】伤后24h内经柯-陆进路，可行早期骨折整复，清除窦内血肿、异物和骨碎片，抬起塌陷部分，碘仿纱条窦内填塞以作固定和引流。如受伤超过24h，则待肿胀消失后整复。如伴有上牙槽骨骨折，复位后应行牙间固定。

四、蝶窦骨折

蝶窦骨折（fracture of sphenoidal sinus）单独发生者少见，多合并颅底骨折、后组筛窦骨折和脑脊液鼻漏或耳漏。蝶窦单独骨折如无并发症可不处理。因其与视神经管和颈内动脉毗邻，蝶窦骨折时可并发视神经管骨折致视力减退，颈内动脉破裂血液进入蝶窦导致的严重鼻出血。若形成假性动脉瘤，则可致反复严重鼻出血。外伤累及脑垂体后叶，可发生创伤性尿崩症。因此，蝶窦骨折的处理复杂，如病情危及患者生命，应请神经外科先行抢救。

第三节　击出性和击入性骨折

击出性骨折（blow-out fracture），也称眶底爆折，是当眼部被钝器击伤时，眼球突然向后移位，眶内压力剧增，致使眶下壁或内壁薄弱处发生爆裂性骨折，骨折片及眶内容（脂肪、肌肉）陷入上颌窦或筛窦内。表现为眼睑肿胀、皮下淤血、气肿，面颊麻木；复视，眼球陷没，眼球运动受限。X平片或鼻窦CT可见眶底壁下移，骨折处软组织影呈泪滴状突入上颌窦或内侧壁骨折软组织突入筛窦。

击入性骨折（blow-in fracture）较少见。系暴力击中眶外侧壁，使额颧缝发生骨折，延续到眶下壁，部分眶底向上旋转进入眶内，导致眼球突出，颧部肿胀，局部压痛，外眦向外下方移位，但眼球运动正常。触诊眶下壁有阶梯样感。X线鼻颏位摄片可显示上颌窦阴影模糊，外侧壁不整，额颧缝增宽，眶下壁呈帐篷样突起。

【治疗】手术宜在伤后 7～10d，局部消肿后进行。3 周后骨折愈合，突出组织纤维化，给手术带来困难。对击出性骨折可经下睑下、上颌窦或筛窦进路暴露骨折部位，使陷入上颌窦或筛窦的眶内容回纳入眶内，眶壁骨折片复位固定。对击入性骨折经眉外侧切口和下睑缘切口，分离肌层后，插入剥离器到颧弓的下方，用力将下陷的上颌骨向前外额颧缝方挑起，达到满意位置时，眶下缘阶梯样感消失。然后在骨折处两端各钻一孔，穿钢丝固定。

第四节　脑脊液鼻漏

脑脊液经破裂或缺损的蛛网膜、硬脑膜和颅底骨板流入鼻腔或鼻窦，再经前鼻孔或鼻咽流出，称为脑脊液鼻漏（cerebrospinal rhinorrhea）。脑脊液鼻漏的潜在危险在于继发严重的颅内感染。

【病因】多由头部外伤引起，以颅前窝骨折最多。筛骨筛板和额窦后壁骨板很薄，与硬脑膜紧密相连，外伤时若脑膜与骨板同时破裂，则发生脑脊液鼻漏。颅中窝骨折时脑脊液经破损的蝶窦流入鼻内，或通过中耳破裂或缺损的鼓室天盖经咽鼓管流至鼻腔，则称为脑脊液耳鼻漏（cerebrospinal oto-rhinorrhea）。医源性脑脊液鼻漏常因鼻内手术操作不当，损伤颅底造成；另外还有先天性颅骨缺损，肿瘤、脑积水等引起的脑膜及骨质的破坏等。

【临床表现】鼻腔间断或持续性流出水样液体，多数为单侧。在低头、用力、压迫双侧颈静脉时流出量增多。有些病人可能忽视鼻漏主诉，而有反复发生细菌型脑膜炎的病史。鼻腔检查多无异常发现。

【诊断】鼻流出水样液体，低头用力或压迫颈静脉流量增加；或流出的液体干燥后不呈痂状者；外伤时有血水自鼻孔流出，滴在手帕或纸上的痕迹中心呈粉红色而周边色淡、清澈；或有反复发生细菌型脑膜炎的病史者皆提示脑脊液鼻漏的可能。鼻漏出液的葡萄糖定量分析，即在 1.7mmol/L 以上为确诊依据。但应注意假阳性结果（若混入泪液或血迹）。颅底、鼻窦、中耳、乳突及岩部等处的 X 线照片和 CT 扫描显示的骨折部位及鼻腔鼻内镜检查可供瘘孔定位参考。

【治疗】外伤性脑脊液鼻漏大都可用保守疗法治愈。如头高卧位，限制饮水量和食盐摄入量，避免喷嚏和用力擤鼻，止咳通便，避免便秘。同时应预防感染。观察 4～6 周，如不见好转，则行手术疗法。

手术前应行脑脊液漏孔的准确定位，以鼻内镜法较为准确，鼻内镜下仔细观察鼻腔顶前部、后部、蝶筛隐窝、中鼻道和咽鼓管咽口。观察上述部位时，可压迫双侧颈内静脉，注意看液体从何处流入鼻腔。手术方法有颅内法和颅外法。颅内法多系在处理脑外伤同时，寻找前颅窝底的漏孔，以自体肌肉块填塞。颅外法多采用鼻内镜法。鼻内镜下找到漏孔后，扩大漏孔处的骨质并用自体肌肉、脂肪或筋膜封堵压紧。耳鼻漏者须行中耳鼓室探查，并对漏孔封堵。

思考题

1. 如何诊断鼻骨骨折？鼻骨骨折易发生在鼻骨的哪个部位？

2. 击出性骨折和击入性骨折各有哪些临床表现？

3. 如何诊断脑脊液鼻漏，怎样治疗？

（孟粹达　赵黎明）

第六章　外鼻及鼻前庭炎症性疾病

第一节　鼻前庭炎

鼻前庭炎是发生在鼻前庭皮肤的弥漫性炎症，分为急、慢性两种。

【病因】 1.急、慢性鼻炎、鼻窦炎、变应性鼻炎等鼻分泌物刺激；2.长期有害粉尘（如烟草、水泥、石棉、皮毛等）的刺激；3.挖鼻或摩擦致鼻前庭皮肤损伤继发感染。

【临床表现】 急性者，患者感觉鼻前庭处疼痛较剧烈，检查见局部皮肤弥漫性红肿，触痛，重者可有皮肤糜烂，表面可见痂皮。慢性者，患者感觉鼻前庭发痒、灼热、干燥、有异物，局部皮肤可增厚。

【诊断】 根据上述临床表现，即可做出诊断，但应注意与鼻前庭湿疹鉴别，

【治疗】 治疗原则是首先治疗原发病，避免接触有害刺激，改正不良挖鼻习惯。急性者可用抗生素治疗，局部用硼酸液湿热敷。慢性者结痂者可用3%双氧水清洗，局部涂1%黄降汞软膏或抗生素软膏。皮肤糜烂和皲裂处先涂10%硝酸银，再涂以抗生素软膏。另外，局部YAG激光照射、凝固效果较好。

第二节　鼻　疖

鼻疖是鼻前庭毛囊、皮脂腺或汗腺的局限性急性化脓性炎症，偶可发生于鼻尖或鼻翼。

【病因】 挖鼻、拔鼻毛或外伤致鼻前庭皮肤损伤，继发感染，也可继发于鼻前庭炎，金黄色葡萄球菌是最常见的致病菌。糖尿病及抵抗力低者易患本病。

【临床表现】 局部表现为红肿热痛，可伴有全身不适和低热。检查可见局部丘状隆起，疖肿成熟时则出现黄色脓点，可自行破溃。病重者可引起上唇及面颊部蜂窝组织炎，表现为畏寒、发热、全身不适等症状。由于面部静脉无瓣

膜，鼻疖如被挤压，感染可向上直达海绵窦，形成海绵窦血栓性静脉炎，其临床表现为寒颤、高热、患侧眼睑及结膜水肿、眼球突出固定、头痛剧烈、严重者危及生命。

【诊断】鼻尖部或鼻前庭皮肤局限红肿，触痛明显。晚期见有脓点，破溃后流出脓液。

【治疗】治疗原则是严禁挤压，未成熟时忌行切开，控制感染，预防并发症。

1. 疖肿未成熟者：患处涂以 10% 鱼石脂软膏，全身应用抗生素，局部热敷、理疗。

2. 疖肿已成熟者：在无菌条件下用 15% 硝酸银腐蚀脓头，促其破溃排脓，亦可于消毒后以锋利尖刀将脓头表面轻轻挑破，取出脓栓，切开时不可挤压。

3. 疖肿破溃者：局部消毒，促进引流，局部涂用抗生素软膏。

4. 合并海绵窦血栓性静脉炎时，必须住院给予足量、有效抗生素治疗。

第三节　酒渣鼻

酒渣鼻为外鼻的慢性皮肤损害，多见于中老年人。常伴有丘疹，脓疮及毛细血管扩张。

【病因】病因未明，毛囊蠕形螨可能是引起本病的病因之一。内分泌紊乱和精神因素、局灶感染、心血管疾病、嗜酒及辛辣食物可能是其诱发因素。

【临床表现】按病程进展临床上分为三期。

1. 红斑期

外鼻皮肤潮红、皮脂腺开口扩大，分泌物增加，使皮肤呈油光状，进食辛辣食物、饮酒或情绪激动后加重。

2. 丘疹脓疱期

外鼻皮肤出现丘疹，脓疱疮。毛细血管逐渐扩张，日久皮肤渐增厚呈桔皮样。

3. 鼻赘期

鼻部皮肤毛细血管明显扩张，皮脂腺结缔组织增生，外鼻皮肤形成结节状隆起，称鼻赘。

【诊断】根据各期典型症状可做出诊断。需注意同寻常痤疮相鉴别。

【治疗】

1. 避免易使面部血管扩张的各种因素，如热水浴、桑拿浴等。避免刺激性食物，如酒、咖啡。

2.局部外用5%硫磺霜或5%甲硝唑霜剂。

3.四环素对本病的丘疹、红斑病变有明显疗效,此外替硝唑也有一定的效果。

4.对毛细血管扩张及鼻赘期可应用激光等行酒渣鼻切割术。

思考题

1.鼻疖的常见致病菌是什么?

2.鼻前庭炎和鼻疖有那些异同?

3.为什么鼻疖不宜挤压?

(金宏林 刘 岩)

第七章　鼻腔炎症性疾病

鼻腔炎性疾病即鼻炎（rhinitis）是病毒、细菌、变应原、各种理化因子以及某些全身性疾病引起的鼻腔黏膜的炎症。鼻腔直接与外界相通，易受有害因素的侵袭，因此在鼻科临床中，鼻腔炎症性疾病是最为常见的一类疾病。根据不同的病因，发病机制及病理改变等分为急性鼻炎、慢性鼻炎、变应性鼻炎、药物性鼻炎、干燥性鼻炎等。

第一节　急性鼻炎

急性鼻炎（acute rhinitis）俗称"伤风""感冒"。系由病毒感染引起的鼻腔黏膜急性炎症，常波及鼻窦或咽喉部，有传染性，经呼吸道传播。四季均可发病，以冬秋季多见。

【病因】病毒感染是首要原因，或在病毒感染基础上继发细菌感染。最常见的是鼻病毒，其次是流感和副流感病毒、腺病毒、冠状病毒等。主要传播途径是飞沫直接吸入，其次被污染的食品或物体也可从鼻腔或咽部进入体内而致病。

机体在某些诱因的影响下，至抵抗力下降使病毒侵犯鼻腔黏膜，常见诱因有：

1. 全身因素：受凉、疲劳、营养不良、维生素缺乏、内分泌失调或各种全身慢性疾病等均可导致机体免疫功能和抵抗力下降，诱发本病。

2. 局部因素：鼻腔慢性病变，如鼻中隔偏曲、慢性鼻炎、鼻窦炎、鼻息肉；邻近的感染病灶，如慢性化脓性鼻窦炎、慢性扁桃体炎和腺样体肥大等。

【病理】病变早期，血管收缩，局部缺血，分泌减少。继之血管扩张，黏膜充血、水肿、腺体分泌增加。而黏膜水肿使得鼻腔黏膜纤毛运动功能发生障碍，继发细菌感染黏膜下中性粒细胞浸润。分泌物也由初期的水样，变成黏液性，如果合并细菌感染，逐渐变成脓性。

【临床表现】潜伏期1~4d，不同的病毒潜伏期有所不同。早期症状多为鼻内干燥或烧灼感（急性鼻交感刺激综合征）、刺激感、异物感、鼻痒和打喷嚏。继而出现鼻塞、水样鼻涕、嗅觉减退和闭塞性鼻音。如果合并细菌感染，则出现黏涕、黏脓涕、脓涕。有时还会出现结膜的搔痒刺激感（如腺病毒感染时）。可出现疲劳、头痛、畏寒、食欲不振等全身症状。小儿全身症状较成人重，多有高热，甚至惊厥，常出现呕吐、腹泻等消化道症状。病程1~2周。

检查可见：初期鼻黏膜广泛充血肿胀以下鼻甲为显，早期干燥，继之总鼻道或鼻底有水样、黏液样或黏脓性分泌物。

【诊断】根据病史及鼻部检查，可确诊，但应注意与急性传染病的前驱症状相鉴别。

【鉴别诊断】许多急性传染病如流感、麻疹等，常有症状性急性鼻炎的表现但都有本病的独特表现。鉴别诊断主要根据病史、以及全身情况。

1. 流感：全身症状很重，常有高热、头痛全身关节及肌肉酸痛，易发生衰竭。上呼吸道症状反而不明显。

2. 呼吸道急性传染病：如麻疹、猩红热等，除呼吸道症状外同时有眼红、流泪、全身发疹，杨梅舌等伴随症状。

3. 变应性鼻炎：表现为阵发性打喷嚏、流清涕，持续时间短，很少超过半天，发作后一切恢复正常，无发热等全身症状，皮肤试验、特异性 IgE 抗体阳性有助于诊断。

【并发症】急性鼻炎可因感染直接蔓延，或因不适当的擤鼻，使感染向邻近器官扩散，产生多种并发症：

1. 急性鼻窦炎，其中以筛窦炎和上颌窦炎多见。

2. 急性中耳炎，感染经咽鼓管向中耳扩散所致。

3. 急性鼻咽炎、咽炎、喉炎、气管及支气管炎、肺炎，感染经鼻咽部向下扩散所致。

4. 鼻前庭炎，感染经向前直接蔓延所致。

【治疗】病毒感染尚无有效的治疗方法。以支持和对症治疗为主，同时预防并发症发生。

1. 全身治疗：（1）应多饮热水，清淡饮食，注意休息。（2）发汗：喝生姜红糖水，口服解热镇痛药等。（3）抗病毒药物：病毒唑，吗啉胍，金刚烷胺，抗病毒口服液，维 C 银翘片等。（4）全身应用抗生素：合并细菌感染或疑有并发症时用。

2. 局部治疗：（1）鼻内减充血剂：首选 0.05% 羟甲唑啉喷雾剂，亦可用1%（小儿宜用 0.5%）麻黄碱生理盐水滴鼻。使用减充血滴鼻液的时间不宜超过 10d，以免形成药物性鼻炎。（2）穴位按摩：如迎香、鼻通穴按摩可减轻鼻塞。

第二节　慢性鼻炎

慢性鼻炎（chronic rhinitis）是鼻黏膜及黏膜下层的慢性炎症。临床表现以鼻腔黏膜肿胀，分泌物增加，病程持续数月以上或反复发作，常无明确的致病微生物感染为特征。一般分为慢性单纯性鼻炎（chronic simple rhinitis）和慢性肥厚性鼻炎（chronic hypertrophic rhinitis）两种类型。二者病因基本相同，后者多由前者发展而来，组织病理学上没有绝对的界限。

【病因】　未明。一般认为本病不是感染性疾病，致病因素主要有：全身因素、局部因素和职业及环境因素等方面。

1. 全身因素

（1）全身性慢性疾病：如贫血、结核、糖尿病、风湿病以及慢性心、肝、肾疾病等，均可引起鼻黏膜长期瘀血或反射性充血。

（2）营养不良：维生素 A、C 缺乏，烟酒过度等，可使鼻黏膜血管舒缩功能发生障碍，或黏膜肥厚，腺体萎缩。

（3）内分泌疾病或失调：如甲状腺功能低下可引起鼻黏膜水肿；青春期、月经期和妊娠后期鼻黏膜即可发生充血、肿胀，少数可引起鼻黏膜肥厚。

（4）免疫功能障碍：如 γ-球蛋白缺乏、艾滋病、器官移植或肿瘤病人长期使用免疫抑制剂。

2. 局部因素

（1）急性鼻炎的反复发作或未获彻底治疗。

（2）鼻腔或鼻窦慢性炎症，可使鼻黏膜长期受到脓性分泌物的刺激，促使慢性鼻炎发生。

（3）阻碍鼻腔通气引流鼻部疾病：如鼻中隔偏曲、鼻腔狭窄、异物、肿瘤，使得病原体容易局部存留，以致易反复发生炎症。

（4）鼻腔用药不当或过久：如长期用滴鼻净或麻黄碱滴鼻液，可导致药物性鼻炎。

（5）黏膜纤毛功能、结构异常或出现分泌功能障碍也容易发生慢性鼻炎。

3. 职业和环境因素

长期吸入各种粉尘、有害和刺激性化学气体，如煤、岩石、水泥、面粉、石灰、二氧化硫、甲醛及酒精等均可引起慢性鼻炎。环境温度和湿度的急剧变化（如炼钢、冷冻作业）也可导致本病。

一、慢性单纯性鼻炎

慢性单纯性鼻炎（chronic simple rhinitis）是一种以鼻塞、多涕为主要症状的慢性炎症。

【病理】鼻黏膜深层动、静脉慢性扩张通透性增加。血管和腺体周围有以淋巴细胞和浆细胞浸润为主的炎性细胞浸润，黏液腺功能活跃，分泌增多，但黏膜组织无明显增生。

【临床表现】鼻塞、鼻涕增多为主要症状，还可伴有嗅觉减退、闭塞性鼻音、鼻根部不适，头痛等症状。

1. 症状

（1）鼻塞：特点是间歇性和交替性。

间歇性：白天、温暖、劳动和运动时鼻塞减轻，睡眠、寒冷、静坐时加重。

交替性：平卧时鼻塞较重，侧卧时居上侧通气较好，下侧较重。

（2）多涕：多为黏液性，继发感染后可为黏脓性或脓性。鼻涕可向后经后鼻孔流到咽喉部，引起咽喉部不适，出现多"痰"及咳嗽。

2. 检查

（1）鼻黏膜充血，下鼻甲肿胀，表面光滑呈淡红色湿润，柔软而富有弹性，用探针轻压呈凹陷，移开后立即恢复。鼻黏膜对血管收缩剂敏感，滴用后下鼻甲肿胀迅速消退。

（2）鼻涕：在鼻底、下鼻道或总鼻道内有黏稠的黏液性鼻涕聚集，总鼻道内还常有黏液丝牵挂。

【诊断】根据患者病史及鼻部检查，可确诊，但应注意与其他类型的慢性鼻炎相鉴别。

【治疗】治疗原则：根除病因，恢复鼻腔通气功能。

1. 病因治疗：积极治疗全身疾病；矫正鼻腔畸形，如鼻中隔偏曲，鼻窦炎等；加强身体锻炼，提高机体免疫力；避免过度疲劳。

2. 局部治疗：

（1）血管收缩剂滴鼻：0.5%～1%麻黄素液，或0.05%羟甲唑啉，每日1～2次，或者只在有明显鼻塞症状时使用。注意此类药物长期使用可引起药物性鼻炎，因此一般不宜超过7d。儿童最好不用或短期使用浓度较低的此类药物。盐酸奈唑啉（滴鼻净）应禁止使用。

（2）局部糖皮质激素鼻喷剂：最常使用的鼻内抗炎一线药物，常用药物为布地奈德气雾剂（雷诺考特），该药生物利用度低、全身副作用小，4岁以上小儿、孕妇均可以使用。

（3）微波或超短波：可以改善鼻腔的血液循环，改善症状。

二、慢性肥厚性鼻炎

慢性肥厚性鼻炎（chronic hypertrophic rhinitis）是以黏膜、黏膜下，甚至骨质限局性或弥漫性增生肥厚为特点的鼻腔慢性炎症。

【病理】

早期：表现为黏膜固有层动静脉扩张，静脉及淋巴管周围有淋巴细胞及浆细胞浸润。静脉和淋巴管回流受阻，通透性增高，出现黏膜固有层水肿。

继而：纤维组织增生，黏膜肥厚病变累及骨膜可发生下鼻甲骨质增殖肥大。

病变持续发展：纤维组织增生压迫，引起血循环障碍，形成局限性水肿，息肉样变，以下鼻甲最明显。

【临床表现】

1. 症状：

（1）鼻塞：较重，多为单侧或双侧持续性鼻塞。常出现闭塞性鼻音，嗅觉减退。

（2）鼻涕：不多，为黏液性或黏脓性，不易擤出。

（3）耳部症状：常有耳鸣、耳闷塞感、听力减退。

（4）常有头痛、头昏、失眠、精神萎靡、咽干、咽痛等症状。

2. 鼻腔检查：（1）鼻黏膜增生，肥厚，呈暗红和淡紫红色。下鼻甲肿大，堵塞鼻腔，表面不平，呈结节状和桑葚状。触诊有硬实感，不易出现凹陷或出现凹陷不易恢复。对1%麻黄素的收缩反应差。（2）鼻涕：鼻底或下鼻道内可见黏涕或黏脓涕。

【诊断】 根据症状、鼻镜检查及鼻黏膜对麻黄素等药物反应不良，诊断多无困难。但应注意与结构性鼻炎（structural rhinitis）的鉴别。

【治疗】

1. 保守治疗：用于治疗慢性单纯性鼻炎的方法均可用于治疗早期的肥厚性鼻炎。（1）下鼻甲黏膜下硬化剂注射：常用药物有50%葡萄糖，80%甘油，5%鱼肝油酸钠或5%石炭酸甘油等。用2%丁卡因表面麻醉后，将注射针自下鼻甲前端向后刺入黏膜下，接近下鼻甲后端时，回抽无血后推注药液，边推药边缓慢退出，注射量1ml左右。1次/周，3次为一疗程。注意全身慢性疾病如动脉硬化、高血压、严重的心脏病患者。不能采用此方法。

（2）下鼻甲激光、射频消融术：局麻后，可用YAG激光行黏膜下插入，

还可用 CO_2 激光直接凝固、气化肥厚的黏膜。也可用射频消融的方法缩小下鼻甲。

（3）下鼻甲骨折外移：将下鼻甲向鼻腔外侧壁方向骨折，使总鼻道变宽，改善通气。

2. 手术治疗：对于药物及其他治疗无效者，可行手术治疗。手术现在多在鼻内镜或显微镜下进行，大大提高了手术的安全性和准确性。

（1）下鼻甲部分切除术：原则是去除部分下鼻甲组织，改善通气，但是切忌切除过多的下鼻甲（切除部分一般不要超过下鼻甲的 1/3），如切除过多有可能发生继发性萎缩性鼻炎，出现空鼻综合征（empty nose syndrome）。如合并有下鼻甲骨质增生、肥大，可同时切除肥大的骨质。（2）中鼻甲部分切除术：如果中鼻甲肥大影响呼吸、嗅觉、鼻窦引流或头痛，应切除部分中鼻甲。

第三节　药物性鼻炎

全身或局部使用药物引起鼻塞的症状时，称为药物性鼻炎（drug-induced rhinitis）。尤其是后者引起的更为常见。

【病因】

1. 全身用药引起鼻塞的药物主要有：①抗高血压药物：如 α 肾上腺素受体阻滞剂（利血平、甲基多巴胺等）；②抗交感神经药物；③抗乙酰胆碱酯酶药物：如新斯的明、硫酸甲基噻嗪、羟苯乙胺等可引起鼻黏膜干燥；④避孕药物或使用雌激素替代疗法可引起鼻塞。

2. 局部用药主要是长期使用减充血剂，如萘甲唑林类（滴鼻净）最为常见。临床上药物性鼻炎主要指的是局部用药引起的鼻炎。主要原因是鼻腔黏膜血管长时间收缩会造成血管壁缺氧，出现反跳性血管扩张，造成黏膜水肿，从而出现鼻塞的症状。

【病理】镜下可见鼻腔黏膜纤毛脱落，排列紊乱。上皮下层毛细血管增生，血管扩张。有大量炎性细胞浸润。上述病理改变可于停药后逐渐恢复。

【临床表现】多于连续滴药 10d 后出现症状。

1. 症状：

（1）有长期使用血管收缩剂滴鼻史，鼻腔通畅的时间越来越短，鼻堵的症状越来越重，滴药的次数增加。

（2）双侧持续性鼻塞，嗅觉减退，鼻腔分泌物增加，并由清涕转为脓涕。常伴有头痛、头晕等症状。

2. 检查：（1）可见鼻腔黏膜多为急性充血状并且干燥、肿胀。（2）对麻黄碱的收缩反应性明显降低。(3) 鼻道狭窄，有大量分泌物。(4) 婴幼儿使用萘甲唑林（滴鼻净）可引起面色苍白、血压下降、心动过缓、昏迷甚至呼吸困难等中毒现象。

【诊断】 要仔细询问全身以及局部用药史，以及使用时间，对 1% 麻黄素棉片的收缩反应性差。本病的临床表现与肥厚性鼻炎非常相似。

【治疗】

1. 停药：确诊后立即停用血管收缩剂，可改用生理盐水滴鼻。

2. 局部用药：糖皮质激素鼻喷剂，如布地奈德气雾剂，二丙酸倍氯米松气雾剂等。

3. 全身用药：三磷酸腺苷（ATP）40mg，2～3 次/d 口服。

4. 下鼻甲封闭，可用 0.5% 普鲁卡因 2ml + 醋酸可的松 0.5ml 双下鼻甲黏膜下封闭。

【预防】 婴幼儿、新生儿应禁用此类药物，尽量少用或不用鼻腔血管收缩剂。如果必须使用，使用时间最好不要超过 10d。用药期内大量服用维生素 C。

第四节　萎缩性鼻炎

萎缩性鼻炎（atrophic rhinitis）是一种以鼻腔黏膜发生的弥漫性、进行性鼻腔萎缩性病变或退行性病变为其病理特征的慢性炎症。发展缓慢，病程长。女性多见。不仅仅鼻腔黏膜，而且包括黏膜下的血管、腺体，甚至鼻甲骨都会出现萎缩。黏膜萎缩性病变可发展至咽部、喉部，引起萎缩性咽炎、萎缩性喉炎。

【病因】 本病可分为原发性与继发性。前者无明显外因，多于青春期发病，女性多见。后者常继发于长期鼻炎，与鼻腔手术中切除的组织过多有关。

1. 原发性：病因不明。多认为是多种内、外因素协同作用的结果。

(1) 营养学说：体质瘦弱者多见，发达国家少见，而发展中国家发病率较高，说明此病可能与营养条件、生活环境有关。

(2) 内分泌功能紊乱：此病女性多见，月经期间症状加重，可能与女性内分泌功能紊乱有关。

(3) 有明显的遗传倾向：目前多认为此病是多基因遗传病。可能与人种有关，黄种人和南欧较为常见，非洲人罕见。

(4) 自身免疫性疾病：多数患者免疫功能紊乱，提出可能是一种自身免疫性疾病的学说。

2. 继发性：

(1) 感染：鼻黏膜长期受脓性分泌物刺激，或结缔组织过度增生压迫，造成血液循环发生障碍，引起鼻黏膜萎缩。

（2）职业和环境因素：鼻黏膜长期受有害粉尘、气体刺激，或长期处于干燥高热环境中会造成鼻腔黏膜的损害。

（3）医源性：多次或不当鼻腔手术如下鼻甲切除过多，导致鼻腔过分宽大，通气过度，发生萎缩性鼻炎。

（4）特殊传染病：如结核、梅毒、麻风等损害鼻黏膜，后遗萎缩性改变。

【病理】初期黏膜仅呈慢性炎症改变，然后鼻黏膜上皮变性，进行性萎缩。黏膜纤毛脱落，纤毛柱状上皮变成鳞状上皮。腺体减少，分泌物干燥形成痂皮，上皮下有大量炎性细胞浸润（常常为大量的肥大细胞），黏膜和骨质血管发生动脉内膜炎和周围炎，血管腔狭窄和闭塞。血供不良进一步导致黏膜、腺体、骨质萎缩，鼻甲骨质吸收。

【临床表现】

1. 鼻塞：因鼻内痂皮阻塞鼻腔；或因鼻黏膜萎缩，神经感觉迟钝，虽有气流通过，但不能察觉。

2. 鼻及鼻咽部干燥：鼻腔过度通气，鼻黏膜腺体萎缩，分泌减少，或因鼻塞张口呼吸所致。

3. 嗅觉减退或失嗅：嗅区黏膜萎缩或被痂皮堵塞导致嗅觉减退甚至消失。

4. 鼻出血：鼻黏膜萎缩变薄、干燥，或挖鼻和用力擤鼻致毛细血管破裂所致。

5. 头痛、头昏：因鼻黏膜萎缩，鼻腔过度通气，鼻腔保温调湿的调节功能减退，大量冷空气刺激所致；或因鼻内脓痂压迫鼻黏膜之故。头痛多发生于前额、颞侧或后枕部。

6. 恶臭：病情严重和晚期者多有呼气特殊腐烂的臭味，但由于嗅觉减退或丧失，因此患者自己不能闻到。恶臭系因变形杆菌使鼻腔内脓性分泌物和痂皮内的蛋白质分解所致，故又称臭鼻症（ozena）。

7. 耳鸣、听力下降：病变波及咽鼓管，出现咽鼓管功能障碍，引起分泌性中耳炎的症状。

8. 咽干、声嘶以及刺激性干咳：病变累及咽喉所致。

9. 检查：（1）鼻腔宽大，有大量痂皮：从前鼻孔可直视鼻咽部。鼻黏膜明显干燥，鼻腔内有结痂，除去痂皮可有出血。痂皮为黄绿色或灰绿色，有恶臭味。（2）鼻甲萎缩，明显缩小。有时中鼻甲出现代偿性肥大。严重者鼻梁平宽如鞍鼻。

【诊断】根据症状及检查，不难作出诊断，有时需与以下疾病鉴别：

1. 鼻硬结症（rhinoscleroma）：此病无臭味，鼻分泌物或组织可培养出鼻硬结杆菌，病理检查有泡沫细胞和品红小体（Russel 小体）的特征性改变。

2. 鼻部特殊感染，如梅毒、麻风、结核等除鼻部症状外均有原发病的特点，病理可确诊。

【治疗】 目前尚无特效疗法，目前多采用局部和全身综合治疗。

1. 全身治疗：

(1) 补充疗法：改善营养生活条件，补充维生素、微量元素如维生素 A、维生素 B_2、维生素 C、维生素 E，适当补充铁、锌等微量元素对此病有一定疗效。

(2) 桃金娘油 0.3g，2 次/d。能稀释黏液，促进腺体分泌，刺激黏膜纤毛运动，并有一定的抗菌作用。

2. 局部治疗：

(1) 鼻腔冲洗：用温热生理盐水或 1：(2000～5000) 高锰酸钾溶液或用3%高渗盐水每天进行鼻腔冲洗，去除痂皮及臭味，清洁鼻腔，可以刺激鼻黏膜增生。

(2) 鼻内用药：复方薄荷滴鼻剂、植物油、鱼肝油、石蜡油等滴鼻，滑润黏膜，软化干痂，便于清除痂皮，改善鼻干的症状；1%～3%链霉素液滴鼻，抑制细菌生长；1%新斯的明涂抹鼻腔，促进黏膜血管扩张；复方雌二醇滴鼻剂，25%葡萄糖甘油滴鼻，有抑制鼻分泌物分解作用；50%葡萄糖滴鼻，可促进黏膜腺体分泌。

3. 手术治疗：目的是缩小鼻腔，减少鼻腔通气量，减少鼻黏膜水分蒸发，减轻鼻腔干燥和结痂。适用于病变较重，保守治疗效果不好者。

主要方法有：

(1) 前鼻孔闭合术：可分为前鼻孔部分闭合术和完全闭合术。双侧可同期和分期进行，完全性闭合术术后约 1 年半后鼻黏膜恢复正常，重新开放前鼻孔。但症状有复发的可能。

(2) 鼻腔粘-骨膜下埋藏术：常用的埋藏材料有：生物性，如自体或异体骨、软骨及组织块或带蒂组织瓣和其他非生物性物质，如聚乙烯、丙烯酸酯、塑料制品等。

(3) 鼻腔外侧壁内移加固定术，手术破坏性较大，目前已较少采用。

思考题

1. 如何诊断急性鼻炎？它有哪些并发症？

2. 如何鉴别慢性单纯性鼻炎与肥厚性鼻炎？

3. 药物性鼻炎的病因有哪些？如何治疗？

4. 萎缩性鼻炎的病因是什么？如何诊断及治疗？

(徐艳萍 杨 欣)

第八章　变态反应性鼻炎

变态反应性鼻炎（allergic rhinitis，AR）简称变应性鼻炎或过敏性鼻炎，是发生在鼻黏膜的变态反应性疾病，本病以鼻痒、频繁发作的打喷嚏、过量的水样鼻分泌物和鼻塞等症状为主要临床特征。变应性鼻炎分类是依患者发病有无季节性分为常年性变应性鼻炎（perennial allergic rhinitis，PAR）和季节性变应性鼻炎（seasonal allergic rhinitis，SAR），后者又称花粉症（pollinosis）。变应性鼻炎发病与遗传及环境密切相关。变应性鼻炎发病率有明显增加趋势，发达国家已达总人口的 10% ~ 20% 以上，我国有学者估计在 8% ~ 10%。已经证实，空气污染和变应性鼻炎的发病有明显的关系。甲醛是室内主要污染物，二氧化硫（SO_2）是室外主要污染源之一，本病以儿童、青壮年居多，男女性发病率无明显差异。

变应性鼻炎可显著影响患者生活质量。如可影响睡眠、工作、记忆力，给社交、娱乐带来不便。变应性鼻炎还与结膜炎、分泌性中耳炎、鼻窦炎和鼻息肉的发病关系密切。本病还是诱发支气管哮喘的重要危险因素之一。

【病因】本病发病有两个因素存在 1. 易感个体即特应性（atopy）：某些抗原物质对大多数人无害，但一旦作用于易感个体，便可引起变态反应，这类抗原物质即为变应原。2. 变应原：变应原是诱发本病的直接原因。PAR 主要由屋尘螨、屋尘、真菌、动物皮屑、羽绒等引起。SAR 主要由树木、野草、农作物在花粉播散季节播散到空气中的植物花粉引起，故 SAR 又称花粉症。由于上述变应原作用机体时皆经呼吸道吸入，故又称吸入性变应原（inhalant allergen）。某些食物性变应原如牛乳、鸡蛋、鱼虾、水果等也可引起本病。

【发病机制】鼻黏膜有丰富的淋巴细胞（T 细胞、B 细胞），其中含有丰富的抗原递呈细胞（朗格罕细胞、树突状细胞、巨噬细胞）和 CD4 + T 辅助细胞（Th）。Th 又分为两种类型：Th_1 和 Th_2。Th_1 细胞分泌 IL-2、IFNγ，介导抗感染的细胞免疫；Th_2 分泌 IL-4，IL-5，介导体液免疫。

变应性鼻炎发病有两个阶段：

1. 致敏：致敏原（变应原）进入鼻腔，被鼻黏膜中的抗原递呈细胞捕获加工，将抗原肽递呈给初始 T 细胞，T 细胞分化向 Th_2 偏移使其数量增多。Th_2 细胞分泌 IL-4，后者作用于 B 细胞使其转换为浆细胞，并产生 IgE。IgE 与肥大细胞或嗜碱细胞表面上的受体结合附着在这两种细胞上。这个阶段即为致敏阶段。

2. 激发：当变应原再次进入鼻腔时，便可激发出变应性鼻炎的临床症状和鼻黏膜的炎症反应。

早期：发生于与变应原接触的数分钟内。主要由肥大细胞/嗜碱细胞脱颗粒释放的炎性介质引起。变应原与肥大细胞/嗜碱细胞表面的两个相邻 IgE 桥联，使其细胞内的炎性介质如组织胺、花生四烯酸代谢产物（前列腺素，白细胞三烯）等通过脱颗粒释放出来。这些介质作用于鼻黏膜的感觉神经末梢、血管壁和腺体，便产生了早期的鼻部症状：多发性喷嚏、鼻溢和鼻塞。

晚期：发生于早期后的 4~6h，主要是由细胞因子引起炎性细胞浸润的黏膜炎症，也是局部炎症得以迁延的主要原因。Th_2 细胞、上皮细胞、成纤维细胞释放的细胞因子信号（IL-4，IL-5，IL-13，GM-CSF）作用于骨髓，导致嗜酸性粒细胞分化、成熟，迁移趋化至鼻黏膜，并在局部集聚。同样肥大细胞、嗜酸性粒细胞和上皮细胞也分泌多种促炎细胞因子（proinflammatory cytokines）和趋化因子（chemokines），进一步促进嗜酸性粒细胞在局部的浸润、集聚，并使其生存期延长。嗜酸性粒细胞释放的毒性蛋白又造成鼻黏膜损伤，加重了局部的炎症反应（图 1-10-2）。

最近一些学者注意到，金黄色葡萄球菌肠毒素（staphylococcal enterotoxins，SEs）与变应性鼻炎的发生可能有一定关系。

【病理】为黏膜下 T 淋巴细胞、嗜酸性粒细胞和浆细胞浸润为主要特征的变态反应性炎症。鼻黏膜水肿，血管扩张，腺细胞增生。鼻分泌物中可见嗜酸性粒细胞，鼻黏膜浅层活化的朗罕细胞（CD1＋）、巨噬细胞（CD68＋）等 HLA-DR 阳性的抗原递呈细胞（antigen presenting cell，APC）增多。

【临庆表现】本病以鼻痒、多次阵发性喷嚏、大量水样鼻溢和鼻塞为临床特征。

1. 鼻痒：多数病人有鼻痒，有时伴有软腭、咽部和眼发痒。

2. 阵发性喷嚏：每天常有数次阵发性喷嚏发作，每次少则 3~5 个，多则十几个，甚至更多。

3. 水样鼻涕：大量清水样鼻涕，擤鼻数次或更多，或浸湿多个手绢。

4. 鼻塞：轻重程度不一，季节性变应性鼻炎由于鼻黏膜水肿明显，鼻塞常较重，可影响睡眠。

5. 嗅觉减退：与鼻黏膜广泛水肿有关。

SAR 病人伴有胸闷、咽喉痒、眼痒、咳嗽、哮喘发作。持续数周，季节一过，症状缓解，不治而愈，次年相同季节再次发作。PAR 相对较轻，呈间歇性或持续性发作。发作时间不定，但常在打扫房间、整理被褥或衣物、嗅到霉味时发作。

【检查】

1. 鼻腔检查：鼻黏膜水肿，苍白；鼻腔有水样或黏液样分泌物，鼻甲肿大，1%麻黄素可使其缩小，有时可发现中鼻道小息肉。常年性者在间歇期鼻黏膜呈暗红色。季节性鼻炎者常可见眼睑肿胀、结膜充血。若伴有胸闷、肺部听诊可闻及喘鸣音。发作期的鼻分泌物涂片检查可见较多嗜酸性粒细胞。

2. 特异性检查：

（1）变应原皮肤试验：是常用的诊断方法，一般采用点刺法，如病人对某种变应原过敏，则在激发部位出现风团和红晕，视为阳性，根据风团大小判定阳性程度。

（2）鼻黏膜激发试验：是确定致敏物比较可靠的方法。

（3）IgE测定：变应性鼻炎患者血清和鼻分泌物特异性IgE可为阳性，其血清总IgE水平可在正常范围内，但若合并支气管哮喘者则可升高。

【诊断】本病的诊断主要依靠病史，一般检查和特异性检查。病史对于诊断非常重要。应注意询问家族及个人过敏史，有否哮喘等。

附：2004年中华医学会耳鼻咽喉科分会对变应性鼻炎诊断制定如下标准：

（1）具有鼻痒、喷嚏、鼻分泌物和鼻塞4大症状中至少3项，症状持续0.5～1h以上，每周4d以上；季节性鼻炎（seasonal rhinitis）或花粉症（pollinosis），每年发病季节基本一致，且与致敏花粉传粉期相符合（至少2年在同一季节发病）。常年性鼻炎则在一年中多数日子里发病；

（2）鼻黏膜形态炎性改变；

（3）变应原皮肤试验呈阳性反应，至少1种为（＋＋）或（＋＋）以上/或变应原特异性IgE阳性；

（4）症状发作期鼻分泌物涂片嗜酸性粒细胞检查阳性；

主要根据前3项即可作出诊断，其中病史和特异性检查是主要诊断根据。

【鉴别诊断】本病应与下列疾病鉴别：

1. 血管运动性鼻炎：临床表现与变应性鼻炎极为相似，但变应原皮肤试验和特异性IgE测定为阴性，鼻分泌涂片无典型改变。与自主神经系统功能失调有关，环境温度变化、情绪波动、精神紧张、内分泌失调等可诱发本病。

2. 非变应性鼻炎伴嗜酸性粒细胞增多综合征（nonallergic rhinitis with eosinophilia syndrome，NARES）：症状与变应性鼻炎相似，鼻分泌物中有大量嗜酸性粒细胞，但过敏原试验均为阴性，也无明显的诱因使症状发作。

3. 反射亢进性鼻炎（hyperreflectory rhinitis）：本病以突发性喷嚏发作为主。发作突然，消失亦快。鼻黏膜高度敏感，稍有不适或感受某种气味皆可诱发喷嚏发作，继之清涕流出。临床检查均无典型发现。

4. 顽固性发作性喷嚏（intractable paroxysmal sneezing）：多由焦虑、压抑等精神障碍引起，与"正常"喷嚏相比，多表现为"无力"。年轻女性多见。

5. 急性鼻炎：发病早期有打喷嚏、流清涕，持续时间短，1~3d；后期变为黏脓性，病程一般为7~10d。常伴有四肢酸痛，周身不适、发热等全身症状。

【并发症】由于鼻黏膜与呼吸道其他部位黏膜不仅在解剖组织上连属，且同属免疫系统的黏膜相关淋巴组织，鼻黏膜变态反应炎症时产生的炎性介质和细胞因子通过不同途径作用于相应部位，故可引起下列并发症：

1. 支气管哮喘

变应性鼻炎常合并支气管哮喘，大量研究证实，变应性鼻炎与支气管哮喘存在着上下呼吸道在病理学上的一致性。因此近年提出二者是"一个气道，一种疾病"（one airway, one disease）的新概念。

2. 变应性鼻窦炎

病人多有头部不适或头痛。如继发感染，可有脓涕。检查见鼻窦黏膜有明显水肿，X线片显示窦腔均匀性雾状模糊。

3. 过敏性咽喉炎

咽喉痒、咳嗽或有轻度声哑；严重者可出现会厌、喉黏膜水肿而有呼吸困难。一般多为食物性和化学性变应原。

4. 分泌性中耳炎

耳闷、耳鸣、听力下降，可随鼻部症状的变化有波动性，时轻时重，可能与接触变应原与否有关。

【治疗】变应性鼻炎的治疗分非特异性治疗和特异性治疗。

1. 非特异性治疗

(1) 糖皮质激素：糖皮质激素全身用药仅用于少数重症病人，疗程一般不超过二周。临床上多用鼻内糖皮质激素制剂。这类皮质激素的特点是对鼻黏膜局部作用强，但全身生物利用度低，副作用小，但应注意地塞米松配制的滴鼻药，因易吸收，不可久用。花粉症发作时间明确，故应在每年患者发病前1~2周开始鼻内应用糖皮质激素，至发病期加用抗组胺药，一般可使患者症状明显减轻。

(2) 抗组胺药：能与炎性介质组胺竞争 H_1 受体而阻断组胺的生物效应，部分抗组胺药还兼具抗炎作用，对治疗鼻痒、喷嚏和鼻分泌物增多有效，但对缓解鼻塞作用较弱。可选用无嗜睡作用的第二代、第三代抗组胺药（西替利嗪、氯雷他定、地氯雷他定等），但不能与酮康唑、伊曲康唑和红霉素合用。

(3) 肥大细胞稳定剂：色甘酸钠（disodium cromoglycate）稳定肥大细胞膜，防止脱颗粒释放介质。临床上应用2%溶液滴鼻或喷鼻。

(4) 抗胆碱药：用于治疗鼻溢严重者。0.03%溴化异丙托品（ipratropium bromide）喷鼻剂可明显减少鼻水样分泌物。

（5）减充血剂：多采用羟甲唑林喷雾剂鼻内局部用药治疗鼻塞。

（6）其他疗法：对鼻甲黏膜激光照射、射频以及化学烧灼（三氯醋酸、硝酸银）等可降低鼻黏膜敏感性；切除部分肥大的下鼻甲改善通气。

2.特异性治疗

（1）避免与过敏原接触：花粉症患者在花粉播散季节尽量减少外出。对真菌、室尘过敏者应保持室内通风、干爽等。对动物皮屑、羽毛过敏者应避免接触动物，禽鸟等。

（2）免疫疗法（immunotherapy）：根据变应原皮肤试验结果快速减敏，即用皮试阳性的变应原浸液制备的标准化变应原疫苗从极低浓度开始皮下注射，每周2~3次，逐渐增加剂量和浓度，数月注射至一定浓度改为维持量。已证明这种治疗对花粉、尘螨过敏者有良好疗效。

思考题

1.试述变应性鼻炎的发病机理。

2.如何诊断变应性鼻炎？怎样治疗？

3.变应性鼻炎应与哪些疾病相鉴别？

（徐艳萍　王　悦）

第九章　鼻中隔疾病

第一节　鼻中隔偏曲

鼻中隔偏曲是指鼻中隔偏离中线或局部形成突起并引起鼻腔功能障碍者。按形态分类有"C"、"S"形偏曲，如呈尖锥样突起，则称棘突，如呈由前向后的条形山嵴样突起，则称嵴。

【病因】组成鼻中隔的软骨及骨发育不平衡，鼻外伤，鼻腔、鼻窦肿瘤及巨大鼻息肉等也可推压鼻中隔，形成鼻中隔偏曲。

【临床表现】

1. 鼻塞

是最常见症状，多呈持续性，严重者还可出现嗅觉减退。

2. 头痛

如偏曲部位压迫下鼻甲或中鼻甲，可引起同侧反射性头痛。

3. 鼻出血

多发生在鼻中隔凸出的一面或嵴、棘处。

【诊断】鼻中隔前部偏曲诊断较易，后段及高位偏曲须用1%麻黄素收缩后可见。此病须与鼻中隔黏膜增厚（探针触及质软）相鉴别，同时应排除鼻内其它疾病，如肿瘤、异物或继发病变如鼻窦炎、鼻息肉等。

【治疗】常用的手术方法为鼻中隔黏膜下矫正术或鼻中隔黏膜下切除术。

第二节　鼻中隔血肿和脓肿

鼻中隔血肿是指鼻中隔软骨膜或骨膜下之积血，多为双侧性。当血肿发生感染时就形成鼻中隔脓肿。

【病因】鼻中隔血肿主要是鼻中隔手术、鼻外伤等出现黏膜下出血。如鼻中隔黏膜无破裂，血液就会聚集在黏膜之下而形成血肿。血肿一旦有化脓性细

菌侵入，则形成脓肿。自发性血肿在临床上较为少见，

【临床表现】

1. 鼻中隔血肿

多有持续性鼻塞，逐渐加重，额部疼痛伴鼻梁部发胀。检查可见鼻中隔单侧或双侧呈半圆形膨隆，黏膜色泽正常，触之柔软，穿刺回抽有血。

2. 鼻中隔脓肿

患者鼻塞，鼻梁及鼻尖部压痛，如黏膜破裂，则有脓液流出。全身症状有畏寒、发热、全身不适。检查见外鼻红肿，鼻中隔两侧对称性膨隆，色暗红，触之柔软有波动感，穿刺抽吸有脓性分泌物。

【诊断】 根据病史及临床表现，一般诊断不难。鼻中隔血肿与脓肿的区别主要靠鼻中隔穿刺证实。

【治疗】

1. 鼻中隔血肿

血肿较小时，可穿刺抽出积血，局部压迫。当血肿较大时，须在鼻腔表面麻醉下，在血肿最低处"L"形切开黏骨膜，清除血液或血块。穿刺或切开清除血肿后，须用凡士林油纱条填塞两侧鼻腔，全身应用抗生素预防感染。

2. 鼻中隔脓肿

及时切开排脓。如有坏死软骨片，应清除后反复冲洗，置入橡皮条引流，不必填塞鼻腔。同时全身应用抗生素以预防感染。

第三节 鼻中隔穿孔

鼻中隔穿孔系指由于各种原因导致鼻中隔贯穿两侧鼻腔的永久性穿孔，穿孔部位、大小，形态各异。

【病因】

1. 外伤

鼻中隔外伤所致的鼻中隔脓肿，鼻中隔黏膜下切除术时发生鼻中隔两侧对应部位的黏膜损伤。腐蚀性或刺激性的物质如铬酸、矽尘、砷、升汞、水泥、石灰等的长期刺激也可导致穿孔。

2. 感染

鼻部特殊性感染如梅毒、结核、狼疮、麻风等。

3. 其他

原发于鼻中隔的某些肿瘤及恶性肉芽肿，鼻腔异物长期压迫鼻中隔也可导致鼻中隔穿孔。

【临床表现】

位于前部的小穿孔可于呼吸时产生吹哨音，若位于后部，则无明显症状。穿孔大者可伴有鼻塞、鼻内干燥感及鼻出血等症状，梅毒、结核等特异性感染所致的穿孔常伴有臭味。检查可确切发现穿孔的部位和大小。

【诊断】 根据症状及检查不难诊断，但应鉴别其发病原因，检查时注意小穿孔易被痂皮覆盖而被忽略。

【治疗】 首先病因治疗。单纯鼻中隔穿孔者可行鼻中隔穿孔修补术，主要方法有：鼻中隔黏膜移位缝合修补术，下鼻甲游离黏膜瓣修补术，黏膜片修补法。

思考题

1. 鼻中隔偏曲可引起哪些症状？
2. 如遇鼻中隔血肿应如何处理？

(金宏林)

第十章　鼻出血

鼻出血是临床常见症状之一，可由鼻、鼻窦及其邻近部位局部病变引起，也可由某些全身性疾病引起。

【病因】 可分为局部及全身两类

1.局部病因：

（1）外伤：鼻骨、鼻中隔或鼻窦骨折以及鼻窦气压骤变、鼻部手术、挖鼻或用力擤鼻和剧烈喷嚏、鼻腔异物。严重的鼻-鼻窦外伤伴前颅窝底或中颅窝底骨折，若伤及颈内动脉，可引起严重鼻出血，甚至危及生命。

（2）炎症：各种鼻腔和鼻窦的非特异性或特异性感染，均可损伤黏膜血管而引起出血。

（3）鼻中隔病变：如鼻中隔黏膜糜烂、血管扩张、偏曲、穿孔等。

（4）肿瘤：良性肿瘤如鼻腔血管瘤或鼻咽纤维血管瘤。恶性肿瘤如鼻-鼻窦癌或鼻咽癌。

2.全身性疾病：

（1）急性发热性传染病：流感，出血热，伤寒，传染性肝炎，疟疾，麻疹，鼻白喉等。多因高热致鼻黏膜充血、发干以致毛细血管破裂出血。

（2）心血管疾病：高血压，血管硬化和充血性心力衰竭等，可因动脉压升高而发生鼻出血。

（3）血液病：①凝血机制异常的疾病，如血友病、纤维蛋白形成障碍、异常蛋白血症（如多发性骨髓瘤）、结缔组织病和大量应用抗凝药物等。②血小板量或质异常的疾病，如血小板减少性紫癜、白血病、再生障碍性贫血等。

（4）营养障碍或维生素缺乏：维生素C、K、P或钙缺乏，可致毛细血管壁脆性和通透性增加。缺乏维生素K时凝血酶原时间延长，易发生鼻出血。

（5）肝、肾等慢性疾病和风湿热等：肝功能损害可致凝血障碍；尿毒症时易致小血管损伤；风湿热患儿的鼻出血系由高热及鼻黏膜血管脆性增加所致。

（6）中毒：磷、汞、砷、苯等化学物质可破坏造血系统，长期服用水杨酸类药物可致凝血酶原减少易致鼻出血。

（7）遗传性出血性毛细血管扩张症：多见于儿童，常有家族史。

（8）内分泌失调：女性多见，青春发育期和月经期可发生鼻出血和先兆性鼻出血,绝经期或者妊娠的最后 3 个月也可发生鼻出血,可能原因为毛细血管脆性增加。

【临床表现】 轻者可仅为涕中带血;重者可为一侧或双侧鼻腔有大量血液流出。

【治疗】 本病属于急诊,首要的治疗措施是止血。

1. 一般处理

患者可坐位或半卧位,嘱病人尽量勿吞咽血液,以免刺激胃部引起呕吐,休克者应取平卧低头位。必要时可给予镇静剂。

2. 常用止血方法

(1)烧灼法:对小量出血且能找到固定出血点者可应用此法。

①化学药物烧灼法:如应用 30% ~ 50% 硝酸银、30% 三氯醋酸等点灼出血部位。②YAG 激光、射频或微波烧灼:烧灼的范围越小越好,避免烧灼过深,烧灼后局部涂软膏。

(2)填塞法:用于出血较剧烈或出血部位不明者,填塞材料包括可吸收性材料(淀粉海绵、明胶止血海绵或纤维蛋白绵)及不可吸收材料(凡士林油纱条,抗生素油膏纱条,碘仿纱条)。其中较常用的是鼻腔纱条填塞,它可分为前鼻孔填塞法和后鼻孔填塞法两种(具体操作详见第一篇第四章第一节)。

(3)鼻腔或鼻咽部气囊或水囊压迫:国内有生产的此种气囊或水囊,此法可使患者痛苦减轻。

(4)血管结扎法:对经鼻腔填塞无效的严重出血者采用此法。中鼻甲下缘平面以下出血者可考虑结扎上颌动脉或颈外动脉;中鼻甲下缘平面以上出血者,则可以结扎筛前动脉;鼻中隔前部出血者可结扎上唇动脉。

3. 全身治疗

①镇静剂:病人安静有助于减少出血,对反复出血者尤其重要。

②止血剂:常用的药物有立止血、安络血、止血敏、凝血酶等。

③维生素:维生素 C、K_4、P。

④严重者须住院观察,注意失血量和可能出现的贫血或休克。

⑤有贫血或休克者应纠正贫血或抗休克治疗。

4. 其他治疗

①鼻中隔前下部反复出血者,可局部注射无水酒精或行鼻中隔黏膜划痕术,亦可施行鼻中隔黏骨膜下剥离术。

②遗传性出血性毛细血管扩张症患者可应用面部转移全层皮瓣行鼻中隔植皮成形术。

③因全身性疾病引起者,应同时治疗全身性疾病。

思考题

1. 鼻出血常见的局部原因有哪些?

2. 鼻出血局部止血法有哪些?

3. 鼻中隔前下部反复出血者如何治疗?

(金宏林)

第十一章　鼻腔及鼻窦异物

鼻异物（foreign body in the nose）是鼻腔鼻窦内外来的物质。

【类型】

1. 非生物性：常见，如纸卷、塑料玩物、钮扣、橡皮等。

2. 生物性：（1）植物性：最为多见，如豆类、花生、瓜子、果核等。

（2）动物性：罕见，如昆虫、蛔虫、蛆虫、水蛭等。

【病因】异物进入鼻腔和鼻窦的方式有以下几种：

1. 儿童好奇：玩耍时自己或他人将豆类、果核、纸卷、塑料玩物等塞入鼻孔内又难以自行取除，事后忘记，造成鼻腔异物。

2. 呕吐、喷嚏时，可将食物、蛔虫经后鼻孔进入鼻腔。

3. 野浴或露宿：热带地区水蛭和昆虫较多，可爬入野浴或露宿者的鼻内。

4. 外伤：工矿爆破、器物失控飞出、枪弹误伤等使石块、木块、金属片、弹丸经面部进入鼻窦、眼眶及翼腭窝等处。

5. 医源性异物：鼻部手术时填塞的纱条、棉片或器械断端遗留鼻内。

【病理】因异物阻塞鼻腔或鼻窦引流，加之异物的刺激，可引起鼻内感染，如鼻炎、鼻窦炎和骨髓炎。日久多种无机盐类逐步沉积于异物表面，以此为核心，逐渐形成结石，称为鼻石（rhinolith）。其外壳成分有钙、镁、磷、氯化钠等盐类，因成分不同，鼻石颜色可有差异。

【临床表现】视异物大小、形状、类型、性质而异，主要症状为单侧鼻腔流黏脓涕、涕中带血和鼻塞症状，呼出气有臭味。面部外伤性异物除有外伤表现外，随异物大小、性质、滞留时间和所在位置症状有所不同。动物性异物鼻内多有虫爬感，日久可有鼻窦炎。医源性异物在术后仍有较重鼻塞，脓性分泌物和头痛。

【诊断】详细询问病史，儿童有单侧鼻流脓涕，时有涕中带血，且呼出气有臭味，应首先考虑为鼻腔异物。必要时可用钝性探针触摸检查。对金属异物须行X线定位检查，如头颅正位和侧位片，必要时可行CT检查。

【治疗】视异物的不同性质而治疗方法各异。

1. 鼻腔前部的圆形光滑异物：可用弯钩或前端为环状的器械经前鼻孔进入，绕至异物后方向前钩出。切勿用镊子夹取，以免将其推向后鼻孔或鼻咽部，甚至误吸入喉腔或气管中，而发生窒息。为避免异物吸入喉和气管内，宜取平卧头低位。

2. 动物性异物：须先用1%地卡因将其麻醉后，再用鼻钳取出。

3. 外伤性异物：在充分估计伤情准确定位后，选择相应手术进路和方法，必要时须在X线荧光屏观察下手术取出。

4. 异物较大且嵌顿在头面部大血管附近：须先行相关血管结扎再取出异物，如贸然取出有发生致死性大出血的可能。

5. 细小金属异物：如无症状的若不处在危险部位，可不必取出，但须定期复查。

思考题

1. 鼻异物有几种类型？常见的异物有哪些？

2. 如何诊断鼻异物？

3. 鼻异物的治疗原则是什么？

（徐艳萍　朱文会）

第十二章　鼻窦炎症性疾病

鼻窦炎（rhinosinusitis）是指鼻窦黏膜的炎症性疾病，由于常与鼻炎同时存在，也称为鼻-鼻窦炎。发病率为15%左右，是鼻科临床中最常见的疾病之一，慢性者居多。按照鼻窦炎发生的位置分为单鼻窦炎、多鼻窦炎、全鼻窦炎。急性鼻窦炎多发生在单个鼻窦，以上颌窦、筛窦多发。慢性鼻窦炎可累及多个鼻窦。按照症状、体征发生和持续时间分为①急性鼻窦炎：病程8周以内，全身症状明显。②急性复发性鼻窦炎：病程8周以内，每年3次以上急性发作。③慢性鼻窦炎：成人病程持续8周以上，儿童病程持续12周以上。

鼻窦炎的发生与鼻窦的解剖特点有关：①窦口小，容易阻塞，致鼻窦通气引流障碍。②鼻窦黏膜与鼻腔黏膜相连续，感染容易互相累及。③各窦口彼此毗邻，一窦发病可累及其他鼻窦。④各窦腔的自身特点及窦口的特殊位置：上颌窦最大，窦口高，但在中鼻道的位置最后、最低，受累机会最多。筛窦的蜂房状结构，不利于引流，感染机会也较多。额窦虽位置高、窦口低，但毗邻前组筛窦，故也易受累。蝶窦位于各窦之后上，且单独开口，发病机会相对较少。另外，上颌窦和筛窦发育最早，儿童期即可罹患。

近年来的观点认为，鼻窦炎的产生与机体的健康状况有着密切的关系；窦口及邻近鼻道的引流和通气障碍是鼻窦炎发生的重要机制。

第一节　急性鼻窦炎

急性鼻窦炎（acute sinusitis）是鼻窦黏膜的急性卡他性炎症或化脓性炎症，常继发于急性鼻炎。

【病因】

1.全身因素：疲劳、受寒、营养不良、维生素缺乏等引起全身抵抗力降低。特应性体质，全身性疾病如贫血、糖尿病、甲状腺功能不足等。感染性疾病，如流感、麻疹、猩红热、结核、白喉等均可诱发此病。居住环境不良也是诱发本病的常见原因。

2. 局部因素：

（1）鼻腔疾病

①急性或慢性鼻炎是急性鼻窦炎的常见病因之一，鼻腔黏膜与鼻窦黏膜相连续，鼻腔的炎症很容易累及鼻窦。

②鼻腔其他疾病，如中鼻甲肥大、鼻中隔偏曲、鼻息肉、鼻腔肿瘤、鼻腔异物、变应性鼻炎等，都可阻塞窦口鼻道复合体，影响鼻窦的通气和引流而导致鼻窦炎的发生。

（2）邻近器官感染：腺样体炎、扁桃体炎等，可波及或诱发鼻窦炎。腺样体肥大可导致鼻黏膜纤毛输送功能减弱，诱发鼻窦炎。此外，上列第 2 双尖牙和第 1、2 磨牙由于与上颌窦底壁毗邻，根尖感染或拔牙时损伤，可导致牙源性上颌窦炎症。

（3）创伤性：鼻窦外伤后引起骨折、异物存留，游泳、潜水的方法不当致污水进入鼻窦等，可直接将病原菌带入鼻窦而引起鼻窦炎。

（4）鼻腔内填塞物留置时间过久，引起局部刺激、继发感染和妨碍窦口的通气引流，而导致鼻窦炎发生。

（5）气压损伤：高空飞行迅速下降，导致窦腔负压，鼻腔炎性物或污物被吸入鼻窦引起鼻窦炎。

【致病菌】急性鼻窦炎多为多种致病菌混合感染，其中主要的致病菌是肺炎链球菌和流感嗜血杆菌，占 70% 以上。其他常见致病菌还有卡他莫拉菌、葡萄球菌、大肠杆菌等。此外，也可见厌氧菌感染。

【临床表现】

1. 全身症状：多伴有畏寒、发热、食欲减退、头痛、周身不适、精神萎靡等症状。儿童病例较成人重，可出现呕吐、腹泻、咳嗽等消化道和呼吸道症状。

2. 局部症状：

（1）鼻塞：因黏膜急性充血、肿胀，分泌物积蓄于鼻腔导致，多为患侧持续性鼻塞，若两侧同时罹患，可表现双侧持续性鼻塞。

（2）流脓涕：分泌物较多，呈黏脓性，难以擤尽，一些患者可出现涕中带血。厌氧菌或大肠杆菌感染者，有恶臭脓涕（如：牙源性上颌窦炎）。脓涕可后流至咽部和喉部，刺激局部黏膜，引起咽痒、恶心、咳嗽、咳痰等（如后组鼻窦炎）。

（3）头痛或局部痛：为本病最常见的症状。多因分泌物积聚、细菌毒素、黏膜肿胀刺激压迫神经末梢引起。通常前组鼻窦炎引起的头痛多发生在额部和颌面部，后组鼻窦炎引起的头痛多发生在颅底或枕部（图 1-12-1）。

各个鼻窦炎引起的头痛有不同的特点：

①急性上颌窦炎：疼痛多位于眶上额部，可伴患侧颌面部或上列磨牙痛。

头痛和局部疼痛的一般规律是：晨起时不明显，后逐渐加重，至午后最明显。

②急性额窦炎：前额部疼痛，具有明显的周期性。头痛呈规律性发作，晨起后明显，渐加重，中午最明显，午后逐渐减轻，夜间可完全缓解。周期性疼痛的发生机制可能是：晚间睡眠时头部呈卧位，晨起后头部呈直立位，使晚间积蓄于窦内的脓液积聚于窦底和窦口，借重力和微弱的纤毛运动经窦口缓慢排出，在这一过程中，窦内产生负压甚至真空，再加上脓性分泌物的刺激，故早晨出现"真空性头痛"，午后其脓性分泌物逐渐排空，窦内负压消失，"真空"状态改善，故头痛缓解。

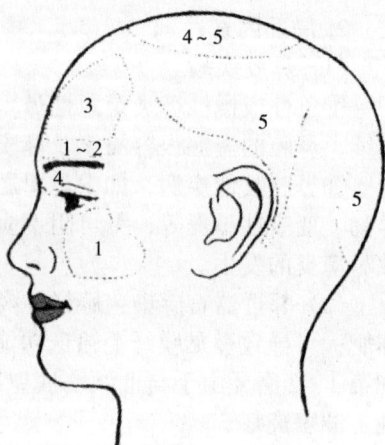

图 1-12-1 鼻窦炎所引起的头痛部位

1.急性上颌窦炎；2.急性额窦炎；3.慢性额窦炎；4.慢性筛窦炎；5.慢性蝶窦炎

③急性筛窦炎：内眦或鼻根处疼痛，程度较轻。前组筛窦炎的头痛有时与急性额窦炎相似，程度较轻。后组筛窦炎与急性蝶窦炎相似。

④急性蝶窦炎：疼痛定位较深，多是颅底或眼球深部钝痛，可放射至头顶和耳后，有时也可引起枕部痛。疼痛也多晨起轻，午后重。

(4) 嗅觉改变：因鼻塞或分泌物阻塞嗅裂处而出现嗅觉暂时减退或丧失。

(5) 耳部症状：少数患者出现耳鸣、眩晕或听力下降等症状，可见于少数蝶窦炎者。

3. 体征：

(1) 局部红肿和压痛：急性额窦炎时表现为额部及上睑红肿，眶内上角(相当于额窦底)压痛，额窦前壁叩痛。急性上颌窦炎时表现为颊部或下眼睑红肿和压痛。急性筛窦炎时，鼻根和内眦部可出现红肿压痛。

(2) 前鼻镜检查：鼻黏膜充血、肿胀，以中鼻甲和中鼻道黏膜为甚。前组鼻窦炎可见中鼻道积脓，后组鼻窦炎可见到嗅裂积脓。如鼻腔内有大量分泌物，应吸除干净后，用1%麻黄碱收缩鼻腔，检查其来源。如果病人检查前擤过鼻涕，中鼻道和嗅裂处的黏脓性或脓性分泌物可暂时消失，应体位引流后再检查。

(3) 鼻内镜检查：用1%的麻黄碱或1%的丁卡因棉片，对鼻腔进行收缩和麻醉后，取不同视角的鼻内镜检查鼻腔各部，观察鼻道和窦口及其附近黏膜的病理改变：是否有黏膜肿胀、息肉样变，窦口鼻道复合体引流状态，各鼻窦自然开口有无阻塞或异常引流等。

(4) 影像学检查：鼻窦CT扫描，是诊断鼻窦炎最直接和准确的方法。可清楚显示累及鼻窦范围、黏膜增厚及窦腔内积脓情况及解剖结构异常等。若没有 CT 设备，可行鼻窦 X 线卡瓦氏位片检查。

（5）上颌窦穿刺冲洗：急性上颌窦炎时，可在病人无发热和在抗生素有效控制下施行。观察有无脓液，若有，应做细菌培养及药物敏感试验，以利于进一步治疗。

【诊断】详细询问和分析病史，如发病时的状况，有无诱因，鼻涕的量和性状，鼻塞的特点，是否有头痛，头痛的部位、性质及特点等。行局部常规检查、鼻内镜检查、影像学检查多可确诊。

【并发症】见本篇十三章。由于诊断技术的进步，抗生素的广泛应用，并发症已较少见。

【预防】增强体质，改善居住和工作环境。防治感冒和其他急性传染病。积极治疗贫血和糖尿病等全身性疾病。合理的治疗急性鼻炎，鼻腔、鼻咽部及牙的各种炎症性疾病，并注意保持鼻窦的通气和引流。

【治疗】治疗原则：积极根除病因，促进鼻腔、鼻窦的通气引流，控制感染，预防并发症的发生或病变迁延成慢性鼻窦炎。

1. 全身治疗

（1）一般治疗：同上呼吸道感染和急性鼻炎，注意休息，多饮水或进高营养流质饮食。

（2）抗生素：应使用足量、足疗程的抗生素，一般选用对化脓性球菌（肺炎链球菌、溶血性链球菌等）和杆菌（流感嗜血杆菌等）有效的抗生素，如头孢二代或三代或喹诺酮类药物。疗程不少于 2 周。

（3）黏液稀释及改善黏膜纤毛活性药：为常规的辅助用药，可促进分泌物的排出和鼻腔黏膜环境的改善。

（4）对于特异性体质者（如变应性鼻炎、哮喘），必要时可全身应用抗变态反应的药物。

（5）对邻近感染的病变或全身慢性疾病等应进行针对性治疗。

2. 局部治疗：

（1）减充血剂的应用：可以短期使用，缓解黏膜肿胀所造成的鼻塞及窦口阻塞，改善引流。连续应用不超过 7 天，最长不超过 10 天。

（2）局部糖皮质激素：糖皮质激素鼻腔喷雾，可以控制鼻-鼻窦黏膜的炎症及水肿，以达到改善鼻腔通气引流的目的。局部激素与抗生素的联合使用可缩短病程、延长再发时间。急性鼻窦炎一般使用 1 个月以上。

3. 生理盐水冲洗：是比较流行的治疗和鼻腔保健护理方法。可以用注射器或专用的鼻腔冲洗器。有两种冲洗方法：①用 35～40 摄氏度无菌温生理盐水经特制的器皿，进行鼻腔冲洗。可清洁鼻腔，改善黏膜环境。使用 2.8% 高渗盐水盥洗鼻腔可以减轻黏膜水肿。②用特制的导管伸入窦口冲洗，冲洗时使导管经窦口进入窦腔，用无菌温生理盐水冲洗，以清除窦内积脓。但此种方法已很少采用。

4. 体位引流：促进鼻窦内分泌物的引流。

5. 物理治疗：局部热敷、红外线照射或超短波电疗、电透热法等，促进炎症消退，改善症状。

6. 上颌窦穿刺冲洗：是耳鼻喉科医生必须掌握的基本诊疗手段。用于诊断、治疗急性或急性复发性上颌窦炎，但应在全身症状消退和局部炎症基本控制后实施。根据症状来确定冲洗次数，一般每周 1～2 次，至再无脓液冲出为止；每次用无菌温生理盐水冲洗后，可向窦内适当注入抗生素、甲硝唑或替硝唑溶液，以达到局部抗感染的效果。部分病人一次冲洗即可治愈。具体操作方法见第九篇第四章第一节。

7. 额窦环钻引流：适用于急性额窦炎保守治疗无效，并且病情加重时，为避免发生额窦骨髓炎和颅内并发症，而施行此术。方法：患侧剔眉后，在局麻下于眉根处作长约 1cm 的横切口，切开皮肤及骨膜，骨膜下分离暴露骨质，用电钻在额窦前壁钻孔，穿透黏膜，经此孔吸出脓液并冲洗，留置引流管，固定。待炎症消退后，即可拔管。

第二节　慢性鼻窦炎

慢性鼻窦炎（chronic sinusitis）是鼻窦黏膜的慢性化脓性炎症，多因急性鼻窦炎反复发作未彻底治愈，而迁延所致。双侧及多窦发病者多见，也可单侧发病或单窦发病。

【病因】病因和致病菌与急性鼻窦炎相似。以前认为致病菌以厌氧菌为主，厌氧球菌和类杆菌可占 80% 左右。现在普遍认为致病菌以需氧菌为主，主要有金黄色葡萄球菌、凝固酶阴性葡萄球菌、肺炎链球菌及流感嗜血杆菌、C 组 β-溶血链球菌、卡他莫拉菌等，可达 60%～80%。此外，变态反应与免疫学因素也是慢性鼻窦炎的一个重要致病因素。呼吸道变应性和免疫性疾病包括变应性鼻炎（常年性变应性鼻炎和花粉症）、鼻息肉病、支气管哮喘、变应性真菌性鼻窦炎等。本病也可慢性起病（如牙源性上颌窦炎）。

【临床表现】

1. 全身症状：轻重不等，有时可无。比较常见的为头昏、易倦、精神不振、记忆力减退、注意力不集中等。

2. 局部症状：

(1) 流脓涕：是主要症状之一。涕多，黏脓性或脓性，色黄或灰白色，有时可呈团块状，亦常有腥臭味。前组鼻窦炎者，鼻涕可从前鼻孔擤出；后组鼻窦炎者，鼻涕多从后鼻孔流入鼻咽部。牙源性上颌窦炎的鼻涕多带腐臭味。

（2）鼻塞：是另一主要症状。多因为黏膜肿胀，鼻甲肿大，鼻内分泌物过多和/或伴有息肉形成阻塞通气所致。

（3）头痛或局部痛：一般无此症状，即使有头痛，也不及急性鼻窦炎严重，仅有局部钝痛或闷痛。头痛常有下列特点：①多有时间性或固定的部位，多为白天重、夜间轻，且常为一侧，如果为双侧者必有一侧较重；前组鼻窦炎者疼痛多在前额部，后组鼻窦炎者疼痛多在枕部。②休息、鼻内用减充血剂、蒸气吸入或引流改善、鼻腔通气后头痛可减轻。咳嗽、低头位或用力时由于头部静脉压升高可使头痛加重。吸烟、饮酒和情绪激动时头痛也加重。

（4）嗅觉改变：因鼻黏膜肿胀、息肉样变，脓涕阻塞嗅裂等所致，多表现为嗅觉减退、迟钝甚至丧失。多为暂时性，少数可为永久性。

（5）视觉障碍：较少见。主要表现为视力减退或丧失。多由后组筛窦炎和蝶窦炎，炎症累及视神经导致球后视神经炎所致。也可有其他视功能障碍如复视、眼球移位、眶尖综合征等。

【检查】

1. 详细了解病史：既往曾有急性鼻窦炎的发作史，鼻源性头痛、鼻塞、流脓涕为本病重要的病史和症状。

2. 鼻腔检查：前鼻镜检查可以见到鼻黏膜慢性充血、肿胀，中鼻甲水肿或息肉样变，中鼻道狭窄或完全阻塞。前组鼻窦炎者脓液位于中鼻道，后组鼻窦炎者脓液位于嗅裂，或向下积蓄于鼻腔后段或流入鼻咽部。额窦炎者脓液多自中鼻道前段下流。怀疑鼻窦炎但鼻道未见脓液者，可用1%的麻黄碱收缩鼻黏膜后行体位引流，再行上述检查，有助于诊断。应用鼻内镜检查可以清楚地判断上述各种病变及其部位，并能发现前鼻镜不能窥视到的部位，如窦口黏膜形态、脓性引流的来源、窦口及其附近区域的微小病变等。

3. 口腔及咽部检查：后组鼻窦炎者可见咽后壁有脓液或者干痂附着，牙源性上颌窦炎者同侧的上列第2双尖牙或第1、2磨牙有可能存在病变。

4. 影像学检查：鼻窦CT扫描，可清楚显示各窦腔的大小、形态，窦内黏膜增厚、窦腔内密度增高、分泌物积蓄或息肉阴影以及泡状中鼻甲、钩突肥大、鼻中隔偏曲等解剖变异。冠状位CT可准确显示各鼻窦的病变范围，可鉴别鼻窦占位性或破坏性病变。鼻窦X线平片、断层片对诊断也有参考价值。

5. 上颌窦穿刺冲洗：通过穿刺冲洗，可了解窦内分泌物的量、性质、有无臭味等，并可进行细菌培养和药物敏感试验，据此了解病变性质，并选择有效的抗生素。

【诊断】根据上述病史和检查，对慢性鼻窦炎应做出临床分型及分期的诊断。

1型：单纯型慢性鼻窦炎

1期：单发鼻窦炎；2期：多发鼻窦炎；3期：全组鼻窦炎。

2型：慢性鼻窦炎伴鼻息肉

1期：单发鼻窦炎伴单发鼻息肉；2期：多发鼻窦炎伴多发性鼻息肉；

3期：全组鼻窦炎伴多发性鼻息肉。

3型：多发性鼻窦炎或全组鼻窦炎伴多发性鼻息肉和/或筛窦骨质增生。

【治疗】

(一) 治疗原则：

1. 改善鼻腔及鼻窦的通气、引流。

2. 控制感染及变态反应因素导致的鼻腔鼻窦黏膜炎症。

3. 病变轻、不伴有解剖畸形者，采用药物治疗（包括全身和局部药物治疗），否则应采取综合治疗的手段，包括内科和外科措施。

(二) 治疗方案：

1. 全身用药：

(1) 抗生素：使用足量、足疗程的抗生素；选用抗生素，最好的原则是依据鼻内分泌物细菌培养和药敏试验结果而定，在未得到确切的检验依据前，应选用针对化脓性球菌（肺炎链球菌、溶血性链球菌等）和杆菌（流感嗜血杆菌等）有效的抗生素，如头孢二代或三代或喹诺酮类药物，也可适当加用抗厌氧菌类药物。慢性鼻窦炎抗生素一般应用3~4周。

(2) 糖皮质激素：不作为常规用药，其主要作用是抗炎、抗水肿。根据病情的转归，要及时调整激素类药物的用量，若必须使用也应限制在7天以内，以防止并发症。

(3) 黏液稀释及改善黏膜纤毛活性药：常规的辅助用药，可稀释脓性分泌物，恢复黏膜纤毛的活性，利于分泌物的排出和鼻腔黏膜环境的改善。

(4) 抗组胺类药物：对合并变应性因素者应适当加用抗组胺类药，以减轻鼻腔黏膜水肿。

2. 局部用药：

(1) 减充血剂的应用：除伴有急性感染发作或鼻塞症状非常明显的情况下，一般很少使用。

(2) 局部糖皮质激素：

局部用糖皮质激素具有强大的抗炎、抗水肿效应，应用糖皮质激素喷雾治疗，可以控制鼻-鼻窦黏膜的炎症及水肿，最终达到改善鼻腔通气和引流的目的。局部激素与抗生素的联合使用可缩短病程、延长再发时间。慢性鼻窦炎一般使用3个月以上。

(3) 生理盐水冲洗：具体方法详见第九篇第四章第一节。

3. 局部治疗：

（1）上颌窦穿刺冲洗：多用于治疗慢性上颌窦炎，每周一次，必要时留置硅胶管，以便每日冲洗和灌入抗生素。

（2）鼻窦置换治疗：促进鼻窦引流，并能使药物通过负压置换入窦腔内，达到排脓抗炎的作用。可用于慢性额窦炎、筛窦炎和全组鼻窦炎者，尤其是儿童慢性鼻窦炎更为适用。具体方法见第九篇第四章第一节。

4. 外科手术：

慢性鼻窦炎经规范的保守治疗无效时可选择鼻窦手术。手术的关键是解除鼻腔鼻窦解剖学异常造成的窦口鼻道复合体阻塞，改善鼻窦的通气和引流。尽最大可能保留鼻腔、鼻窦结构（如中鼻甲、鼻窦）的正常黏膜及可良性转归的病变黏膜，保留和恢复鼻腔和鼻窦的生理功能。

鼻窦开放术可分为两种术式：

传统的鼻窦手术：包括上颌窦根治术（柯陆氏手术）、鼻内筛窦切除术、鼻外筛窦切除术、额窦环钻术等。这类手术普遍存在的问题是照明不清、视野狭窄、一定程度的盲目操作，并且病变切除不彻底、创伤比较大，面部留有疤痕。

鼻内镜鼻窦手术：又称功能性鼻内镜鼻窦手术（functional endoscopic sinus surgery，FESS），在鼻内镜和电视监视下，进行手术，已经成为慢性鼻窦炎外科治疗的主要手术方式。可以纠正鼻腔解剖异常、清除不可逆的病变，并且最大可能的保留鼻-鼻窦黏膜，恢复鼻腔鼻窦的通气引流（尤其是窦口鼻道复合体区域），使达到鼻-鼻窦黏膜形态及自身功能的恢复。FESS 手术照明清晰、视野广、操作精细、创伤小，面部无瘢痕。

思考题

1. 鼻窦解剖有何特点？
2. 急性鼻窦炎常见致病菌有哪些？临床如何全身选用抗生素？
3. 急性鼻窦炎头痛有何规律？

（杨景朴）

第十三章　鼻源性并发症

　　急、慢性鼻-鼻窦炎由于脓涕后漏刺激上、下呼吸道黏膜，引起咽、喉、中耳以及气管、支气管和肺的炎症等呼吸道并发症是常见的。鼻和鼻窦炎症还可引起眶内和颅内并发症，由于医疗条件的改善和有效抗生素的应用，严重的眶内和颅内并发症已显著减少。但一旦发生，后果严重。

第一节　鼻源性眶内并发症

　　鼻窦和眼眶的解剖关系十分密切，鼻窦与眶相邻，额窦、筛窦、上颌窦、蝶窦分别位于眼眶的上、内、下、后方，与眶内仅一菲薄骨板相隔，且鼻眶之间有血管神经的自然通道。这是鼻窦炎引起眶内感染的基础和途径。

　　鼻窦感染引发眶内并发症的机制是：①炎症通过解剖途径累及眶内；②鼻窦经窦口引流障碍；③鼻窦外伤或手术损伤累及相邻眶壁未及时处理；④机体免疫力降低。

　　鼻源性眶内并发症的临床类型：①眶内炎性水肿；②眶壁骨膜下脓肿；③眶内蜂窝织炎；④眶内脓肿；⑤球后视神经炎。此外，眶内并发症可由海绵窦血栓性静脉炎进而发展为颅内并发症（脑膜炎）。

【临床表现】

　　1.眶内炎性水肿（orbital inflammatory edema）是发生最早、病情最轻的并发症。主要症状是眼睑充血、轻压痛。上颌窦炎引起者水肿始于下睑，筛窦炎引起者始于内眦，额窦炎引起者则始于上睑。眼球活动正常，无眼球突出、移位及视力减退等症状。

　　2.眶壁骨膜下脓肿（subperiosteal orbital abscess）发生在与鼻窦相邻之眶壁。鼻窦炎感染眶壁，引起骨膜炎和死骨，形成骨膜下脓肿。前组鼻窦炎引起者表现为眼睑充血、肿胀和压痛。其中前组筛窦炎引起者上述症状主要在内眦，上颌窦炎引起者主要在下睑，额窦炎引起者主要在上睑。后组鼻窦炎引起者则表现为眼球突出、眼球运动障碍和视力减退等，眼睑症状多不明显。因蝶窦炎引起者可波及视神经孔和眶上裂，导致眶尖综合征（orbital apex syndrome），出现眶周皮肤感觉障碍、上睑下垂、眼球固定、复视甚至失明等症状。

本并发症一般全身症状较重。如果及时治疗，可使之局限在骨膜下而治愈，或穿透眶隔膜自眼睑溃破，脓液引流而治愈。如果未及时治疗或病人抵抗力低下，脓肿可穿破骨膜扩展至眶内导致眶内蜂窝织炎，后果严重。

3. 眶内蜂窝织炎（orbital cellulitis）和眶内脓肿（orbital abscess）是最严重的眶内并发症。全身症状重，可出现高热和白细胞增多。局部表现为眼球突出、眼球运动受限、视力锐减、球结膜水肿和眶深部疼痛。若炎症侵入眼球，则导致全眼球炎，视力丧失。病变进一步发展，炎症沿眶内静脉向后发展可引起海绵窦血栓性静脉炎、脑膜炎。

4. 球后视神经炎（retrobulbar neuritis）后组筛窦或蝶窦的炎性病变（如鼻窦炎）及黏液囊肿或脓囊肿可引起球后段或管段视神经炎。临床表现为视力下降、甚至失明。鼻窦炎一般不引起眶尖综合征，而黏液囊肿或脓囊肿，则可能引起眶尖综合征。

【诊断和鉴别诊断】

（1）有急、慢性鼻窦炎的病史、症状和体征。

（2）出现眼眶部的症状和体征：眶内侧壁水肿，眼球突出或移位，眼球活动障碍、视力下降等。

（3）急性感染的表现：畏寒、发热、白细胞增多，中性粒细胞比例增高等。

（4）CT 除了鼻窦炎的表现外，出现眶内的占位性病变。

根据以上四点不难诊断。但应注意小儿急性筛窦炎所致的眶内并发症须与急性泪囊炎相鉴别。球后视神经炎临床表现为单纯视力下降或失明，常先就诊于眼科。对无明确病因、反复发作或常规药物治疗无效的球后视神经炎，应考虑鼻源性球后视神经炎，及时行鼻窦 CT 扫描有助于诊断。

【治疗】

1. 眶骨壁骨炎和骨膜炎：主要是着眼于积极治疗急性鼻窦炎，若能迅速缓解急性鼻窦炎可使本并发症随之消退。全身足量抗生素、促进鼻窦通气引流，必要时可辅以上颌窦穿刺冲洗术、局部理疗等。

2. 眶壁骨膜下脓肿：一经发现则立即切开引流，同时加强全身抗生素治疗和促进鼻窦通气引流，待感染控制后再行鼻窦手术。

3. 眶内蜂窝织炎和眶内脓肿：尽早施行鼻窦手术，同时广泛切开眶骨膜以利于引流。同时加强全身抗感染治疗。

4. 鼻源性球后视神经炎：须及早施行筛窦和蝶窦开放术，术后不填塞鼻腔以利引流。重症者应同时行视神经减压术。手术前后应全身应用抗生素、糖皮质激素和神经营养药物治疗，以控制感染、减轻视神经水肿，促进视神经恢复。

第二节 鼻源性颅内并发症

鼻和鼻窦与颅底解剖学关系密切，这是发生鼻源性颅内并发症的基础：①骨壁：鼻腔顶壁（筛板）、筛窦顶壁和额窦后壁均是前颅底结构，这些结构有时先天缺损，导致鼻和鼻窦黏膜与硬脑膜相贴。②血管：额窦黏膜静脉与硬脑膜、蛛网膜的静脉相通，额骨板障静脉汇入上矢状窦，蝶骨板障静脉汇入海绵窦。③神经：嗅神经鞘膜与硬脑膜相延续，鞘膜下间隙与硬脑膜下间隙存在潜在的交通。

鼻、鼻窦感染引发颅内并发症的机制是：①感染窦内的细菌和脓液通过解剖途径累及颅内。②鼻窦引流不畅。③鼻与鼻窦外伤、手术损伤或异物损伤累及颅内。④机体免疫力降低。鼻源性颅内并发症以额窦和筛窦引起者最多，蝶窦引起者次之，上颌窦引起者较少见。

按感染途径和病情程度的不同，鼻源性颅内并发症有硬脑膜外脓肿、硬脑膜下脓肿、化脓性脑膜炎、脑脓肿、海绵窦血栓性静脉炎等。

【临床表现】

1. 硬脑膜外脓肿（epidural abscess）

常继发于急性额窦炎和额骨骨髓炎。除原发病的症状外，头痛剧烈，卧位时更重，并有呕吐、脉缓等高颅压的表现。脑脊液检查无异常或仅有反应性蛋白增多。

2. 硬脑膜下脓肿（subdural abscess）

为硬脑膜下腔弥漫性或包裹性积脓。常同时合并化脓性脑膜炎或其它颅内感染。表现为头痛、发热、颅内压增高，脑脊液细胞数和蛋白量增高。本病缺乏特异性症状，须借助 CT 扫描或 MRI 确诊。

3. 化脓性脑膜炎（purulent meningitis）

因外伤、鼻部手术损伤前颅底、或因感冒时游泳引起者，一般发病较急。因鼻窦炎引起，一般发病缓慢。症状、体征与其他原因引起的脑膜炎相似。

4. 脑脓肿（brain abscess）

额窦炎引起额叶脓肿多见，蝶窦炎引起颞叶脓肿者少见。临床表现为头痛、呕吐、视乳头水肿、视神经萎缩。定位性体征常不显著，首起症状有时为性格改变或后天获得性复杂动作障碍，如书写不能、失读症等。CT 扫描和 MRI 对诊断有重要价值。

5. 海绵窦血栓性静脉炎（thrombophlebitis of the cavernous sinus）

由鼻疖引起者多见，蝶窦炎、鼻源性眶内并发症也可引起。先出现脓毒血症的症状，进而出现眼静脉回流受阻的症状和第Ⅱ～Ⅵ脑神经麻痹的症状。由于两侧海绵窦互相交通，晚期可累及对侧。若合并化脓性脑膜炎，死亡率较高。

【预防】上呼吸道感染时切忌游泳和跳水。鼻腔和鼻窦急性感染期避免鼻部手术。如果必须手术，应禁用刮匙搔刮骨壁黏膜，以免骨壁感染发生骨髓炎。注意改善鼻和鼻窦的通气引流。鼻窦手术或外伤后的鼻腔和鼻窦填塞不应超过48h。脑脊液鼻漏者应及时应用足量并且容易透过血脑屏障的抗生素。

【治疗】应给予足量的可透过血脑屏障的抗生素和支持疗法。对感染的鼻窦应行鼻窦开放术。硬脑膜外脓肿，术中应去除坏死的窦壁直到正常范围，广泛暴露硬脑膜，使脓肿充分引流。硬脑膜下脓肿应切开硬脑膜彻底排脓并冲洗。化脓性脑膜炎者可施行腰椎穿刺放出适量脑脊液以降低颅内压。海绵窦血栓性静脉炎者还应考虑应用抗凝剂。

思考题

1. 鼻源性眶内并发症有哪些？
2. 鼻源性颅内并发症有哪些？
3. 怎样预防鼻源性颅内并发症的发生？

（杨景朴）

第十四章 鼻息肉

鼻息肉（nasal polyps）是鼻腔、鼻窦黏膜的常见慢性疾病，以极度水肿的鼻黏膜在中鼻道形成单发或多发息肉为临床特征（图 1-14-11）。由于体积逐渐增大和重力，息肉常脱垂于总鼻道内。持续性鼻塞是其主要临床特征，易复发。发病率占总人口的 1%~4%。但在支气管哮喘、阿司匹林耐受不良、变应性真菌性鼻窦炎及囊性纤维化病人中，发病率可在 15% 以上。各年龄均有发病，男女比例约为 2:1。

【病因和病理】鼻息肉的病因和发病机制不明，至今已有多种学说提出，主要有：

1. 中鼻道微环境学说

中鼻道微环境有如下特点：间隙狭窄、凸凹不平，吸入气流在此易形成紊流；纤毛功能较总鼻道减弱，中鼻道黏膜血流较鼻内其它部位明显减少，导致鼻黏膜缺氧黏液纤毛功能减弱。提示中鼻道微环境某些改变可能为鼻息肉的形成创造了条件。

2. 鼻变态反应

鼻息肉组织可查到较多肥大细胞、嗜酸性粒细胞和 IgE 生成细胞，且其液体内 IgE 水平增高，提示局部变应性有一定作用。

3. 嗜酸性粒细胞性炎症

组织学研究发现，近 90% 的鼻息肉组织有较多嗜酸性粒细胞浸润，提示鼻息肉与该细胞增多有密切关系。嗜酸性粒细胞是许多促炎细胞因子的重要来源，且含有大量损伤组织的毒性蛋白，因此可导致局部黏膜的炎性反应。

4. 细菌超抗原学说

金黄色葡萄球菌是鼻腔常见共生菌之一。金黄色葡萄球菌肠毒素（staphylococcus enterotoxins, SEs）作为超抗原不经抗原递呈细胞而直接激活中鼻道鼻黏膜内的大量 Th2 细胞、B 细胞、嗜酸性粒细胞和肥大细胞，使其合成释放大量促炎细胞因子，加重中鼻道内的局部炎症反应，促使息肉形成。

病理可见鼻息肉由鼻黏膜高度水肿形成，表面为假复层柱状纤毛上皮所覆盖，可伴鳞状上皮化生，上皮基底膜广泛增生并扩展到黏膜下层，形成不规则的透明膜层，上皮下为水肿的疏松结缔组织，组织间隙明显扩大，并伴有腺体增生。组织中有较多浆细胞、嗜酸性粒细胞、淋巴细胞和肥大细胞，继发感染时可见中性粒细胞。

【症状和体征】

1. 鼻塞：为持续性双侧或单侧鼻塞并随息肉体积长大而加重。鼻塞重者说话呈闭塞性鼻音，睡眠时打鼾。息肉蒂长者可感到鼻腔内有物随呼吸移动。后鼻孔息肉可致呼气时经鼻呼气困难。

2. 鼻溢液：鼻腔分泌物增多，时伴有喷嚏，分泌物可为浆液性、黏液性，如并发鼻窦感染，分泌物可为脓性。

3. 嗅觉障碍。多有嗅觉减退或丧失。

4. 耳部症状：若息肉阻塞咽鼓管口，可引起耳鸣和听力减退。

5. 继发鼻窦症状：如息肉阻塞鼻窦引流，可引起鼻窦炎，患者出现鼻背、额部及面颊部胀痛不适。

6. 鼻腔检查：可见鼻腔内有一个（单发型）或多个（多发型）表面光滑、灰白色、淡黄色或淡红色的如荔枝肉状半透明肿物，触之柔软，不痛，不易出血。多次手术复发者基底宽，不易移动，质地柔韧。息肉大而多者，向前发展可突至前

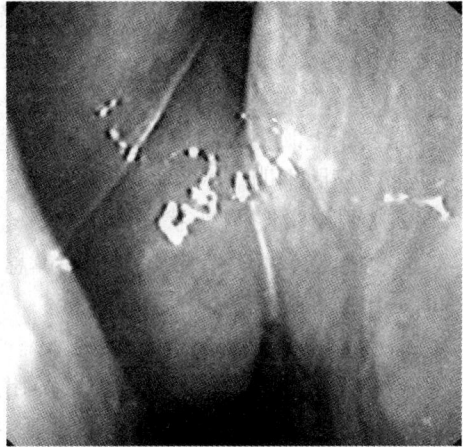

图 1-14-1　右鼻腔息肉

鼻孔，呈淡红色，有时表面有溃疡及痂皮。鼻息肉向后发展可突至后鼻孔甚至鼻咽。巨大鼻息肉可引起外鼻变形，鼻背变宽，形成"蛙鼻"。鼻腔内可见到稀薄浆液性或黏稠、脓性分泌物。

【并发症】鼻息肉与下列疾病发病有密切关系：

1. 鼻窦炎

中鼻道与鼻窦黏膜连续或因窦口阻塞，易发生鼻窦炎。窦黏膜水肿增厚，如继发感染，可有化脓性炎症。

2. 支气管哮喘

鼻息肉病病人中约 20%～30% 并有哮喘或哮喘病史。现认为二者均系呼吸黏膜嗜酸性粒细胞增多性炎性反应，推测鼻息肉组织产生的 IL-5 及其他细胞因子作用于支气管黏膜所致。如此类病人再有阿司匹林耐受不良，则为阿司匹林耐受不良三联征（aspirin intolerance triad）或 Widal 三联征。

3. 分泌性中耳炎

当息肉体积增大或并发鼻窦炎时，通过对咽鼓管咽口压迫或炎性刺激，可导致咽鼓管功能障碍，发生分泌性中耳炎。

【诊断及鉴别诊断】根据病史、症状及检查，即可诊断。鼻息肉：为单发型只有一体部和细长根蒂，鼻内其他部位黏膜大都正常，术后不易复发。鼻息肉病（nasal polyposis）：多发型者，常可见数个息肉体部，根蒂不清，鼻黏膜广泛水肿增生，并波及鼻窦黏膜，增生性水肿肥厚，并发增生性鼻窦病（HSD）。此型术后复发率高，常有多次鼻息肉手术史，或常伴有支气管哮喘。鼻窦 X 线摄片、CT 扫描等对判断病变范围有重要意义。鼻息肉须与以下疾病相鉴别：

1. 上颌窦后鼻孔息肉

原发于上颌窦，然后以细长茎蒂经自然孔突出向后滑向后鼻孔，并可突入鼻咽部。病因不明。术后一般不易复发。

2. 鼻腔内翻性乳头状瘤

多为单侧鼻腔，外形如多发性鼻息肉，表面粗糙不平，色灰白或淡红。手术时易出血，可恶变，活检可确诊。

3. 鼻咽纤维血管瘤

多见于男性青少年，有鼻塞、鼻出血史，原发于鼻咽部，基底广，偏于一侧，不能移动。表面色红，可见血管，触之较硬，易出血。

4. 鼻腔恶性肿瘤

单侧进行性鼻塞，反复少量鼻出血或有血性脓涕且臭，面部麻木、剧烈偏头痛，检查见外鼻变形、一侧鼻腔内有粉红色不平较污秽肿物，活检可确诊。

5. 鼻内脑膜-脑膨出

发生于新生儿或幼儿。成人少见。肿块多位于鼻腔顶部、嗅裂或鼻中隔的后上部。表面光滑、触之柔软，有弹性，为单一肿物。可伴有水样鼻溢液，可作颅骨 CT 检查或 MR 检查，以助诊断。如疑似本病通常勿行活检，因易产生脑脊液鼻漏和颅内感染。

【治疗】因鼻息肉发病与多因素有关且易复发，现多主张综合治疗。

1. 局部糖皮质激素疗法：（1）初发较小息肉、或鼻息肉手术前，或伴有明显变态反应因素者，可用糖皮质激素喷鼻剂喷鼻，如布地奈德（雷诺考特）或糠酸莫米松（内舒拿）每日 1～2 次，可连续应用 3～4 周。可阻止息肉生长甚至消失，而且可改善嗅觉。（2）鼻息肉术后以糖皮质激素气雾剂喷入鼻腔，每天 2 次，坚持 8～12 周。期间如合并鼻窦感染，应积极给与抗生素治疗。

2. 口服激素治疗：伴有变态反应，阿司匹林耐受不良，哮喘等鼻息肉患者或鼻息肉术前、术后，可口服激素，如强的松 0.5～1mg/（d.kg），晨起空腹顿服，共 10～14 天，常无需减量停药，并配合使用皮质激素喷鼻剂效果更佳。

2. 手术治疗：对鼻塞明显、药物治疗无效或多发性大息肉者，可手术摘除并行鼻窦开放术。近年来鼻内镜手术的进步和术后处理的进步使复发率降至 15% 左右。

伴有支气管哮喘和/或阿司匹林不耐受的鼻息肉病病人术后复发率高，部分病人鼻息肉摘除术后，哮喘可以缓解。

附：上颌窦后鼻孔息肉

上颌窦后鼻孔息肉（antrochoanal polyp）为起源于上颌窦内，并经上颌窦口突出并垂至后鼻孔鼻咽部的一种息肉样病变，是有别于一般鼻息肉的另一种息肉病变。本病多发于青少年，儿童中也时有发现。病因尚未明确。息肉发源于上颌窦，然后以细长茎蒂通过上颌窦在中鼻道的窦口进入鼻腔，向后滑向后鼻孔，并突入鼻咽部。通过上颌窦内镜检查，证实上颌窦后鼻孔息肉起源于上颌窦各壁以内侧壁为多，并发现与窦壁囊肿相连。息肉组织中仅有少量浆细胞浸润，有较多黏液腺泡。

【临床表现】单侧进行性鼻塞是其主要症状。先感鼻内有物随呼吸活动，渐觉吸气尚可但呼气不畅。如息肉突入鼻咽部继续增大可产生双侧鼻塞。体积巨大者可坠入口咽部而异物感明显，可影响软腭运动致发音变化。

前鼻镜检查见灰白色光滑蒂茎自中鼻道向后伸展，触查质软并可移动，后鼻镜检查见息肉呈半透明、淡红色或灰白色的息肉位于后鼻孔或鼻咽部。

【诊断】根据病史及结合鼻镜检查即可诊断。由于病人为青少年或儿童，应注意与下列疾病相鉴别：

1. 鼻咽部纤维血管瘤

多发生于男性青少年，常有反复鼻出血史。原发于鼻咽顶枕骨结节。瘤体表面可见显著血管纹，质地硬韧。

2. 鼻内脑膜脑膨出

发病年龄小，壁内肿物虽质地柔软，鼻内镜检查提示根蒂起源于颅底，常位于鼻腔前部。

【治疗】治疗以手术为主。经鼻内镜下切除鼻腔息肉后，开放上颌窦，清除息肉根蒂；如息肉过大，则可先断开息肉的蒂，经口去除息肉，然后再做上颌窦开放。注意大息肉断蒂前要经口钳住息肉以免蒂断息肉坠入咽部造成窒息。

思考题

1. 如何诊断鼻息肉?

2. 鼻息肉须与哪些疾病相鉴别?

3. 鼻息肉的治疗方法有哪些? 近年来鼻息肉术后复发率的降低应归功于什么?

4. 上颌窦后鼻孔息肉与鼻息肉有何区别?

(徐艳萍　孟　达)

第十五章　真菌性鼻-鼻窦炎

真菌性鼻-鼻窦炎（fungal rhino-sinusitis，FRS）是临床常见的一种特异性感染性疾病。传统观点认为，FRS主要发生在长期使用抗生素、糖皮质激素、免疫抑制剂、放射治疗后和某些慢性消耗性疾病（如糖尿病、大面积烧伤）的病人。近10年发现，在健康个体体检中亦发现FRS，表明这些真菌也可以在机体抵御侵袭能力下降的某一局部致病。近年FRS发病率有上升趋势，可能与抗生素的广泛使用、环境污染有关，国民健康意识提高、体检普及和影像学进步等则提高了FRS的发现率。FRS临床表现有不同的类型，因此诊断、治疗及治疗效果亦有各自的特点。最常见的致病菌是曲霉菌属，毛霉菌致病虽较少见，但鼻脑型者病情凶险，发展迅速，死亡率高。

【病因】较常见的致病真菌是曲霉菌（aspergillus），其他有念珠菌（monilia）、Seeber鼻孢子菌（rhinosporidium Seeberi）、毛霉菌（mucoraceae）和申克（Schenck）孢子丝菌（sporotria Schenck）等。曲霉菌特点：（1）曲霉菌是子囊菌类真菌，在自然界广泛分布。（2）曲霉菌是条件致病菌，只在机体抵抗力下降或某一部位（如鼻窦）抵御侵袭能力降低时致病。（3）曲霉菌种类：致病的曲霉菌主要有烟色曲霉菌（A.fumigatus）和黑色曲霉菌（A.nigrae），以前者最常见。可单种曲霉菌感染，亦可两种或两种以上曲霉菌合并感染。曲霉菌感染与职业有关，较多见于鸟鸽饲养员、粮仓管理员、农民、酿造业工人。

【临床类型及病理】FRS临床类型是依据病理学分为两大类型：侵袭型真菌性鼻-鼻窦炎（invasive fungal rhino-sinusitis，IFRS）和非侵袭型真菌性鼻-鼻窦炎（noninvasive fungal rhino-sinusitis，NIFRS）。侵袭型分为急性侵袭性真菌性鼻-鼻窦炎（acute invasive fungal rhinosinusitis，AIFRS）和慢性侵袭性真菌性鼻-鼻窦炎（chronic invasive fungal rhino-sinusitis，CIFRS）；非侵袭型又依据其不同病理改变分为真菌球（fungus ball，FB）和变应性真菌性鼻–鼻窦炎（allergic fungalrhini-sinusitis，AFRS）

1. 侵袭性真菌性鼻-鼻窦炎（IFRS）：真菌感染同时侵犯鼻窦黏膜和骨壁，并向鼻窦外周围结构和组织侵犯，如眼眶、颅底和翼腭窝等。鼻窦内病变大体特征表现为坏死样组织、干酪样物或肉芽样物，并有大量黏稠分泌物或血性分泌物。光镜下特征是见大量真菌，鼻窦黏膜和骨质可见真菌侵犯血管，引起血管炎、血管栓塞、骨质破坏和组织坏死等。按发病缓急、临床特征分为以下两种临床类型：

（1）急性侵袭性真菌性鼻-鼻窦炎（AIFRS）：真菌感染向周围结构和组织侵犯十分迅速。数天内即波及鼻腔外侧壁、甚至上颌窦前壁、上壁和下壁累及面部、眼眶和硬腭。继续发展即破坏鼻腔顶壁、筛窦顶壁或蝶窦壁，侵犯颅内，并经血液循环侵犯肝、脾、肺等脏器。

（2）慢性侵袭性真菌性鼻-鼻窦炎（CIFRS）：其特点是真菌感染向周围结构和组织侵犯缓慢，病程至少一个月以上。早期真菌侵犯多限制在一个鼻窦腔内的黏膜和骨壁。逐渐向邻近鼻窦和鼻腔侵犯。后期侵犯周围结构和组织如眼眶和颅底。此型又依据其鼻窦内病变的大体特征可分为肉芽肿型和非肉芽肿型。

2. 非侵袭性真菌性鼻-鼻窦炎（noninvasive fungal rhino-sinusitis, NIFRS）真菌感染局限在鼻窦内，无窦黏膜和骨壁侵犯。分为以下 2 种临床类型：

（1）真菌球（FB）：真菌在鼻窦内，大体形态如肉芽肿样、干酪样或坏死样物，呈暗褐或灰黑色团块状。鼻窦内病变不断增大可压迫窦壁骨质，使其变薄或吸收。镜下窦内病变组织内可见大量真菌菌丝、孢子、退变的白细胞和上皮细胞。鼻窦黏膜水肿或增生，但无真菌侵犯。

（2）变应性真菌性鼻-鼻窦炎（AFRS）：是真菌引起的、IgE 介导的 I 型变态反应性疾病。鼻窦内病变大体特征为质地坚硬、易碎或黏稠如湿泥状物，黄绿色或棕色。镜下特征（HE 染色）：无定形淡嗜酸性或嗜碱性变应性黏蛋白，以及在其中分布着大量的嗜酸细胞及夏-莱（Charcort-Leyden）结晶，病变组织 Gomori 染色（六胺银染色）可见大量真菌菌丝，或单个或成簇状分布。鼻窦黏膜为水肿或增生，亦无真菌。

【临床表现及诊断】真菌性鼻-鼻窦炎常为单窦起病，以上颌窦发病率最高，其次为蝶窦、筛窦，额窦罕见。病变进一步发展可累及多窦。本病的临床表现视不同临床类型而异。

一、侵袭性真菌性鼻-鼻窦炎（IFRS）

1. 急性侵袭性真菌性鼻-鼻窦炎

（1）起病急骤，病变进展迅速：可在 7～10d 内累及眼眶、颅内和面部、口腔等邻近器官和组织。病情凶险，若不及时诊治，可在 8～25d 内死亡。

（2）发热、眶周及面颊部肿胀、疼痛（侵犯眶下神经）；常高热，呈稽留热或弛张热，鼻腔结构破坏、坏死、大量脓性结痂。

（3）鼻临近组织受累症状：眼部症状——眼球突出、结膜充血、眼肌麻痹、视力减退及眶后疼痛或眶尖综合征；腭部缺损；颅内受侵——颅内高压剧、烈头痛、癫痫、意识模糊或偏瘫等；海绵窦血栓性静脉炎等。

（4）多发生于免疫功能低下或缺陷者：常见于糖尿病酮症酸中毒、器官移植、长期应用糖皮质激素或抗肿瘤药物或广谱抗生素、放疗及 HIV 病人。

（5）致病菌主要为曲霉菌和毛霉菌。

（6）鼻窦 CT：累及鼻腔和多个鼻窦，广泛的骨壁破坏，侵犯面部、眼眶、颅底或翼腭窝，不难作出诊断。

依据起病急骤、病程短、进展快、免疫功能低下或缺陷病史以及上述临床表现，结合鼻窦 CT 显示累及鼻腔和多个鼻窦，广泛的骨壁破坏，侵犯面部、眼眶、颅底或翼腭窝，不难作出诊断。

2. 慢性侵袭性真菌性鼻-鼻窦炎：本型的临床特征是起病隐匿，进展缓慢。常见的致病菌为曲霉菌，但常同时检出毛霉菌、链格子菌属和念珠菌属等。

（1）早期：病变局限在鼻窦，临床表现与 NIFRS 相似，可有血性涕或较严重头痛，CT 表现多窦受累、骨质破坏，术中观察窦内病变为泥石样物并伴多量稠脓、窦黏膜表现为剧度肿胀、暗红色、质脆易出血和表面颗粒样改变或黏膜呈黑色、坏死样改变者，应怀疑本型。

（2）后期：出现周围器官和组织侵犯。侵犯不同部位引起相应症状，临床症状和 CT 特征与 NIFRS 相似，可能合并糖尿病和白血病，或有长期全身应用糖皮质激素的经历。若能早期诊断，多数可获得治愈而极少复发。后期治疗较困难，易复发，且预后不良。

本型早期阶段病变限于单个鼻窦（多见是上颌窦）和仅向邻近鼻腔和鼻窦（筛窦）侵犯时，在病程、可能被误诊为 NIFRS，而延误病情。

二、非侵袭型真菌性鼻-鼻窦炎

1. 真菌球：

（1）单窦发病，以上颌窦发病率最高，其次为蝶窦、筛窦，额窦罕见；女性多于男性，病人通常免疫功能正常。

（2）临床表现似慢性鼻窦炎，如单侧鼻塞、流脓涕或有恶臭等。亦可不表现任何症状，仅在鼻窦影像学检查时发现。真菌球发展较大者，鼻窦内病变可压迫窦壁骨质，使其变薄或吸收，可有面部隆起和疼痛（压迫眶下神经），少有脓血涕和周围结构如眼眶受累症状，一般无全身症状。

（3）大体形态：如肉芽肿样、干酪样或坏死样物，呈暗褐或灰黑色团块状。光镜下窦内病变组织内可见大量真菌菌丝、孢子、退变。

（4）鼻窦 CT：单窦不均匀密度增高，70%可见高密度钙化斑或点，可有

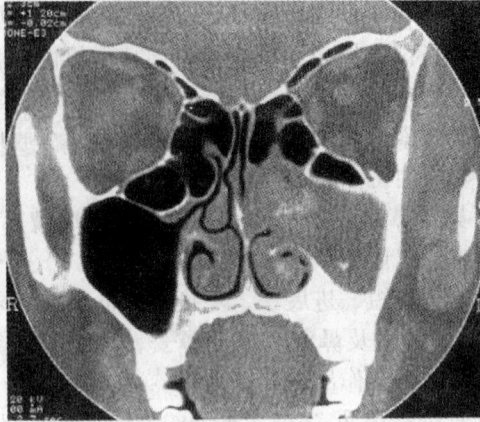

图 1-15-1 真菌性上颌窦炎(左)
左上颌窦内充满密度不均增高影

窦壁膨隆或吸收，骨质破坏。鼻窦 **CT** 检查是术前重要诊断参考。

2. 变应性真菌性鼻-鼻窦炎

(1) 常发生在有免疫能力的成人和青年人，患者多有特应性体质、长期反复发作的全鼻窦炎或鼻息肉史或合并哮喘病、经历一次或多次鼻窦炎和鼻息肉手术史。

(2) 本病发病隐袭，进展缓慢，多累及一侧多窦。

(3) 临床表现：与慢性鼻窦炎/鼻息肉相似；少数病人也可以鼻窦"肿物"形式起病，表现为眶侧或颌面部缓慢进展的隆起，隆起无痛、固定、质硬和呈不规则形，酷似鼻窦黏液囊肿、黏液脓囊肿和恶性肿瘤。隆起不断增大压迫眼眶则引起眼球突出、移位，进而眼球活动受限、复视、视力减退、上睑下垂等。

(4) 鼻窦影像学检查：鼻窦 CT 示病变中央高密度的变应性黏蛋白影（较均匀的毛玻璃状或极不规则的线状，有星状分布的钙化点），鼻窦 MRI 显示病变中央低信号、周边强信号。

(5) 病理学特征。光镜下（HE 染色）：无定形淡嗜酸性或淡嗜碱性变应性黏蛋白（mucin），大量散布的嗜酸性粒细胞及夏-莱（Charcort-Leyden）结晶。Gomori 染色（六胺银染色）可见大量真菌菌丝，窦黏膜仅表现水肿或增生，但无真菌侵犯。

诊断主要依据：①多见于青年人，常有特应性体质或哮喘病史，伴多发性息肉或手术史；②变应原皮试或血清学检查证实为Ⅰ型变态反应；③典型鼻窦 CT 或 MRI；④典型组织病理学；⑤Gomori 染色（六胺银染色）可见病变组织中有真菌菌丝，但鼻窦黏膜和骨质中无真菌侵犯或真菌培养结果阳性。

　　真菌性鼻-鼻窦炎最终诊断是依据组织病理学检查。证实真菌仅存在于窦内病变组织者为非侵袭型，证实真菌侵犯鼻窦黏膜、骨质者为侵袭型。

　　【治疗】首选手术治疗，配合抗真菌等药物治疗和其他治疗。

　　1. 手术治疗：

　　（1）非侵袭型真菌性鼻-鼻窦炎行窦内病变清除术，建立鼻窦宽敞的通气和引流，保留鼻窦黏膜和骨壁。

　　（2）侵袭型真菌性鼻-鼻窦炎则应行鼻窦清创术，除彻底清除鼻腔和鼻窦内病变组织外，还要根据病变范围广泛切除受累的鼻窦黏膜和骨壁。手术方式可根据病变范围选择传统术式或鼻内镜手术。

　　2. 药物治疗：

　　（1）真菌球术后不需配合抗真菌药物治疗。

　　（2）变应性真菌性鼻-鼻窦炎术后必须用糖皮质激素控制病情，目前多采用口服强的松或鼻内用人工合成长效糖皮质激素喷雾。

　　（3）侵袭型真菌性鼻-鼻窦炎术后必须用抗真菌药物，较常用的是伊曲康唑（itraconazole）和二性霉素 B（amphotericin B），伊曲康唑对曲霉菌敏感，副作用小。二性霉素 B 为广谱杀真菌药物，对隐球菌属、曲霉菌属、毛霉菌属和一些念珠菌属等均敏感，对急性侵袭型真菌性鼻-鼻窦炎者尤能获得良好的控制，但副作用较大。

　　3. 其它治疗：

　　（1）抗真菌药物灌洗术腔：①侵袭型真菌性鼻-鼻窦炎术后常应用；②变应性真菌性鼻-鼻窦炎术后术腔内抗真菌药物冲洗的意义尚不明确。

　　（2）间断吸氧：一些学者建议对后期慢性和急性侵袭型真菌性鼻-鼻窦炎给予间断吸氧，在治疗期间应停用抗生素和免疫抑制剂，并注意改善全身状况。

　　真菌球经手术后多数可获得治愈，变应性真菌性鼻窦炎（或非 IgE 介导的嗜酸性粒细胞性炎症合并真菌感染）较难治愈。急性侵袭型真菌性鼻-鼻窦炎死亡率高达 90% 以上。

　　思考题

　　1. 真菌性鼻窦炎分几种类型？

　　2. 如何诊断真菌性鼻窦炎？怎样治疗？

　　3. 变应性真菌性鼻窦炎的临床特点，怎样治疗？

　　4. 如何诊断侵袭性真菌性鼻窦炎？如何治疗？

　　5. 如考虑为真菌性鼻窦炎，应体检哪些检查项目？有何阳性表现？

（徐艳萍　赵黎明）

第十六章　鼻囊肿

第一节　鼻前庭囊肿

　　鼻前庭囊肿系指位于鼻前庭底部皮肤下、梨状孔的前外方、上颌骨牙槽突浅面软组织内的囊性肿块。

　　【病因】关于其发生原因，尚多争论，有以下两种主要学说：（1）先天性异常，认为胚胎发育期，上颌突、球状突和鼻外侧突相互连合处，胚性上皮残余或迷走发展而成，仍属于胚性裂隙囊肿，目前多推崇此说；（2）腺体潴留：为鼻底黏膜的黏液腺管口堵塞，分泌物潴留所形成。

　　【病理】囊肿生长缓慢，呈圆或卵圆形，大小不一。多发生于一侧，位于鼻翼根部、梨状孔前外方、上颌牙槽突表面的软组织内。因囊肿的压迫，其下骨质被吸收，致形成圆形浅盘状凹陷。囊中含黏液或血清样液体，色黄、棕黄或呈琥珀色，性透明或混浊如蜂蜜状，大多不合胆固醇结晶，有继发感染者，则为脓性。

　　【临床表现】多为女性，年龄在 30～50 岁之间，因囊肿生长缓慢，初期多无症状，渐感一侧鼻翼根部隆起、发胀、鼻塞，并发感染时，局部红肿、疼痛。检查时见肿块位于鼻翼根部或在鼻前庭底，上唇及口前庭显圆形隆起，软而有波动。多发于单侧，亦有两侧同时发生者。囊肿亦可由一侧鼻底，经鼻中隔底部，扩大至对侧鼻前庭底，使两侧鼻前庭底均隆起。穿刺囊肿可抽出黄色液体。

　　【诊断】经一般检查、穿刺及 x 线摄片，可以确诊，但应与球颌囊肿、上颌窦含牙囊肿鉴别。

　　【治疗】手术切除。取唇龈沟横切口进路，完全剥除囊肿，缝合口内切口黏膜，并将鼻前庭黏膜或皮肤切成带蒂瓣膜，填入其下空隙或用周围组织如脂肪填充。

第二节　鼻窦囊肿

鼻窦囊肿可分为5大类：（1）鼻窦黏液囊肿；（2）上颌窦黏膜囊肿；（3）牙源囊肿（包括上颌含牙囊肿和根尖囊肿）；（4）面部裂隙囊肿（包括鼻前庭囊肿、球颌囊肿、鼻腭囊肿和正中囊肿）；（5）皮样囊肿。以前3类较常见。

一、鼻窦黏液囊肿

黏液囊肿为鼻窦最常见的囊肿，发病部位以筛窦最多，额窦次之，蝶窦少见。几乎不发于上颌窦内。囊肿常扩展到附近各鼻窦，甚至可侵及对侧鼻窦（如一侧蝶窦或额窦黏液囊肿常可破坏窦腔黏膜侵入对侧窦内），筛窦黏液囊肿尤易扩展至额窦、上颌窦、蝶窦，以后很难判断其原发部位。

【病因】黏液囊肿形成的原因，有以下几种学说：

1. 鼻窦自然开口堵塞：目前多认为鼻窦开口长期堵塞、引流不畅、窦内黏液潴留，日久将形成囊肿。故囊壁即窦壁黏膜，手术后病理检查，不少囊壁内膜仍保留纤毛柱状上皮。

窦口堵塞的原因为：

（1）鼻腔和鼻窦病变：如鼻息肉、肿瘤、鼻中隔偏曲、肥厚性鼻炎均可致鼻窦开口堵塞。在各鼻窦中，因筛窦口小，易发生慢性炎症，窦内黏膜的腺体较丰富，所以筛窦黏液囊肿的发病率最高。

（2）解剖异常：如额筛泡，易使鼻额管狭窄、阻塞。

（3）手术后并发：鼻窦手术后，中鼻道为结缔组织所封闭，阻塞窦腔引流。如窦内病变未清除，可能并发黏液囊肿。

（4）外伤：额、筛窦皮肤、骨质外伤后，骨痂增生，可使窦口堵塞。

（5）变态反应：鼻窦黏膜因黏膜血管壁渗透性改变，血浆外渗入黏膜下疏松结缔组织而成。

2. 黏液腺膨大学说：因鼻窦黏膜腺体管口堵塞导致黏液蓄积，黏液腺腔逐渐膨大而成囊肿。亦有人认为息肉囊性变，亦可形成囊肿。

3. 真性肿瘤学说。

【病理】鼻窦自然开口堵塞后，引流受阻，分泌物蓄积，压迫窦腔周围骨壁，日久使骨质吸收、变薄，甚至缺损，于是囊肿可超出鼻窦范围侵入邻近器官发生各种功能障碍。黏液囊肿极度膨大时，可自行破裂，向鼻腔或口腔引流，如有继发感染，则成为脓囊肿。

囊壁较薄，如有感染，多增厚呈灰红色。囊内膜即鼻窦壁的黏膜。但因囊腔内压力大小不同，上皮亦呈各种变异。囊肿液体呈淡黄、黄绿或棕褐色，多含有胆固醇结晶。

【症状】发展较慢，自发病至就诊，一般为 1～3 年，如鼻窦骨壁一旦破坏，发展迅速。因其扩展方向、程度不同，其临床表现亦不同，可分述如下：

(一) 眼部症状

常先就诊于眼科，眼部症状以筛窦、蝶窦囊肿为多见。筛窦囊肿侵入眼眶后，使眼球外移，发生复视、头痛、眼病、流泪等。蝶窦侧壁接近视神经孔和眼眶上裂。如受囊肿压迫，出现视力减退（甚至全盲）、眼肌瘫痪、突眼、头痛、发生"眶尖综合症"。额窦囊肿可致眼球移位、复视，囊肿较大者可压迫提上睑肌，发生上睑下垂。上颌窦黏液囊肿多不发生眼部症状，少数亦可造成眶底破坏、眼球突出、移位、复视。手术后因眶内容物向上颌窦内移位，亦可出现眼球内陷。

(二) 面部变形

因囊肿的发展，可使窦腔扩大，在面部将出现膨隆变形。筛窦囊肿所致畸形，先出现于内眦部，继而将眼球推向前、外方。上颌窦囊肿易使面颊部隆起，早期骨质尚完整，触诊发硬；如囊肿表面骨质已破坏，触之有破蛋壳感。

(三) 鼻腔症状

筛窦囊肿可在中鼻道现一隆起，额窦囊肿多使鼻腔顶部膨隆，蝶窦囊肿有时在嗅沟处看到肿物。上颌窦囊肿多使鼻腔外侧壁向内移位、硬腭向下突起，并可并发鼻息肉、中鼻道肉芽。常有鼻阻、流涕、嗅觉减退等症状。囊肿亦自行破裂者，致有反复、间歇鼻溢液病史。

(四) 头痛、头昏

囊肿压迫附近神经后，可出现头痛及眼后、眶周、面颊部疼痛和麻木感。

(五) 其他

蝶窦囊肿患者可出现恶心、呕吐，视力减退和偏头痛，则易误诊为颅内肿瘤。蝶窦囊肿可压迫脑垂体，致内分泌紊乱。窦内感染亦可经破坏的窦壁传入颅内，引起颅内感染性并发症。

【诊断】分析病史、症状，并进行详细专科检查。穿刺吸引术亦有助于此病的诊断。筛窦囊肿有时在病侧鼻内筛泡处显一隆起，亦可于此处进行穿刺诊断。囊肿在鼻窦 X 线平片或 CT 扫描上显示位于鼻窦内的边缘光滑、密度均匀的圆形或椭圆形阴影，阴影邻近骨质有受压吸收现象。

【鉴别诊断】应与脑膜脑膨出、垂体肿瘤、肿瘤、脑膜瘤、神经胶质瘤鉴别。

【并发症】黏液囊肿继发感染后，则成为脓囊肿。在蝶窦和额窦囊肿中，如窦壁骨质吸收破坏，可向颅内扩展，易并发各种颅内感染。额窦囊肿如经自行引流，将成为额窦含气囊肿和脑积气。

【治疗】经诊断明确后，应及早进行手术治疗。所有囊肿均可鼻内镜下开放鼻窦，建立囊肿与鼻腔的永久性通路。

二、上颌窦黏膜囊肿

此种囊肿各家命名不一，有上颌窦浆液囊肿、潴留囊肿等名称。多因上颌窦黏膜黏液腺轻度炎症或变态反应，使腺管口堵塞、黏液积存、腺腔扩大而成。其上皮为立方型或扁平型。此种囊肿亦认为系息肉变性所致。

【症状】囊肿较小、形圆，易发于上颌窦底部或内壁，多为一侧单发，亦有两侧上颌窦同时发生者，偶亦见一侧窦内发生两个以上囊肿的病例。此种囊肿多不使窦腔扩大。因增长至一定程度，将自行破裂，向鼻腔内引流，但易复发。因其生长缓慢，早期多无症状，或有面颊部胀满不适感、牙痛、偏头痛、头昏等。少数患者可诉一侧鼻腔反复流出黄色液体，或上颌窦穿刺时，抽出黄色液体。

【诊断】症状不明显，常在上颌窦 X 线摄片或穿刺时偶然发现。在上颌窦 X 线片中，其底部显一圆形或半圆形囊性阴影，此外窦腔正常。上颌窦穿刺时，如刺入囊肿内，即有黄色液体流出（或抽出），此种液体多不凝固，常含有胆固醇结晶。

【治疗】对小囊肿，宜继续观察，不必立即进行手术治疗。囊肿较大或症状明显者，可行囊肿摘除。

三、上颌窦牙源性囊肿

凡上颌部由牙齿发育障碍或病变所形成的囊肿，统称为牙源性囊肿，包括含牙囊肿和根尖囊肿两大类。此种囊肿易发于上颌部，其中尤以根尖囊肿居多。

（一）上颌窦含牙囊肿

【病因】多认为由牙齿的发育畸形所引起，由牙滤泡内釉质上皮的异常变化而成，此种囊肿统名为"滤泡囊肿"，如囊内含有牙齿，即名为"含牙囊肿"。

【病理】含牙囊肿含有一至数牙，所含牙可为未萌出的恒牙或额外牙。根据囊肿形成时期不同，囊内仅有牙冠，或具有不完整（弯曲或无定形）的牙根，牙冠伸入囊腔内，牙根则在囊外，囊壁连接于牙釉质和牙骨质交界的牙颈处，将牙冠包于腔内。囊壁由结缔组织构成，易与骨面分离，囊肿外围为致密骨质层。囊内膜为鳞状上皮，内含黄色、黄褐或黑褐色液体，并含有胆固醇结晶,故囊液内呈现金属样闪光点,有继发感染者,则成为脓液。囊肿发展缓慢,膨大后可压迫周围骨质,使其吸收、变薄,并向阻力最小的方向逐渐扩大。

【临床表现】 患者以青年人居多,可能与牙齿的生长发育有关。早期多无症状,待囊肿长大后,始显症状。其临床表现如下:(1)面颊部隆起畸形,触诊有破蛋壳感或波动感;(2)鼻腔侧壁向内移位、膨起,致有鼻阻、流涕;(3)三叉神经受压后,一侧面颊麻木、酸胀、疼痛;(4)有继发感染者,可有发热,或囊肿向鼻腔、口腔或面部破溃,形成瘘管流脓。

【诊断】 X线摄片或CT可助确定囊肿大小、位置和侵犯范围。可见到圆形或卵圆形透光区,其周围绕以骨质反应性白线,囊内可见牙冠或一完整牙齿。此外尚可行上颌窦透照和囊肿穿刺。

【治疗】 囊肿小者,可不经上颌窦,经唇龈进路摘除囊肿。较大者,行上颌窦根治手术,保留上颌窦正常黏膜。

(二)根尖囊肿

【病因及病理】 根尖囊肿为深龋病发生牙髓坏死,根尖感染形成肉芽肿,久而为囊肿。亦可发于病牙拔除之后,牙周残余上皮受炎症刺激后增生,此种增生组织的中心继而液化、分解而形成囊肿。病牙根可伸入囊内,但多与囊腔隔绝。囊肿表面骨质可被吸收、破坏,如继发感染,易穿破成瘘。

【临床表现及诊断】 根尖囊肿多发于上颌切牙、尖牙和双尖牙根的唇面,囊肿增大可使面颊隆起。X线摄片可在病牙根尖部见到小圆形囊肿影,其周围有骨质吸收现象。

【治疗】 治疗应切除囊肿。如病牙稳固,尚可保留者,应行根尖切除(术前应行根管治疗)。否则应同时拔除病牙。

思考题

1. 上颌窦黏膜囊肿和黏液囊肿有何不同?

2. 根尖囊肿的病人,如病牙还有保留的价值,术前应到口腔科进行何种治疗?

(滕 博)

第十七章　鼻部肿瘤

第一节　鼻腔及鼻窦良性肿瘤

一、血管瘤

血管瘤（hemangioma）可发生于任何年龄，但青壮年多见。鼻部血管瘤一般分为毛细血管瘤（capillary hemangioma）和海绵状血管瘤（cavernous hemangioma），以前者为多见，多发于鼻中隔，后者好发于下鼻甲和上颌窦内。

【病因】不清，可能与外伤、感染和内分泌功能紊乱有关。也有认为本病为胚性组织残余所致。

【病理】鼻腔毛细血管瘤由分化良好的毛细血管组成。瘤体常较小，有蒂，鲜红或暗红色，质软、有弹性，易出血。海绵状血管瘤由大小不一的血窦组成，镜下瘤体多无完整的包膜。瘤体常较大、基广，质软可压缩。

【临床表现】主要症状为单侧鼻塞、反复鼻出血。肿瘤发展可破坏骨质侵及邻近器官，引起面部畸形，眼球移位、复视、头痛等。严重大出血可致失血性休克。长期反复的小量出血可引起贫血。

鼻腔检查可见鲜红或暗红、质软、有弹性的肿瘤，多见于鼻中隔或下鼻甲前端。原发于上颌窦内的海绵状血管瘤，有时中鼻道可见呈出血性息肉状物突出，若误为息肉摘除，可引起严重出血。

【诊断】根据病史、局部及影像学检查和病理检查可确诊。应注意与坏死性出血性上颌窦炎、出血性息肉、上颌窦恶性肿瘤鉴别，有时须行上颌窦探查方能确诊。

【治疗】以手术切除为主。

鼻腔或小血管瘤应将瘤体及其根部的黏膜一并切除，并将创面作电凝固，或 YAG 激光碳化，以期止血和防止复发。

鼻窦内或较大肿瘤，依据瘤体位置、大小，可经鼻内镜下完整切除肿瘤或经柯-陆氏或鼻侧切开进入切除。术前小剂量放疗或硬化剂注射或选择性上颌动脉栓塞，可减少术中出血。

二、内翻性乳头状瘤

内翻性乳头状瘤（inverting papilloma）是鼻腔鼻窦常见的良性肿瘤，其临床特点是侵袭性生长，术后易复发，多次手术易产生恶性变。

【病因】不明，近年发现与人类乳头状瘤病毒（human papilloma virus，HPV）感染密切相关。鉴于肿瘤具有局部侵蚀、破坏力，易复发，且有恶变可能等，应属真正的上皮组织边缘性肿瘤。

【病理】瘤体较大、质软、色红，表面呈分叶状或乳头状，多呈弥漫型生长，有细蒂或广基。组织学特点是上皮成分向基质内呈内翻型增生，基于此特点，称为内翻性乳头状瘤。

【临床表现】多见于40岁以上男性，男:女为3:1。一般为单侧发病，一侧持续性鼻塞，进行性加重，伴流脓涕，可涕中带血或反复鼻出血，偶有头痛和嗅觉异常。随肿瘤扩大和累及部位不同而出现相应症状和体征。由于肿瘤堵塞窦口及压迫静脉和淋巴回流障碍，常同时伴有鼻窦炎和鼻息肉。若病人出现较剧烈的头痛、面颊疼痛或麻木、上列磨牙疼痛或松动，则应警惕是否发生癌变。

检查见肿瘤多原发于鼻腔侧壁，肿瘤粉红或灰红色，表面不平，呈乳头或分叶状，可呈息肉样。硬度不一，触之易出血。

【诊断】根据临床表现、体征诊断不难。确诊仍需依靠病理检查，应注意与鼻息肉鉴别。尤其是单侧"鼻息肉"，可疑者应活检病理确诊，且术后应常规送病理检查，以免漏诊。鼻窦 CT 有助于诊断及了解病变范围，鼻腔外侧壁可有骨质破坏，肿瘤起源处可见骨质增生。MRI 对了解病变侵及范围优于 CT，肿瘤侵入颅内者应行 MRI 检查。

【治疗】应作根治性切除术。大部分肿瘤能经鼻内镜鼻窦开放，将肿瘤彻底切除。对于范围广泛或有恶变者，应根据肿瘤侵犯范围，采用鼻侧切开或颅面联合径路。放疗对乳头状瘤本身无效，反而有诱发癌变的可能，不宜采用。

三、骨 瘤

骨瘤（osteoma）多见于青年，男性较多。常发生于额窦（70%），其次为筛窦（25%），上颌窦和蝶窦均少见。

【病因】病因不明，有以下几种学说：

1. 骨膜的胚胎性残余学说认为骨瘤易生于筛骨（软骨成骨）和额骨（膜

成骨）不同胚胎来源组织的交界处。

2. 外伤、炎症学说：约 50% 骨瘤有额部外伤史。外伤、炎症引起鼻窦壁的骨膜增生。

【病理】病理上分为三型：①密质型（硬性或象牙型）：质硬、多有蒂，生长缓慢，多发生于额窦；②松质型（软性或海绵型）：质松软，由骨化的纤维组织形成，广基、体积较大，生长快，有时中心可液化成囊肿，常见于筛窦；③混合型：外硬内松，常见于额窦。

【临床表现】小骨瘤多无症状，常于鼻窦或头颅 X 线摄片时偶然发现。大的骨瘤可引起头痛、鼻塞、流涕，复视、视力下降、眼球突出移位、局部隆起等。检查：小骨瘤鼻腔和鼻面部无阳性体征，较大者前额或内眦隆起，眼球可突出移位，运动受限，若突入鼻腔，则可见光滑硬性隆起，表面覆盖正常黏膜。

【诊断】根据临床表现、体征、影像学检查可确诊。CT 或 X 线鼻窦摄片可见圆形高密度阴影。注意与外生性骨疣（exostosis）相鉴别。后者多见于上颌窦，由骨质过度增生而成，可引起面颊部隆起变形。

【治疗】骨瘤小无症状者可观察，若渐增大，再考虑手术。如肿瘤较大，症状明显或已向颅内扩展、发生颅内并发症者，宜早手术。手术可经鼻内镜行鼻窦骨瘤切除、鼻外额窦筛窦开放术、鼻侧切开术和额骨骨成形切口开放颅前窝底的颅面联合进路切除骨瘤。术中注意保留窦腔黏膜和鼻额管，勿损伤硬脑膜。

第二节 鼻腔及鼻窦恶性肿瘤

鼻窦的恶性肿瘤较原发于鼻腔者为多见，在鼻窦恶性肿瘤中以上颌窦恶性肿瘤最为多见，可高达 60% ~ 80%。筛窦肿瘤次之，约占 3.8%。原发于额窦者仅占 2.5%，蝶窦恶性肿瘤则属罕见。

鼻腔及鼻窦恶性肿瘤，70% ~ 80% 为鳞状细胞癌，好发于上颌窦。腺癌次之，多见于筛窦。此外尚有淋巴上皮癌，移行细胞癌，基底细胞癌，黏液表皮样癌和鼻腔恶性黑色素瘤等。

鼻腔及鼻窦肉瘤多见于青年，好发于鼻腔及上颌窦。以恶性淋巴瘤为最多，超过 60%；软组织肉瘤以纤维肉瘤最为常见，此外尚有网状细胞肉瘤、软骨肉瘤、横纹肌肉瘤、黏液肉瘤、恶性血管内皮瘤及成骨肉瘤等。

【病因】尚未明确。可能与以下因素有关：

1. 免疫功能低下：恶性肿瘤患者大多表现有外周血 T 淋巴细胞功能严重

抑制，细胞免疫和免疫监视功能低下，使细胞的正常凋亡过程混乱，突变细胞得以逃脱免疫监视而异常增生。

2. 长期慢性化脓性鼻窦炎：长期的炎症慢性刺激可造成黏膜上皮的大面积鳞状化生。

3. 良性肿瘤恶变：鼻内翻性乳头状瘤反复复发易恶变。

4. 接触致癌物质：长期吸入某些刺激性或化学性物质，可以诱发鼻及鼻窦恶性肿瘤。

5. 放射损伤：鼻腔鼻窦良性肿瘤放疗可诱发恶性变。

6. 外伤：肉瘤常有外伤史。

【临床表现】

1. 鼻腔恶性肿瘤：单侧渐进性鼻塞、脓涕或涕中带血或血水样涕。可有头胀痛、嗅觉减退或丧失。晚期，由于肿瘤侵入鼻窦、眼眶，表现为鼻窦恶性肿瘤的症状。

2. 鼻窦恶性肿瘤：症状随肿瘤原发部位和累及范围而异。

（1）上颌窦恶性肿瘤：Ohngren 提出自内眦和下颌角之间作一假想的斜面，再于瞳孔处作一想象的垂直平面，将上颌窦分为 4 个象限；前内象限的肿瘤易侵入筛窦；而后外象限的肿瘤，晚期易破坏后壁，侵入翼上颌窝和翼腭窝，进而可能破坏翼腭窝顶或侵入颞下窝而侵犯颅中窝。Sebileau 则提出自中鼻甲下缘作一想象水平线，将上颌窦分为上下两部分。发生在上部分的肿瘤，容易通过筛窦或眼眶入侵颅底，故预后不如发生在下部分者。早期肿瘤较小，只限于窦腔内的某一部分多无明显症状。随着肿瘤的发展常有以下症状：

①单侧脓血鼻涕：晚期可有恶臭味。

②单侧面颊部疼痛和麻木：肿瘤侵犯眶下神经而发生面颊部疼痛和麻木感，此症状对本病的早期诊断甚为重要。

③一侧进行性鼻塞：多因鼻腔外壁被窦内肿瘤推压内移或被破坏，肿瘤侵入鼻腔所致。

④单侧上列磨牙疼痛和松动：肿瘤向下侵及牙槽所致。常误诊为牙病，但拔牙后症状依旧。

肿瘤晚期破坏窦壁，向邻近器官扩展可引起以下症状：

a. 面颊部隆起：肿瘤破坏前壁，可致面颊部隆起。侵犯面颊软组织，可发生瘘管或溃烂。

b. 眼部症状：肿瘤压迫鼻泪管，则有溢泪；向上破坏眶底，突入眶内，则眼球向上移位，眼球运动受限，可发生复视。但视力很少受影响。

c. 硬腭下塌、牙槽变形：肿瘤向下发展，可致硬腭下塌、溃烂，牙槽增厚和牙松动脱落。

d. 顽固性神经痛和张口困难：肿瘤向后侵犯翼腭窝或翼内肌所致。此症状多为晚期，预后不佳。

e. 内眦处包块，颞部隆起，头痛，耳痛等，提示肿瘤已侵犯颞下窝而达颅前窝或颅中窝底。

f. 颈淋巴结转移：可在晚期发生，多见于同侧下颌下淋巴结。

（2）筛窦恶性肿瘤：早期肿瘤局限于筛房常无症状。肿瘤侵入鼻腔则出现单侧鼻塞、血涕、头痛和嗅觉障碍。侵犯纸样板进入眼眶，使眼球向外、前、下或上方移位及复视。后组筛窦肿瘤可侵入球后、眶尖，出现眶尖综合征，即突眼，眼球固定，上睑下垂。肿瘤向前侵犯，则内眦处可出现无痛包块。肿瘤向上侵犯筛板累及硬脑膜或有颅内转移者，则有剧烈头痛。淋巴结转移常在同侧颌下或颈上部。

（3）额窦恶性肿瘤：原发额窦恶性肿瘤极少见，早期多无症状。肿瘤发展，可致前额部及眶上内缘隆起，肿痛、麻木感和鼻出血，眼球向下、外、前移位，复视。晚期肿瘤破坏额窦后壁侵及前颅窝，则出现剧烈头痛及脑膜刺激征。淋巴结转移常同侧在颌下或颈深上部。

（4）蝶窦恶性肿瘤：原发性极罕见，偶有转移性癌。早期无症状，随肿瘤发展，可出现头顶、眼眶深部或枕部顽固性头痛，单侧或双侧眼球移位、运动障碍和视力减退。CT 扫描及 MRI 有助于明确肿瘤来源和侵及范围。

【诊断】鼻腔及鼻窦恶性肿瘤早期多无症状，早期确诊较难。对一侧进行鼻塞、涕中带血，单侧面颊疼痛或麻木、单侧上列磨牙疼痛或松动者应提高警惕，尤其是 40 岁以上患者，应仔细检查。

1. 前、后鼻镜检查：鼻腔可见淡粉色菜花状肿物，基底广泛，表面常有溃疡及污秽坏死组织，易出血。如未见肿瘤则应注意中、下鼻甲有无向内侧推移现象，中鼻道或嗅裂中有无血迹、息肉或新生物。后鼻镜检查，要注意后鼻孔区、鼻咽顶及咽鼓管咽口情况。

2. 纤维鼻咽镜及鼻内镜检查：可观察肿瘤原发部位、大小、外形、鼻窦开口情况。对怀疑有上颌窦恶性肿瘤者，可利用鼻内镜经犬齿窝或下鼻道插入窦内直接观察病变。

3. 活检及细胞涂片检查：病理学检查结果是确诊的主要依据。肿瘤侵入鼻腔者，可行鼻腔内活检。上颌窦肿物可经下鼻道上颌窦穿刺活检或涂片。对病理结果阴性而临床上确属可疑者，可行鼻腔、鼻窦探查术，术中结合冰冻切片检查确诊。

4. 影像学检查：CT 或 MRI 检查可显示肿瘤大小和侵犯范围，有助于选择术式。

【鉴别诊断】

1. 上颌窦良性出血性新生物：包括血管瘤、出血性息肉、坏死性上颌窦炎等。其共同特点是病程较长，常有鼻出血。X 线摄片与 CT 扫描，窦内常显示团块状肿物,窦壁可有骨破坏,但多呈膨胀性骨质吸收。病检结果可区别。

2.鼻窦囊肿:额筛囊肿增大可出现内眦或眶内上或前额隆起,眼球向前外下突出,而上颌窦囊肿增大,则可面颊隆起,眼球向上前突出,常有周期性鼻内流出黄色液体。X线摄片、CT可显示窦腔扩大,窦壁可有骨破坏,但多呈膨胀性骨质吸收。经中鼻道筛窦穿刺或经下鼻道上颌窦穿刺有黄色液体或黏液。

【鼻—鼻窦恶性肿瘤的 TNM 分类】根据肿瘤的生长范围和扩散的程度,按国际抗癌协会(UICC)TNM 分类标准第五版(1997)的方案如下:

1.解剖划分:上颌窦及筛窦。

2.TNM 临床分类

T—原发肿瘤。

T_x:原发肿瘤不能确定

T_0:无原发肿瘤之证据。

T_{is}:原位癌。

(1)上颌窦

T_1:肿瘤局限于黏膜,无骨质侵蚀或破坏。

T_2:肿瘤侵蚀或破坏下部结构,包括硬腭和(或)中鼻道。

T_3:肿瘤侵犯下列任一部位:面颊皮肤,上颌窦后壁,眶底或前组筛窦。

T_4:肿瘤侵犯眶内容物和(或)以下任一结构:筛板,颅底,鼻咽,蝶窦,额窦。

(2)筛窦

T_1:肿瘤局限于筛窦,伴或不伴有侵蚀。

T_2:肿瘤侵犯鼻腔。

T_3:肿瘤侵犯眶前部和(或)侵犯上颌窦。

T_4:肿瘤侵犯颅内,侵犯眼眶外包括眶尖,侵犯蝶窦和(或)额窦,和(或)鼻皮肤。

N—颈部淋巴结转移。

N_x:颈部淋巴结不能确定。

N_0:无颈部淋巴结转移。

N_1:同侧单个淋巴结转移,最大直径等于或小于3cm。

N_2:同侧单个淋巴结转移,最大直径大于3cm,不超过6cm;或同侧多个淋巴结转移,最大直径均不超过6cm;或双侧或对侧多个淋巴结转移,最大直径均不超过6cm。

N_{2a}:同侧单个淋巴结转移,最大直径大于3cm,不超过6cm。

N_{2b}：同侧多个淋巴结转移，最大直径均不超过 6cm。

N_{2c}：双侧或对侧多个淋巴结转移，最大直径均不超过 6cm。

N_3：淋巴结转移，最大直径大于 6cm。

注：中线淋巴结视为同侧淋巴结。

M—远处转移。

M_x：远处转移的存在不能确定。

M_0：无远处转移。

M_1：有远处转移。

3.组织病理学分级

G—组织病理学分级。

G_x：组织分级不能确定。

G_1：高分化。

G_2：中度分化。

G_3：低分化。

4.分期

0 期：$T_{is} N_0 M_0$：

Ⅰ期：$T_1 N_0 M_0$

Ⅱ：$T_2 N_0 M_0$

Ⅲ：$T_1 N_1 M_0$

$\quad\quad T_2 N_1 M_0$

$\quad\quad T_3 N_0$，$N_1 M_0$

Ⅳ期 A：$T_4 N_0$，$N_1 M_0$

Ⅳ期 B：任何 $T N_2 M_0$

$\quad\quad\quad$ 任何 $T N_3 M_0$

Ⅳ期 C：任何 T 任何 $N M_1$

【治疗】根据肿瘤性质、大小、侵犯范围以及患者承受能力决定手术、放疗和化疗及生物治疗。对早期肿瘤多主张采用以手术为主的综合疗法，包括术前或术后放疗、手术彻底切除癌肿原发病灶，必要时可行单侧或双侧颈淋巴结清扫术，辅以化学疗法等。首次治疗是治疗成败的关键。

1.手术治疗：是多数鼻腔鼻窦恶性肿瘤首选的治疗手段。

（1）鼻侧切开术（Moure 切口）：适合于切除鼻腔、筛窦和蝶窦肿瘤。该切口有利于充分暴露鼻腔和筛窦，并可经切除的筛窦，暴露蝶窦。

（2）上颌骨全切除术（Weber-Fergusson 切口）：适用于上颌窦、筛窦恶性肿瘤。此切口有利于暴露上颌骨。如果鼻窦恶性肿瘤已侵及眼眶者，应同时行眶内容物摘除术。

(3) 唇下侧切口 (Denker 切口)：适用于局限于上颌窦底部的肿瘤。

(4) 额窦鼻外切口 (Lynch 切口)：适用于额窦、筛窦肿瘤切除。

(5) 鼻根部 "T" 形切口 (Presinger 切口)：适用于鼻腔、鼻中隔上部和额窦底部的肿瘤切除。

(6) 面正中掀翻术切口 (midfacial degloving 切口)：可充分暴露鼻腔及上颌窦、筛窦。适用于双侧鼻腔、鼻窦肿瘤的完整切除。

(7) 颅面联合切口：适用于额窦、筛窦恶性肿瘤侵及颅内的病例。

2. 放射治疗：单纯根治性放射治疗，仅适用于对放射线敏感的恶性肿瘤，如未分化癌，但疗效并不完全满意。晚期无法根治的患者，可单独的姑息性放疗。术后复发者也可行放疗。手术前或术后放疗，可提高治愈率。目前多主张术前放疗，使肿瘤周围血管与淋巴管闭塞、癌肿缩小，减少播散机会。一般总量在 4~6 周内共接受 50~60Gy (5 000~6 000rad) 为宜。放疗后 6 周进行手术切除。

3. 化学疗法：不适合放疗及手术、手术不彻底、术后复发不能再手术者，可采用化疗。

随着鼻内镜技术的不断完善，近年不断有鼻内镜下切除鼻腔鼻窦恶性肿瘤的报道。

第三节 鼻 NK/T 细胞淋巴瘤

NK/T 细胞淋巴瘤既往称为中线恶网、致死性中线肉芽肿、面中部特发性肉芽肿等。因肿瘤细胞表达 T 细胞分化抗原和 NK 细胞相关抗原，故称之为 NK/T 细胞淋巴瘤。属于鼻腔鼻窦淋巴瘤的一种类型，多位于鼻腔，在亚洲及南美州地区有较高的发病率。而 B 细胞淋巴瘤好发于鼻窦，以西方人多见。

【病因】与 EB 病毒 (Epstein-Barr virus) 感染有关。

【病理】鼻 NK/T 细胞淋巴瘤的组织病理学表现具有多样性，其基本病理改变是在凝固性坏死和多种炎性细胞 (如中性粒细胞、小淋巴细胞、组织细胞、嗜酸性粒细胞及浆细胞等) 混合浸润的背景上，肿瘤性淋巴细胞 (以往称为异性淋巴样细胞) 散布或呈弥漫性分布。约有 20% 的病例，表现为肿瘤细胞在血管内膜下及管壁内浸润，导致血管壁呈葱皮样增厚、管腔狭窄、闭锁和弹力膜的破裂。

【免疫表型】肿瘤细胞常表达 T 细胞分化抗原 (如胞浆型 CD3、CD45RO、CD43 等) 和 NK 相关抗原 CD56 及细胞毒颗粒相关蛋白 TIA-1, 不表达 B 细胞标记 CD20。

【临床表现】 好发于中、青年，男女比例约为 2.7～4:1，平均发病年龄约 40 岁。也见于儿童。Stewart 将本病临床表现分为 3 期：

1. 前驱期：表现为伤风或鼻窦炎，间歇性鼻塞，伴水样或血性分泌物。检查可见鼻中隔或下鼻甲肉芽肿性溃疡，亦可有鼻内干燥结痂。此期可持续 4 ～6 周。

2. 活动期：鼻塞加重，流脓涕，常有臭味；常有低热，有时为高热，食欲差；鼻黏膜肿胀、糜烂、溃疡，呈肉芽状，表面有灰白色坏死；多先累及下鼻甲和鼻中隔，随后发展可发生鼻部肿胀、隆起，鼻中隔穿孔或腭部穿孔。累及咽部者可见咽黏膜肉芽肿性糜烂、溃疡。此期可持续数周至数月。

3. 终末期：中线部位及其邻近组织的黏膜、软骨、骨质可广泛严重破坏，最后患者全身衰竭，并可出现高热，肝、脾肿大，肝功衰竭和弥漫性血管内凝血，终致死亡。

【诊断】 根据临床表现、病理检查、免疫组化染色、EB 病毒检测（E-BER1/2 原位杂交检测为阳性）可确诊鼻 NK/T 细胞淋巴瘤。

【鉴别诊断】

1. 非特异性慢性溃疡：多见于青壮年，为口腔、硬腭部、咽部的慢性局限性溃疡，无进展性与破坏性。病理为慢性炎性坏死性肉芽肿组织，无异型性淋巴细胞。免疫组化 CD3、CD56、TIA-1 为阴性。

2. Wegener 肉芽肿：基本损害为坏死性血管炎。病变可累及鼻或面中线器官及肺、肾等。病因不确，多认为与免疫反应有关。

3. 原发于鼻腔的非霍奇金淋巴瘤（NHL）B 细胞型和 T 细胞型：鼻 NK/T 细胞淋巴瘤与原发于鼻腔的非霍奇金淋巴瘤（NHL）B 细胞型和 T 细胞型的免疫表型截然不同，因此肿瘤细胞免疫表型是鉴别诊断的主要依据。

【治疗】 鼻 NK/T 细胞淋巴瘤预后较差，对放射线敏感。目前多采用化疗与放疗相结合的治疗方法。同时应增强营养，适当输液，给予多种维生素等。局部用双氧水清洗鼻腔，用液体石蜡、香油、复方薄荷油或清鱼肝油等滴鼻以保持鼻腔的清洁。

思考题

1. 鼻内翻乳头状瘤临床上与鼻息肉如何鉴别？

2. 上颌窦癌临床表现？

3. 鼻 NK/T 细胞淋巴瘤也称致死性中线肉芽肿与 Wegener 肉芽肿有何不同？

（文连姬　尹春丽）

第十八章 鼻内镜手术

鼻内镜手术（Nasal Endoscopic Surgery，NES）是指在光学系统和监视系统支持下，应用鼻内镜及其特殊手术器械，经鼻腔进路进行鼻腔、鼻窦、鼻眼、颅底区域手术的技术。这项技术在 20 世纪 70 年代初期建立，我国鼻内镜技术起步虽较欧美发达国家晚，但发展迅速。我国在上世纪 80 年代初开始建立鼻内镜诊断技术，90 年代开展鼻内镜鼻-鼻窦手术，90 年代中期将此项技术延伸应用到鼻颅底、鼻眼眶和鼻咽等区域。区域内的某些疾病不必采用开颅或者颜面部的切口。目前鼻内镜已经成为鼻外科系统的重要技术。

【鼻内镜手术的优势】

1. 照明好、术野清晰；

2. 手术创伤小，时间短；

3. 操作比较精确；

4. 患者痛苦轻，术后恢复快；

5. 对某些颅底和眶区疾病，免除开颅或颜面部切口，而且疗效提高，如脑脊液鼻漏修补、垂体瘤切除、视神经减压、泪囊鼻腔开放等微创手术。

【鼻内镜手术的基本术式】

有两种基本术式：

1. Messerklinger 术式：该术式是由前向后的术式。是最常用的术式。其基本程序是首先切除钩突，进而由前向后开放筛泡、切除中鼻甲基板开放后组筛窦、切除筛蝶板开放蝶窦。切除鼻囟门扩大上颌窦自然口、开放额隐窝。

2. Wigand 术式：该术式是由后向前的术式。其基本程序是首先切除中鼻甲后半部显露蝶窦口，进而切除蝶窦前壁开放蝶窦，然后由后向前循序开放后组筛窦和前组筛窦，最后开放额窦口和切除鼻囟门扩大上颌窦自然口。由于此术式有一定难度，少被采用。但若病变仅局限于后筛和蝶窦（孤立性蝶窦炎），可采用此术式。

【鼻内镜手术的适应症】

1. 鼻-鼻窦病变：是主要适应症，多用于慢性鼻-鼻窦炎和鼻息肉，鼻中隔矫正术、下鼻甲手术、鼻腔良性肿瘤切除术、鼻咽肿瘤手术等。

2. 鼻眼相关疾病：如泪囊鼻腔开放术、视神经减压术、眶内肿瘤切除术等。

3．鼻颅底疾病：如脑脊液鼻漏修复术、颅底肿瘤切除术、垂体瘤切除术、颅底修复术。

【鼻内镜手术的并发症】

鼻内镜手术技术具有诸多优势，但由于鼻腔鼻窦邻近前颅底和眼眶，与管段视神经和颈内动脉毗邻。手术部位更接近颅底、眼眶以及其毗邻的血管和神经，故也增加了手术的风险。

1．并发症种类：

（1）鼻内并发症：鼻出血、鼻腔黏连、鼻中隔穿孔。

（2）眶内并发症：眶周瘀血、眶周气肿、眶内血肿、眶内感染、眶内炎性假瘤、内直肌损伤、鼻泪管损伤、失明。

（3）颅内并发症：脑脊液鼻漏、脑膜炎、脑脓肿、颅内出血、颈内动脉或海绵窦损伤大出血。

2．并发症发生的原因：

（1）病变复杂，范围广：有前期手术史的鼻窦炎或鼻息肉，病变破坏颅底或眼眶骨壁（如后筛蝶窦的巨大囊肿），出血性病变（如血管瘤和恶性肿瘤等）。

（2）镜下解剖不熟悉，手术技巧差，术野不清，特别是未掌握术中止血技术，在血泊中盲目手术。

（3）术后术腔清理换药不及时、不合理。

（4）手术基本设备不全或设备陈旧落后。

3．并发症发生的预防：

（1）要熟练掌握鼻及鼻窦、鼻眼、颅脑解剖及内镜下手术操作技巧。

（2）术前要了解患者病变程度及范围、对术中可能出现的并发症的判断与处理要有充分的准备。

（3）预防和控制出血：如采取术前用药、麻醉控制性低血压减少术中出血。

（4）术后合理用药和定期随访。

思考题

1．鼻内镜手术有哪些优势？鼻内镜手术的基本方式有几种？

2．试述鼻内镜手术的适应症？

3．鼻内镜手术并发症有哪些？

（徐艳萍）

参考文献

[1] 王斌全主编. 耳鼻咽喉—头颈应用解剖学. 人民卫生出版社,2003.

[2] 王天铎,樊忠主编. 实用耳鼻咽喉科学. 山东:山东科学技术出版社, 1997.

[3] 田勇泉主编. 耳鼻咽喉科学. 第六版. 北京:人民卫生出版社,2002.

[4] 孔维佳主编. 耳鼻咽喉头颈外科科学. 北京:人民卫生出版社,2005.

[5] 韩德民主编. 鼻内镜外科学. 北京:人民卫生出版社,2001.

第二篇　咽科学

第一章　咽的应用解剖学及生理学

第一节　咽的应用解剖

一、咽的分部

咽（pharynx）上起颅底，下至第六颈椎平面，为一形似漏斗长约 12cm 的肌膜管，是呼吸和消化的共同通道。咽前通鼻腔、口腔和喉，后壁与椎前筋膜相邻，下端在环状软骨下缘水平与食管口连接。咽两侧有颈部大血管及神经通过，故在行扁桃体剥离术时要注意，以防造成大血管的损伤。咽可分为鼻咽、口咽和喉咽三部分（图 2-1-1）。

（一）鼻咽部（nasopharynx）：硬腭向后作延线，此线平面以上的咽部称鼻咽。位于中颅窝的底部、鼻后及软腭之上。主要结构有腺样体、咽鼓管咽口、咽鼓管圆枕、咽隐窝等（图 2-1-2）。

1. 顶后壁：由蝶骨体、枕骨基底部及第 1、2 颈椎构成，呈穹窿状，破裂孔和颞骨岩尖部紧接鼻咽顶的外侧，肿瘤易借此通道侵入颅内。顶与后壁交界处有咽扁桃体（即腺样体），在儿童时期最为显著，小儿腺样体肥大常常导致鼻塞、打鼾及分泌性中耳炎的发生。咽穹与后壁交界处的黏膜表面形成 5～6 条纵行皱襞，在其中线上还可呈囊样凹陷，称为咽囊，可以发生囊肿和慢性炎症（咽囊炎）。

2. 前壁：以后鼻孔为界，通鼻腔。前壁正中是鼻中隔的后缘，两侧为鼻后孔，其上下径约 25mm，横径约 12.5mm。

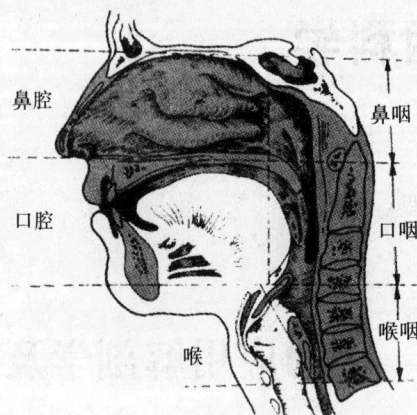

图 2-1-1　咽的分部

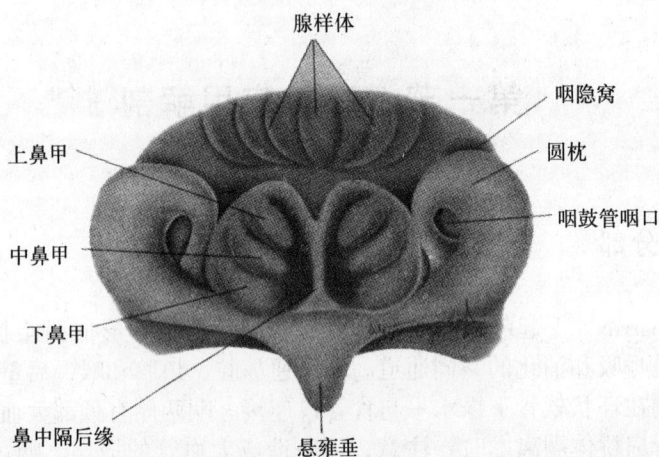

图 2-1-2　鼻咽

3. 下界：通向口咽，由软腭背面及其后缘与咽后壁之间围成的"鼻咽峡"所构成。吞咽时，软腭上提与咽后壁接触，可关闭鼻咽峡，防止饮食向鼻咽腔逆流。

4. 侧壁：左右对称，两侧有咽鼓管咽口，咽口后上方有一隆起，为咽鼓管圆枕，是找咽鼓管咽口的标志，在咽鼓管咽口周围有散在淋巴组织称为咽鼓管扁桃体，鼻咽可通过咽鼓管通向中耳，具有重要的生理功能。咽鼓管圆枕的后上方有凹陷，称咽隐窝，是鼻咽癌的好发部位。该处接近颅底之破裂孔，鼻咽癌可循此孔道侵入颅内。

（二）口咽（Oropharynx）：位于鼻咽以下，会厌上缘以上，一般所称咽部即指此区。主要结构有腭舌弓、腭咽弓、腭扁桃体、咽侧索及扁桃体上隐窝等

（图 2-1-3）。

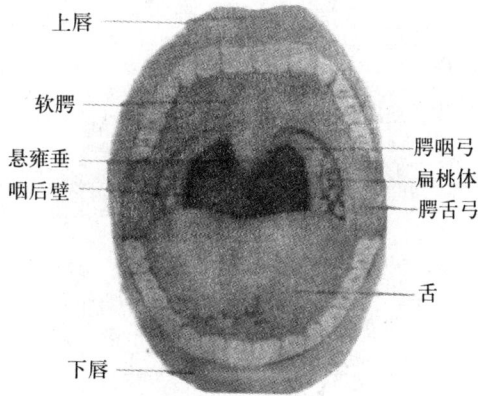

图 2-1-3　口咽

1. 前壁：上部为咽峡，并经咽峡通口腔。下部为舌根部。咽峡的构成如下：

$$
咽峡\begin{cases}上方——悬雍垂、软腭游离缘。\\两侧——腭舌弓、腭咽弓。\\下方——舌背。\end{cases}
$$

2. 后壁：2、3 颈椎前方，与椎前筋膜通过疏松结缔组织相连，内含咽后淋巴，感染后会引发咽后壁脓肿。

3. 侧壁：包括腭舌弓、腭咽弓、扁桃体和侧后壁。

（1）扁桃体窝：腭舌弓和腭咽弓之间的三角形凹陷，内藏腭扁桃体（即扁桃体）。

（2）扁桃体的结构、血管及神经：扁桃体表面覆鳞状上皮，有 8～20 个深浅不一的隐窝，常存留繁殖细菌、病毒，易形成感染灶。其中扁桃体上隐窝较大、深，感染穿透易形成扁桃体周围脓肿。扁桃体上极腭舌弓与腭咽弓交接处称半月状皱襞，下极由腭舌弓向后下覆盖于扁桃体前下部者称三角皱襞。扁桃体动脉血供丰富，主要为颈外动脉的面动脉分支，扁桃体手术时易损伤出血。扁桃体静脉血先流经扁桃体周围静脉丛，再经咽静脉丛及舌静脉汇入颈内静脉。扁桃体的神经支配主要为咽丛、三叉神经第二支（上颌神经）以及舌咽神经的分支。

（3）咽侧索：两侧腭咽弓后方纵行条索状淋巴组织。

（三）喉咽（laryngopharynx）：为会厌上缘以下，食道入口以上部分，亦称下咽。从上至下逐渐缩小形如漏斗，该部位有环咽肌环绕。前方经喉入口通向喉腔，自上而下由会厌、杓会厌襞和杓状软骨所围成的入口，称喉入口（图 2-1-4）。在喉入口两侧各有两个较深的隐窝名为梨状窝，在会厌前方，舌会厌外侧襞和舌会厌正中襞之间，左右各有两个浅凹称会厌谷，异物易嵌顿停留于此处，后壁平对第 3~6 颈椎，下端在环状软骨下缘平面接食管，喉上神经内支经此处分布于喉黏膜下。

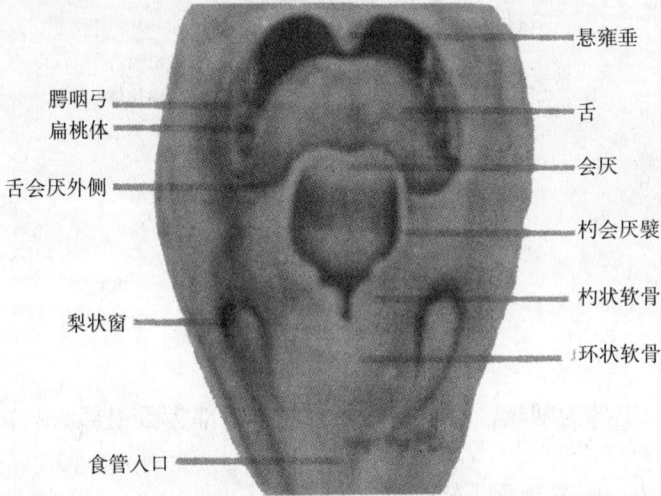

图 2-1-4 喉咽

二、咽壁结构及咽间隙

（一）咽壁结构：咽壁从内至外共分四层，分别为黏膜层、纤维层、肌肉层和外膜层。其特点为纤维层与黏膜层紧密附着，无明显黏膜下组织层。咽部的肌肉按其功能的不同，分为 3 组，①咽缩肌组：咽缩肌主要包括咽上缩肌、咽中缩肌和咽下缩肌三对，共同收缩使咽腔缩小，吞咽食物时依次收缩使食物压入食管。②咽提肌组：咽提肌包括茎突咽肌、腭咽肌及咽鼓管咽肌，收缩使咽、喉上举，封闭喉口，开放梨状窝，协调吞咽。③腭帆肌组：包括腭帆提肌、腭帆张肌、腭舌肌、腭咽肌和悬雍垂肌，收缩时上提软腭，封闭鼻咽腔，同时开放咽鼓管。

（二）咽间隙：在咽壁的后方及两侧，颈部筋膜构成一些潜在的蜂窝组织间隙，即为咽间隙，其中重要的有咽后隙及咽旁隙。咽间隙既可将某些病变局限于一定范围之内而限制疾病加重，又可为某些病变的扩散提供途径。

1.咽后隙（retropharyngeal space）位于椎前筋膜与颊咽筋膜之间。

上界：起于颅底。

下界：止于第 1、2 胸椎平面。

前界：颊咽筋膜，咽后壁。

后界：椎前筋膜。

外界：以薄层筋膜与咽旁隙相隔。

内界：为咽缝将其分为左右两部分。

内容：疏松结缔组织和淋巴结，咽后淋巴感染，易形成咽后脓肿，小儿多见。

2. 咽旁隙（parapharyngeal space）呈锥形，底在上，尖在下，左右各一。咽部感染可沿此隙侵入颅内。

上界：颅底。

下界：达舌骨大角。

内界：以颊咽筋膜及咽缩肌与扁桃体相隔。

外壁：为下颌骨升支、腮腺的深面及翼内肌。

后壁：椎前筋膜。

内容：颈内动脉、颈内静脉，舌咽神经、迷走神经、舌下神经、副神经、交感神经干等穿过，还有颈深淋巴结上群。

三、咽的淋巴组织

咽部有丰富的淋巴组织，有的聚集成团，有的分散为簇。彼此间借淋巴管相通，形成一环，称咽淋巴内环；包括腭扁桃体、腺样体、咽鼓管扁桃体、舌扁桃体、咽侧索以及咽后壁淋巴滤泡等。内环淋巴流向颈部淋巴结，后者又互相交通，形成外环，包括咽后淋巴结、下颌角淋巴结、颌下淋巴结、颏下淋巴结等（图 2-1-5）。

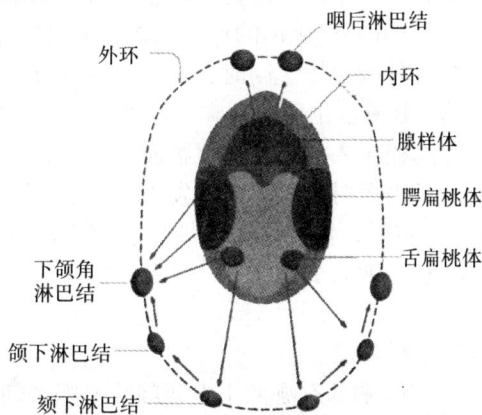

图 2-1-5　喉咽

四、咽的血管及神经

（一）血管：咽部血液供应包括咽升动脉、甲状腺上动脉、腭升动脉、腭降动脉、舌背动脉等，均来自颈外动脉的分支。咽部的静脉血由咽静脉丛与翼丛流经面静脉，最后汇入颈内静脉。

（二）神经：咽丛司咽的感觉与运动。咽丛是由舌咽神经、迷走神经和交感神经干的颈上神经节所构成。

第二节　咽的生理功能

（一）呼吸与吞咽功能：咽作为呼吸与消化的共同通道，具有呼吸与吞咽的功能。呼吸过程中咽黏膜对空气有一定的加湿、调温及清洁作用，而在吞咽过程中咽的吞咽反射引起喉咽及食道入口开放，使食物进入食道，进一步完成消化吸收。

（二）构音与共鸣功能：发音的主要器官是声带，而咽腔可以通过与相邻的组织和器官的协同作用，来调节声音的音色、音调以及清晰度等。

（三）保护和防御功能：防御主要是通过咽反射完成的，可防止误吸及鼻腔返流，有利于异物的排出，具有一定的保护作用。

（四）调节中耳气压功能：吞咽动作使咽鼓管开放，维持中耳内气压与外界大气压平衡，这是保持正常听力的重要条件之一。

（五）扁桃体的免疫功能：扁桃体生发中心含有各种吞噬细胞，可吞噬消灭各种病原体。同时，可产生多种具有天然免疫力的细胞和抗体，如 T 淋巴细胞、B 淋巴细胞、吞噬细胞及免疫球蛋白等，清除、消灭从血液、淋巴或组织等途径侵入机体的有害物质。

出生时扁桃体无生发中心，随着年龄增长，免疫功能逐渐活跃，特别是 3 ～5 岁时，扁桃体生理性显著增大。青春期后，扁桃体的免疫活动趋于减退，体积逐渐缩小。

思考题

1. 咽部有哪两个重要间隙？咽旁间隙有何重要结构？
2. 何谓咽淋巴环（Waldeyer 淋巴环）？
3. 扁桃体有何免疫功能？何时最活跃？

（富东娜）

第二章　咽的症状学

一、咽　痛

咽痛是最常见的咽部症状。咽部急性炎症疼痛较剧，吞咽时加重，如急性咽炎、扁桃体炎、扁桃体周围脓肿。慢性炎症疼痛轻。咽部溃疡、恶性肿瘤、结核、创伤、异物、茎突过长、舌咽神经痛等可引起咽痛。牙周炎、喉癌、下咽癌等咽部邻近器官疾病也可致咽痛，若病变累及咽部深层组织，则咽痛可放射至耳部。也可为全身疾病伴随症状，如白血病等。

二、咽异常感觉

病人可觉咽部异物贴附感、咽干、咽痒及堵塞感等，常因咽部及其周围器质性病变引起，如慢性咽炎、扁桃体炎、扁桃体肥大、扁桃体角化症、悬雍垂过长、茎突过长、咽喉良恶性肿瘤、舌根扁桃体肥大、舌根静脉曲张、反流性食道炎、反流性咽喉疾病、甲状腺肿瘤等。也可有异物堵塞感，空咽时明显，吞咽食物时反而不明显，中医称"梅核气"。常因功能性因素，也称咽部神经官能症。与恐癌、焦虑有关，也可因内分泌紊乱引起。

三、吞咽困难

主要原因分为以下三类：
1. 功能性：因咽部剧烈疼痛而引起，或婴儿先天性后鼻孔闭锁、腭裂等出生后即有吮奶及吞咽困难。
2. 阻塞性：咽部或食管肿瘤、异物或狭窄妨碍食物通过，常表现为咽下固体食物困难。
3. 瘫痪性：咽肌运动主要由舌咽和迷走神经支配，任何原因侵犯此二神经均可出现吞咽困难，如颈静脉孔综合征。

四、呼吸困难

鼻咽部阻塞可引起张口呼吸、打鼾及呼吸困难。儿童多因腺样体肥大，而成人常因鼻咽部肿瘤，如鼻咽纤维血管瘤、鼻咽癌等。

口咽部炎症或肿瘤，一般仅引起呼吸不畅，不致于出现严重的呼吸困难。但下咽部严重病变，可出现明显呼吸困难和喘鸣，但少见。

五、构音异常

咽部是发音的共鸣腔之一，软腭麻痹、腭裂可出现开放性鼻音。咽部因炎症肿胀（如扁桃体周围脓肿）或较大肿瘤或剧烈咽痛，发声缺乏共鸣，可出现吐字不清。

六、打　鼾

睡眠时软腭、悬雍垂、咽黏膜皱襞、舌根等组织随呼吸气流颤动产生鼾声。肥胖者咽壁脂肪过多，舌体肥大，悬雍垂粗长，咽、腭扁桃体肥大，鼻炎，鼻中隔偏曲，鼻咽肿瘤等均可引起打鼾。

思考题
1. 咽部疾病可引起哪些症状？
2. 哪些疾病可引起咽部感觉异常？

（文连姬）

第三章　咽的检查法

咽部某些疾病有其特征性面容和表现，首先应观察面容、表情，然后用压舌板检查口咽部、间接喉镜检查喉咽、间接鼻咽镜检查鼻咽，病人配合不佳，则需进一步行纤维鼻咽镜、纤维喉镜、直达喉镜等检查。有些病人需行鼻咽、口咽及颈部触诊。

第一节　望　诊

一、面容与表情

认识、观察某些疾病的特征性面容和表情，有助于快速准确地做出诊断。

1. 儿童张口呼吸，表情发呆，上颌骨变长，上唇较短，上切牙突出，牙齿排列不齐，闭塞性鼻音，腺样体肥大的可能性大。

2. 小儿重病面容，头颈僵直，头向一侧或稍后仰，讲话或哭声含糊不清，流涎、拒食、烦躁，多为咽后脓肿。

3. 面部表情痛苦，头颈强直偏向一侧，流涎、张口受限，语音含糊不清，多为扁桃体周围脓肿。

4. 面色苍白、进行性消瘦、口臭，呈恶液质状，多为恶性肿瘤。

5. 衰弱、面色苍白，双侧颌下或颈部淋巴结肿大，声嘶伴吸气性呼吸困难者，注意咽白喉。目前少见。

6. 口角有瘢痕，切牙锯齿状，或有间质性角膜炎，多为先天性梅毒。极少见。

二、口咽部检查

患者坐位放松，首先观察牙齿有无龋齿、松动，牙龈、硬腭、舌、口底有无溃疡及肿块，伸舌有无偏斜。然后再用压舌板轻压舌前 2/3，并发"阿"音，压舌板不宜超过舌前 2/3，以免引起恶心。

1. 软腭：发"阿"音观察软腭抬举情况，一侧瘫痪者，患侧不能上抬，两侧麻痹者软腭不能上抬，应注意有无颅内病变。还需观察软腭有无充血、溃疡、膨隆及新生物。

2. 悬雍垂：观察有无充血、水肿及是否粗长，前者见于急性咽炎，后者常见于鼾症病人。

3. 腭扁桃体：观察扁桃体大小（扁桃体内侧缘未超过腭咽弓为Ⅰ度；超过腭咽弓但未到中线为Ⅱ度；接近中线或超过中线为Ⅲ度）、隐窝有无脓性分泌物（见于急性扁桃体炎）或豆渣样栓塞物及隐窝口有无瘢痕（见于慢性扁桃体炎）或白色棘状角化物（见于扁桃体角化症），还应注意扁桃体表面有无溃疡及新生物、腭舌弓及腭咽弓有无充血及瘢痕。

4. 咽后壁：病人应端坐，观察咽黏膜有无充血、溃疡、隆起、滤泡增生及分泌物附着。正常咽后壁黏膜淡红色，湿润，散在小淋巴滤泡。若见多个较大滤泡或滤泡融合成片或咽侧索充血肥厚，则为慢性咽炎。若一侧咽后壁隆起，则可能为咽后脓肿或咽后间隙肿瘤。而咽后壁有黏性或脓性分泌物附着，则多为鼻炎、鼻窦炎分泌物下流所致。

三、间接鼻咽镜检查

患者正坐，头稍前倾微后仰，用鼻呼吸。左手持压舌板压舌前2/3，右手持温的间接鼻咽镜，镜面向上，置于悬雍垂与咽后壁之间，转动镜面，可查见鼻咽顶、咽隐窝、圆枕、咽鼓管咽口、软腭背面、鼻中隔后缘、后鼻孔、中下鼻甲后端及各鼻道，观察黏膜有无充血、糜烂、溃疡及新生物，腺样体是否肥大，两侧咽隐窝是否对称，一侧咽隐窝饱满常是鼻咽癌早期特征之一。

间接鼻咽镜检查时应避免镜接触咽后壁、悬雍垂及舌根，引起恶心。咽反射敏感者可行口咽表面麻醉后检查。

四、喉咽部检查

可在间接喉镜下常规检查（详见）。

第二节　触　诊

一、口咽部触诊

患者坐位，检查者立于患者被检查的同侧，被检查者同侧手戴手套，用食指触诊扁桃体窝、舌根及肿块，有助于茎突过长的诊断及对这些部位肿瘤的质地、大小、活动度的了解。

二、鼻咽部触诊

此项检查病人较痛苦，且由于纤维鼻咽镜的普及，现已较少使用。患者端坐，头稍前倾（儿童由助手抱好固定）（图 2-3-1）。检查者立于被检查者的右后，左手食指紧压小儿左颊部，以防小儿咬伤检查者。右手食指经口伸入鼻咽部（图 2-3-2），触诊鼻咽顶部及侧壁，注意有无腺样体肥大，有无肿物及其大小、质地及与周围的关系。触诊鼻中隔后缘、后鼻孔、下鼻甲后端，了解有无后鼻孔闭锁。注意触诊指有无脓液及血迹。

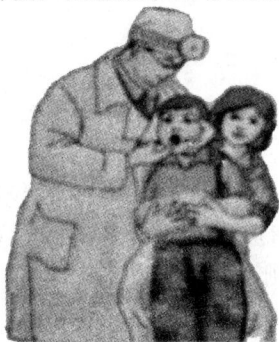

图 2-3-1　小儿鼻咽触诊姿势　　　　图 2-3-2　鼻咽触诊示意图

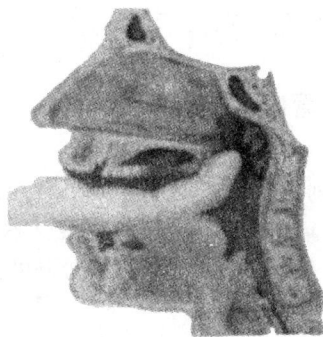

第三节　颈部检查

颈部淋巴结肿大或颈部筋膜间隙的肿胀常与咽部疾病有关，应仔细检查。

患者正坐，头稍低，检查者位于患者后方用两手指尖同时按顺序触诊。从颏下、下颌下至下颌角，再沿胸锁乳突肌前缘向下至胸骨处，最后检查颈后三角及锁骨上。注意有无淋巴结肿大、肿块及肿胀，肿块大小、硬度、有无压痛、活动如何。对于咽部异物感者，注意触诊甲状腺，注意甲状腺有无肿大、有无肿块、质地、是否压痛及是否随吞咽上下移动。

第四节 咽部内镜检查

一、纤维内镜检查

纤维内镜细软可弯曲。检查喉咽时，若病人敏感，则用1%丁卡因口咽和喉咽表面麻醉。病人坐位或平卧位，将纤维内镜经鼻腔导入鼻咽和喉咽检查。双侧鼻腔有阻塞性病变时，可经口绕过软腭游离缘向上至鼻咽部检查。注意有无腺样体肥大，有无后鼻孔闭锁，鼻咽及喉咽有无肿块、溃疡，黏膜是否光滑。有可疑病变时，可活检。

二、硬管内镜检查

因刺激较大，现较少使用。分经鼻腔和口腔两种。经鼻腔内镜较细，经鼻底放入鼻咽部，转动内镜观察鼻咽各部。经口腔内镜经口越过软腭置于口咽部，镜口向上可检查鼻咽，向下可检查喉部和喉咽部。

第五节 咽部影像检查

一、X线平片检查

1. 鼻咽侧位片：可显示鼻咽部软组织阴影。主要用于显示小儿腺样体的大小及肿瘤破坏颅底骨质情况。
2. 颅底片：主要观察颅底骨质、鼻咽侧壁、后壁和后鼻孔区有无骨质破坏、肿物。
3. 颈侧位片：主要观察咽后壁软组织的厚度。正常咽后壁厚约 2~3mm，若过厚则提示有脓肿或新生物。

二、CT 扫描

1. 鼻咽部 CT 扫描：主要用于确定鼻咽癌和其他类型肿瘤扩展范围，了解骨质破坏情况。常需轴位和冠位扫描。

2. 咽旁间隙肿瘤 CT 扫描：咽旁间隙肿瘤种类繁多，但有些肿瘤有一定的特征。神经源性肿瘤呈椭圆形，界清，不均匀强化。畸胎瘤、软骨类肿瘤、脊索瘤可见钙化，脊索瘤可伴枕骨斜坡骨质破坏。颈静脉球瘤有特定的好发部位，颈静脉孔可扩大、破坏。

三、核磁共振成像

核磁共振成像（MRI）软组织对比度强，因此对肿瘤部位和侵犯范围的确定优于 CT。轴位主要显示咽隐窝、咽后壁淋巴结、咽旁间隙等，矢状位主要显示脊柱上颈段、斜坡和颅内基底池，而冠状位用于观察病变向颅底上下及海绵窦侵犯情况。

思考题

1. 确定咽部肿瘤的部位及侵犯范围应首选核磁还是 CT？确定骨质破坏的情况呢？

2. 间接鼻咽镜或纤维鼻咽镜检查应注意观察哪些？

（文连姬）

第四章 咽 炎

第一节 急性咽炎

急性咽炎（acute pharyngitis）是咽黏膜、黏膜下组织及其淋巴组织的急性炎症，常为上呼吸道感染的一部分。本病可单独发生，也可继发于急性鼻炎或扁桃体炎。多发于秋、冬季及冬、春季之交。

【病因】

1. 病毒感染：以柯萨奇病毒、腺病毒、副流感病毒多见，鼻病毒及流感病毒次之。病毒多通过飞沫和亲密接触而传染。

2. 细菌感染：以链球菌、葡萄球菌和肺炎双球菌为主，其中以 A 组乙型链球菌引起者症状最为严重，甚至引起远处器官的化脓性病变，称为急性脓毒性咽炎。

3. 物理化学因素：如高温、粉尘、烟雾、刺激性气体等。

其他如受凉、疲劳、烟酒过度及全身抵抗力下降多可诱发本病。

【临床表现】

起病较急，主要症状为咽干，灼热、粗糙感及咽痛，空咽时咽痛加剧，可放射至耳部，全身症状一般较轻；严重者可表现发热、头痛等。一般病程为 1 周左右。幼儿期常为急性传染病的前驱症状或伴发症状，如麻疹、猩红热、流感、风疹等。

【检查】口咽部黏膜急性弥漫性充血、肿胀，悬雍垂及软腭水肿，咽后壁淋巴滤泡和咽侧索红肿；咽后壁淋巴滤泡表面有黄白色点状渗出物；颌下淋巴结可肿大、压痛。

【诊断】根据病史、症状及局部检查所见，诊断不难。亦可通过咽部细菌培养明确致病菌。在儿童患者应特别注意是否为急性传染病的前驱症状或伴发症状。

【并发症】可并发鼻窦炎、中耳炎、喉炎、气管炎及肺炎。若致病菌入血，可引起急性肾炎、败血症及风湿热等。

【治疗】

1. 局部治疗：全身症状轻或无全身症状者，可用复方硼砂溶液含漱，口服银黄含片、草珊瑚含片、西瓜霜含片等，还可用 1%～3% 碘甘油涂抹咽后壁淋巴滤泡，有消炎作用。

2. 全身治疗：感染较重，全身症状明显者，应卧床休息、多饮水及进流食，可选用抗病毒药和抗生素或磺胺类药。

3. 中医中药：中医认为本病多为外感风热，可用银翘散加减、一清胶囊或喉痛消炎丸等，亦可加用抗病毒和抗菌作用的中药制剂（如板蓝根）。

第二节　慢性咽炎

慢性咽炎（chronic pharyngitis）是咽部黏膜、黏膜下及淋巴组织的慢性炎症，常为上呼吸道慢性炎症的一部分。多发生于成年人，症状顽固，治愈较难。

【病因】

1. 局部因素

（1）急性咽炎反复发作转为慢性。

（2）上呼吸道慢性炎症刺激，鼻部炎症时炎性分泌物或长期张口呼吸反复刺激咽后壁黏膜导致慢性咽炎。另外，慢性扁桃体炎、龋齿等亦可引起本病。

（3）长期烟酒过度、粉尘、有害气体刺激以及辛辣食物等均可引发本病。

（4）职业因素因说话较多刺激咽后壁黏膜可诱发本病。

2. 全身因素

多种慢性病，如贫血、消化不良、咽喉返流性疾病、慢性下呼吸道炎症、心血管疾病、肝肾疾病以及内分泌功能紊乱、维生素缺乏、免疫功能低下等均与本病有关。

【病理】 根据病理可分为三类：

1. 慢性单纯性咽炎：黏膜慢性充血，黏膜下结缔组织及淋巴组织增生，黏液腺肥大，分泌亢进。

2. 慢性肥厚性咽炎：黏膜慢性充血、肥厚，黏膜下有广泛的结缔组织及淋巴组织增生，形成咽后壁颗粒状的隆起。咽侧索淋巴组织增生，呈条索状增厚。

3. 萎缩性咽炎：咽部腺体和黏膜萎缩。

【临床表现】

咽部可有各种不适感，如异物感、干燥感、灼热感、痒感和轻微的疼痛等。由于咽后壁常有较黏稠的分泌物，常常清嗓或在晨起时刺激性干咳，严重时伴有恶心。吃辛辣或过咸食物、受凉、用嗓过度或疲劳时加重。

【检查】

1. 慢性单纯性咽炎：咽部黏膜慢性充血，血管扩张，呈暗红色，咽后壁有散在淋巴滤泡，常有少量黏稠分泌物附着。

2. 慢性肥厚性咽炎：咽部黏膜充血肥厚，咽后壁淋巴滤泡增生显著，可多个散在突起或融合成块。双侧咽侧索充血肥厚。

3. 萎缩性咽炎：咽黏膜干燥、萎缩变薄，黏膜色苍白且发亮，咽后壁黏膜常有黏液或有臭味的黄褐色痂皮。

【治疗】

1. 病因治疗

戒烟酒，积极治疗急性咽炎，鼻、鼻窦和鼻咽部慢性炎症。改善工作和生活环境，治疗全身疾病增强抵抗力，纠正便秘和消化不良。

2. 局部治疗

(1) 慢性单纯性咽炎：常用复方硼砂溶液或呋喃西林溶液漱口，以清除咽部黏附分泌物，亦可含服银黄含片、碘含片、薄荷喉片等。

(2) 慢性肥厚性咽炎：除用上述治疗方法外，还需对咽后壁隆起的淋巴滤泡进行处理，其方法包括：化学药物如 10% 硝酸银溶液烧灼、电凝固法、冷冻、微波或激光治疗等，其中以微波和激光治疗多见。但需注意治疗时不宜过深过大，以防出现咽部干燥、咽黏膜萎缩。

(3) 萎缩性咽炎：可用小剂量碘剂涂咽后壁黏膜促进腺体分泌，雾化吸入减轻干燥感，口服多种维生素。

3. 中医中药

中医认为本病多为阴虚火旺，虚火上扰。治宜滋阴清热，用增液汤加减。可用适量双花、麦冬加胖大海两枚，开水泡后饮之。

思考题

1. 慢性咽炎的病理分型特点及治疗措施有哪些？

2. 慢性咽炎可有哪些症状？

(赵　胤)

第五章　扁桃体炎

第一节　急性扁桃体炎

急性扁桃体炎（acute tonsillitis）为腭扁桃体的急性非特异性炎症，伴有不同程度的咽黏膜和其他淋巴组织的急性炎症，是一种很常见的咽部疾病。多发生于儿童及青年。常见于季节更替、气温变化时。

【病因】

主要致病菌为乙型溶血性链球菌。非溶血性链球菌、葡萄球菌、肺炎双球菌、流感杆菌及腺病毒等也可引起本病。不少为细菌和病毒混合感染。近年来厌氧菌、革兰氏阴性杆菌感染有上升趋势。

受凉、机体抵抗力降低、疲劳过度、烟酒过度、有害气体刺激、上呼吸道慢性病灶等均可为诱因。

急性扁桃体炎的病原体可通过飞沫、食物或密切接触而传染，通常为散发性。

【病理】分为3类：

1. 急性卡他性扁桃体炎：多为病毒引起。病变较轻，炎症局限于黏膜表面，表现为扁桃体充血，无明显渗出物。

2. 急性滤泡性扁桃体炎：炎症侵及扁桃体实质内的淋巴滤泡，引起充血、肿胀甚至化脓。在隐窝口之间的黏膜下，可呈现黄白色斑点。

3. 急性隐窝性扁桃体炎：扁桃体充血、肿胀。隐窝内由脱落上皮、纤维蛋白、脓细胞、细菌等组成的渗出物充塞，并自隐窝口排出。有时隐窝口渗出物互相连成一片，形似假膜，易于拭去。

临床可分为二类：（1）急性卡他性扁桃体炎（2）急性化脓性扁桃体炎。

【临床表现】

1. 全身症状：发病急，可有畏寒高热，体温可达 38～40℃，头痛，四肢酸痛，并常伴有食欲下降和便秘等症状，体温过高者可引起抽搐、昏睡等。

2. 局部症状：剧烈咽痛，常放射至耳部，吞咽时咽痛加剧。下颌角淋巴结肿痛，可感转头不便。葡萄球菌感染时，扁桃体肿大较为显著，在幼儿可引起呼吸困难。

【检查】

病人呈急性病容。咽黏膜呈弥漫性充血，以扁桃体及两腭弓为重，扁桃体肿大，表面有黄白色脓点、灰白色点状豆渣样渗出物或黄白色假膜，未超出扁桃体范围，易拭去。下颌角淋巴结肿大。

【诊断及鉴别诊断】

根据典型的临床症状及体征，诊断并不难。但应注意与咽白喉、樊尚咽峡炎及某些血液病所引起的咽峡炎等疾病相鉴别。

1. 咽白喉：咽痛轻，全身中毒症状重，低热，脉搏微弱，精神萎靡，面色苍白。颈部淋巴结可肿大，呈"牛颈"状。检查见灰白色假膜常超出扁桃体范围，假膜坚韧，不易擦去，强剥易出血。涂片：白喉杆菌，血常规白细胞一般无变化。

2. 樊尚咽峡炎：单侧咽痛，全身症状较轻。一侧扁桃体覆有灰色或黄色假膜，擦去后可见下面有溃疡。牙龈常见类似病变。涂片：梭形杆菌及樊尚螺旋体，血常规白细胞稍有增多。

3. 单核细胞增多症性咽峡炎：咽痛轻，高热、急性病容。有时出现皮疹、肝脾肿大等。扁桃体红肿，有时覆有白色假膜，易擦去。全身淋巴结多发性肿大。涂片：阴性或查到呼吸道常见细菌。血常规异常淋巴细胞、单核细胞增多可占 50% 以上。血清嗜异性凝集试验（＋）。

【并发症】

局部炎症扩散最常见为扁桃体周围脓肿，而对于全身的影响常见有急性肾炎、心肌炎、风湿热及急性关节炎等。严重时可引起脓毒血症。

【治疗】

1. 一般治疗：因本病具有传染性，需隔离，卧床休息，进流质饮食及多饮水，加强营养及疏通大便。咽痛剧烈或高热时可口服退热、镇痛药。

2. 抗生素治疗：首选青霉素。若治疗 2～3d 无好转，改用其他抗生素。

3. 局部治疗：复方硼砂溶液或 1:5 000 呋喃西林液等漱口，含服喉片。

4. 中医中药：中医认为本病系内有痰热，肺胃不清，外感风、火，应疏风清热，消肿解毒。常用"银翘柑桔汤"或"清咽防腐汤"。针刺疗法亦可解热、止痛。

5. 手术治疗：对于反复发作，尤其已有并发症者，可在急性炎症消退 2～3 周后行扁桃体切除术。

第二节　慢性扁桃体炎

慢性扁桃体炎（chronic tonsillitis）多由急性扁桃体炎反复发作或因腭扁桃体隐窝引流不畅，窝内细菌、病毒滋生感染而演变为慢性炎症。

【病因】

主要致病菌为链球菌和葡萄球菌，多因急性扁桃体炎反复发作或扁桃体隐窝引流不畅，隐窝内炎性渗出物聚集和细菌、病毒滋生感染而致病。亦可继发于某些急性传染病（如猩红热、白喉、流感、麻疹等）之后。近年来有学者认为本病与自身变态反应有关。

【病理】可分为3型：

1. 增生型：腺体淋巴组织与结缔组织增生，腺体肥大，突出于腭弓之外，多见于儿童。扁桃体隐窝口宽大，可见有分泌物堆集或有脓点。

2. 纤维型：淋巴组织和滤泡变性萎缩，被纤维组织所取代，腺体小而硬，常与腭弓及扁桃体周围组织粘连。病灶感染多为此型。

3. 隐窝型：腺体隐窝内有大量脱落上皮细胞、淋巴细胞、白细胞及细菌聚集而形成脓栓或隐窝口因炎症瘢痕粘连，内容物不能排出，形成脓栓或囊肿，成为感染灶。

【临床表现】

常有急性扁桃体炎反复发作史，发作时咽痛伴发热。发作间歇可有咽干、咽痒、咽异物感、刺激性咳嗽、口臭等。扁桃体过度肥大可致呼吸不畅、睡眠打鼾、吞咽或言语共鸣障碍等。全身症状可有消化不良、头痛、乏力、低热等。

【检查】

扁桃体和腭舌弓慢性充血，挤压腭舌弓，隐窝口可见黄、白色炎性渗出或干酪样点状物。扁桃体萎缩者局部瘢痕明显，凹凸不平，与周围组织粘连，常有下颌角淋巴结肿大。

【诊断及鉴别诊断】

根据反复急性发作史、局部检查，进行诊断。扁桃体的大小并不表明其炎症程度，故不能以此作出诊断。本病应与下列疾病相鉴别：

1. 扁桃体生理性肥大：多见于小儿和青少年，无反复咽痛发作。扁桃体光滑，隐窝口清晰，无分泌物潴留。

2. 扁桃体角化症：为扁桃体隐窝口上皮过度角化，出现白色尖形沙砾样物，触之坚硬，附着牢固，不易擦拭掉。类似角化物也可见于咽后壁和舌根等处。无反复咽痛发作。

3. 扁桃体肿瘤：恶性肿瘤以鳞状细胞癌或非霍奇金氏淋巴瘤较常见，单侧扁桃体肿大伴有溃烂，并侵及软腭或腭弓，常伴有同侧颈淋巴结肿大，需病理切片确诊。

【并发症】

在某些情况下（如受凉、全身衰弱、内分泌紊乱、自主神经功能失调等），易形成病灶，发生变态反应，产生并发症，主要是风湿性关节炎、风湿热、心脏病、肾炎、长期低热等。测定血沉、抗链球菌溶血素"O"、血清黏蛋白、心电图、尿常规等有助于判断有无并发症发生。

【治疗】

1. 非手术治疗：加强体育锻炼，增强体质。用增强免疫力药物。可局部涂药、隐窝灌洗、冷冻及激光疗法等，其中 Nd：YAG 激光扁桃体表面照射及隐窝插入凝固，对避免扁桃体炎反复发作疗效较佳。

2. 手术治疗：目前扁桃体切除术是治疗慢性扁桃体炎的常用方法，但要合理掌握其适应证。而病灶性扁桃体的切除，需待有关疾病稳定后在抗生素控制下进行。

扁桃体切除术

【适应证】

1. 慢性扁桃体炎反复急性发作或多次并发扁桃体周围脓肿。

2. 扁桃体过度肥大，妨碍吞咽、呼吸功能及语言含糊不清者。

3. 慢性扁桃体炎已成为引起其他脏器病变的病灶或与邻近器官的病变有明显关联。

4. 扁桃体角化症及白喉带菌者，经保守治疗无效时。

5. 各种扁桃体良性肿瘤，可连同扁桃体一并切除；对恶性肿瘤则应慎重选择手术范围。

【禁忌症】

1. 急性扁桃体炎发作时，一般不施行手术，宜在炎症消退后 2～3 周后行手术切除。

2. 造血系统疾病及有凝血机制障碍者，如再生障碍性贫血、紫癜病等，一般不作手术。若扁桃体炎症会导致血液病恶化者，应行周密的术前检查，并在整个围手术期采取综合治疗时，行手术切除。

3. 全身性疾病，如活动性肺结核、风湿性心脏病、关节炎、肾炎、高血压等，病情尚未稳定时暂缓手术。

4. 在脊髓灰质炎及流感等呼吸道传染病流行季节或地区，以及其他急性传染病流行时，不宜手术。

5. 妇女月经期和月经前期、妊娠期，不宜手术。

6.病人家属中免疫球蛋白缺乏或自身疫病的发病率高，白细胞计数特别低者。

思考题

1.急性扁桃体炎须与哪些疾病相鉴别？
2.扁桃体切除手术的适应症及禁忌症？

（赵　胤）

第六章 咽部脓肿

第一节 扁桃体周脓肿

扁桃体周脓肿（peritonsillar abscess）为发生在扁桃体周围间隙内的化脓性炎症，早期发生蜂窝织炎（称扁桃体周围炎），继之形成脓肿。中医称之为"喉痈"。好发于青壮年。按其发生部位，临床分为前上型和后上型两种。

【病因】

多继发于急性扁桃体炎，尤其是慢性扁桃体炎反复急性发作者。常见的致病菌为金黄色葡萄球菌、乙型溶血性链球菌、甲型草绿色链球菌和厌氧菌等。

【临床表现】

初起症状如急性扁桃体炎 3~4 日后，高热持续或加重，一侧咽痛加剧，吞咽时尤甚。吞咽困难，唾液在口内潴留，甚至外溢，言语含糊不清。病人头偏向患侧，颈项呈假性僵直，喝水时，常向鼻腔。重症者因翼内肌受累可有张口困难。同侧下颌角淋巴结肿大。全身症状明显，全身乏力、纳差、肌酸痛、便秘等。

【检查】

局部检查可见患侧扁桃体红肿，表面有分泌物。前上型者，患侧腭舌弓及软腭红肿，悬雍垂水肿，偏向对侧，腭舌弓上方隆起，扁桃体被遮盖且被推向下方。后上型者，腭咽弓红肿呈圆柱状，扁桃体被推向前下方。

【诊断】

根据临床表现及检查，即可诊断。可根据以下三点明确诊断：①剧烈咽痛逾 4~5 天；②局部隆起明显；③隆起处穿刺抽脓。

【鉴别诊断】

1. 咽旁脓肿：为咽旁间隙的化脓性炎症，脓肿部位在咽侧及颈外下颌角部，患侧扁桃体和咽侧壁被推向中线，但扁桃体本身无病变。

2. 智齿冠周炎：常因阻生牙而起病，牙冠上覆盖肿胀组织、牙龈红肿、波及腭舌弓，但扁桃体及悬雍垂一般不受影响。

3.脓性颌下炎：为口底急性弥漫性蜂窝织炎。在口底及颌下有痛性硬块，压舌或伸舌疼痛，张口受限，但无牙关紧闭。

4.扁桃体恶性肿瘤：一般无发热，一侧扁桃体迅速增大或扁桃体肿大而有溃疡。

【并发症】

炎症扩散至咽旁间隙，可发生咽旁脓肿；向下蔓延，可发生喉炎及喉水肿，出现呼吸困难；少数病人可发生化脓性颈淋巴结炎、颈内静脉血栓、败血症或脓毒血症。

【治疗】

1.脓肿形成前的处理

按急性扁桃体炎处理，给予足量的抗生素及适量的类固醇激素控制炎症，并给予输液、对症处理。

2.脓肿形成后的处理

① 穿刺抽脓：可明确脓肿是否形成及部位，可于一侧咽痛 5～7 天实施。具体操作见第九篇第四章第二节。

② 切开排脓：若脓肿较重需反复扁桃体周围穿刺者，应切开排脓。

③ 扁桃体切除术：确诊后，在抗生素治疗有效控制下，可施行病侧扁桃体切除术。因本病易复发，对多次脓肿发作者，应在炎症消退 2 周后，将扁桃体切除。

第二节　咽后脓肿

咽后脓肿（retropharyngeal abscess）为咽后隙的化脓性炎症，分为急性与慢性两型。

【病因及病理】

1.急性型：咽后淋巴结化脓最常见，多发生于 3 岁以内的幼儿。婴幼儿咽后隙淋巴组织丰富，口、咽、鼻腔及鼻窦的感染可引起淋巴结炎及化脓，常蓄积于咽后隙的一侧。此外，咽后壁异物或外伤、手术等均可引起咽后隙感染。致病菌与扁桃体周围脓肿相似。

2.慢性型：由颈椎结核引起，多见于成人。在椎体与椎前筋膜之间形成寒性脓肿。

【临床表现】

1.急性型者，起病急，发热、烦躁、咽痛拒食、吸奶时奶汁返呛入鼻腔或呛咳。较大儿童可表现语音含糊不清，打鼾，常有呼吸困难。患儿头常偏向患侧以减轻咽壁张力,并扩大气道腔隙。如脓肿增大,压迫喉入口或并发喉炎,则呼吸困难加重或突然窒息。

2.慢性型者,多有结核病的全身症状,起病缓慢。无咽痛,脓肿增大出现咽部阻塞感。

【检查】急性型者可见咽黏膜充血,咽后壁一侧隆起。检查时,操作宜轻柔,若怀疑患儿有咽后壁脓肿,则检查时宜将患儿平卧,头垂至床下,并备好吸引器,以避免患儿哭闹挣扎导致脓肿破裂。如发生意外,应速将患儿头部倒下,防止脓液流入气管,发生窒息或引起吸入性肺炎。另外,检查可发现患侧或双侧颈淋巴结肿大,压痛明显。

慢性型者可见咽后壁隆起,常位于咽后壁中央。

【诊断】根据病史、症状、检查及穿刺,诊断不难。X线侧位拍片,可判断脓肿的大小及范围,有时能见到液平面,也可检查有无异物或颈椎骨质破坏。CT检查有利于脓肿与蜂窝织炎的鉴别。结核性者常有肺部结核病变。

【并发症】

1.脓肿破裂可引起吸入性肺炎甚至窒息。

2.脓肿向下发展,可引起急性喉炎、喉水肿、纵隔炎。

3.脓肿向外侧侵入咽旁间隙致咽旁隙脓肿,可侵蚀大动脉,发生致死性大出血。

【治疗】

1.急性咽后脓肿:一经确诊,应立即切开排脓。患儿不需麻醉,成人1%地卡因咽部表面麻醉。取仰卧头低位,用压舌板或直接喉镜压舌根暴露口咽后壁,在脓肿最隆起处用长粗穿刺针抽脓,然后用尖刀在脓肿下部最低处作一纵行切口(图2-6-1),并用血管钳扩大切口,吸尽脓液,同时可用抗生素冲洗脓腔。排脓后呼吸困难无缓解者可气管切开。术后使用抗生素控制感染。如脓液引流不畅,每日应撑开创口,排尽脓液直至痊愈。

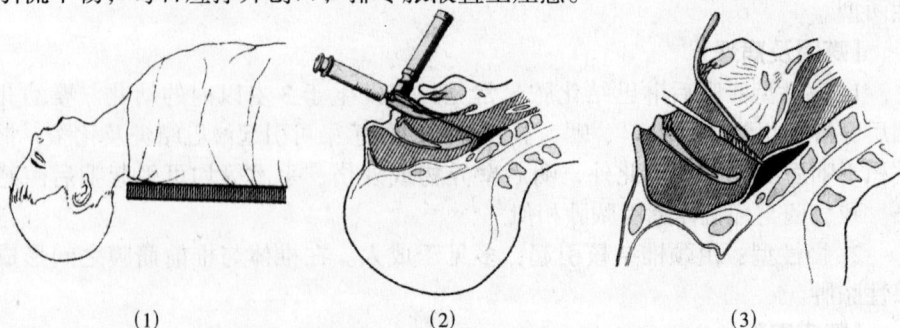

(1)　　　　　　　　(2)　　　　　　　　(3)

图2-6-1　咽后脓肿穿刺和切开的体位及部位

2. 结核性咽后脓肿：全身抗结核治疗，口内穿刺抽脓，脓腔内注入 0.25g
链霉素液，但不可在咽部切开。有颈椎结核者，宜与骨科医师共同处理。

第三节　咽旁脓肿

咽旁脓肿（parapharyngeal abscess）为咽旁隙的化脓性炎症，为蜂窝织炎发
展成脓肿。

【病因】致病菌多为溶血性链球菌，其次为金黄色葡萄球菌、肺炎双球菌。

1. 邻近器官或组织化脓性炎症，最常见，如急性扁桃体炎、扁桃体周围
脓肿、咽后脓肿及牙槽脓肿等可直接侵入咽旁隙而发病。

2. 咽部外伤、异物，包括医源性损伤，如扁桃体摘除术；拔牙时，注射
麻醉剂的针头消毒不严，可将致病菌直接带入咽旁隙。

3. 血液或淋巴途径感染：邻近器官或组织的感染，可经血行和淋巴系累
及咽旁隙。

【临床表现】

1. 全身症状：持续性或弛张性高热、寒战、头痛及食欲不振。

2. 局部症状：咽侧及颈部剧痛、吞咽困难、语言不清、当炎症侵犯翼内
肌时，出现张口困难。

【检查】患者呈急性重病容、颈部僵直、活动受限。患侧颈部、颌下区肿
胀，触之坚硬，触痛明显。若脓肿形成，则局部变软且有波动感。严重者肿胀
范围可上达腮腺、下沿胸锁乳突肌而达锁骨上窝。

咽部检查，咽侧壁隆起、充血，扁桃体及腭弓被推向中线，但扁桃体本身
无红肿。

【诊断】根据上述症状及体征，一般不难诊断。由于脓肿位于深部，颈外
触诊时，不易摸到波动感，故不能以有无波动感作为诊断咽旁脓肿的依据。可
在颈部压痛最显著处诊断性穿刺抽脓，明确诊断。

本病需与扁桃体周围脓肿及咽后脓肿等鉴别。

【并发症】

1. 炎症扩展，可致咽后脓肿；向下蔓延可发生喉水肿；沿大血管向下发
展，可发生纵隔炎。

2. 侵蚀颈动脉壁引起致命性大出血。

3. 颈内静脉受累，可引起血栓性静脉炎。

【治疗】

1. 脓肿形成前，应全身使用广谱、足量的抗生素及适量的糖皮质激素。

局部理疗。

2. 脓肿形成后，除继续抗感染治疗外，应立即颈外脓肿切开排脓。局麻下，以下颌角为中点，在胸锁乳突肌前缘作一纵切口，用血管钳钝性分离软组织进入脓腔，用抗生素冲洗脓腔。置引流条，切口部分缝合。

思考题

1. 扁桃体周围脓肿易扩散至哪些部位？
2. 急性咽后脓肿易发生于哪个年龄段？为什么？

（赵　胤　张赫佳）

第七章　腺样体疾病

腺样体又称咽扁桃体，位于鼻咽顶后壁，表面呈桔瓣样，出生即有，6~7岁最大，10岁后渐萎缩。但偶有成年后患腺样体肥大者。

第一节　急性腺样体炎

急性腺样体炎（acute adenoiditis）多因细菌感染，部分由病毒感染所致。因常与急性咽炎、扁桃体炎等同时发生，故常被忽视。小儿可有发热、鼻塞、张口呼吸，成人可有鼻咽干痛，炎症波及咽鼓管者，可有轻微耳痛、耳闷及听力下降。鼻咽镜检查：可见腺样体充血肿胀，表面有渗出物。口咽检查可见咽后壁附有脓性分泌物。治疗应适当休息，全身抗感染，鼻部用1%麻黄碱和抗生素眼药水点鼻及对症治疗。

第二节　腺样体肥大

腺样体肥大（adenoidal hypertrophy）主要见于儿童，且常合并扁桃体肥大或慢性扁桃体炎，偶见成年人。

【病因】急慢性鼻咽炎反复发作或鼻、鼻窦、扁桃体炎症刺激腺样体增生。

【临床表现】

1. 鼻部症状：鼻塞、经常流清涕，如伴鼻炎、鼻窦炎，则鼻塞症状加重，并可流脓涕。

2. 睡眠时打鼾、张口呼吸、憋气：这常常是儿童腺样体肥大就诊的主要症状，睡眠多梦易惊、磨牙、遗尿，晨起后可有头痛，白天嗜睡。

3. 耳部症状：肥大的腺样体阻塞咽鼓管咽口，同时急性鼻咽炎反复发作可波及咽鼓管，引起反复急性卡他性中耳炎或分泌性中耳炎，引起耳痛、耳闷、耳鸣及听力下降。

4. 咽、喉及下呼吸道症状：鼻咽分泌物下流刺激呼吸道黏膜引起咽异物感、刺激性咳嗽等。

5. 全身症状：为慢性中毒症状。营养发育差、脾气暴躁、反应迟钝、注意力不集中。

【检查】

1. 腺样体面容：由于长期张口呼吸致颌面发育不良，上颌骨变长，上切牙突出，牙齿排列不齐，唇厚，硬腭高拱，表情呆滞。

2. 前鼻镜检查：收缩鼻黏膜后可见后鼻孔处淡粉色组织堵塞。

3. 口咽检查：咽后壁可有分泌物附着，常见扁桃体肥大。

4. 间接鼻咽镜或纤维鼻咽镜检查：鼻咽顶后壁可见淡粉色组织隆起，表面呈桔瓣样，有纵行沟（图 2-7-1）。若堵塞后鼻孔 2/3 以上，多出现明显的症状。

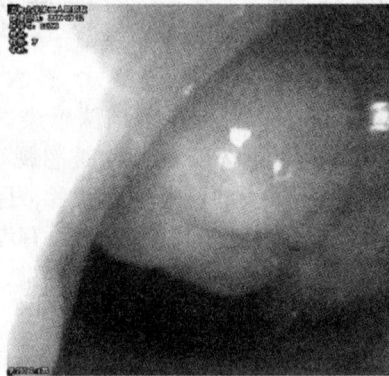

图 2-7-1　腺样体肥大

5. X线鼻咽侧位片：鼻咽部可见软组织密度影。

6. 鼻咽部触诊：用手指可触及鼻咽顶后壁软组织团块。

【治疗】若出现明显的上述症状，应尽早手术切除肥大的腺样体。如伴有扁桃体肥大，应同时切除扁桃体。手术可表面麻醉或全身麻醉下进行。传统的方法是腺样体刮除。近几年有报道鼻内镜直视下切割器切除或射频减容，这两种方法的优点是鼻内镜直视下操作，腺样体不易残留，同时避免损伤周围组织。另外，射频减容术中出血少。

第三节　咽囊炎

咽囊位于鼻咽顶后壁正中，向组织内凹陷。感染发炎后可出现鼻咽异物感，后鼻滴涕。检查可见鼻咽顶后壁正中充血、肿胀有分泌物附着或可见淡黄色半球形光滑隆起。治疗应手术彻底切除咽囊黏膜。鼻内镜下用 YAG 激光治疗出血少，效果较好。

思考题

1. 腺样体肥大可出现哪些症状？
2. 腺样体面容有何表现？
3. 咽囊炎有何临床症状？

（文连姬）

第八章　咽的神经性和精神性疾病

咽的神经供给和支配比较复杂，咽部的主要运动神经是副神经和迷走神经，而咽部的主要感觉神经是舌咽神经的感觉纤维。咽的神经障碍常常是感觉性和运动性混合出现，并常伴发邻近组织的功能障碍。

一、咽异感症

咽异感症是常遇到的主诉症状之一，泛指除疼痛以外的多种咽部异常感觉或幻觉，如球塞感、吞咽梗阻感但无咽下困难、痒感、烧灼感、咽紧迫感、黏附感、蚁走感等。中医将"塞咽喉，如梅核絮样，咯不出，咽不下"称"梅核气"。

【病因】支配咽部的神经极为丰富，感觉和运动神经主要来自位于咽后壁的咽丛，包括舌咽、迷走、副神经和颈交感干等，此外还有三叉神经第二支和舌咽神经的分支支配喉咽、扁桃体、软腭及舌根的感觉。因此，产生咽异感症的病因复杂，全身许多器官疾病可导致咽部出现异常感觉。

1. 咽部疾病：各型咽炎、扁桃体炎、角化症、囊肿、瘢痕及脓肿。会厌、舌根囊肿，舌扁桃体肥大，异位舌甲状腺。咽囊炎、鼻咽、口咽及喉咽异物、瘢痕、肿瘤。

2. 咽邻近器官的疾病：鼻窦炎、茎突过长、舌骨与甲状软骨假关节形成，牙龈炎、龋齿，喉部疾病（如慢性喉炎、喉部良恶性肿瘤、一侧声带麻痹等），食管疾病（如痉挛、憩室、胃食管反流、咽喉性疾病、早期恶性肿瘤等），甲状舌管囊肿、甲状腺疾病（如甲状腺肿、炎症及肿瘤等），颈部包块、瘘管及颈淋巴结炎，颈综合征（由颈椎及其软组织病变引起），原发性口腔干燥症。

3. 远处器官的疾病：消化道疾病（如胃、十二指肠溃疡、胃恶性肿瘤、幽门痉挛、胆结石、胆道蛔虫等），肺部疾病（如气管炎、肺炎、肺脓肿、肺肿瘤等），心血管疾病（如左心扩大、心包积液、高血压性心脏病、主动脉瘤等），隔疝、屈光不正等。

4. 全身因素：消化不良、严重的缺铁性贫血、甲状腺机能减退、更年期内分泌失调、风湿病、痛风，长期慢性刺激（如烟酒、粉尘和化学药物等），重症肌无力等。

5.精神因素和功能性疾病：排除器质性疾病，咽部有异常感觉。常伴有焦虑、急躁和紧张等情绪，见于癔病、恐癌症、神经官能症、症状性精神病、外伤后精神创伤等。

【临床表现】30~40岁女性多见，病人觉咽部或颈部中线或偏于一侧有球塞感、痒感、烧灼感、咽紧迫感、黏附感、蚁走感等，吞咽唾液时症状加重，无吞咽困难。常常咳嗽、清嗓和吞咽，企图解除上述症状。较重的病人常伴有焦虑、急躁和紧张等情绪。

【检查】咽异感症的诱因中器质性病变多于精神性病变，而以咽喉部器质性病变多见。

1.咽部检查：仔细检查鼻咽、口咽及喉咽，观察黏膜有无充血、糜烂、局限隆起，有无囊肿、肿瘤、瘢痕等，注意软硬腭、扁桃体窝、舌根等部位的触诊，以发现黏膜下肿瘤、茎突过长等病症。

2.邻近器官和全身检查：应行鼻、眼、耳、颈部及全身相关检查。必要时行血常规、胸透或拍片、纤维食管镜、胃镜、颈部及甲状腺、心脏彩超、颈椎双斜位或 MRI 等检查。

【诊断】详细询问病史，注意病人年龄、性别、病史长短，结合检查综合分析后可诊断。但需要注意区分器质性病变和精神性因素，通过仔细检查排除咽喉、颈部、上呼吸道及上消化道、心血管等器质性病变，才可诊断功能性感觉异常。注意区分全身性和局部因素。

【治疗】病因治疗：针对各种病因治疗。

1.心理治疗：针对病人的精神因素，如"恐癌症"，应认真详细检查，排除了器质性病变后，耐心解释，消除其心理负担，避免不谨慎的语言。

2.颈部穴位封闭：对功能性疾病可用此法。取穴廉泉、双侧人迎，或加取阿是穴。

3.中医中药：可用利咽灵、金嗓散结丸、草珊瑚含片等。

4.镇静：对癔病、神经衰弱、焦虑等病人，可适当用安定。

二、舌咽神经痛

【临床表现】多见于老年人。发作性一侧咽部、舌根及扁桃体区针刺样剧痛，可放射至同侧舌面或耳深部，突然起病，持续数秒至数十秒，难以忍受。说话、吞咽、触摸患侧咽壁、扁桃体、舌根及下颌角均可诱发。以2%地卡因麻醉咽部，可减轻或止住疼痛。

【诊断】需排除舌咽神经分布区的炎症或肿物压迫、茎突过长、咽喉结核、鼻咽、喉咽恶性肿瘤。

【治疗】应用镇静、镇痛剂或表面麻醉剂喷雾可减轻疼痛和缓解发作。可口服卡马西平、苯妥英钠。局部利多卡因封闭能迅速缓解症状。发作频繁或症状剧烈，保守治疗无效者，可行颅内段舌咽神经切断术或高位颈侧进路舌咽神经切断术。

思考题

1. 哪些咽部及其邻近部位疾病和全身疾病引起咽异感症？
2. 诊断舌咽神经痛应首先排除哪些器质性疾病？

（文连姬）

第九章　咽肿瘤

第一节　咽部良性肿瘤

一、鼻咽纤维血管瘤

鼻咽纤维血管瘤（angiofibroma of nasopharynx）是鼻咽部常见的良性肿瘤，90%发生于10～25岁青年男性，病因不明。

【病理】肿瘤起源于枕骨基底部、蝶骨体及翼突内侧的骨膜。常向邻近组织扩张生长，通过裂孔侵入鼻腔、鼻窦、眼眶、翼腭窝及颅内。瘤体由胶原纤维及多核成纤维细胞组成网状基质，其间分布大量管壁薄且无弹性的血管，这种血管受损后极易出血。

【临床表现】

1. 反复鼻出血：每次出血量较大。

2. 鼻塞：肿瘤堵塞后鼻孔引起一侧或双侧鼻塞，可出现闭塞性鼻音。

3. 耳鸣、耳闷、听力下降：肿瘤压迫咽鼓管咽口所致。

4. 眼球突出、视力下降：肿瘤侵及眼眶。

5. 头痛、颅神经麻痹：肿瘤侵及颅内。

6. 面颊部隆起：肿瘤侵及翼腭窝、颞下窝。

【检查】

1. 前鼻镜检查：鼻腔后部可见淡粉色光滑肿物。

2. 间接鼻咽镜或纤维鼻咽镜检查：鼻咽部可见圆形或分叶状淡粉色肿物，表面光滑可见血管扩张。

3. 影像学检查：CT和MRI可了解肿瘤侵犯的范围、基底部位及肿瘤周围骨质破坏情况；数字减影血管造影（digital subtractive angiography，DSA）可了解肿瘤的血供同时行血管栓塞，减少术中出血。

【诊断】根据病史和检查所见，结合发病年龄，基本可确诊。活检易致大出血，故禁忌。对于病史不典型或肿瘤范围广者需与鼻咽脊索瘤及鼻咽部恶性肿瘤鉴别，最后确诊需靠术后病理。

【治疗】手术是主要治疗手段。术前行血管栓塞、术中控制性低血压麻醉可减少术中出血。根据肿瘤的部位和范围选择不同的手术进路，肿瘤位于鼻咽部或侵入鼻腔者，采取鼻内镜下切除或硬腭进路；侵入翼腭窝者，采用硬腭进路加颊侧切口；侵入颅内者，采用颅颌联合进路。

二、咽部其他良性肿瘤

(一) 口咽良性肿瘤

口咽良性肿瘤常见有乳头状瘤、潴留囊肿、纤维瘤、混合瘤及血管瘤等。

【临床表现】肿瘤较小时多无症状，常无意中或咽部检查时偶然发现。肿瘤较大时，可有咽异物感，呼吸、吞咽困难及发音障碍。

【检查】乳头状瘤多发生于软腭、悬雍垂、扁桃体、腭弓等处，淡粉色，表面呈颗粒状，可有蒂或广基。潴留囊肿多发生于扁桃体、咽后壁、侧壁、软腭，圆形，淡黄色，表面光滑。纤维瘤呈圆形，表面光滑，质硬。混合瘤多发生于软腭，表面光滑，质硬。血管瘤呈紫红色不规则肿块，质软易出血。

【治疗】乳头状瘤、潴留囊肿可用激光、射频、电凝、冷冻等治疗。纤维瘤、混合瘤常需手术切除，一般采用经口进路，肿瘤累及咽旁间隙或颈部时，则需经颈侧或颞下窝进路。

(二) 喉咽良性肿瘤

喉咽良性肿瘤很少见，可为血管瘤、纤维瘤、脂肪瘤。多发生于梨状窝、下咽侧壁或后壁。血管瘤为不规则隆起，暗红色，纤维瘤和脂肪瘤为黏膜下隆起。

【临床表现】早期可有异物感，肿瘤较大则可致呼吸和吞咽困难。血管瘤可出现咯血。

【检查及诊断】间接喉镜和纤维喉镜检查可发现肿瘤。喉咽 CT、MRI 检查有助于了解病变范围，MRI 对肿瘤显影优于 CT。

【治疗】血管瘤可采用激光、冷冻等治疗。纤维瘤、脂肪瘤须采用手术治疗。

第二节　咽部恶性肿瘤

一、鼻咽癌

鼻咽癌（carcinoma of nasopharynx）占耳鼻咽喉科恶性肿瘤之首，占头颈部恶性肿瘤的 78.08%。我国是世界各大洲中鼻咽癌最高发地区之一，而以广东、广西、湖南及福建等地区发病率高。发病率男性高于女性，男：女约为 2 ~3:1，40~50 岁高发。

【病因】不明确，与遗传、病毒感染和环境因素密切相关。

1. 遗传因素：鼻咽癌有家族聚集现象，江苏陈氏两代 20 人中，7 人患鼻咽癌；鼻咽癌有种族易感性，主要见于黄种人，白种人少见，侨居海外的中国南方人，其后裔仍有较高的发病率。研究发现决定人类白细胞抗原（HLA）的某些遗传因素与鼻咽癌的发生发展密切相关。

2. EB 病毒感染：1964 年 Epstein 和 Barr 首次从非洲儿童淋巴瘤中发现了疱疹型病毒，命名为 Epstein-Barr 病毒（EBV）。Old 等 1966 年首次在鼻咽癌患者的血清中检测到高滴度抗 EB 病毒抗体，近年又证实在鼻咽癌活检组织中有 EBV DNA 特异性病毒 mRNA 或基因表达产物，现已基本认为 EB 病毒在鼻咽癌发生发展中起重要作用。

3. 环境因素：广东鼻咽癌高发区的咸鱼与腌制腊味食品中含有亚硝胺前体物亚硝胺盐，鼻咽癌高发区大米和水中微量元素镍含量较低发区高，而动物实验证实镍可促进亚硝胺诱发鼻咽癌。

【病理】98% 的鼻咽癌为低分化鳞状细胞癌；高分化鳞状细胞癌少见；腺癌极少见，尤其在鼻咽癌高发区；疱状核细胞癌较少见，放疗后预后较好。

【临床表现】鼻咽癌早期症状不典型，常见症状为：

1. 鼻部症状：早期可有后鼻涕或擤鼻涕中带血，瘤体增大堵塞后鼻孔出现单侧或双侧鼻塞。

2. 耳部症状：肿瘤压迫或阻塞咽鼓管咽口，引起该侧耳闷、耳鸣及听力下降，鼓室积液，常误诊为分泌性中耳炎。

3. 颈部淋巴结肿大：以颈部淋巴结肿大为首发症状者占 60%，为颈深上群淋巴结，进行性增大，质硬。

4. 脑神经症状：肿瘤经咽隐窝由破裂孔侵入颅内所致，为晚期症状。常先侵犯第 V、VI 颅神经，引起头痛或三叉神经痛、外展麻痹、复视，继之可侵犯第 IV、III、II 颅神经，引起眼睑下垂、眼球固定、视物模糊或失明。肿瘤直接侵犯或转移淋巴结压迫可引起第 IX、X、VIII 颅神经受损，出现软腭麻痹、反呛、声嘶、伸舌偏斜等。

【检查】鼻咽癌好发于鼻咽顶后壁和咽隐窝，检查应注意这些部位有无肿物突出，有无黏膜糜烂。

1. 后鼻镜检查：鼻咽癌常表现为结节或肉芽样突起，表面不平，易出血。有时表现为黏膜下隆起。早期仅表现为黏膜充血或一侧咽隐窝饱满。

2. 颈部触诊：颈上深部触及质硬淋巴结，活动差，无压痛。

3. 纤维鼻咽镜或鼻内镜：对于涕中带血，尤其后鼻涕带血者、分泌性中耳炎及颈上深部触及无痛性质硬淋巴结者，一定要检查鼻咽部。而纤维鼻咽镜或鼻内镜检查有利于早期发现微小病变。

4. EB病毒血清学检查：可作为鼻咽癌的辅助检查。

【诊断】详细询问病史，对于涕中带血、一侧耳鸣、耳闷、听力下降或颈上部触及质硬包块者，仔细检查鼻咽部，最终需活检病理确诊。因60%的患者以颈部淋巴结肿大为首发症状，遇到鼻咽部光滑未见异常表现者应行颈部包块穿刺或切开活检确诊。

【治疗】首选放射治疗。对于放疗后鼻咽局部残留病灶及颈部转移的残留病灶可行手术切除。

二、扁桃体恶性肿瘤

扁桃体恶性肿瘤较常见，在上呼吸道恶性肿瘤中其发病率仅次于喉癌，病因尚不清楚，可能与长期炎性刺激、吸烟、饮酒等因素有关。

【病理】鳞癌发生率较高，恶性淋巴瘤次之，其他恶性肿瘤较少见。

【临床表现】早期症状为咽部不适、异物感，一侧咽痛，吞咽时较明显。晚期咽痛加剧，同侧反射性耳痛，吞咽困难，讲话含糊不清，呼吸困难等。

【检查】一侧扁桃体明显肿大，表面溃烂不平或呈结节状隆起，触之较硬，易出血，扁桃体与周围组织粘连不活动，同侧下颌角下方可触及肿大淋巴结，质硬不活动，无压痛。

【诊断】成人出现单侧扁桃体明显肿大，表面溃烂，质地较硬，不活动，伴有同侧下颌角下方或颈上段淋巴结肿大，诊断较易。但如遇一侧扁桃体肿大充血，表面光滑时，易误诊为急性扁桃体炎，应特别警惕，必要时取活检确诊。MRI检查可以了解瘤体实际大小和咽旁隙侵入情况。

【治疗】根据病变范围及病理类型采取不同的治疗措施。病变局限于扁桃体可行扁桃体切除，术后辅以放疗及化疗。对放射线敏感的恶性淋巴瘤、未分化癌或病变范围较广、手术难以切除的高分化鳞癌宜用放射治疗，同时配合化疗及免疫治疗。

三、喉咽恶性肿瘤

原发于喉咽的恶性肿瘤根据发生部位分为：梨状窝癌、环状软骨后区癌（环后癌）及喉咽后壁癌，其中梨状窝癌较多见。病因不明，可能与过量烟酒及营养因素有关。

【病理】95%为鳞状细胞癌，多数分化差，极易发生颈部淋巴结转移。

【临床表现】早期症状为喉咽部异物感，梗塞感。肿瘤增大，表面溃烂时，引起咽痛，可伴同侧反射性耳痛，进行性吞咽困难及痰中带血。肿瘤累及喉腔，则引声嘶、呼吸困难。

【诊断】早期症状不明显，易被漏诊，应仔细检查喉咽各解剖区域有无局部黏膜水肿、不平、梨状窝有无饱满及积液。发现可疑病变应及时活检。CT及 MRI 检查可进一步了解肿瘤侵犯范围。

【治疗】本病预后较差，宜采用手术、放疗及化疗等综合治疗。根据肿瘤侵犯范围采取不同的治疗方式。原发病变较小时，宜单纯放射治疗。中、晚期病变需行根治性手术，下咽重建及术后放疗。近年来，也有学者主张化学治疗和放射治疗中、晚期病变，密切观察，当肿瘤复发时再行挽救性手术，可保留一部分病人的喉功能。

思考题

1. 鼻咽纤维血管瘤发病年龄有何特点？
2. 鼻咽纤维血管瘤可出现哪些症状？
3. 鼻咽癌早期可出现哪些症状？
4. 鼻咽癌治疗首选何种治疗方式？
5. 扁桃体恶性肿瘤常见的病理类型有哪些？

（文连姬）

第十章　睡眠呼吸紊乱疾病

　　睡眠呼吸紊乱疾病主要表现为睡眠打鼾，根据病情严重程度依次分为：1. 原发性打鼾（或称单纯性打鼾）：主要症状是打鼾，鼾声强度在 50 分贝以上，没有睡眠时觉醒，没有憋气，没有氧饱和度降低；2. 上气道阻力综合征：夜间打鼾，睡眠觉醒，常憋醒，但没有呼吸暂停和氧饱和度降低，白天过度嗜睡；3. 阻塞性睡眠呼吸暂停低通气综合征（Obstructive sleep apnea hypopnea syndrome, OSAHS）：睡眠时上气道塌陷引起的呼吸暂停和通气不足、伴有打鼾，睡眠结构紊乱，频繁发生血氧饱和度下降、白天嗜睡病症。其中阻塞性睡眠呼吸暂停低通气综合征是最严重的疾病。呼吸暂停是指口鼻气流完全停止大于等于 10 秒；通气不足为呼吸气流强度较基础水平降低 50% 以上、持续时间超过 10 秒，同时伴有血氧饱和度下降 3% 以上或伴有微觉醒。根据有无胸腹呼吸运动存在，呼吸暂停分为阻塞性、中枢性和混合性呼吸暂停。阻塞性睡眠呼吸暂停低通气指数（apnea hypopnea index, AHI）是指平均每小时睡眠中呼吸暂停和低通气的次数。下面主要介绍阻塞性睡眠呼吸暂停低通气综合征，它是最常见、最严重的睡眠呼吸障碍性疾病，最近的流行病学研究表明，OSAHS 病人趋向年轻化，且发病率有增高趋势。

　　【病因】

　　1. 上呼吸道狭窄：从鼻腔到喉这部分称为上呼吸道，如果这部分有解剖上或疾病致狭窄，则容易打鼾。如前鼻孔狭窄、鼻中隔偏曲、鼻息肉，腺样体肥大，扁桃体肥大、软腭低垂、悬雍垂粗长，舌体肥大等。

　　2. 肥胖、颈部短粗：咽部黏膜下脂肪组织沉积，咽腔常较狭窄。

　　3. 小下颌：常舌根后置，致舌平面狭窄。

　　4. 上气道扩张肌肌张力异常，如老年人肌肉松弛。

　　5. 呼吸中枢调节功能异常：表现为睡眠中呼吸驱动力降低及对高 CO_2、高 H^+ 及低 O_2 的反应阈提高。

　　6. 内分泌失调：如甲状腺功能低下，肢端肥大症等。

　　【病理生理】睡眠时频繁呼吸暂停，导致动脉血氧分压下降，二氧化碳潴留。长期低氧血症和高碳酸血症，致自主神经系统的功能异常，引起小动脉收缩，肺循环和体循环压力升高。肺动脉高压加重右心负担，全身动脉压力升高加重左心负担，心脏负担长期过重可导致心力衰竭。长期低氧血症和高碳酸血症还可使肾上腺髓质释放大量儿茶酚胺，使血压升高、心率失常，最终导致严重心、肺、脑并发症，甚至死亡。睡眠呼吸暂停使胸腔负压增加，食道、喉咽反流，致打嗝、烧心、咽异物感、声嘶等。缺氧和睡眠觉醒，可引起白天嗜睡、注意力不集中，容易引发交通事故和工作差错，记忆力和学习能力下降、性功能减退。

【临床表现】

1. 睡眠打鼾、憋气，伴睡眠觉醒，躁动，张口呼吸，多梦、梦游，遗尿。

2. 晨起后头痛、口干，白天过度嗜睡，注意力不集中，记忆力和工作效率下降，脾气暴躁，性功能减退。

3. 常伴有高血压、心律失常、心力衰竭等。

【检查】

1. 鼻咽喉检查：注意有无前鼻孔狭窄、鼻中隔偏曲、下鼻甲肥大、鼻息肉、腺样体肥大；悬雍垂粗长、软腭低垂、腭咽弓肥厚、扁桃体肥大及舌体肥大。

2. 纤维鼻咽镜 + Muller's 试验：可帮助确定狭窄平面。

3. 多导睡眠仪检查：可了解呼吸暂停是阻塞性、中枢性的，平均呼吸暂停（和低通气）时间，呼吸暂停低通气指数，最低血氧饱和度等，是目前诊断 OSAHS 的金标准。

4. 头颅侧位片：疑有颌面畸形者应行此检查。

5. CT、MRI、食道测压：可帮助确定阻塞平面，但价格较昂贵。

【治疗】 单纯打鼾不伴有憋气者，影响他人睡眠，对自身健康无大碍。只要家人无要求可不急于治疗，但也应注意控制体重，减少饮酒，因这部分病人若继续发展，则有可能发展成阻塞性睡眠呼吸暂停低通气综合征（OSAHS）。如果睡眠时不仅打鼾，同时伴有憋气、呼吸暂停，则应该引起重视，尽早进行干预，预防心脑血管疾病的发生。同时阻断恶性循环，因 OSAHS 打鼾憋气常常致内分泌及代谢紊乱，而内分泌及代谢紊乱又导致病人越来越肥胖，不容易减肥。目前国内外治疗 OSAHS 主要有如下方法：

一、行为干涉

1. 病人和家属应学习这方面的有关知识，对打呼噜可引起的危害有充分的认识；

2. 减肥：肥胖是引起打鼾憋气的主要原因，无论采取何种治疗，减肥是根本；

3. 戒酒：饮酒可致肌肉松弛，舌根后坠，加重打鼾憋气；

4. 睡眠侧卧位。

二、保守治疗

1. 鼻正压通气（CAPA）：疗效确实，无风险。只要无鼻塞、过敏性鼻炎，能耐受，则无禁忌症。缺点是需要长期使用，出差也要携带。

2. 口腔矫治器：适用于轻中度 OSAHS，以舌根平面狭窄较重者，尤其适合老年人。

三、手术治疗

1. 悬雍垂腭咽成形术：主要解决腭咽平面的狭窄。

2. 硬腭缩短-悬雍垂腭咽成形术：主要解决腭咽平面的狭窄，适于硬腭后缩致腭平面前后径狭窄者。

3. 颏舌肌前移-舌骨悬吊术：解决舌根平面狭窄。

4. 上下颌骨前徙：适于颌面畸形致重度 OSAHS，疗效较好，但手术损伤大。

四、微创治疗

1. 低温等离子射频消融：可行下鼻甲、软腭、扁桃体及舌根消融，解决鼻、腭咽及舌根平面狭窄，适合轻中度 OSAHS。其最大的优点是损伤小，术中出血少，手术时间短，门诊局麻可完成，术后疼痛轻。

2. 软腭支架植入（Pillar 软腭植入）：主要治疗打鼾，也可治疗轻中度 OS-AHS。

3. 舌体悬吊与舌骨牵引：主要解决舌根平面狭窄，更适合舌根后缀者。

思考题

1. 何谓阻塞性睡眠呼吸暂停低通气综合征？

2. 阻塞性睡眠呼吸暂停低通气综合征的病因有哪些？

3. 为什么要对阻塞性睡眠呼吸暂停低通气综合征的病人引起重视？

4. 对阻塞性睡眠呼吸暂停低通气综合征的病人应给予哪些行为干涉？

（文连姬）

第十一章　咽部外伤和异物

第一节　咽部灼伤

【病因】吸入高温蒸汽或误饮沸水或误服强酸、强碱、来苏、石炭酸等化学腐蚀剂，烫伤多见于年幼儿童，成人见于自杀或精神失常者。也可见于火灾、矿山、瓦斯爆炸等。

【临床表现】口腔及咽部疼痛，吞咽困难和流口水等，如伴有喉水肿，可出现呼吸困难。重度灼伤常有发热或中毒症状。

【检查】口腔、咽、喉咽等处黏膜水肿、水疱、糜烂或表面敷有白膜。

轻度灼伤，无继发感染，3~5天后白膜自行消退，伤口愈合。重度灼伤者2~3周后，形成瘢痕和粘连，发生咽喉狭窄，甚或闭锁。

【治疗】

1. 密切观察呼吸，呼吸困难明显者，应行气管切开，以保持呼吸道通畅。

2. 中和疗法：强碱灼伤用食醋、桔子水、柠檬水，牛奶及蛋清等中和，酸性灼伤用镁乳、氢氧化铝凝胶及牛奶等中和。

3. 抗生素控制感染。

4. 糖皮质激素：预防和缓解黏膜水肿，抑制结缔组织增生，对预防咽喉及食管狭窄具有重要意义。

5. 轻度灼伤用1%双氧水漱口，创面可涂龙胆紫或喷布次碳酸铋粉末，保护创面。

6. 为了预防日后形成咽部狭窄，必要时应早期插鼻饲管。

7. 咽部灼伤后造成的严重咽喉狭窄或闭锁，需待病情稳定后施行整复手术。

第二节　咽部异物

【病因】进食不慎，将鱼刺、肉骨、果核等卡入。儿童将小玩物、硬币等含入口中，不慎坠入下咽。睡眠、昏迷或酒醉时发生误咽（如假牙脱落）。企图自杀，有意吞入异物。

【临床表现】

1. 咽部异物感和刺痛感，吞咽时明显，部位大多固定而持续。

2. 刺破黏膜，可见少量出血。

3. 较大异物存留下咽可导致吞咽困难和呼吸困难。

4. 鼻咽异物少见，可发生鼻塞、存留过久常有腥臭味。

【诊断】口咽及喉咽部异物，多存留在扁桃体、舌根、会厌谷及梨状窝等处。口咽视诊、间接喉镜、纤维喉镜可发现口咽及喉咽部的异物，鼻咽镜可发现鼻咽部异物。金属类不透光异物，经 X 线片可确诊。

【治疗】口咽部异物（如扁桃体鱼刺），用镊子夹出。舌根、会厌谷、梨状窝等处的异物，黏膜表面麻醉后在间接或直接喉镜、纤维喉镜下取出。异物穿入咽壁而并发咽后或咽旁脓肿者，经口或颈侧切开排脓，取出异物。

（文连姬）

参考文献

[1] 黄选兆，汪吉宝主编．实用耳鼻咽喉科学．北京：人民卫生出版社，1998．

[2] 董震，王荣光主编．鼻科学基础与临床．北京：人民军医出版社，2006．

[3] 田勇泉主编．耳鼻咽喉科学．第五版．北京：人民卫生出版社，2002．

[4] 孔维佳主编．耳鼻咽喉头颈外科学．北京：人民卫生出版社，2005．

[5] Bounhoure JP, Galinier M, Didier A, et al. Sleep apnea syndromes and cardiovascular disease. Bull Acad Natl Med, 2005, 189（3）：445～459.

第三篇 喉科学

第一章 喉的应用解剖学及生理学

第一节 喉的应用解剖学

喉（larynx）是由咽演化而来，是以软骨为支架，间以肌肉、韧带、纤维组织及黏膜等构成的一个锥形管腔状器官（图 3-1-1），上通喉咽，下接气管。居于颈前正中，舌骨下方，上端为会厌上缘，下端为环状软骨下缘，前为舌骨下肌群，后为咽及颈椎的锥体，两侧为颈部的大血管神经束、甲状腺侧叶。在成年男性约相当于第 3～6 颈椎平面，高约 8cm，在女性及小儿位置稍高。喉不仅是呼吸道的重要组成部分，而且还是发音器官，具有呼吸、发声、保护、吞咽等重要的生理功能。

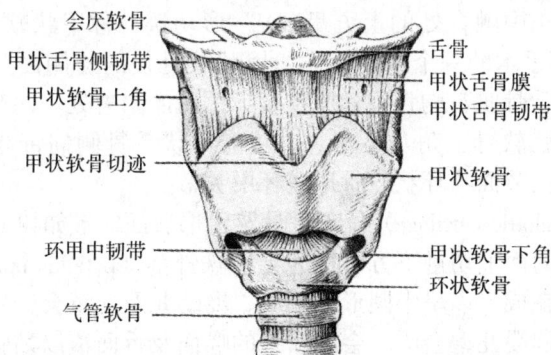

图 3-1-1 喉的前面观

139

第一节 喉的应用解剖学

一、喉的软骨

构成喉支架的软骨形状大小各不同。单个而较大的有 3 块：甲状软骨，环状软骨及会厌软骨；成对而较小的有杓状软骨、小角软骨、楔状软骨共 9 块，此外，尚有数目不定的籽状软骨及麦粒软骨（图 3-1-2）。

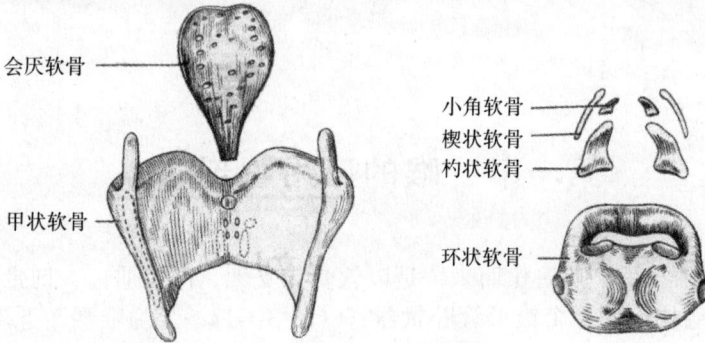

图 3-1-2 喉软骨

甲状软骨（thyroid cartilage）为喉软骨中最大一块，构成喉前壁和侧壁的大部分（图 3-1-3）。甲状软骨板的前缘在正中线上互相融合构成前角（anterior horn），此角度在男性近似直角，上端向前突出，称为喉结（laryngeal prominence），为成年男性的特征；在女性则近似钝角。后缘彼此分开，有茎突咽肌和腭咽肌附着。在正中融合处的上方呈"V"形切迹，称甲状软骨切迹（thyroid notch），为颈部手术的一个重要标志。甲状软骨板的外侧面自后上向前下有一斜线，为甲状舌骨肌、胸骨舌骨肌及咽下缩肌的附着处。两侧翼板后缘各向上下延伸形成甲状软骨上角及下角。上角借甲状舌骨侧韧带与舌骨大角连接。下角内侧面有关节面与环状软骨形成环甲关节。

会厌软骨（epiglottic cartilage）位于舌骨及舌根后面，形如树叶；其下端连接于甲状软骨交角内面上切迹下方，称为会厌软骨茎（petiolus epiglottidis）。会厌软骨上缘游离，在成人多呈半圆形，平展，婴幼儿及儿童会厌软骨较软，其两侧缘向内卷曲，称婴儿型会厌。会厌软骨的喉面及舌面覆以黏膜，会厌两侧与杓状软骨间黏膜形成杓会厌皱襞，舌面及舌根间黏膜形成舌会厌皱襞，其两侧为会厌谷（glossoepiglottic vallecula）。会厌为喉入口的活瓣，吞咽时会厌向下封闭喉入口，保护呼吸道免受食团侵入。

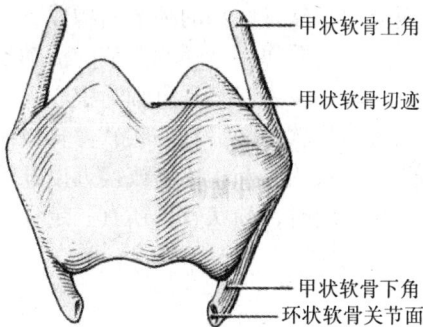

图 3-1-3　甲状软骨

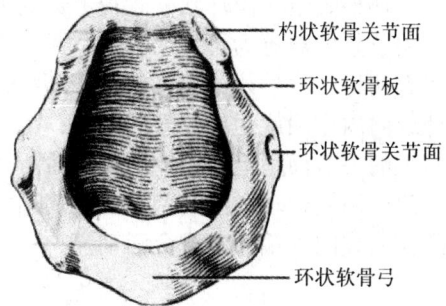

图 3-1-4　环状软骨正面观

环状软骨（cricoid cartilage）（图 3-1-4）位于甲状软骨之下，第一气管环之上，形如环状，其前部细窄，名环状软骨弓，后部较高而宽为环状软骨板。环状软骨板的上缘两侧各有一长圆形关节面，与杓状软骨构成环杓关节。每侧板弓相接处的外侧各有一关节面，与甲状软骨下角形成环甲关节。环状软骨是喉部唯一完整呈环形的软骨，对于支撑呼吸道保持其通畅特别重要。如被损伤，常发生喉狭窄。

杓状软骨（arytenoid cartilages）亦称披裂软骨。位于环状软骨板上缘的外侧，两者之间构成环杓关节。大部分喉内肌起止于此软骨，形如三棱锥体，可分为尖、底、两突及三面。杓状软骨的基底呈三角形，前角名声带突（vocal process），系声韧带及声带肌的附着处；外侧角名肌突（muscular process），环杓侧肌及部分甲杓肌外侧部的肌纤维附着于其侧部，环杓后肌附着于其后部，杓肌附着于其底部的后内角。杓状软骨前外侧面不光滑，此面的下部有甲杓肌和环杓侧肌的部分肌纤维附着。内侧面较窄而光滑，构成声门后端的软骨部分，约占声门全长的1/3。

小角软骨（corniculate cartilages）系细小的软骨，位于杓状软骨顶端，居杓会厌襞后端。从表面观察该处黏膜较膨隆，称小角结节（corniculate tubercle）。

楔状软骨（cuneiform cartilages）位于杓会厌襞内，小角软骨之前。可能缺如。

麦粒软骨（triticeous cartilages）为纤维软骨。包裹于舌骨甲状侧韧带内。

喉软骨的关节活动：喉软骨有两对关节，即一对环甲关节（cricothyroid joint）和一对环杓关节（cricoarytenoid joint）。

环甲关节：由甲状软骨下角内侧面的关节面与环状软骨弓板相接处外侧的关节面构成。甲状软骨和环状软骨以此对关节为共同支点，如两软骨前部的距离缩短，则后部的距离就有所增加，从而使环状软骨板后仰，附着于背板上的杓状软骨也随之后仰，使声带的张力增加，配合了声门的闭合。如环甲关节活动障碍，必将影响声带的弛张度，使发声时声门裂不能紧闭，出现梭形缝隙。

环杓关节：由环状软骨板上部的关节面与杓状软骨底部的关节面构成。环杓关节是一对更为灵活的关节，对声门的开闭起重要作用，环杓关节的活动形式有两种：一种认为杓状软骨在环状软骨上活动，主要以其垂直轴为中心，向外或向内作回旋运动以开闭声门；另一种认为杓状软骨是沿着环状软骨背板两肩上的关节面呈上下、内外、前后滑动，两侧杓状软骨互相远离或接近以开闭声门。回旋运动和滑动两者是密切相关的。与此同时，杓状软骨还有一定程度的向内或向外偏跨的配合活动。

二、喉的韧带及膜

喉体的各软骨之间有纤维状韧带组织相连接，主要如下（图 3-1-5，3-1-6）：

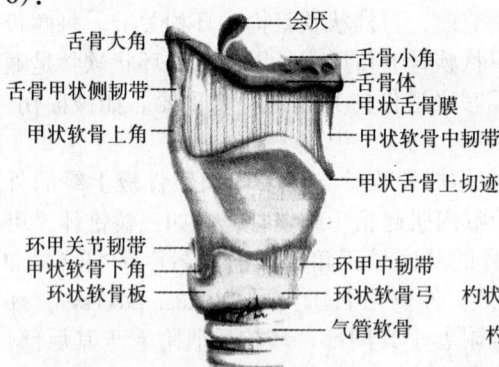

图 3-1-5　喉的韧带结构　　　　　　　图 3-1-6　喉弹性圆锥

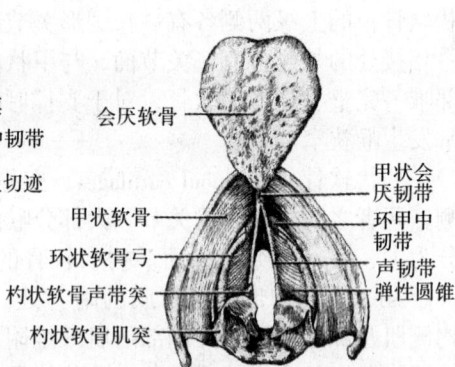

甲状舌骨膜（thyrohyoid membrane）为联系舌骨与甲状软骨上缘的薄膜，由弹性纤维组织构成。膜的中央及两侧部分增厚，名甲状舌骨中韧带（median thyrohyoid ligament）及甲状舌骨侧韧带（lateral thyrohyoid ligament），膜的两侧，有喉上神经内支及喉上动脉、静脉经此穿膜入喉。

喉弹性膜为一宽阔展开的弹性纤维组织，属喉黏膜固有层的一部分，被喉室分上、下两部。上部自喉入口以下至声韧带以上为方形膜（quadrangular menbrane），上下缘游离；上缘构成杓会厌韧带，下缘增厚的部分，名室韧带（ventricular ligament）。室韧带前端附着于甲状软骨交角内面、声韧带附着处的上方，后端附着于杓状软骨前外侧面的中部。

弹性圆锥（elastic cone of larynx）为一层坚韧而具弹性的结缔组织薄膜，其下缘分为两层，内层附着于环状软骨的下缘，外层附着于环状软骨的上缘。向上此膜前方附于甲状软骨交角内面的近中间处，后附着于杓状软骨声带突，其上缘两侧各形成一游离缘，名声韧带（vocal ligament）（见图 3-1-6）。在甲状软骨下缘与环状软骨弓上缘之间，弹性圆锥前部的、可伸缩的、裸露在两侧环甲肌之间的部分，名环甲膜（cricothyroid membrane），其中央增厚而坚韧的部分称环甲中韧带（median cricothyroid ligament），为环甲膜切开术入喉之处。

甲状会厌韧带（thyroepiglottic ligament）连接会厌软骨颈与甲状软骨切迹后下部，由弹性纤维组成，厚而坚实。

舌会厌正中襞（median glossoepiglottic fold）系自会厌舌面中央连接舌根的黏膜襞。其两侧各有舌会厌外侧襞。在舌会厌正中襞与外侧襞之间，左右各有一凹陷，称会厌谷（valecula epiglottica）。吞咽时流质及半流质食物常经此进入食道。也为易藏异物之处。

杓会厌襞（aryepiglottic fold）自会厌两侧连向杓状软骨，构成喉入口的两侧缘。在此襞后外下方，食道入口每侧有一凹陷，名梨状隐窝（periform fossa），尖锐异物也易停留此处。

环杓后韧带（posterior cricoarytenoid ligament）为环杓关节后面的纤维束。

环气管韧带（cricotracheal ligament）为连接环状软骨下缘与第 1 气管环的纤维膜。

三、喉的肌肉

喉的肌肉分为喉外肌及喉内肌两组。均为横纹肌，除杓横肌为单块外，均成对存在。

喉外肌：喉外肌将喉与周围结构相连。依据位置以舌骨为中心可分为舌骨上肌群和舌骨下肌群。前者包括二腹肌、茎突舌骨肌、下颌舌骨肌和颏舌骨肌；后者包括胸骨舌骨肌、胸骨甲状肌、甲状舌骨肌和肩胛舌骨肌。依据功能又可分为升喉肌群和降喉肌群，前者包括二腹肌、茎突舌骨肌、下颌舌骨肌、颏舌骨肌和甲状舌骨肌；后者包括胸骨舌骨肌、胸骨甲状肌和肩胛舌骨肌。其作用是使喉体上升或下降，同时使喉固定，并对吞咽发音起辅助作用。另外咽中缩肌及咽下缩肌在吞咽时亦可使喉随舌骨上升而上升。

喉内肌：喉内肌起点及止点均在喉部，收缩时使喉的有关软骨发生运动。依其功能分成以下 5 组（图 3-1-7）：

（1）使声带外展肌：主要为环杓后肌（posterior cricoaryteoid muscle）。该肌起于环状软骨背面之浅凹，止于杓状软骨肌突之后部。环杓后肌收缩拉杓状软骨的肌突向内下方，声带突则向外转动，使声门开大，并使声带紧张。环杓后肌为喉内肌中唯一的外展肌，如两侧同时麻痹，则可能发生窒息。

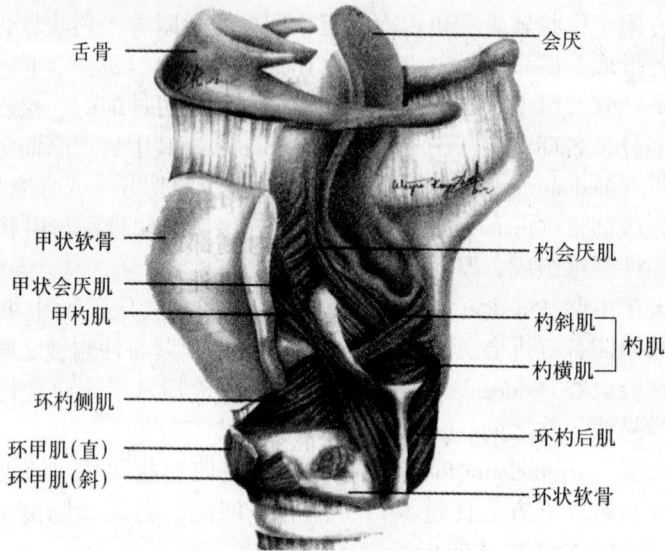

图 3-1-7　喉内肌

（2）使声带内收肌：有环杓侧肌（lateral cricoarytenoid muscle）和杓肌（arytenoid muscle）。环杓侧肌起于环状软骨弓两侧的上缘，向上、向后止于杓状软骨肌突的前面。收缩时，声带突内转，向中央汇合，使声带内收、声门关闭。杓肌为杓横肌和杓斜肌的合称。杓横肌起于一侧杓状软骨后外侧缘，止于对侧杓状软骨后外侧缘；杓斜肌成"X"形位于杓横肌后方，起于一侧杓状软骨肌突，止于对侧杓状软骨顶端。杓肌收缩时使两块杓状软骨靠拢，以闭合声门裂后部。

（3）使声带紧张肌：环甲肌（cricothyroid muscle）起于环状软骨弓的前外侧，向上止于甲状软骨下缘。该肌收缩时甲状软骨和环状软骨弓接近，以环甲关节为支点，增加杓状软骨和甲状软骨之间的距离，使声带紧张度增加，并略有使声带内收的作用。

（4）使声带松弛肌：甲杓肌起自甲状软骨板交角的内面，止于两处：内侧部止于声带突，也称甲杓内肌；外侧部止于杓状软骨肌突，也称甲杓侧肌。甲杓肌收缩时使杓状软骨内转、缩短杓状软骨与甲状软骨间距离，使声带松弛兼使声门裂关闭。甲杓肌、声韧带及其黏膜组成声带，发音的音调与甲杓肌等的紧张度有关。

（5）使会厌活动肌群：主要有杓会厌肌（aryepiglottic muscle）和甲状会厌肌（thyroepiglottic muscle）。杓会厌肌位于杓会厌襞内，该肌收缩使会厌拉向喉口，关闭喉入口。甲状会厌肌收缩则使会厌拉向前上，使喉入口开放。

四、喉的黏膜

喉黏膜与喉咽及气管的黏膜相连续，大部分黏膜为假复层纤毛柱状上皮，而声带、会厌表面及杓会厌皱襞则为复层鳞状上皮。在会厌舌面、杓会厌皱襞、杓区及声门下黏膜处有疏松的黏膜下层，故易发生肿胀或水肿，从而引起喉梗阻。除声带游离缘外，喉黏膜内有大量黏液腺体，特别在会厌舌面和喉室等处更为丰富，分泌黏液以润滑声带。

五、喉　腔

喉腔上与喉咽腔相通，下与气管相连。以声带为界，将喉腔分为声门上区（supraglottic portion），声门区（glottic portion）和声门下区（infraglottic portion）三部。

1. 声门上区：位于声带上缘以上，上界由会厌游离缘，杓会厌皱襞和杓间区所围成，称喉入口（laryngeal inlet）。

（1）喉前庭（laryngeal vestibule）：介于喉入口与室带之间，前壁为会厌软骨，二侧壁为杓会厌皱襞，后壁为杓状软骨。

（2）室带：亦称假声带（false vocal cords），左右各一，位于声带上方，与声带平行，由黏膜、喉腺、室韧带及少量肌纤维组成，外观呈淡红色。前端起于甲状软骨板交角内面，后端止于杓状软骨前面。

（3）喉室（laryngeal ventricle）：位于声带和室带之间的腔隙，其前端向上向外延展成一小憩室，名喉室小囊（sacculus of larynx），此处有黏液腺，分泌黏液，润滑声带。

2. 声门区：位于声带之间，包括两侧声带，前连合和后连合。

声带（vocal cords）：位于室带下方，左右各一，由黏膜、声韧带、声带肌组成。在间接喉镜下声带呈白色带状，边缘整齐。前端位于甲状软骨板交角的内面，两侧声带在此融合称前连合（anterior commissure）。声带后端附着于杓状软骨的声带突，故可随声带突的运动而张开或闭合。声带张开时，出现一个等腰三角形的裂隙，称为声门裂（rima vocalis），简称声门。空气由此进出，为喉最狭窄处。声门裂的前2/3介于两侧声韧带之间者称膜间部，后1/3为两侧杓状软骨声带突称为软骨间部，此部亦称后连合（posterior commissure）。

3. 声门下区：为声带下缘以下至环状软骨下缘以上的喉腔，该腔上小下大。此区黏膜下组织疏松，炎症时容易发生水肿，常引起喉阻塞。

六、喉的神经、血管及淋巴

1. 喉的神经：喉的神经主要有二：喉上神经（superior laryngeal nerve）和喉返神经（recurrent laryngeal nerve），均为迷走神经的分支。另外还有交感神经。

（1）喉上神经：由迷走神经在节状神经节下缘分出，下行约 2cm，相当于舌骨大角高度分为内、外两支。外支主要为运动神经，支配环甲肌运动。内支主要为感觉神经，在喉上动脉的后方穿入甲状舌骨膜，分布于声门上区的黏膜，司该处黏膜的感觉。喉上神经受损时，喉黏膜感觉丧失，进食时易呛咳，由于环甲肌瘫痪，声带松弛，音调降低。

（2）喉返神经：迷走神经下行后分出喉返神经，两侧径路不同。右侧在锁骨下动脉之前离开迷走神经，勾绕经该动脉，左侧绕主动脉弓，再折向上行，沿气管食管沟上升，在环甲关节后方进入喉内；喉返神经主要为运动神经，支配除环甲肌外的喉内肌。亦有一些感觉支司声门下黏膜感觉。喉返神经左侧径路较右侧长，故临床上受累机会也较多。单侧喉返神经损伤后出现短期声音嘶哑，若为双侧损伤则使声带外展受限，常有严重呼吸困难，须作气管切开。

2. 喉的血管：喉的血管来源有二：一为甲状腺上动脉（来自颈外动脉）的分支喉上动脉（superior laryngeal artery）和环甲动脉（喉中动脉）；一为甲状腺下动脉（来自锁骨下动脉）的喉下动脉（inferior laryngeal artery）。喉上动脉在喉返神经的前下方穿过甲状舌骨膜进入喉内。环甲动脉自环甲膜上部穿入喉内。喉下动脉随喉返神经于环甲关节后方进入喉内。静脉与同名动脉伴行，汇入甲状腺上、中、下静脉。

3. 喉的淋巴：喉腔各区的淋巴分布引流情况：

（1）声门上区：淋巴组织最丰富，淋巴管稠密而粗大。此区的毛细淋巴管在杓会厌襞的前部集合成一束淋巴管，穿过梨状窝前壁，向前向外穿行，伴随喉上血管束穿过甲状舌骨膜离喉；多数引流至颈总动脉分叉部和颈深上淋巴结群，少数引流入颈深下淋巴结群和副神经淋巴结群。

（2）声门区：声带几乎无深层淋巴系统，只有在声带游离缘有稀少纤细的淋巴管，故声带癌的转移率极低。

（3）声门下区：较声门上区稀少，亦较纤细，通过环甲膜中部进入喉前淋巴结和气管前、气管旁淋巴结，然后汇入颈深下淋巴结群。

喉两侧淋巴的引流按区分开，仅少数互相交通。

七、小儿喉部的解剖特点

小儿喉部的解剖特点：①小儿会厌软骨较软，其两侧缘向内卷曲，呈婴儿型会厌。间接喉镜下不易暴露声门。②小儿喉部黏膜下组织疏松，易肿胀，且喉腔较小，炎症时较易发生喉梗阻，引起呼吸困难。③小儿喉位置较成人高，3个月的婴儿其环状软骨弓相当于第四颈椎下缘，6岁时下降至第五颈椎水平。④小儿喉软骨尚未钙化，故行喉部触诊时甲状软骨及环状软骨不明显。

第二节　喉的生理学

喉是发声器官，又是呼吸道的门户。其主要功能是呼吸、屏气、发声和保护下呼吸道。

1. **呼吸功能**：喉部不仅是呼吸空气的通道，其对气体交换的调节亦有一定作用。声门为喉腔最狭窄处，通过声带的运动可改变其大小。平静呼吸时，声带位于轻外展位。吸气时声门稍增宽，呼气时声门稍变窄。剧烈运动时，声带极度外展，声门大开，使气流阻力降至最小。呼出空气时受到阻力，可以增加肺泡内压力，有利于肺泡与血液中的气体交换。血液的pH及CO_2分压可以影响声门的大小，因此，喉对肺泡的换气及保持体液酸碱的平衡也有辅助作用。

2. **发声功能**：正常人在发声时，先吸入空气，然后将声带内收，拉紧，并控制呼气。自肺部呼出的气流冲动靠拢的声带使之振动即发出声音。声音的强度决定于呼气时的声门下压力和声门的阻力。声调决定于振动时声带的长度、张力、质量和位置。当然，日常听到的声音还受咽腔、口腔、鼻腔，鼻窦、气管和肺等共鸣腔及唇、舌的影响。

3. **保护功能**：喉的杓会厌襞、室带和声带，类似瓣状组织，具有括约肌作用，能发挥保护下呼吸道的功能。因杓会厌皱襞含有甲杓肌，当它收缩时会厌被拉向后下，关闭喉入口，此时两侧室带、声带也内收靠拢，关闭气管入口，三道防线可以防止食物、呕吐物及其他异物落入呼吸道。如偶有食物或异物进入喉腔或下呼吸道，则引起剧烈咳嗽反射，将异物咳出。

4. **屏气功能**：当人体进行如咳嗽、排便、分娩、举重物等动作时，需要增加胸腔、腹腔压力，此时声带内收、声门紧闭，就是通常所说的屏气。在随吸气之后的屏气时，呼吸暂停，胸腔固定，膈肌下移，胸部及腹部肌肉收缩，胸腔、腹腔压力均增高。屏气时间长短随需要而定。

147

思考题

1. 喉腔分为哪几个区？各区淋巴分布及引流有何特点？
2. 环状软骨对保持喉气管的通畅有何重要意义？
3. 何谓环甲膜？处理急性喉阻塞有何临床意义？
4. 小儿喉部解剖有何特点？

（刘依男）

第二章　喉症状学

一、声　嘶

声音嘶哑（Hoarseness）是喉部最常见的症状。因病变不同而出现声粗糙、气息声、耳语声甚至完全失声。声音嘶哑常见的原因如下：

1. 先天性畸形：如喉蹼，出生后即出现声音嘶哑。

2. 炎症：急、慢性喉炎，喉白喉，喉结核，喉梅毒等。慢性炎症缓慢发病，初为间断性，用声过度后声嘶加重，后逐渐成为持续性声音嘶哑。

反流性咽喉炎所引起的发音障碍，除声音嘶哑外还常常伴有咽部异物感，较多黏痰，经常咽痛。

3. 滥用嗓音：可见声带小结、声带息肉、任克氏层水肿等。

4. 喉癌前期病变：如声带白斑、喉角化症等。

5. 肿瘤：如喉乳头状瘤、喉癌。

6. 声带麻痹：各种原因引起的中枢神经系统、周围神经系统或肌源性疾患引起的声带麻痹均可出现不同程度的声音嘶哑。喉上神经麻痹，少见，偶有外伤引起，音调低，不能发高音。单侧喉返神经麻痹，常见甲状腺手术、甲状腺恶性肿瘤、肺癌、纵隔肿瘤、食道癌及颈部外伤等可引起该神经损伤。声嘶伴有误吸或气息声，但经对侧代偿后也可无症状。双侧喉返神经麻痹，发音低哑、无力，伴有不同程度的呼吸困难。迷走神经的损伤，少见，可见于颈部外伤，迷走神经鞘膜瘤等。

7. 外伤：如喉外伤。

8. 癔症性声嘶：耳语或完全失声，但咳嗽、哭笑声正常。

9. 其他：变声期、女性月经期及老年阶段可出现不同程度的声音嘶哑。

二、喉　痛

喉部疾病可引起喉痛（Pain of the larynx），常见的原因有：

1. 急性炎症：如急性会厌炎及会厌脓肿，发病急、疼痛较为剧烈。喉软骨膜炎、喉关节炎疼痛较轻。

2. 慢性炎症：喉部微痛不适，伴异物感及干燥感。

3. 喉结核：疼痛较剧烈。

4. 恶性肿瘤：肿瘤晚期可出现疼痛，可放射至同侧耳部。

5. 外伤：喉部创伤、放射线损伤及喉部异物刺激等。

三、吸气性呼吸困难

呼吸困难分为：吸气性呼吸困难、呼气性呼吸困难、混合性呼吸困难。

吸气性呼吸困难，表现为吸气费力，吸气时间延长，吸气时胸腔内负压加大，胸廓周围软组织出现凹陷，于胸骨上窝、锁骨上窝及剑突下发生凹陷，称为三凹征。严重者肋间隙亦发生凹陷，称为四凹征。由于上呼吸道（喉、气管、大支气管）狭窄或阻塞引起。喉疾病引起的吸气性呼吸困难病因有：

1. 喉先天性疾病：喉蹼、喉囊肿、喉软骨畸形等。

2. 喉感染性疾病：小儿急性喉炎、急性会厌炎、急性喉气管支气管炎、喉白喉、喉结核等。

3. 喉外伤：如喉钝挫伤、烫伤、腐蚀伤等。

4. 喉异物。

5. 喉神经性疾病：双侧喉返神经麻痹、喉痉挛等。

6. 喉水肿：药物过敏、血管神经性水肿及全身疾患均可引起喉水肿。

7. 喉肿瘤：良性肿瘤如喉乳头状瘤，恶性肿瘤在晚期可出现呼吸困难。

四、喉 鸣

喉部病变致喉腔变窄，呼吸时气流通过狭窄的管腔产生喉鸣（laryngeal stridor）。喉鸣是喉部特有的症状之一。引起喉鸣的原因有：

1. 先天性喉鸣：出生后即出现，可由于喉部畸形、喉蹼、喉软骨发育不良等所致。

2. 炎症：小儿急性喉炎、急性喉气管支气管炎、急性会厌炎、急性喉水肿等。

3. 外伤性：喉外伤、异物梗阻后均可引起明显的喉鸣并伴有呼吸困难。

4. 喉痉挛：多发生于体弱、发育不良的儿童，也可发生于血钙过低者。起病急，睡眠中突然惊醒，有呼吸紧迫及窒息感，发作时间短。

5. 神经性：双侧喉返神经麻痹常常伴有吸气性喉鸣及呼吸困难。

6. 肿瘤：良、恶性肿瘤阻塞喉腔可引起喉鸣，以喉内肿瘤阻塞多见。

五、咯 血

咯血（Hemoptysis）是指喉部以下的呼吸道出血，经口咯出。喉炎、喉血管瘤、喉外伤、喉异物、喉结核、喉癌等均可引起咯血或痰中带血。

六、吞咽困难

喉部疾病由于喉部疼痛、肿胀或压迫可引起吞咽困难（Dysphagia）。引起吞咽困难的喉部疾病有：

1. 急性炎症：急性会厌炎或会厌脓肿由于吞咽时疼痛加剧可引起吞咽困难。喉软骨膜炎及喉关节炎由于疼痛及肿胀可引起吞咽困难。

2. 喉水肿：会厌、杓会厌襞、杓状软骨后水肿引起梨状窝狭窄导致吞咽困难。

3. 喉结核：病变位于会厌、杓会厌襞、杓状软骨等处，常伴有吞咽痛及吞咽困难。

4. 喉神经病变：吞咽时喉部失去其保护作用，食物或唾液常常误咽入气管而发生呛咳导致吞咽困难。

5. 喉肿瘤：较大的喉良性肿瘤或恶性肿瘤晚期常发生吞咽困难。

思考题

1. 哪些疾病可引起声嘶？

2. 喉部疾患可引起吸气性呼吸困难，何谓吸气性呼吸困难？

（郑国胜 文连姬）

第三章 喉的检查法

喉部检查主要包括喉的外部检查、间接喉镜检查、直接喉镜检查、纤维喉镜检查、喉动态镜检查、喉影像学检查、喉肌电图检查及喉功能检查等。进行喉部检查前，先询问病史，分析症状，并注意病人的全身情况及有无呼吸困难等。遇喉阻塞时，可根据主要的病史和症状作出初步诊断。首先解决呼吸困难，如气管切开等，抢救病人生命。然后再进行喉部检查。

第一节 喉的外部检查

观察喉大小是否正常，是否在颈前正中，两侧是否对称。喉部有无触痛、畸形以及颈部有无肿大的淋巴结等。用拇指、食指按住喉体，向两侧推移，扪及正常喉关节的摩擦和移动感觉。如喉癌发展到喉内关节，这种感觉往往消失。

第二节 间接喉镜检查

间接喉镜检查是喉部最常用、最简便的检查法。让受检者端坐，上身稍前倾，头稍后仰，张口，伸舌。检查者坐在病人对面，调整额镜使焦点照射到悬雍垂，然后用纱布裹住舌前部 1/3，以左手拇指（在上方）和中指（在下方）捏住舌前部，将舌拉向前下方，食指推开上唇抵住上列牙齿，以求固定。右手执笔姿势持间接喉镜，稍稍加热镜面（使不起雾，切勿过烫），在手背上试温后，再放入咽部。将喉镜放入口咽内，镜面朝向前下方，镜背紧贴悬雍垂前面，将其和软腭推向上方（避免接触咽后壁，

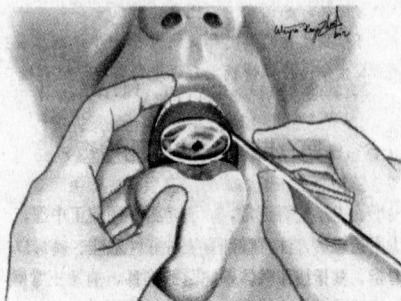

图 3-3-1 间接喉镜检查法

以免引起恶心）（图 3-3-1）。首先检查舌根、舌扁桃体、会厌谷、喉咽后壁、喉咽侧壁、会厌舌面及游离缘、杓状软骨及两侧梨状窝等处。然后嘱受检者发"衣"声音，使会厌抬起，可看到会厌喉面、杓会厌襞、杓间区、室带与声带及其闭合情况（图 3-3-2）。

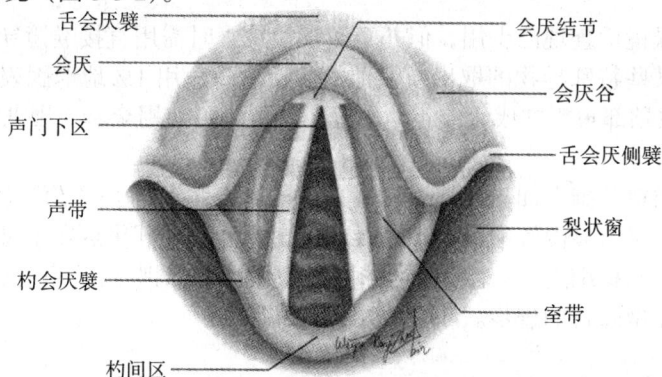

图 3-3-2　间接喉镜检查所见的正常喉像

在正常情况下，喉及喉咽黏膜呈淡红色，两侧对称，梨状窝无积液，声带呈白色条状。发"衣"时，声带内收，向中线靠拢；吸气时声带向两侧外展。

检查时应注意喉的黏膜有无充血、水肿、增厚、溃疡、瘢痕、新生物或异物等，同时观察声带活动情况。

对于舌背高拱、咽反射敏感、会厌不能上举或会厌发育不良（婴儿型会厌）者，经几次训练后，仍不能检查成功时，口咽部喷以 1% 地卡因 2～3 次，表面麻醉黏膜后再进行检查。若仍检查困难时，则使用纤维喉镜、喉动态镜或直接喉镜检查。

第三节　纤维喉镜和电子喉镜检查

纤维喉镜是用光导纤维制成的镜体细而软的喉镜，具有可曲性，亮度强和可向任何方向导光的特点。电子喉镜外形与纤维喉镜相似，但其是用前端的 CCD 成像，因此图像清晰。

患者取坐位或卧位，检查者左手握镜柄的操纵体，右手持镜干远端，轻轻送入鼻腔，沿鼻底或中鼻道经鼻咽部，进入口咽，再调整远端，伸至喉部，可对鼻腔、鼻咽、喉咽及喉部进行检查，同时还可进行活检、声带息肉等摘除。

第四节 直接喉镜检查

直接喉镜检查现已少用，但儿童气管镜检查时需用直接喉镜导入，还可用于喉咽部某些特殊异物的取出或喉部的活检。一般用 1%地卡因表面麻醉下进行，对少数颈部短粗的成年或年幼不合作儿童，可使用全麻。婴儿可在无麻下进行。

直接喉镜基础上加支撑架即发展为支撑喉镜，常用于喉部活检及手术。全麻下进行，可与显微镜配合，观察喉部病变更清晰。其优点在于可两手同时操作、提高手术精细度。与激光医学相结合，用于早期喉癌及癌前病变的治疗，促进了喉显微外科的进步。

第五节 动态喉镜检查

动态喉镜又称为频闪喉镜。普通光照射下，无法观察到声带的振动。动态喉镜能发出不同频率的闪光。频闪的频率与声带振动频率同步时，声带似乎静止，改变光的频率，使它与声带振动频率不同时，声带出现慢动的现象，可观察到黏膜波。通过观察声带病变处的黏膜波消失，在其他方法还无法观察到时，发现早期癌；还可用于鉴别声带麻痹和环杓关节固定，声带麻痹时声带黏膜波消失，而环杓关节固定黏膜波存在。

频闪喉镜与纤维喉镜相比具有放大作用，多为 3~5 倍，影像更为清晰。

第六节 喉影像学检查

喉部影像学检查常用于喉部肿瘤、异物等诊断，方法有 X 线、CT 及 MRI 扫描等。

喉部 X 线包括喉正侧位拍片及体层摄影，对于观察喉部肿瘤和狭窄的范围有一定的帮助。喉部 CT 及 MRI 扫描，用于了解喉部肿瘤的位置、大小、范围，并观察喉周围间隙、会厌前间隙及喉软骨的受累情况及有无颈部淋巴结转移等，为喉癌的分期及治疗提供依据。CT 对于喉部外伤有无软骨骨折移位、呼吸道梗阻的状态有一定的诊断价值。

第七节　喉功能其它检查

1. 声图分析：是将声音信号作频率、响度和强度的声学分析。若被分析的信号为语言，称为语图。用于分析各种嗓音的特征，研究嗓音的音质，显示对喉部基音共振及构音作用的影响，客观记录语言缺陷、言语矫治及言语重建的特征。

2. 声谱分析：用电声学方法分析声音的物理学特性，对各种声信号进行客观分析，为声道疾病的诊断及疗效评估提供依据。目前主要嗓音学评估为：基频、微扰值、信噪比、谐噪比、噪声谱等。

3. 电声门图：通过测定声带接触时间及接触面积的变化，评价声门闭合程度，是唯一评估声门关闭相的方法。

4. 喉肌电图是通过检测发音、呼吸、吞咽等不同生理活动时喉肌电活动的状况，判断喉神经、肌肉功能状态，对神经性喉疾患、吞咽障碍、痉挛性发音困难、插管后喉关节损伤以及其他喉神经肌肉病变的诊断及治疗提供科学依据。有助于对声带麻痹诊断的评估，可区别外周性神经病变或神经肌接头病变引起的声带异常，以确定声带运动障碍的性质，喉运动神经的损伤部位、程度及其预后，指导治疗、评价疗效。

思考题

1. 间接喉镜检查时喉镜应置于何位置？注意观察哪些？
2. 动态喉镜与普通的纤维喉镜比较有何不同？
3. 小儿不能行间接喉镜及纤维喉镜检查者，可行何种喉部检查？

（郑国胜　文连姬）

第四章　喉的先天性疾病

喉的先天性疾病一般在新生儿或婴儿期即已出现症状或体征，最常见的为喉呼吸、发音、保护功能障碍，严重者可危及生命。

第一节　先天性喉蹼

先天性喉蹼为胚胎喉 8 周喉前部未能分开所致。其发病率较高，喉蹼可以在喉的任何平面横跨过喉腔，最常见为声门喉蹼，其次为声门下、声门上。

【临床表现】根据喉蹼部位和累及的范围，症状不同。喉蹼小时仅有声嘶，喉蹼大者，出生后患儿哭声微弱甚至失声，伴有喉喘鸣及吸气性呼吸困难。

【诊断】喉蹼呈现为蹼样突起，灰白色或淡红色（图 3-4-1）。成人行间接喉镜或纤维喉镜可观察到，小儿不能配合者需行直接喉镜检查。CT、MRI 对确定喉蹼的厚度，尤其是声门下和少见的双喉蹼有一定的作用。

【治疗】治疗方法决定于喉蹼的类型。有呼吸困难者，薄的喉蹼可在直接喉镜下剪开或剪除并持续扩张 2 周；不易切除的厚的和较大的喉蹼，一般在气管切开术后再行松解术，可经颈外裂开喉进行，也可

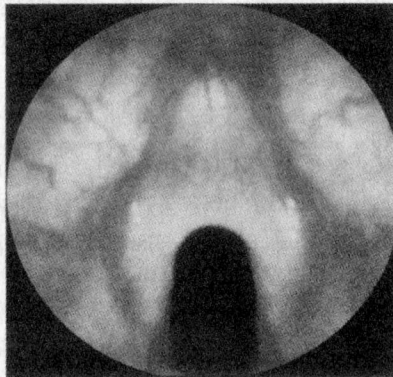

图 3-4-1　声门型喉蹼

于内镜下完成，并于相应的前联合根部进行持续扩张。无呼吸困难者，待患儿长大后再行处理。

第二节　先天性喉软骨畸形

先天性喉软骨畸形主要为会厌软骨、甲状软骨和环状软骨畸形。

会厌畸形主要为会厌分叉畸形，因呼吸时留有缝隙缺乏阻抑，吞咽时常有误吸。会厌畸形还有会厌过大或过小，过小无症状者无需治疗，过大过软的会厌，吸气时被吸至喉入口引起呼吸困难者，可行会厌部分切除。

甲状软骨畸形常见先天性甲状软骨裂、甲状软骨部分缺损等，如发生呼吸困难可行气管切开和整形术。

环状软骨畸形，多见为环状软骨中线融合不良，形成喉裂。也有环状软骨增生致先天性喉狭窄者，可引起呼吸困难，重者需气管切开。

第三节　先天性喉软化症

先天性喉软化症是婴儿先天性喉喘鸣最常见的原因。主要因胎儿发育期缺钙所致。

【临床表现】出生后不久出现吸气性呼吸困难，伴吸气时胸骨上窝、锁骨上窝、剑突下凹陷。常因活动、啼哭等刺激使喘鸣或呼吸困难加重。哭声无嘶哑。直接喉镜或纤维喉镜检查，可见会厌软骨两侧边缘向内卷曲接触，或会厌软骨过度柔软，两侧杓会厌襞互相接近，喉腔窄小。

【诊断】主要依据婴儿出生后不久即发生喘鸣，直接喉镜或纤维喉镜检见有喉软化症表现。

【治疗】喉软化症为一自限性疾病，患儿2～3岁时，随着喉的发育，症状多可自行缓解。对有严重的呼吸道阻塞，或未能自愈的患儿可采取手术治疗。近年来多采用喉内镜下声门上成形术，主要为剪切除覆盖于杓状软骨上多余的黏膜，必须保留杓间区黏膜以免瘢痕粘连。也可采用 CO_2 激光行声门上成形术。

思考题

1. 喉先天性疾病可引起哪些症状？重症者采取什么治疗措施？

（禹桂贤　文连姬）

157

第五章　喉外伤

喉外伤 (injuries of the larynx) 是耳鼻咽喉科常见急症，是指喉部遭受暴力、物理或化学因素作用，引起喉部组织结构损坏，临床表现有疼痛、出血、呼吸困难、声音嘶哑或失声等。喉部外伤分为喉外部伤和喉内部伤两类。前者包括闭合性喉外伤，如喉挫伤；开放性喉外伤如切割伤、刺伤、火器伤；后者包括喉烫伤、烧灼伤和喉插管损伤。喉位于颈前，上有下颌骨、下有胸骨、两侧有胸锁乳突肌前缘覆盖、后有颈椎保护，喉体又可以上下左右移动，因而单独受外伤机会较少，据统计喉外伤约占全身外伤的1%，男性多于女性。

第一节　喉挫伤

喉挫伤属于闭合性喉外伤 (closed injury of larynx)，闭合性喉外伤指颈部皮肤及软组织无伤口，轻者仅有颈部软组织损伤，重者可发生喉软骨移位、骨折、喉黏软骨膜损伤。

【病因】多因颈部遭受外来暴力直接打击，如拳击、交通事故、工伤事故、钝器打击、扼伤、自缢等。喉部损伤程度可因外力大小及作用方向而有很大差别。来自侧方的外力，因喉体可向对侧移动，故伤情多较轻，常无骨折、仅有黏膜损伤、环杓关节脱位等；来自正前方的外力多损伤较重，因此时头或颈部处于相对固定状态，外力由前向后将喉部推挤到颈椎上，常造成甲状软骨中部及上角处骨折，环状软骨骨折较少见，但可造成喉黏膜损伤、声带断裂、环甲关节及环杓关节脱位等。

【临床表现】

1. 疼痛：喉及颈部触痛明显，随发声、吞咽、咀嚼、咳嗽而加重。

2. 声音嘶哑或失声：因声带、室带充血、肿胀、杓状软骨脱位、喉返神经损伤所致。

3. 咳嗽及咯血：由于挫伤刺激而引起咳嗽，喉黏膜破裂轻者仅有痰中带血，重者可致严重咯血。

4. 呼吸困难：喉黏膜出血、水肿、软骨断裂均可致喉狭窄，双侧喉返神经损伤可引起吸气性呼吸困难。若出血较多，血液流入下呼吸道，引起呼吸喘鸣，重则可导致窒息。

5. 吞咽困难：因吞咽时喉部上下运动，可使疼痛加重，引起吞咽痛、吞咽困难。也可因损伤喉咽引起吞咽困难。

6. 颈部皮下气肿：喉软骨骨折、黏软骨膜破裂的严重喉挫伤、咳嗽时空气进入喉部周围组织，轻者气肿局限于颈部，重者可扩展到颌下、面颊及胸腰部。

7. 休克：严重喉挫伤可导致外伤性或出血性休克。

【检查】颈部皮肤片状、条索状瘀斑，重者肿胀变形。喉部触痛明显，可触及喉软骨碎片之摩擦音，有气肿者可扪及捻发音。

间接喉镜检查和纤维喉镜检查常见喉黏膜水肿、血肿、出血、撕裂；声门运动障碍及变形；喉软骨裸露及假性通道等。

颈部正侧位片、体层片可显示喉骨折部位、气管损伤情况。胸部 X 线片可显示是否有气胸及气肿。

颈部 CT 扫描对诊断舌骨、甲状软骨及环状软骨骨折、移位及喉结构变形极有价值。

颈部 MRI 对喉部、颈部软组织、血管损伤情况的判断具有重要价值。

【诊断】根据外伤史、临床症状及检查所见多不难确诊。喉部 X 线断层片、CT 扫描、MRI 对确定诊断有重要价值。

【治疗】

1. 按一般外科挫伤治疗：让病人保持安静、颈部制动、减少吞咽动作，禁食、流质或软食。严密观察患者呼吸及皮下气肿变化情况，做好气管切开术准备。可先给予抗生素及糖皮质激素治疗，疼痛剧烈者可适当给予止痛、镇静剂。

2. 气管切开术：有较明显吸气性呼吸困难者应行气管切开术。极危急情况下可行喉内插管术或环甲膜切开术，但要尽快施行标准的气管切开术。

3. 喉软骨复位、固定及喉黏膜、声带缝合术：如有喉软骨骨折及移位的患者尤其环状软骨骨折者应在直接喉镜下或喉裂开喉软骨复位术，缝合撕裂及断裂的黏膜及声带、环杓关节复位。必要时喉内放置喉模型，以扩张喉腔，防止术后喉狭窄的发生。如有狭窄趋势，可行喉扩张术。

5. 鼻饲饮食：伤后 7～10d 内应给予鼻饲饮食，以减少喉部活动，减轻疼痛、出血及呛咳，以利于创面愈合。

第二节　喉切伤、刺伤及火器伤

喉切伤、刺伤及火器伤属于开放性喉外伤（open trauma of the larynx），开放性喉外伤指喉部皮肤和软组织破裂，伤口与外界相通的喉外伤。包括切伤、刺伤、炸伤、子弹伤等。开放性喉外伤易累及颈动脉及颈内静脉，发生大出血，枪弹伤则易形成贯穿伤，且可伤及食管及颈椎，战时较多见。

【病因】

1. 殴斗中为匕首、砍刀等锐器所伤。

2. 意外爆炸事故或车间工作时为碎裂物击伤。

3. 交通事故中，破碎挡风玻璃及铁器等物刺伤。

4. 精神病患者或自杀者用刀剪等锐器自伤。

5. 战时火器伤，包括枪炮伤、弹片及刺刀伤、子弹所致喉部贯通伤等。

【临床表现】

1. 出血：因颈部血运丰富，出血较凶猛，易发生出血性休克。血液流入下呼吸道，可引起窒息。若伤及颈动脉、颈内静脉，因出血难以控制，多来不及救治而立即死亡。

2. 颈部伤口：不同致伤器械引起的伤口形状大小不一，利器切伤，边缘整齐；锐器刺伤，伤口较小；火器伤，皮肤伤口较小，爆炸伤皮肤伤口较大。

3. 皮下气肿：空气可通过喉内及颈部伤口进入颈部软组织内，产生皮下气肿，若向周围扩展，可达面部及胸腹部，向下可进入纵隔，形成纵隔气肿。

4. 呼吸困难：其成因：（1）喉软骨骨折、移位，喉黏膜下出血、肿胀所致喉狭窄、梗阻；（2）气肿、气胸；（3）喉内创口出血流入气管、支气管，造成呼吸道阻塞。

5. 声嘶：声带损伤、环杓关节脱位、喉返神经损伤均可导致声嘶乃至失声。

6. 吞咽困难：喉、咽损伤及吞咽运动使吞咽时疼痛加剧，致吞咽困难。若伤口穿通咽部、梨状窝或颈部食管，吞咽及进食时则有唾液和食物自伤口溢出，造成吞咽障碍。

7. 休克：若伤及颈部大血管，将在极短时间内丢失大量血液而引起失血性休克。

【检查】

1. 常规检查患者的意识、呼吸、脉搏、血压等情况。

2. 伤口情况：注意观察伤口部位、大小、形态、深浅及数目。如果伤口未与喉、咽相通，则与一般颈部浅表伤口相同。若伤口与咽喉内部相通则可见唾液从伤口流出。由伤口可见咽壁、喉内组织及裸露的血管及神经。伤口内的血凝块及异物不可轻易取出，以免发生大出血。

【治疗】

1. 急救措施

（1）控制出血：找到出血血管并将其结扎。如果找不到，可用纱布填塞止血。已贯穿喉腔的伤口不可加压包扎，以防发生喉水肿或加重脑水肿及脑缺氧。出血凶猛者，可用手指压迫止血，并探查颈部血管，如果动脉有裂口可行缝合术或血管吻合术；如果颈内静脉破裂，可于近心端将其结扎。颈总或颈内动脉结扎术仅万不得已时方可施行。因其可以引起严重的中枢神经系统并发症，如偏瘫、昏迷甚至死亡。

（2）解除呼吸困难：应先将咽喉部血液、唾液吸出，同时给予吸氧，取出异物。紧急情况下，可行环甲膜切开术，待呼吸困难缓解后再改行正规气管切开术。危急情况下可将气管插管或气管套管由伤口处插入，插管或套管气囊应充足气，伤口内填以纱布，以防止血液流入气道。预防性气管切开术可视患者具体情况而定。有气胸时，可行胸腔闭式引流术。

（3）休克的处理：多为失血性休克，应尽快给予静脉输入葡萄糖液、平衡盐溶液、代血浆和全血，并给予强心剂。

（4）药物治疗：全身应用抗生素、糖皮质激素、止血药物、注射破伤风抗毒素。

2. 手术治疗

（1）清创：伤后时间短、无污染者，用生理盐水、过氧化氢和苯扎溴铵反复清洗伤口；有可能污染者，彻底清创后延期缝合。清创时要注意检查伤口内有无异物，应及时取出。

（2）异物取出术：浅表异物可于手术中取出。X线片可明确显示异物的位置及与周围各种解剖结构如颈动脉等的关系，充分估计手术危险性和复杂性，做好充分准备后再予以取出。

（3）修复、缝合：咽喉切伤及穿通伤，应尽量保留受损的喉软骨，并用黏膜覆盖裸露的软骨，按解剖关系将黏膜、软骨、筋膜、肌肉、皮下组织、皮肤逐层对位缝合。如有咽瘘及或食管瘘，将其周边黏膜严密缝合。喉腔内置塑料或硅胶喉模并加以固定，防止形成喉狭窄。如有喉返神经断裂伤，在具备条件的情况下，可一期进行喉返神经吻合术。

（4）放置鼻饲管：关闭喉腔前放置鼻饲管比较方便，目的是减少术后吞咽动作，以利于伤口愈合。

第三节　喉烫伤及烧灼伤

喉、气管、支气管黏膜受到强的物理因素刺激或接触化学物质后，引起局部组织充血、水肿，以至坏死等病变，称为喉部与呼吸道烧伤（burn of the lar-ynx and respiratory tract）。它包括物理因素所致的喉烧灼伤、喉烫伤、放射损伤及化学物质腐蚀伤。

【病因】

1.火灾时直接吸入火焰、烟尘及氧化不全的刺激物等。

2.误吞或误吸化学腐蚀剂，如强酸、强碱、酚类等。

3.咽、喉与气管直接吸入或喷入高温液体、蒸汽或化学气体。

4.遭受战用毒剂如芥子气、氯气等侵袭。

5.放射线损伤，包括深度 X 线、钴 60、直线加速器等放射治疗时损伤及战时核武器辐射损伤。

【临床表现】

1.轻度：损伤在声门及声门以上。有声音嘶哑、喉痛、唾液增多、咽干、咳嗽多痰、吞咽困难等。检查可见头面部皮肤烧伤，鼻、口、咽、喉黏膜充血、肿胀、水疱、溃疡、出血及假膜形成等。吞食腐蚀剂及热液者可见口周皮肤烫伤，食管、胃黏膜烧灼伤及全身中毒症状。

2.中度：损伤在隆突以上。除上述症状外，可有剧烈咳嗽、气促、甚至呼吸困难，检查除轻度烧灼伤所见外，还可有喉黏膜水肿和糜烂，听诊肺呼吸音粗糙，闻及干罗音及哮鸣音。常伴有下呼吸道黏膜烧伤，易遗留喉瘢痕狭窄。

3.重度：损伤在支气管、甚至达肺泡。有下呼吸道黏膜水肿、糜烂及溃疡，甚至坏死。患者呼吸急促、咳嗽剧烈，可并发肺炎或膜性喉气管炎，可咳出脓血痰和坏死脱落的气管黏膜。误吞腐蚀剂者可致喉、气管、食管瘘。若烧伤范围广泛，可导致严重而广泛的阻塞性肺不张、支气管肺炎、肺水肿，进而出现呼吸功能衰竭、昏迷、死亡。

【诊断】

1.病史：有典型头面部烧伤；误吞强酸强碱等化学腐蚀剂；吸入热的液体、蒸汽或毒气病史。

2.检查：口鼻周围皮肤有烧灼伤、毛发烧焦及轻、中、重各型临床表现。

3.支气管镜检查：可见气管内吸入性损伤的范围及深度。

【治疗】

1. 早期处理：

热液烫伤可口含冰块或冷开水漱口、颈部冷敷。强酸、强碱烧伤者应立即用清水冲洗口腔、咽部，并采用中和疗法：强酸烧伤者可给予牛奶、蛋清溶液；强碱烧伤者可给予食醋、1%稀盐酸或5%氯化氨等涂于伤处、吞服或用中和药物雾化吸入。

2. 保持呼吸道通畅

（1）上呼吸道阻塞、分泌物多而咳出困难者，为防止窒息，可行气管内插管或气管切开术。

（2）应用解痉药物，以解除支气管痉挛。

（3）每日雾化吸入，气管内滴入抗生素生理盐水，以防气道被干痂阻塞。

3. 全身治疗：纠正休克、保护心肺功能：充分补液，维持水、电解质平衡，吸氧。全身应用抗生素预防感染，糖皮质激素防止呼吸道黏膜水肿。

4. 放置胃管：给与鼻饲饮食，改善营养。在强酸、强碱烧伤时，放置胃管可防止下咽和食管因瘢痕挛缩而封闭。

第四节　喉插管损伤

喉插管损伤（intubation trauma of larynx）多发生于全身麻醉、危重患者抢救等，需要经口、经鼻行喉气管插管术的情况下。如喉黏膜插伤、水肿、损伤性肉芽肿、环杓关节脱位等。

【病因】

1. 插管技术不熟练，操作粗暴，声门暴露不清时盲目地强行插入；清醒插管时，表面麻醉不充分，致使患者频频咳嗽或声门痉挛；插管过程中过多地搬动患者头部；插管过浅，气囊压迫声带黏膜；经鼻腔盲目插管时，更易造成喉腔内损伤。

2. 选用插管型号偏大、过长；套管外气囊充气过多。

3. 插管时间久、喉黏膜受压迫、摩擦时间过长。

4. 插管质量不佳，质地过硬，或管壁含有对黏膜有害的成分，压迫、刺激喉气管黏膜。

5. 患者自身有过敏体质，对外界刺激反应敏感而强烈。

【临床表现】

1. 声嘶、喉痛、咳嗽及痰中带血：由于插管损伤，喉黏膜剥脱并继发感染而形成溃疡，继而发生纤维蛋白及白细胞沉积，形成假膜。表现为喉部不适、声嘶、喉痛、咳嗽及痰中带血。喉镜检查可见喉黏膜水肿、充血、局部溃疡及假膜。

2. 肉芽肿：系在上述喉黏膜溃疡及假膜基础上发生炎症及浆细胞浸润，大量成纤维细胞及血管内皮细胞增生而形成的。若肉芽肿过大，可阻塞声门，引起呼吸困难。喉镜检查可见声带突肉芽肿，表面光滑、色灰白或淡红，如息肉样。

3. 环杓关节脱位：患者拔管后即出现声嘶，说话无力、咽部疼痛，且长期不愈。多为一侧脱位，双侧同时脱位者罕见。杓状软骨可向前或向后移位。喉镜检查可见一侧杓状软骨和杓会厌襞充血、水肿、声带运动受限或固定，使声门不能完全闭合。

【治疗】

1. 插管术后发现喉黏膜有溃疡及假膜形成时，应嘱病人少讲话，禁烟酒，不要作用力屏气动作。给予抗生素、糖皮质激素等超声雾化吸入。

2. 肉芽肿形成者，有蒂者可于喉镜下钳除；无蒂者可于全麻下行支撑喉镜下切除；若采用纤维内镜或支撑喉镜下激光切除，效果更佳。

3. 环杓关节脱位者，应尽早于间接喉镜下行环杓关节复位术，以免形成瘢痕后不易复位。

4. 声带瘫痪者，可行音频物理疗法并给予神经营养药物，以促进其恢复。

思考题

1. 对喉外伤的病人应密切观察什么？

2. 喉插管引起环杓关节脱位者，应尽早采取何种措施？

（刘依男）

第六章　喉的急性炎症疾病

第一节　急性会厌炎

急性会厌炎（acute epiglottitis）：是一种以会厌为中心的声门上型喉炎。起病突然，发展迅速，容易造成上呼吸道梗阻，治疗不及时可危及生命。成人多见，男性多于女性。

【病因】

1. 感染：为最常见的原因，常见的致病菌为 B 型嗜血流感杆菌、金黄色葡萄球菌、链球菌、肺炎双球菌等，也可以与呼吸道病毒混合感染。各种致病菌多由呼吸道吸入。

2. 异物、外伤、吸入有害气体、喉肿瘤术后放疗等均可引起急性会厌炎。

3. 邻近组织的炎症蔓延：如，急性扁桃体炎、咽炎、鼻炎、牙龈炎等。

【临床表现】

1. 起病急骤，多发生于夜间，病史多为半小时至六小时，患者常于睡眠中因喉痛或呼吸困难憋醒，自觉比以往咽痛严重而就诊。

2. 喉痛，吞咽困难。患者不能明确指出，为舌根后方疼痛，不敢吞咽，口涎外流，拒食。

3. 呼吸困难：会厌肿胀可阻塞喉入口，语言含糊，同时杓状软骨、杓状会厌襞等处黏膜水肿，加重呼吸困难，可在 4~6 小时内因咽部黏痰阻塞而发生窒息。

4. 昏厥、休克：患者如未能得到及时诊治，可在短时间内出现昏厥、休克，表现为精神萎靡，呼吸困难，四肢发冷，面色苍白，脉细弱，血压下降等。一旦出现此种情况，立即抗休克治疗。

【检查】

1. 咽部检查：无充血或轻度充血。小儿由于咽短，会厌位置较高，按压舌体时可见红肿的会厌。压舌根注意按压舌体前 2/3，避免引起恶心，加重呼吸困难或引起窒息

2. 间接喉镜检查：见会厌呈高度水肿或弥漫充血肿胀，以舌面为重。如有脓肿形成，常于会厌舌面的一侧肿胀发红，表面有脓点，声带、声门视不清。

3. 纤维喉镜：除非有必要给患者留客观材料，一般不需要。

【诊断】

对于急性喉痛，吞咽困难，口咽部检查病变轻微者，必须做间接喉镜检查，做到早诊断早治疗。如果出现呼吸困难，喘鸣，声嘶，流涎则是发展为重症的表现。

【鉴别诊断】

1. 急性喉气管支气管炎，以咳嗽、哮吼性干咳、喘鸣为主要症状，伴有声音嘶哑，严重者有吸气性呼吸困难，检查见喉以上黏膜、双声带、声门下及气管黏膜充血肿胀，会厌及杓状软骨正常。

2. 喉白喉：儿童多见，全身症状重，进行性呼吸困难，声嘶或失声，可致上皮坏死，形成灰白色白膜，伴有颈部淋巴结肿大，重者呈"牛颈"状，咽部拭子涂片及培养可找到白喉杆菌。

3. 会厌囊肿：多见于会厌舌面，可有咽喉异物感，发展缓慢，检查见局限性光滑半球形隆起，会厌无充血、水肿，合并感染则形成脓囊肿，应切开排脓。

【治疗】

急性会厌炎起病急，发展快，可迅速发生致命的呼吸道梗阻，必须引起患者和医护人员高度重视。治疗以抗感染及保持呼吸道通畅为原则。医生依据会厌红肿程度和呼吸困难程度做相应处理。重者急诊收入院，备置气管切开包。

1. 足量抗菌素和糖皮质激素：因常见的致病菌为 B 型嗜血流感杆菌和球菌，故首选头孢类抗菌素。地塞米松静脉滴注或肌注，可给予 0.3～0.5mg/kg。

2. 会厌切开：适用于高度水肿型或会厌舌面脓肿形成者，在备有氧气，吸引器及喉插管或气管切开包的情况下，成人用表面麻醉，坐位以会厌切开刀划破高度水肿的会厌舌面黏膜或刺破脓腔。局麻患者多能自行咯出水肿液或脓液，否则可用吸引器吸出。

3. 保持呼吸道通畅：急性会厌炎经保守治疗。病情不能有效控制，出现Ⅲ度Ⅳ度吸气性呼吸困难者须紧急建立人工气道：环甲膜切开、气管切开术或气管插管。

如果在气管切开前患者已出现呼吸停止，可紧急在颈前气管环插入 18 号粗针头缓解缺氧症状，或气管插管或行环甲膜切开，但环甲膜切开易致出血过多，应及时以吸引器吸除血液以免流入肺内。呼吸困难暂时缓解再行常规气管切开术。

4. 综合治疗：勿进过热及辛辣饮食，保持水电解质平衡。

第二节　急性喉炎

急性喉炎（acute laryngitis），指以声门区为主的喉黏膜急性弥漫性充血渗出性炎症，是成人常见的急性呼吸道感染性疾病之一，可单独发病，亦可继发于急性鼻炎、急性咽炎或急性传染病，冬春季多发。小儿急性喉炎病变具有特殊性，单独介绍。

【病因】

1. 感染：为主要病因，在机体抵抗力下降，劳累，过量烟酒后容易发病，多为病毒合并细菌感染。细菌多为金黄色葡萄球菌、肺炎双球菌、溶血性链球菌、卡他莫拉菌、流感杆菌等。

2. 有害气体刺激：工作中吸入过量有害气体如氯气、硫酸、硝酸、二氧化硫、一氧化氮等，吸入过量工业粉尘或空气污染，过多汽车尾气排放均可引起急性喉炎。

3. 喉外伤或声带疲劳：如喉挫伤，异物刺伤，用嗓过度的教师、歌唱演员、售货员、推销员发病率较高。

【病理】

喉黏膜急性充血水肿，伴有白细胞及淋巴细胞浸润，继而黏膜表面黏液脓性分泌物附着，病变持续，圆形细胞浸润，形成纤维变性发展成慢性喉炎，病变深入，沿气管蔓延，则演变成喉气管炎。

【临床表现】

1. 声音嘶哑：是急性喉炎特征性表现，轻者声音低沉，重者嘶哑或完全失声。

2. 喉痛、分泌物多：病初喉部干痛不适，异物感，进而干咳无痰，后期有少许黏性或黏脓性分泌物咳出，咳出后声音嘶哑略缓解。

3. 急性鼻炎、咽炎症状，如果急性喉炎继发于急性鼻炎或咽炎，则常有鼻部，咽部的相应症状。

4. 全身症状：成人较轻，重者畏寒发热，食欲不振，疲乏无力。

【检查】

间接喉镜检查：病变初期双侧声带对称性充血，呈淡红色，进一步发展，双侧呈暗红色肿胀，向上发展至室带，向下累及声门下腔，双侧声带运动良好，闭合欠佳，病变后期双侧声带表面可见黏液或黏脓性分泌物附着。

【鉴别诊断】

1. 喉结核：喉结核早期表现与急性喉炎类似，声音嘶哑，喉部干燥、灼热，刺激性咳嗽，随着病变进展，声音嘶哑加重，伴有明显喉痛，吞咽时加重。间接喉镜或纤维喉镜下病变主要位于杓状软骨处，渐及声带、室带、会厌等处，暗红色不一致肿胀，表面分泌物污秽。

2. 麻疹喉炎：是麻疹的症状之一，麻疹已不常见。其病情发展与麻疹病情相符，出疹高峰期声音嘶哑、咳嗽明显，如果继发感染可引起喉阻塞，随着皮疹消退，声音嘶哑迅速好转，治疗同急性喉炎。

【检查】

1. 禁声休息。

2. 给予足量抗生素，根据声带红肿程度及病人年龄及身体基本情况给予适量糖皮质激素。

3. 雾化吸入、口服金宏声等。

4. 一般治疗：多饮水，保持室内适当温度、湿度，忌烟酒。

【预后】

预后一般良好，积极治疗防止其转为慢性，有呼吸困难者密切观察呼吸情况，达到Ⅲ度经药物治疗呼吸困难无减轻者，考虑气管切开。

第三节　小儿急性喉炎

小儿急性喉炎（acute laryngitis in children）多在冬春季节发病，1~2月份为高峰，婴幼儿多见。与成人比较有其特殊性，尤其是易于发生呼吸困难，形成原因：1. 小儿喉腔较小，喉软骨柔软，喉内黏膜松弛，黏膜下淋巴组织及腺体组织丰富，发炎时易于肿胀，阻塞声门。2. 小儿咳嗽反射差，对感染的抵抗力和免疫力不如成人，气管及喉部分泌物不易排出，炎症反应快速且重。3. 小儿神经系统不稳定，易发生喉痉挛，充血加剧，加重喉阻塞。

【病因与发病机制】

多数由病毒感染合并细菌感染引起。常见的病毒有副流感病毒、鼻病毒、腺病毒、流感病毒、麻疹病毒等。易于感染的细菌多为金黄色葡萄球菌、肺炎双球菌、乙型链球菌等 G^+ 球菌，如遇小儿营养不良、抵抗力低下、上呼吸道慢性感染时更易诱发喉炎。

小儿急性喉炎亦可为一些急性传染病如流行性感冒、肺炎、麻疹、水痘、猩红热、百日咳等的伴随症状。

【病理】病变主要表现为声门下腔黏膜水肿，可发展成为黏膜下蜂窝织炎，向下延及气管。

【临床表现】起病急，进展快，多有声音嘶哑，犬吠样咳嗽，伴发热、吸气期呼吸困难和喘鸣。喉阻塞持续则表现为吸气四凹症，口唇青紫，烦躁不安，治疗不及时则出现呼吸循环衰竭，表现为紫绀，面色苍白，出汗，呼吸无力，四肢发冷，甚至昏迷，抽搐，死亡。

【诊断】根据其短暂病史、典型症状（声音嘶哑，犬吠样咳嗽，伴喉喘鸣）及发病季节，即可做出诊断。如喉镜检查可见喉黏膜充血，肿胀，声带充血，声门下黏膜肿胀隆起。因小儿不合作，且检查本身可刺激加重喉痉挛，实际临床工作中很少行喉镜检查。血气分析可为维持电解质平衡，维持血氧饱和度提供参考。

【鉴别诊断】

1. 小儿喉痉挛：喉肌痉挛性疾病，见于体弱，营养不良，发育不良儿童，在受惊，便秘，肠道寄生虫，腺样体肥大，消化不良时更易发生。发作时间短，仅数秒到1~2分钟，可一夜数次，表现夜间突发呼吸困难，吸气时有喉鸣声，突然惊醒，手足乱动，出冷汗，面色紫红，于深呼吸后症状骤然消失，喉镜检查声带无炎症表现。

2. 气管支气管异物：起病急，误吸异物后剧烈呛咳，发绀，吸气性呼吸困难。主气管内异物呈活动性则可在喉部触及撞击感，听诊有拍击声。X线可显示不透光异物的形状和部位。支气管部分阻塞可致局部肺气肿，完全阻塞可致肺叶（段）肺不张。

3. 先天性喉部疾病：婴儿出生后不久即发生喘鸣，仅发生于吸气期，无发热及咳嗽症状，直接喉镜或纤维喉镜检查见会厌向内卷曲，两侧杓状会厌襞互相接近，喉腔窄小。

有声嘶喉鸣的小儿，警惕是否为白喉、麻疹、水痘、百日咳、猩红热、腮腺炎等传染病的首发或伴随症状。

【治疗】

1. 解除喉阻塞：诊断明确后尽早使用有效的足量的抗菌素，同时给予糖皮质激素。地塞米松0.2~0.6mg/（kg.d）肌注或静滴。

2. 对症治疗：吸氧、超声雾化吸入，清理呼吸道异常分泌物。

3. 支持疗法：监护血氧，维持全身营养及水电解质平衡，减少哭闹，降低耗氧量。

气管切开术：Ⅲ度以上喉阻塞经药物治疗未能及时缓解，及时行气管切开。

第四节　喉关节炎

喉关节炎包括环甲关节炎和环杓关节炎。环甲关节炎发生较少，且症状不明显，以下主要介绍常见的环杓关节炎。

【病因】

1. 全身性关节疾病的局部表现，如风湿性、类风湿性关节炎、痛风等。

2. 喉部急性或慢性炎性疾病直接侵及关节，多见于链球菌感染，也可发生于特殊性传染病，如结核或梅毒性溃疡等。

3. 喉内及喉外部创伤可引起一侧或双侧关节炎，如内镜、麻醉插管、长期鼻饲等。

【临床表现】

1. 急性期：常见声嘶、喉痛和咽喉异物感，吞咽和发声时喉痛加重，并常向耳部放射。喉黏膜红肿较剧或声带固定于内收位者，可出现呼吸困难、喘鸣。喉镜检查可见杓状软骨处黏膜充血、肿胀，声带多正常，声带可固定于内收或外展位。在喉结两侧或一侧甲状软骨后缘中央或环状软骨后部有压痛。

2. 慢性期：多见于反复急性发作后，一次急性发作也可转为慢性。其症状决定于关节固定的位置，可出现声嘶或呼吸困难。有时可见环杓关节区黏膜增厚、溃疡，形成肉芽疤痕等。

【诊断与鉴别诊断】 喉痛、声嘶、杓状软骨区充血肿胀是急性环杓关节炎诊断的主要依据。杓状软骨区的充血肿胀是环杓关节炎一重要体征，往往双侧对称，单侧较少。环甲关节处有触痛或敏感是环甲关节炎的特征。环甲关节炎多为单侧，所以后连合偏向痛侧。

慢性环杓关节炎极似喉返神经麻痹，可根据病史、拨动杓状软骨是否活动及喉肌电图等与喉返神经麻痹鉴别。

【治疗】 针对病因积极治疗，可予局部理疗如透热疗法，药物离子（水杨酸）透入。急性发作期禁声，全身及局部（雾化吸入）使用糖皮质激素及抗生素。风湿或类风湿性患者，可口服水杨酸制剂。待炎症消退后，行杓状软骨拨动术，适时发声和深呼吸，以防关节僵硬。

思考题

1. 急性会厌炎常见的致病菌有哪些？首选何种抗生素？

2. 对以咽痛症状就诊的病人，应注意行何种检查，以免急性会厌炎漏诊？

3. 如遇急性会厌炎患者在气管切开前已出现呼吸停止，应紧急采取何措施？

4. 为何小儿急性喉炎较成人易引起呼吸困难？如何治疗？

5. 如何鉴别喉关节炎和喉返神经麻痹？

（杨　娜）

第七章　喉慢性炎症性疾病

第一节　慢性喉炎

慢性喉炎（chronic laryngitis）是指喉部黏膜慢性非特异性炎症。分为慢性单纯性喉炎、慢性萎缩性喉炎和慢性肥厚性喉炎。

一、慢性单纯性喉炎

【病因】

1. 用嗓过多或发音不当。

2. 邻近部位炎症直接向喉部蔓延或脓性分泌物的刺激，如鼻炎、鼻窦炎、慢性扁桃体炎、慢性咽炎等或肺部脓液经喉部咳出。

3. 鼻塞，经口呼吸，使咽喉黏膜血管扩张、喉肌紧张疲劳产生炎症。

4. 急性喉炎反复发作或迁延不愈。

5. 有害气体及烟、酒、灰尘等长期刺激。

6. 咽喉反流，胃液刺激喉黏膜。

【病理】喉黏膜血管扩张，炎细胞浸润，上皮及固有层水肿。继而黏膜肥厚，腺体肥大，分泌物增加。多数患者喉内肌亦呈慢性炎症。

【临床表现】常见的症状为：

1. 声嘶为其主要症状，初为间歇性，逐渐加重成为持续性。

2. 喉部微痛及紧缩感、异物感等。

3. 喉分泌物增加，痰多。

【检查】喉镜检查可见喉黏膜弥漫性充血，两侧对称。声带失去原有的珠白色而呈浅红色。黏膜表面有稠厚黏液，常在声门间形成黏液丝。

【诊断】根据上述症状及体征可作出诊断，但应考虑鼻、咽、肺部及全身情况，查出病因。

【治疗】

1. 病因治疗：避免长时间过度用声，戒除烟酒。积极治疗鼻炎、鼻窦炎、咽炎、肺部及全身疾病。

2. 抗生素和地塞米松（或普米克令舒）雾化吸入，每日一次，4~6d为一疗程。

3. 理疗：直流电药物离子（碘离子）导入或音频电疗、超短波等治疗。

4. 抗酸治疗：有咽喉反流者，成人予：①西咪替丁0.8g/d，静脉滴注；②奥美拉唑20mg睡前服用；③莫沙必利5mg 3次/d。剂量可酌情增减。

5. 中药：黄氏响声丸、清音丸等。

二、慢性肥厚性喉炎

【病因与病理】病因与慢性单纯性喉炎相同，多由慢性单纯性喉炎病变发展。黏膜上皮不同程度增生或鳞状化生、角化，黏膜下淋巴细胞和浆细胞浸润，喉黏膜明显增厚，纤维组织增生。

【临床表现】症状同慢性喉炎，但声嘶较重，急性或亚急性发作时喉痛明显。

【检查】喉黏膜充血、肥厚，以室带肥厚多见。声带充血，边缘圆厚，表面粗糙不平，可呈结节状或息肉样，常有稠厚的黏液聚集。

【诊断与鉴别诊断】根据症状和体征，一般诊断不难，但应与喉癌、梅毒、结核等鉴别。肿瘤常局限于一侧声带，可经活检证实；梅毒较难区别，如有会厌增厚、缺损或结痂，并有其他器官梅毒；喉结核的病变常在杓间区，黏膜常呈苍白，多有浅表溃疡和肺结核。

【治疗】治疗原则同慢性喉炎。对声带过度增生的组织，重者可在手术显微镜下手术或激光烧灼、冷冻治疗，切除肥厚部分的黏膜组织，但注意勿损伤声带肌。

三、慢性萎缩性喉炎

【病因】分为原发性和继发性两种。原发性者目前病因仍不十分清楚，可能与内分泌紊乱、自主神经功能失调、维生素及微量元素缺乏或不平衡有关，或因各种原因导致黏膜及黏膜下组织营养障碍，分泌减少。继发性多为萎缩性鼻炎、萎缩性咽炎、咽喉部放疗及长期喉部炎症引起。也可为Sjogren综合征的一部分。

【病理】喉黏膜及黏膜下层纤维变性，黏膜上皮化生，柱状纤毛上皮渐变为复层鳞状上皮，腺体萎缩，分泌减少，加之喉黏膜已无纤毛活动，故分泌液停滞于喉部，经呼吸空气蒸发，可变为脓痂。病变向深层发展可引起喉内肌萎缩。炎症向下发展可延及气管。

【临床表现】主要症状有声嘶，喉部干燥不适，异物感，胀痛。阵发性咳嗽，常咳出痂皮或稠痰，咳出的痂皮可带血丝，有臭味。

【检查】喉镜检查可见喉黏膜慢性充血、发干，表面粗糙，黄绿色脓痂常覆于声带后端、杓间区及喉室带等处，如喉内肌萎缩，声带变薄、松弛无力，发音时两侧闭合不全。少数患者气管上端亦显相同病变。继发于萎缩性鼻炎、咽炎者可见鼻腔、咽腔增宽，黏膜干燥。

【诊断与治疗】根据以上特点，常易诊断，但应寻找病因，进行病因治疗。一般治疗可予碘化钾 30mg 3 次/d 口服，刺激喉黏液分泌，减轻喉部干燥。蒸气雾化或 2% 碳酸氢钠雾化吸入，口服维生素 A、E、B_2 等。

第二节　声带息肉

【病因】多为过度、不当发声的机械作用引起声带血管扩张、通透性增加导致局部水肿而形成息肉。另外，局部慢性炎症造成黏膜充血、水肿也可形成息肉。

【病理】声带息肉的病理改变主要在黏膜固有层（相当于 Reinke 层），弹力纤维和网状纤维破坏。间质充血水肿，不规则的血管间隙中充满均匀的嗜酸性液体。

【临床表现】主要症状为声嘶，因息肉大小、形态和部位的不同，音质的变化、嘶哑的程度也不同。一般大息肉声嘶重，小息肉声嘶轻。息肉位于声带边缘时声嘶明显，位于声带表面则对发声影响小。巨大息肉堵塞声门者，可导致呼吸困难和喘鸣。

【检查】喉镜检查常在声带游离缘前中份见灰白或淡红色，表面光滑、半透明、带蒂状新生物（图 3-7-1）。有时在一侧或双侧声带游离缘见呈基底较宽的梭形息肉样变，亦有遍及整个声带呈弥漫性肿胀的息肉样变。声带息肉一般单侧多见，亦可两侧同时发生。

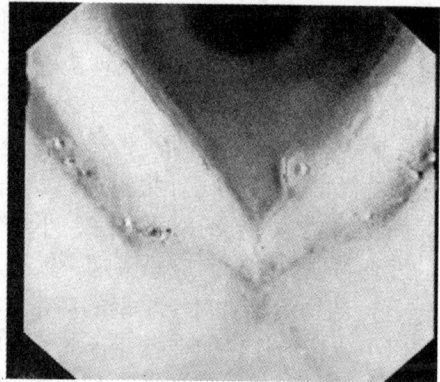

图 3-7-1　左侧声带息肉

【治疗】手术切除为主，术后应嘱病人半个月内少讲话，辅以糖皮质激素、抗生素及超声雾化等治疗。

声门暴露良好的带蒂息肉，可在间接喉镜下摘除。若息肉较小，可在纤维喉镜下摘除。局麻不能配合或广基型息肉，可全麻支撑喉镜下切除息肉。

术中避免损伤声带肌，若双侧声带息肉样变且近前联合，宜先做一侧，以防粘连。

第三节　声带小结

声带小结（vocal nodules）发生于儿童者又称喊叫小结，是慢性喉炎的一型更微小的纤维结节性病变，常由炎性病变逐渐形成。

【病因】与声带息肉相似，用声不当与用声过度为其主要原因。也有学者认为发假声过度容易发生声带小结。声带小结多见于声带游离缘前中 1/3 交界处，该处是声带发声区膜部的中点，振动时振幅最大而易受损伤。

【病理】声带小结外观呈灰白色小隆起。其病理改变主要在上皮层，黏膜上皮局限性棘细胞增生，上皮表层角化过度或不完全角化，继发纤维组织增生、透明样变性，基底细胞生长活跃，上皮脚延长、增宽，固有层水肿不明显。弹性纤维基本完整。少数学者认为声带小结与息肉在病理组织学上并无质的区别，可能只有量的差异。

【临床表现】早期主要症状是发声易疲倦和间断性声嘶，声嘶每当发高音时出现。病情发展时声嘶加重，变为持续性。

【检查】喉镜检查可见声带游离缘前、中 1/3 交界处，白色结节状局限性小突起，也可呈广基棱形增厚。小结多为双侧，一般对称。

【诊断】根据病史及检查，易作出诊断。但肉眼难以鉴别声带小结和表皮样囊肿，常需手术切除后病理检查方可确诊。

【治疗】

1. 声带休息：早期声带小结，经过适当声带休息，常可变小或消失。

2. 发声训练：国外报道通过语言疾病学家指导发声训练完成，经过一段时间（约 3 个月）的发声训练，小结常可自行消失。发声训练主要是改变错误的发音习惯。此外，应忌吸烟、饮酒和吃辛辣刺激食物等。

3. 药物治疗：对于早期的声带小结，可用糖皮质激素和抗生素雾化吸入。辅以中成药治疗，如金嗓开音丸、金嗓散结丸等。

4. 理疗：碘离子透入、超短波等。

5. 手术切除：对较大经保守治疗无好转、声嘶明显的小结，可考虑手术切除。可表麻纤维喉镜下摘除，或全麻支撑喉镜下完成。术后仍应注意正确的发声方法，否则可复发。儿童小结常不需手术切除，至青春期可以自然消失。

思考题

1. 声带小结与声带息肉有何不同？
2. 声带小结如何保守治疗？
3. 儿童声带小结的治疗与成人有何不同？

（鲍玉梅　杨　娜）

第八章 喉的神经功能障碍及功能性疾病

第一节 喉感觉神经性疾病

单纯的喉感觉神经性障碍较少见，多伴有运动性障碍。喉感觉神经性疾病有感觉过敏、感觉异常和感觉减退、麻痹两种。

一、喉感觉过敏及感觉异常

喉感觉过敏为喉黏膜对普通刺激特别敏感，如食物与唾液等触及喉部时，即可引起呛咳及喉痉挛。喉感觉异常是喉部有异常感觉，如瘙痒、烧灼、干燥、刺痛或异物感等。多因急、慢性喉炎，长期烟酒刺激及邻近器官疾病通过迷走神经的反射作用所致。也常见于神经衰弱、癔症、更年期等患者，可发生于用喉多的歌唱家、教师、售票员等。

【临床表现】患者觉喉内灼痛、发痒、蚁走、痰多、异物感等，常清嗓企图清除分泌物，易发生反射性呛咳。

【检查】喉镜检查无明显异常发现。应注意梨状窝有无积液，环状软骨后方有无病变，排除环后区、喉咽部肿瘤。

【治疗】仔细检查，排除器质性病变。详细解释，消除患者的顾虑。病因治疗，局部理疗。

二、喉感觉麻痹

喉感觉麻痹为喉上神经病变，常伴有喉肌瘫痪。

【病因】包括中枢神经疾病，如颅内肿瘤、颅脑外伤、脑出血、脑血栓、多发性硬化症等；外周神经疾病，如喉外伤、头颈部手术、颅底肿瘤、急性感染性神经炎等。其中以甲状腺手术误伤喉上神经及喉返神经为多见，常伴有喉运动神经麻痹症状；另外，还有食管、喉插管黏膜损伤、头颈部放射线治疗损伤、喉原发性肿瘤等。

【临床表现】 单侧喉感觉麻痹可无症状。两侧者，饮食时因失去反射作用，而易误呛入呼吸道，故有进食呛咳。

【检查】 喉镜检查以探针触及喉黏膜，可发现喉黏膜反射减退或消失。目前空气脉冲刺激喉上神经分布区黏膜来进行喉感觉功能评估的方法最为客观。

【治疗】 轻症者，宜少用流质，采用糊状黏稠食物，进行吞咽锻炼。重症者行鼻饲。同时查出病因，予以治疗。抗病毒类药物、维生素 B_1、B_{12}、三磷酸腺苷及改善血管微循环药物对促使喉部感觉的恢复也有一定意义。

第二节　喉运动神经性疾病

喉麻痹是指喉肌的运动神经损害所引起的声带运动障碍；喉返神经支配除环甲肌外喉内肌，当喉返神经受压或损害时，外展肌最早出现麻痹，次为声带张肌，内收肌麻痹最晚。喉上神经分布到环甲肌，单独发生麻痹少见。

【病因】 分中枢性、周围性两种，周围性多见，两者比例约为1∶10。由于左侧迷走神经与喉返神经行径长，故左侧发病者较右侧约多一倍。

1. 中枢性：每侧喉部运动接受两侧皮层的冲动，因此皮层引起喉麻痹者极罕见。常见的中枢性病因有脑出血、脑血栓、脑肿瘤、脑脓肿、脑外伤等。迷走神经颅内段位于颅后窝，可因肿瘤、出血、外伤、炎症等，引起喉麻痹。

2. 周围性：因喉返神经以及迷走神经离开颈静脉孔至分出喉返神经前的部位发生病变，所引起的喉麻痹。可分为：①外伤：包括颅底骨折、颈部外伤、甲状腺手术等。②肿瘤：鼻咽癌向颅底侵犯时，可压迫颈静脉孔处的迷走神经而致喉麻痹；颈部转移性淋巴结肿大、甲状腺肿瘤、霍奇金氏病、颈动脉瘤等亦可压迫迷走神经和喉返神经；胸腔段喉返神经可由纵隔肿瘤、肺癌、肺结核、食管癌、心包炎等压迫而发生麻痹。③炎症：白喉、流行性感冒等传染病，急性风湿病、麻疹、梅毒等，铅等化学物的中毒可发生喉返神经周围神经炎而致喉麻痹。

【临床表现】 由于神经受损伤程度不同，可出现4型麻痹：

1. 喉返神经不完全麻痹：单侧性者症状不明显，曾有短时期的声嘶。常无呼吸困难，仅剧烈运动时出现气促。间接喉镜检查，在吸气时，患侧声带居旁正中位（即介于中间位与正中位之间）不能外展，发音时声门仍能闭合。

双侧喉返神经不完全麻痹，两侧声带均不能外展，可引起喉阻塞，如不及时处理，可引起窒息。间接喉镜检查见两侧声带均居旁正中位，发音时声门仍可闭合。

2. 喉返神经完全麻痹：单侧麻痹，声嘶，说话和咳嗽有漏气感，饮水呛，后期有代偿症状可好转。间接喉镜检查，患侧声带固定于旁正中位。初期发音时，健侧声带闭合到正中位，两声带间有裂隙，后期健侧声带内收超越中线向患侧靠拢，发音好转。无呼吸困难。

两侧喉返神经完全麻痹时，发音嘶哑无力，说话费力，犹如耳语声，不能持久。自觉气促，但无呼吸困难。常有误吸和呛咳，气管内常积有分泌物，且排痰困难，呼吸有喘鸣声。间接喉镜检查，双侧声带固定于旁中位，边缘松弛，不能闭合，也不能外展。

3. 喉上神经麻痹：喉上神经麻痹后声带张力丧失，声音粗而弱，不能发高音。间接喉镜检查，声带皱缩，边缘呈波浪形，但外展、内收仍正常。两侧性者因喉黏膜感觉丧失，常误吸，易发生吸入性肺炎。

4. 混合性喉神经麻痹：系喉返神经及喉上神经全部麻痹，单侧性者常见于颈部外伤、手术损伤。声嘶更为显著。喉镜检查见患侧声带固定于中间位。以后因健侧声带代偿，发音稍好转。

【治疗】

1. 病因治疗：查找病因，给予相应的治疗。

2. 气管切开术：双侧声带麻痹引起呼吸困难者，应及早行气管切开术。

3. 喉返神经恢复治疗：

(1) 药物治疗：局部及全身应用神经营养、糖皮质激素及扩张血管的药物。

(2) 手术治疗：喉返神经探查，神经吻合术、神经肌蒂移植术、膈神经喉返神经吻合术治疗，是恢复声带自主运动、治疗喉返神经麻痹最为理想的方法。

4. 恢复和改善喉功能的治疗：对经前述治疗，神经功能无恢复可能性者可行以下治疗：对双侧喉返神经麻痹，可行一侧杓状软骨切除术或声带外展移位固定术，使声门后部开大，改善呼吸功能。对单侧喉返神经麻痹的病人，可行声带黏膜下脂肪组织充填术、甲状软骨成形术，使声带向内移位，改善发音。

第三节　小儿喉痉挛

小儿喉痉挛(infantile laryngeal spasm)是喉肌痉挛性疾病，多见于2～3岁。

【病因】多发生于体弱、营养不良、发育不佳之儿童，可能和血钙过低有关。此外受惊、便秘、肠道寄生虫、腺样体肥大等也与本病有关。

【临床表现】常夜间突然发生吸气性呼吸困难伴喉鸣，惊恐不安，手足乱动，出冷汗，面色发绀，似将窒息。但深呼吸后，症状骤然消失。发作时间较短，仅数秒至 1~2min。频发者一夜可以数次，病儿次日晨醒来犹如平常。喉镜检查，多无异常。

【诊断】应与喉异物、先天性喉鸣等相鉴别。异物病例常有异物史。先天性喉鸣患者出生后症状即已存在，多在白天发作。

【治疗】补充钙剂及维生素 D，多晒阳光。扁桃体炎、腺样体肥大等病灶应予处理。发作时解松病儿衣服，以冷毛巾覆盖面部，撬开口腔，使其作深呼吸，可吸氧。

第四节　癔症性失声

癔症性失声（hysterical aphonia）是一种以癔症为病因的暂时性发声障碍。以青年女性居多。

【病因】一般有情绪激动或精神刺激的病史，如激怒、过度悲哀、恐惧、忧郁、紧张等。

【临床表现】病人受到精神刺激后，突然发生发声障碍，但咳嗽、哭笑时声音仍正常，呼吸正常。

【检查】可见声带的形态、色泽无异常，吸气时声带能外展，发"衣"时声带不能向中线合拢。嘱病人咳嗽或发笑时，声带可向中线靠拢。

【诊断】应详细了解病人有无精神受到刺激的病史，仔细检查排除器质性病变，不可轻易作出癔症性失声的诊断。

【治疗】多采用暗示疗法，首先要帮助病人建立信心，向病人解释此病完全可以治愈。可供选用的暗示疗法有颈前注射、针刺、共鸣火花等。

最简单的方法是颈前作皮下注射 2ml 注射用水，注射同时嘱病人大声读 1，2，3，4，5 等数字。注射前暗示病人，此为特效药物，大部分病人能在注射中立即见效。

间接喉镜或纤维喉镜检查时嘱病人咳嗽，嘱其数 1，2，3，4，5 等数字，发声功能常可恢复正常。

亦可选用针刺廉泉穴。边捻针，边发音，常能见效。理疗多选用在颈前皮肤作共鸣火花，令其讲话，常能发出声音。

思考题

1. 双侧喉返神经麻痹引起呼吸困难者如何治疗？
2. 癔症性失声的发音有何特点？如何治疗？

（禹桂贤　文连姬）

第九章　喉肿瘤

第一节　喉良性肿瘤

喉部良性肿瘤是指喉部良性真性肿瘤。病理上可分为上皮性和非上皮性两大类。喉上皮性良性肿瘤以乳头状瘤最常见,非上皮性肿瘤发病率较低,如血管瘤、纤维瘤、神经纤维瘤等。

一、喉乳头状瘤

喉乳头状瘤(papilloma of the larynx)是喉部最常见的良性肿瘤,占喉真性良性肿瘤的 70%,其男女发病率无明显差别,可发生于任何年龄,但儿童和成人的喉乳头状瘤各有不同的特点。儿童喉乳头状瘤多发生于 3～12 岁儿童,可能由病毒感染引起,常呈多发性,易复发,但很少发生恶性变。成人喉乳头状瘤常为单发性,较易发生癌变,故被视为癌前病变。

【病因】目前认为由喉乳头状瘤病毒(HPV)感染引起,其中 HPV_6 和 HPV_{11} 是喉乳头状瘤的主要致病因素。也有人认为喉乳头状瘤与喉部慢性刺激和内分泌失调有关。

【病理】喉乳头状瘤是一种上皮性肿瘤,由复层扁平上皮聚集而成,中心有含丰富血管的结缔组织,肿瘤不向黏膜下层浸润,可以单发也可以多发,其基底宽窄不一,可为带蒂,也可以为广基,表面凹凸不平如菜花样,颜色灰白、淡红或暗红色。

【临床症状】儿童型常为多发性,生长较快,由进行性加重的声嘶,甚至失声,易发生喉阻塞。成人型病程发展较慢,常见的症状为进行性声嘶,肿瘤大者可失声,亦可以出现咳嗽、喉喘鸣和呼吸困难。

【体征】喉镜检查,可见喉部有多发性或单发性新生物,表面粗糙不平,或呈息肉状,颜色苍白、淡红或暗红色。儿童患者的基底甚广,成人以单个带蒂较为常见,可发生于室带、声带及声门下区。亦可蔓延到下咽和气管。

【诊断】根据症状及检查，诊断多无困难，病理检查可确诊。

【治疗】支撑喉镜下应用 CO_2 激光切除肿瘤是至今最有效的治疗手段，儿童患者易复发，常需多次手术治疗。手术时应注意保护喉内正常黏膜，防止瘢痕粘连。儿童患者一般到 7~8 岁以后复发时间逐渐延长，病情缓解，成人喉乳头状瘤多次复发者应注意有癌变可能。

有报道应用干扰素和其他抗病毒药物治疗喉乳头状瘤在临床上取得较好的疗效。

【预防】预防上呼吸道病毒感染，禁烟、酒。中老年患者反复复发者应警惕癌变。

二、血管瘤

喉部血管瘤（Hemangioma of larynx）比较少见，可发生于任何年龄。病理上可以分为毛细血管瘤和海绵状血管瘤，以前者较多见。喉血管瘤可发生于任何年龄，性别差异不大。

【病理】毛细血管瘤由成群的薄壁血管组织构成，间以少量结缔组织，如结缔组织多时，则称为纤维血管瘤；海绵状血管瘤由窦状血管组成，柔如海绵，不带蒂而蔓布于黏膜下。

【临床症状】喉部血管瘤症状多表现为声嘶、咳嗽，偶见咯血，亦有无症状者。婴幼儿血管瘤有时甚大，可致喉阻塞、窒息。

【体征】喉镜检查，毛细血管瘤多位于声带、室带、喉室与杓会厌皱襞处。有蒂或无蒂，表面光滑，色红或紫，大小不一；海绵状血管瘤暗红，表面高低不平，弥漫状，广泛者可延及颈部皮下，隐现青紫色。

【诊断】根据症状及检查，诊断多无困难。

【治疗】如无症状，可暂不处理，定期观察，如有症状可用冷冻、激光治疗，也可用局部注射平阳霉素或硬化剂治疗。对于有呼吸道梗阻症状或反复出血严重者应先做气管切开术同时并用其他疗法。

三、喉纤维瘤

喉纤维瘤（fibroma of larynx）起源于结缔组织的肿瘤，由纤维细胞、纤维束组成，血管较少，基底呈蒂状或盘状，表面光滑，大小不一，小者如绿豆，大者可阻塞呼吸道。主要症状为声嘶，发展缓慢，一般不发生恶变。喉纤维瘤多发于声带前中部，亦可见于声门下区，色灰白或暗红。手术切除是有效的方法，小者可在喉镜下摘除，大者须行喉裂开切除术。

四、神经纤维瘤

喉神经纤维瘤（neurofibroma of larynx）较少见。常伴发全身性神经纤维瘤。肿瘤来自神经鞘膜。主要症状为声音嘶哑，咳嗽，肿瘤大者可出现呼吸困难。检查可见肿瘤多位于杓会厌皱襞或突入梨状窝，色淡红，表面光滑，圆形坚实，向内可遮盖室带、声带，而使声门变狭窄。手术切除是有效的治疗方法，小者可在支撑喉镜下切除，大者须行喉裂开术切除。

（孙常领）

第二节　喉　癌

喉癌（carcinoma of larynx）是喉部最常见的恶性肿瘤，也是头颈部常见的恶性肿瘤，其发病率仅次于鼻咽癌。世界不同地区、不同民族、不同年龄及两性之间，喉癌的发病率存在差异。全世界喉癌发病率最高的国家为西班牙、法国、意大利和波兰。我国华北和东北地区的发病率远高于南方各省。近年来喉癌的发病率有明显增加的趋势。喉癌以 40~60 岁多见，男性较女性多见，约为 10:1，我国东北地区的女性喉癌病人的比例较国内外报道要高。喉癌发病率城市高于农村，空气污染重的重工业城市高于污染轻的轻工业城市。

【病因】

喉癌的病因至今不十分明了，常为多种致癌因素协同作用的结果，与以下因素有关。

1. 吸烟：烟草燃烧可产生烟草焦油，其中苯芘可致癌。且烟草的烟雾可使纤毛运动停止或迟缓，也引起黏膜水肿和出血使上皮增生，变厚，鳞状化生成为致癌基础。

2. 饮酒：临床观察和流行病学调查结果显示慢性酒精摄入与喉癌发生有一定的相关性。而且吸烟和饮酒在致癌的协同作用已被一些学者所证实。

3. 空气污染：有害气体如二氧化硫和生产性工业粉尘如铬、砷的长期吸入易致喉癌。

4. 病毒感染：近来的分子生物学认为，HPV 的部分亚型 HPV_{16} 和 HPV_{18} 可能与喉癌的发生发展有关。

5. 癌前期病变：主要包括喉白斑病、慢性肥厚性喉炎及成人型喉乳头状瘤。

6. 性激素：目前研究认为，喉癌的发病可能与性激素及其受体相关，但确切关系有待进一步研究。

【病理】喉部恶性肿瘤中 96% ~ 98% 为鳞状细胞癌，其他如腺癌、基底细胞癌、低分化癌、淋巴肉瘤和恶性淋巴瘤较少见。在鳞状细胞癌中以分化较好（Ⅰ ~ Ⅱ级）者为主。

喉癌中以声门癌居多，约占 60%，一般分化较好，转移较少。声门上癌次之，约占 30%，预后较差。声门下癌极少见，约占 6%。喉部继发性癌较少见，一般是直接从邻近器官，如喉咽或甲状腺等的癌肿浸润而来。从远处转移的喉癌罕见。

按病理形态大体分为菜花型、结节型、浸润型、溃疡型等四种。

【扩散转移】喉癌按其分化程度和原发部位可有以下 3 种方式的扩散转移：①直接扩散：晚期喉癌常向黏膜下浸润扩散。位于会厌之声门上型癌，可向前侵入会厌前间隙、会厌谷和舌根。杓会厌皱襞部癌向外扩散至梨状窝、喉咽侧壁。声门型癌可向前侵及前连合，扩散至对侧声带；亦可向前破坏甲状软骨，使喉体膨大，并有颈前软组织浸润。声门下型癌向下蔓延至气管、亦可穿破环甲膜至颈前肌层，向两侧发展，侵及甲状腺；向后累及食管前壁。②淋巴转移：转移部位多见于颈深上组的颈总动脉分叉处之淋巴结，然后再沿颈内静脉向上、下部之淋巴结发展。声门下型癌常转移至喉前和气管旁淋巴结。③血管转移：可循血循环向全身转移至肺、肝、肾、骨、脑垂体等。

【分期分区】根据肿瘤生长范围和扩散的程度，按国际抗癌协会（UICC）TNM 分类标准（2002）如下：

解剖分区

1. 声门上区
(1) 舌骨上会厌（包括会厌尖，舌面，喉面）
(2) 杓会厌襞，喉面
(3) 杓状软骨
(4) 舌骨下部会厌
(5) 室带
2. 声门区
(1) 声带，(2) 前联合，(3) 后联合。
3. 声门下区：

TNM 临床分类

1. 原发肿瘤（T）
T_X原发肿瘤不能估计

T_0 无原发肿瘤证据

T_{is} 原位癌

2. 声门上型

T_1 肿瘤限于声门上一个亚区，声带活动正常

T_2 肿瘤侵犯声门上区一个亚区以上、侵犯声门或声门上区以外（如舌根黏膜、会厌谷、梨状窝内壁黏膜），无喉固定

T_3 肿瘤局限于喉内，声带固定，和/或下列部位受侵：环后区、会厌前间隙、声门旁间隙、和/或伴有甲状软骨局灶破坏（如：内板）

T_{4a} 肿瘤侵透甲状软骨板和/或侵及喉外组织（如：气管、颈部软组织、带状肌、甲状腺、食管等）

T_{4b} 肿瘤侵及椎前间隙，包裹颈总动脉，或侵及纵隔结构。

3. 声门型

T_1 肿瘤侵犯声带（可以侵及前联合或后联合），声带活动正常

T_{1a} 肿瘤限于一侧声带

T_{1b} 肿瘤侵犯两侧声带

T_2 肿瘤侵犯声门上或声门下，和/或声带活动受限

T_3 肿瘤局限于喉内，声带固定和/或侵犯声门旁间隙，和/或伴有甲状软骨局灶破坏（如内板）

T_{4a} 肿瘤侵透甲状软骨板和/或侵及喉外组织（如：气管、颈部软组织、带状肌、甲状腺、食管等）

T_{4b} 肿瘤侵及椎前间隙，包裹颈总动脉，或侵及纵隔结构。

4. 声门下型

T_1 肿瘤限于声门下

T_2 肿瘤侵及声带，声带活动正常或受限

T_3 肿瘤限于喉内，声带固定

T_{4a} 肿瘤侵透环状软骨或甲状软骨板和/或侵及喉外组织（如：气管、颈部软组织、带状肌、甲状腺、食管等）

T_{4b} 肿瘤侵及椎前间隙，包裹颈总动脉或侵及纵隔结构。

临床分期

0 期	T_{is}	N_0	M_0
Ⅰ 期	T_1	N_0	M_0
Ⅱ 期	T_2	N_0	M_0
Ⅲ 期	T_3	N_0	M_0

	T_1, T_2, T_3	N_1	M_0
IV_A 期	T_{4a}	N_0, N_1	M_0
	T_1, T_2, T_3, T_{4a}	N_2	M_0
IV_B 期	任何 T	N_3	M_0
	T_{4b}	任何 N	M_0
IV_C 期	任何 T	任何 N	M_1

【临床表现】 根据癌肿发生的部位，症状表现不一。

1. 声门上型：包括原发部位在会厌、室带、杓会厌襞、杓间区等处的喉癌。临床表现早期仅为喉部异物感，吞咽不适等非特异性症状不易引起患者注意。肿瘤表面破溃后，出现咽喉疼痛，向耳部放射，吞咽时疼痛加剧。肿瘤侵犯血管后，出现痰中带血或咯血，常有臭味。向下侵及声带时才出现声音嘶哑，呼吸困难等。因声门上区淋巴管丰富，少数患者因颈淋巴结肿大而就诊。

2. 声门型：癌侵及声带、前联合及后联合部。早期症状为声音嘶哑，持续存在并进行性加重，可有刺激性干咳，痰中带血，重者伴发呼吸困难，晚期亦可出现喉痛，颈淋巴结肿大少见。

3. 声门下型：即位于声带以下至环状软骨下缘以上部位的癌肿，早期症状不明显，肿瘤溃烂则有咳嗽及痰中带血，肿瘤向上侵及声带，则产生声嘶，肿物增大阻塞声门下腔出现呼吸困难。

4. 跨声门型：是指原发于喉室的癌肿，跨越两个解剖区域，即声门上区及声门区，癌组织在黏膜下浸润扩展，以广泛浸润声门旁间隙为特征。该型癌肿尚有争议，UICC 组织尚未确认。

【检查】 应用间接喉镜、硬管喉镜、直接喉镜或纤维喉镜等仔细检查喉的各个部分。特别应注意会厌喉面、前联合、喉室及声门下区比较隐蔽的部位。可见喉部有菜花样，结节样或溃疡性新生物。应注意观察声带运动是否受限或固定。还要仔细触摸会厌前间隙是否饱满，颈部有无肿大淋巴结，喉体是否增大，颈前软组织及甲状腺有无肿块。喉部的 CT 及 MRI 有助于了解肿瘤的浸润范围。

【诊断及鉴别诊断】 凡年龄超过 40 岁，有声嘶或咽喉部不适、异物感者均应用喉镜仔细检查以免漏诊。对于可疑病变，应在间接喉镜、直接喉镜或纤维喉镜下进行活检，确定诊断。喉癌应与下列疾病相鉴别：

1. 喉结核：主要症状为喉痛和声嘶。喉镜检查见喉黏膜苍白水肿、伴多个浅表溃疡，病变多位于喉的后部。也可表现为会厌、杓会厌皱襞广泛性水肿和浅表溃疡，偶见结核瘤成肿块状。胸部 X 线检查部分有进行性肺结核。喉部活检可作为鉴别时的重要依据。

2. 喉乳头状瘤：病程较长，可单发或多发，肿瘤呈乳头状突起，病变限于黏膜表层，无声带运动障碍，肉眼难与喉癌鉴别，确诊靠活检。

3. 喉梅毒：病人声嘶有力，喉痛轻。病变多位于喉前部，黏膜红肿，常有隆起之梅毒结节和深溃疡，破坏组织较重，愈合后瘢痕收缩粘连，致喉畸形。血清学检查及喉部活检可确诊。

【治疗】喉癌的治疗手段包括手术、放疗、化疗及免疫治疗等，目前多主张以手术为主的综合治疗。

1. 手术治疗：为治疗喉癌的主要手段。其原则是在彻底切除肿瘤的前提下，尽可能保留或重建喉的功能，以提高病人的生活质量。根据病变范围选择手术切除的方式，主要分为喉部分切除术及喉全切除术，早期声门型和声门上型喉癌可选喉显微 CO_2 激光手术。

2. 放射治疗：

（1）单纯放疗：主要适用于：①早期声带癌，向前未侵及前联合，向后未侵及声带突，声带活动良好；②位于会厌游离缘，比较局限的声门上型癌；③分化不良的癌、拒绝手术或不宜手术的患者。

（2）术前放疗：对于病变范围较广，波及喉咽且分化程度较差的肿瘤，采用放疗加手术的方法。术前放疗的目的是使肿瘤缩小，癌细胞活力受到抑制，更利于彻底手术切除。

（3）术后放疗：①原发肿瘤已侵及喉外及颈部软组织；②多个颈部淋巴结转移或肿瘤已经侵透淋巴结包膜外；③手术切缘不足（小于5mm）或病理证实切缘阳性。

3. 其他疗法：包括化疗及生物治疗。

思考题

1. 成人喉乳头状瘤与小儿喉乳头状瘤有何不同？
2. 喉癌的病因有哪些？
3. 喉癌的扩散转移方式有哪些？
4. 喉癌分哪几型？各有何临床特点？

（辛　丁）

第十章　喉阻塞

喉阻塞（Laryngeal obstruction）又称喉梗阻，系因喉部或其邻近组织病变，喉部通道阻塞而引起呼吸困难。若不及时救治，可窒息死亡。由于幼儿喉腔较小，黏膜下组织疏松，喉部气流途径弯曲，喉部神经易受刺激而致痉挛，更易发生喉阻塞。

【病因】

1. 炎症：如小儿急性喉炎、急性会厌炎、急性喉气管支气管炎、喉白喉、喉脓肿等。

2. 外伤：喉部挫伤、切割伤、烧灼伤、毒气或高热蒸汽吸入等。

3. 异物：喉部、气管异物不仅造成机械性阻塞，还可引起喉痉挛。

4. 肿瘤：喉及邻近器官的肿瘤如喉癌、多发性喉乳头状瘤、喉咽肿瘤、甲状腺肿瘤等。

5. 水肿：喉血管神经性水肿、药物过敏反应和心、肾疾病引起的水肿等。

6. 畸形：先天性喉喘鸣、喉蹼，喉软骨畸形、喉瘢痕狭窄。

7. 声带瘫痪：各种原因引起的两侧声带外展瘫痪。

【临床表现】

1. 吸气性呼吸困难是喉阻塞的主要症状。

2. 吸气性喉喘鸣：为吸入的气流通过狭窄的声门裂时，形成气流旋涡反击声带，声带颤动所发出的喉喘鸣声。喉喘鸣声的大小与阻塞程度呈正相关。

3. 吸气性软组织凹陷，胸骨上窝，锁骨上，下窝，胸骨剑突下或上腹部，肋间隙，于吸气时向内凹陷称此为"四凹征"（图3-10-1）。

4. 声嘶：若病变发生或累及声带常有声音嘶哑。

5. 缺氧症状：初期机体尚可耐受，随病情加重开始出现发绀、面色青紫，坐卧不安，烦躁不能入睡。脉搏微弱、快速，心律不齐，心力衰竭，最终发生昏迷而死亡。

【检查】根据病情轻重，将喉阻塞分为4度。

一度：安静时无呼吸困难。活动或哭闹时有轻度吸气性呼吸困难、稍有吸气性喉喘鸣及吸气性胸廓周围软组织凹陷。

二度：安静时有轻度呼吸困难，吸气性喉喘鸣和吸气性胸廓周围软组织凹

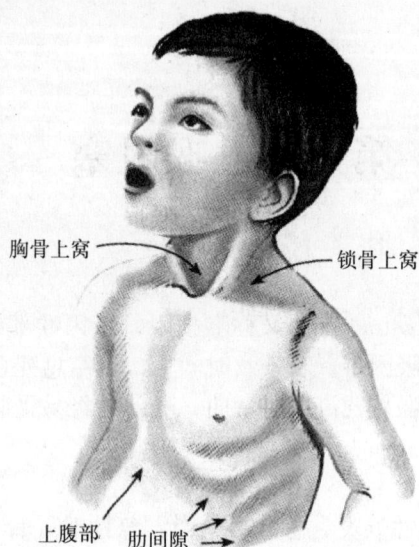

胸骨上窝 锁骨上窝

上腹部 肋间隙

图 3-10-1　吸气期软组织凹陷

陷，活动时加重，但不影响睡眠和进食，无烦躁不安等缺氧症状。脉搏尚正常。

三度：呼吸困难明显，喉喘鸣声较响，吸气性胸廓周围软组织凹陷显著，并出现缺氧症状，如烦躁不安，不易入睡，不愿进食，脉搏加快等。

四度：呼吸极度困难。病人坐卧不安，手足乱动，出冷汗，面色苍白或发绀，定向力丧失，心律不齐，脉细数，昏迷、大小便失禁等。若不及时抢救，则可因窒息致呼吸心跳停止而死亡。

【治疗】呼吸困难的程度是选择治疗方法的主要依据，同时要结合病情及患者一般状态，耐受缺氧的能力全面考虑。

一度：病因明确后，一般通过对病因的积极治疗即可解除喉梗阻。如控制感染和炎症肿胀；取出异物；肿瘤根治性手术等手段，解除喉梗阻。

二度：对症及全身治疗的同时积极治疗病因。由急性病因引起者，病情常发展较快，应在治疗病因的同时做好气管切开准备，必要时可行紧急气管切开。慢性病因引起者大多通过病因治疗解除喉梗阻，避免做气管切开。

三度：在严密观察呼吸变化并做好气管切开准备的情况下，可先试用对症治疗和病因治疗，若保守治疗无效，应及早手术。因恶性肿瘤引起的喉阻塞，应行气管切开手术。

四度：立即行气管切开手术。若病情十分紧急时，可先行环甲膜切开术。

思考题

1. 喉阻塞的病因有哪些？
2. 喉阻塞临床表现？
3. 喉阻塞分度及其处理原则？

（辛　丁）

第十一章　气管切开术及环甲膜切开术

第一节　气管切开术

气管切开术（traceotomy）系切开颈段气管前壁，放入气管套管，以解除喉源性呼吸困难、呼吸机能失常或下呼吸道分泌物潴留所致呼吸困难的一种常见手术。

【应用解剖】颈段气管位于颈部正中，前面有皮肤、浅筋膜、胸骨舌骨肌及胸骨甲状肌等组织覆盖。两侧带状肌的内侧缘在颈中线相互衔接，形成白线，施行气管切开术时循此线向深部分离，较易暴露气管。颈段气管约有7～8个气管环，在第2～4气管环前有甲状腺峡部，气管切口宜在峡部下缘处进行，避免损伤甲状腺引起出血。无名动脉、静脉位于第7～8气管环前壁，故切口不宜过低。气管后壁无软骨，与食管前壁相接，切开气管时，不可切入过深，以免损伤食管壁。

颈总动脉、颈内静脉位于两侧胸锁乳突肌的深部，在环状软骨水平上述血管距离中线位置较远，向下逐渐移向中线，于胸骨上窝处与气管靠近，有人将胸骨上窝为尖顶，两侧胸锁乳突肌前缘为边构成的倒置三角形区域称为安全三角，气管切开在此三角内沿中线进行，可避免误伤颈部大血管。

【适应症】

1.喉阻塞：由喉部炎症、肿瘤、外伤、异物等引起的严重喉阻塞，呼吸困难较明显，而病因又不能很快解除时，应及时行气管切开术。喉邻近组织的病变，使咽腔、喉腔变窄发生呼吸困难者，根据具体情况亦可考虑气管切开术。

2.下呼吸道分泌物潴留：由各种原因引起的下呼吸道分泌物潴留，为了吸痰，保持气道通畅，可考虑气管切开，如重度颅脑损伤，呼吸道烧伤，严重胸部外伤，颅脑肿瘤，昏迷，神经系病变等。此外，气管切开后也为使用人工辅助呼吸器提供了方便。

3.预防性气管切开：对于某些口腔、鼻咽、颌面、咽、喉部大手术，为了进行全麻，防止血液流入下呼吸道，保持术后呼吸道通畅，可施行气管切开。

【术前准备】

1. 备好手术器械，包括手术刀、剪刀、气管切开拉钩、血管钳、镊子、吸引器等。

2. 按年龄、性别备好气管套管。成年男性一般采用 10mm 管径，成年女性采用 9mm 管径套管。

【麻醉】 一般采用局部麻醉。以 1% 普鲁卡因或 1% 利多卡因于颈前中线作皮下及筋膜下浸润注射。

【手术方法】

1. 体位：一般取仰卧位，肩下垫一小枕，头后仰，使气管接近皮肤，暴露明显，以利于手术，固定头部，保持正中位。常规消毒，铺无菌巾。

2. 麻醉：采用局麻。沿颈前正中上自甲状软骨下缘下至胸骨上窝，以 1% 利多卡因浸润麻醉，对于昏迷、危重或窒息病人，若病人已无知觉也可不予麻醉。

3. 切口：可采用直切口，自甲状软骨下缘至接近胸骨上窝处，沿颈前正中线切开皮肤和皮下组织。或于环状软骨下缘 3cm 处取横切口。

4. 分离气管前组织：用血管钳沿中线分离胸骨舌骨肌及胸骨甲状肌，暴露甲状腺峡部，若峡部过宽，可在其下缘稍加分离，用小钩将峡部向上牵引，必要时也可将峡部夹持切断缝扎，以便暴露气管。分离过程中，两个拉钩用力应均匀，使手术野始终保持在中线，并经常以手指探查环状软骨及气管是否保持在正中位置。

5. 确认气管：分离甲状腺后，可透过气管前筋膜隐约看到气管环，并可用手指摸到环形的软骨结构。可用注射器穿刺，视有无气体抽出，以免在紧急时误把颈侧大血管误认为气管。确认气管后，气管内注入少许 1% 利多卡因。

6. 切开气管：确定气管后，一般于第 2~4 气管环处，用尖刀片自下向上挑开 2 个气管环（切开 4~5 环者为低位气管切开术），刀尖勿插入过深，以免刺伤气管后壁和食管前壁，引起气管食管瘘。或 "U" 形切开气管前壁，形成一个舌形器官前壁瓣。将该瓣与皮下组织缝合固定一针，以防以后气管套管脱出后，或换管时不易找到气管切开的位置，从而造成窒息。

7. 插入气管套管：以弯钳或气管切口扩张器，撑开气管切口，插入大小适合，带有管蕊的气管套管，插入外管后，立即取出管蕊，放入内管，吸净分泌物，并检查有无出血。

8. 固定套管：气管套管上的带子系于颈部，打成死结以牢固固定，系带松紧要适度。

9. 缝合：若颈部软组织切口过长，可在切口上端缝合 1~2 针，但缝合不宜过紧，以免引起皮下气肿。最后用一块开口纱布垫于伤口与套管之间。

【术后处理】

1. 床边设备：应备有氧气、吸引器、气管切开器械、导尿管及急救药品，以及另一副同号气管套管。

2. 保持套管通畅：应经常吸痰，每日定时清洗内管，煮沸消毒数次。术后一周内不宜更换外管，以免因气管前软组织尚未形成窦道，使插管困难而造成意外。

3. 保持下呼吸道通畅：室内保持适当温度（22℃左右）和湿度（相对湿度90%以上），可用地上泼水、蒸汽吸入，定时通过气管套管滴入少许生理盐水，0.05%糜蛋白酶等，以稀释痰液，便于咳出。

4. 防止伤口感染：由于痰液污染，术后伤口易于感染，故至少每日换药一次。如已发生感染，可酌情给以抗生素。

5. 防止外管脱出：要经常注意套管是否在气管内，若套管脱出，又未及时发现，可引起窒息。套管太短，固定带子过松，气管切口过低，颈部肿胀或开口纱布过厚等。均可导致外管脱出。

6. 拔管：若喉阻塞或下呼吸道分泌物解除，全身情况好转后，即可考虑拔管。拔管前先堵管24～48小时。如病人在活动、睡眠时无呼吸困难，可予以拔管。创口一般不必缝合，只需用蝶形胶布拉拢创缘，数天可自行愈合。长期带管者，由于切开部位上皮长入瘘孔内与气管黏膜愈合，形成瘘道，故应行瘘孔修补术。

【并发症】

1. 皮下气肿：是术后最常见的并发症，与气管前软组织分离过多，气管切口外短内长或皮肤切口缝合过紧有关。自气管套管周围逸出的气体可沿切口进入皮下组织间隙，沿皮下组织蔓延，气肿可达头面、胸腹，但一般多限于颈部。大多数于数日后可自行吸收，不需作特殊处理。

2. 气胸及纵隔气肿：在暴露气管时，向下分离过多、过深，损伤胸膜后，可引起气胸。右侧胸膜顶位置较高，儿童尤甚，故损伤机会较左侧多。轻者无明显症状，严重者可引起窒息。如发现患者气管切开后，呼吸困难缓解或消失，而不久再次出现呼吸困难时，则应考虑气胸，X线拍片可确诊。此时应行胸膜腔穿刺，抽除气体。严重者可行闭式引流术。

手术中过多分离气管前筋膜，气体沿气管前筋膜进入纵隔，形成纵隔气肿。对纵隔积气较多者，可于胸骨上方沿气管前壁向下分离，使空气向上逸出。

3. 出血：术中伤口少量出血，可经压迫止血或填入明胶海绵压迫止血，若出血较多，可能有血管损伤，应检查伤口，结扎出血点。术后出血，多于气管套管与创口之间填塞碘仿纱条或凡士林油纱条可止血。

4. 拔管困难：原因主要有：①手术时，若切开部位过高，损伤环状软骨，术后可引起喉狭窄；②气管切口处肉芽组织增生或气管软骨环切除过多，造成气管狭窄；③原发疾病未愈，拔管易造成呼吸困难者；④插入的气管套管型号偏大，亦不能顺利拔管。应根据不同原因，酌情处理。

第二节　环甲膜切开术

对于病情危急，需立即抢救者，可先行环甲膜切开术（cricothyroidectomy），待呼吸困难缓解后，再作常规气管切开术。

【手术要点】 于甲状软骨和环状软骨间作一长约 3～4 cm 的横行皮肤切口，分离颈前肌，于接近环状软骨处切开环甲膜约 1cm，以血管钳扩大切口，插入气管套管或橡胶管或塑料管，并妥善固定。

【注意事项】

1. 手术时应避免损伤环状软骨，以免术后引起喉狭窄。

2. 环甲膜切开术后的插管时间，一般不应超过 24 小时。

3. 对情况十分紧急者，也可用粗针头经环甲膜直接刺入声门下区，可暂时减轻喉阻塞症状。穿刺深度要掌握恰当，防止刺入气管后壁。

思考题

1. 气管切开手术的适应症？

2. 喉阻塞来不及气管切开者可行何措施？

（孙常领）

第十二章　喉的其他疾病

第一节　喉异物

　　喉异物（foreign bodies in the larynx）是一种非常危险的疾病，多发生于 5 岁以下幼儿。声门裂为呼吸道最狭窄处，一旦嵌顿异物，极易致喉阻塞，甚至窒息死亡。

　　【病因】多因进食时突然大笑、哭闹、惊吓等而误吸入喉部。或口含物体时，突然跌倒、哭喊、嘻笑，将其误吸入喉部。喉部异物种类繁多，常见花生米、各种豆类、鱼骨、果核、骨片、钉、针、硬币、笔帽、果冻、小玩具等。

　　【临床表现】异物嵌顿于喉腔后，立即引起剧烈咳嗽、失声、呼吸困难。较大者可于数分钟内窒息死亡。较小异物则声嘶、喉喘鸣、阵发性剧烈咳嗽。尖锐异物，则有喉痛、吞咽痛等症状。

　　【检查】喉镜检查可发现声门上异物。声门下异物有时为声带遮盖而不易发现。听诊可闻及吸气时喉部哮鸣音。

　　【诊断】依据异物误吸史、喉镜检查、X 线片、喉部 CT 等确诊，并明确异物形状、存留部位及嵌顿情况。

　　【治疗】

　　尽早直接喉镜下取出，成人、少儿均可采用。异物较大、气道阻塞严重，估计难以迅速在直接喉镜下取出时，可先行气管切开术，待呼吸困难缓解后，全身麻醉，再于直接喉镜下取出。术后给予抗生素、糖皮质激素雾化吸入以防止喉水肿、支气管炎、肺炎的发生。

　　【预防】加强宣传教育，避免在幼儿吃饭时逗引幼儿大笑、哭闹或惊吓；养成良好习惯，不要让幼儿将硬币、钉、小玩具等物含于口中，果冻类食物不要吸食，以免误吸入呼吸道。

第二节　会厌囊肿

　　会厌囊肿（epiglottic cyst）常因慢性炎症、机械刺激和创伤引起会厌黏膜黏液腺管阻塞形成。常见的有潴留囊肿和表皮样囊肿，多发生于会厌谷、会厌舌面和会厌游离缘。

【病理】黏液囊肿囊壁很薄，色灰白，内含浅黄水样黏液。潴留囊肿囊壁也较薄，内含黏稠乳白色或淡褐色糊状物。表皮样囊肿色黄，囊壁外层为纤维组织，内层为复层鳞状上皮，囊壁较厚，囊内充满鳞状细胞碎屑。

【临床表现】小的囊肿多无症状，常在喉部检查时发现，大囊肿可有喉异物感，甚或呼吸困难。先天性会厌大囊肿可引起新生儿或婴儿喉阻塞症状。喉镜可见囊肿呈半球型，呈灰白、浅黄或淡红色，表面光滑，多发生于会厌舌面。

【诊断】根据病史，喉镜检查诊断不难。如穿刺抽吸出乳白或褐色液体可确诊。

【治疗】微小的囊肿可暂不处理随访观察。较大囊肿表面麻醉，YAG 激光间接喉镜下多处插入囊壁即可，方法简单，出血少，一般不易复发。也可全麻支撑喉咽镜下，撑起舌根暴露会厌囊肿，用喉刀、剪和杯状钳将囊外侧壁咬除，或激光、微波将其切除。

第三节　喉角化症及喉白斑病

喉癌前病（laryngeal premalignant lesions）是指一些具有恶变潜能的喉部疾病，主要包括慢性肥厚性喉炎、喉角化症及喉白斑病和成人型喉乳头状瘤等。慢性肥厚性喉炎及喉乳头状瘤已在相关章节中论述，本节主要介绍喉角化症和喉白斑病。

一、喉角化症

喉角化症（keratosis of the larynx）为喉黏膜上皮过度角化堆积形成的病症。病因不清，多认为是一种细菌感染产生的角化质，发病与喉淋巴组织慢性炎症有关。

【临床表现】主要症状有喉异物感，喉痒，咳嗽，声嘶。喉镜检查，可见喉黏膜长出棘状黄白色赘生物，触之质较坚硬，如将其拔出，感基底粘连很紧，拔出后均有一出血创面。

【诊断】根据病史，喉镜检查多可诊断。确诊仍依靠病理检查。

【治疗】忌烟酒，服用维生素 A。可于支撑喉镜下清除角化栓，基部用低功率的激光或微波治疗。

二、喉白斑病

喉白斑病（leukoplakia of the larynx）为喉黏膜上皮增生和过度角化所形成的白色斑块疾病。多见于 40 岁以上的男性。常认为是癌前病变。

【病因】 可能与吸烟、用声不当、慢性喉炎、维生素缺乏有关。

【病理】 喉黏膜上皮增生，并有不全角化，黏膜下组织亦有轻度增生。

【临床表现】 主要症状为持续性声嘶，随病变发展而加重。可发生于喉内不同部位，最多见于声带，喉镜下见声带表面或其边缘的中、前 1/3 部位，有微凸起的白色扁平片状、表面平整的斑片，范围局限，不易除去。声带运动良好。

【治疗】 喉白斑一旦确诊可于支撑喉镜下行显微手术，用喉钳钳除，也可应用 CO_2 激光治疗。复发或恶变后可继续采用 CO_2 激光治疗，仍可以满意地控制病变。

癌症的发生是内源性和外源性多种致病因素共同参与的多阶段事件，需要几年甚至几十年的漫长时间。在此期间，由于机体免疫功能低下，周围环境中物理、化学和感染性致癌因素的长期协同作用导致原癌基因的活化和抗癌基因的失活，使细胞分化的正常调节失控，而最终导致癌症的发生。喉癌前病的早期干预治疗的目的是阻断癌前病向癌转变。目前主要是以微创手术治疗为核心的综合治疗。而微创手术又以 CO_2 激光手术为最佳方法。此外早期干预治疗还包括减少致癌因素的刺激、免疫调节治疗、药物治疗促进非典型增生的细胞向正常细胞转化等。

第四节　喉淀粉样变

喉淀粉样变（amyloidosis of the larynx），又名淀粉样瘤，是淀粉样物质在喉部沉积引起的病变，病理无肿瘤学结构特点，现已不称其为淀粉样瘤。其发生部位以室带多见。分为原发性和继发性，如继发于结核、类风湿性关节炎等。

【病因】 病因不明，一般认为与喉慢性炎症、蛋白代谢紊乱、球蛋白积聚、组织退行性变及全身免疫缺陷有关。

【病理】 光镜下观察淀粉样物为一无定形物，含有嗜酸性物质及淋巴细胞浸润。

【临床表现】 常有异物感，刺激性咳嗽，声嘶。病变范围广时可发生呼吸困难。症状一般呈缓慢进行性，病程数月至数年不等。检查可见病变呈增厚、隆起、肿块状，病变部位表现黏膜光滑，色泽多与正常黏膜无异，偶见显黄色。

【诊断】根据病史和喉镜检查应想到本病，确诊有赖于组织病理检查。CT扫描，MRI对肿块状的淀粉样变有帮助。鉴别诊断应注意与声带息肉、喉浆细胞瘤、喉厚皮病相区别。

【治疗】药物治疗用糖皮质激素有效。局限的淀粉样变可支撑喉镜下手术切除联合激光治疗，再辅以糖皮质激素更好。对基底较广、深在和范围又很大的病变，可以经喉裂开切除病变。

第五节　瘢痕性喉狭窄

瘢痕性喉狭窄，是各种原因损害喉后未得到及时或正确的早期处理而后遗瘢痕，使喉腔变窄或闭锁。喉和颈段气管瘢痕性狭窄常同时存在。

【病因及分类】

1. 创伤：最常见，如喉气管开放或闭合性创伤；医源性如喉肿瘤部分切除后喉软骨支架缺损过多，高位气管切开；长期插管造成喉气管黏膜严重损伤。

2. 化学性损伤：如误吞吸强酸、强碱化学腐蚀剂；喉气管疾病放疗。

3. 炎症及自身免疫性疾病：如结核、梅毒、硬结病、多发软骨炎、狼疮等。

分类常按狭窄的部位和范围分为：声门上、声门、声门下、颈段气管和混合性狭窄。

【临床表现】常见的症状为声嘶或失声，不同程度的呼吸困难、喉喘鸣等。严重者可出现烦躁不安、呼吸与心跳加快、唇指发绀等，主要为心、肺、脑等重要脏器缺氧所致。

喉镜检查可见喉腔变小，室带、声带变形，声门下粘连，有时仅有小空隙。

【诊断】根据病史，临床表现，喉镜、喉侧位 X 线摄片等检查可作出初步诊断，CT 扫描能准确地显示狭窄病变的部位，范围及程度。如怀疑特异性感染等产生的瘢痕可进行活检以明确诊断。

【治疗】轻者可放疗照射抑制肉芽、瘢痕生长或内镜下冷冻，激光除去瘢痕，但易长出新的瘢痕，故单独使用者较少。扩张疗法在成人已很少有人应用，仅小儿轻度喉气管瘢痕狭窄还有采用者。中、重度狭窄者常采用手术治疗。对于无喉腔软骨支架损毁仅有瘢痕者，可行喉裂开术，黏膜下切除瘢痕，黏膜的缺损区可转瓣，放置 T 型硅胶扩张管。喉软骨支架缺损者，可用自体带肌蒂的舌骨或锁骨或镍钛记忆合金支架修复支架软骨。对于环状软骨缺损、声门下腔狭窄或闭锁者，可将此段切除行气管－甲状软骨吻合术。如闭锁位于颈段气管不超过 6cm，可横行切除行气管－气管端端吻合术。此术成功后，由于恢复了正常喉气管黏膜上皮结构，其功能良好。

思考题

1. 喉癌前病变包括哪些？
2. 喉角化症和声带白斑最理想的治疗方法是什么？

(王 烨 辛 丁)

参考文献

[1] 黄选兆，汪吉宝. 实用耳鼻咽喉科学［MJ］. 北京：人民卫生出版社，1998.

[2] 田勇泉. 耳鼻咽喉科学［MJ］. 第五版. 北京：人民卫生出版社，2002.

[3] 孔维佳. 耳鼻咽喉头颈外科科学［MJ］. 北京：人民卫生出版社，2005.

[4] 孔维佳. 耳鼻咽喉科学［MJ］. 北京：人民卫生出版社，2002.

[5] 屠规益. 喉癌下咽癌现代理论与临床［MJ］. 济南：山东科学技术出版社，2002.

[6] 周章保，程永华. 国人包性会厌炎多发于成人析［J］. 临床耳鼻咽喉科杂志，1997，11（7）：321.

[7] 王庆武. 急性会厌炎与流感嗜血杆菌结合菌苗接种［J］. 国外医学耳鼻咽喉科学分册，1997，21（5）：271

[8] 王建中. 急性会厌炎喉梗阻抢救体会［J］. 中国耳鼻咽喉颅底外科杂志，2006，5：329

[9] 赵清林，钱渊，朱汝南. 巢式 PCR 诊断儿科患者鼻病毒感染的探讨［J］. 中华流行病学杂志. 2006，27（2）：154～156

[10] 叶果，谭伟. 纤维喉镜在喉部病变诊断和治疗中的作用［J］. 中国医学文摘耳鼻咽喉科学. 2006：21（1）. 23～24

第四篇　气管食管学

第一章　气管、支气管及食管的应用
解剖学及生理学

第一节　气管与支气管解剖及生理

一、气管、支气管解剖

气管位于喉与气管叉之间。呈扁圆形管状，位于颈中线前部和中纵隔；气管起于环状软骨下缘约平第6颈椎体下缘；向下至胸骨角平面约平第4胸椎体下缘处，分叉形成左、右主支气管，分叉处称气管叉，也叫气管隆崎。

国人成年男性气管长度平均为10.6cm，女性为9.8cm；气管在胸上口被分为颈段和胸段。颈段气管约占气管全长的1/3，上接喉部行走于颈前部中线，有皮肤筋膜及舌骨下肌群覆盖。胸段气管约占2/3，起自胸上口，下至气管叉，位于上中纵隔。第二、第三气管环的前壁被甲状腺峡部覆盖，下段气管前壁在胸骨后与主动脉弓相交，两旁与胸膜接近。左侧喉返神经经过气管与食管间的沟槽，右侧喉返神经则与气管侧壁毗邻。在上段气管的两旁，有颈部大血管在气管和食管旁的疏松结缔组织中经过。

气管由气管软骨、平滑肌、气管黏膜组成。气管软骨呈马蹄形约12～20个，气管环的缺口约占气管横断面周长的1/3，由纵行的弹性结缔组织纤维和大部分横行、小部分斜行的平滑肌（气管肌）加以封闭，组成气管后壁与食管前壁紧密附着。

气管壁由黏膜、黏膜下层和外膜三层组成。

小儿气管长度即声门裂至隆崎的距离：婴儿为4cm，儿童为6cm，经口或经鼻插管时导管插入气管的位置以导管尖端距气管隆嵴 1.5～2.0cm 为最佳。

自气管叉至肺门为主支气管,气管轴与左支气管间的夹角为 40°～50°,而与右支气管分叉的夹角为 20°～30°,因较平直,故异物进入右支气管机率更多。左右主支气管属一级支气管,入肺门后为肺叶支气管——二级支气管,分至肺段称为三级支气管,肺段及相应的肺段支气管左右基本为 10 个。气管、支气管逐步分支形成支气管树(见图 4-1-1)。

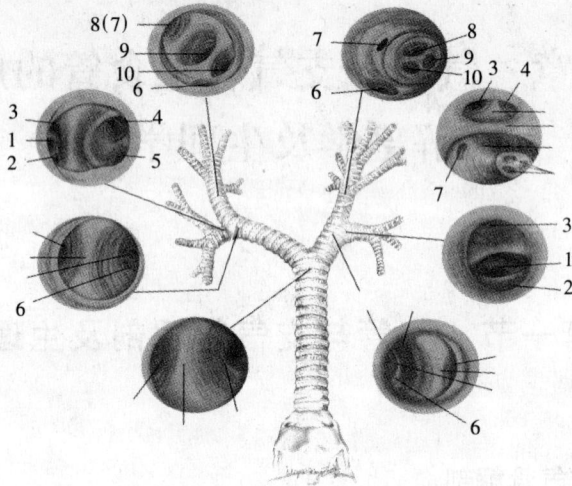

图 4-1-1　Ⅲ极支气管的开口

二、气管、支气管生理

气管与支气管生理学主要和呼吸通道的大小、纤毛的清洁作用和支气管分泌物的湿润作用有关。

(一)换气功能:在气管、支气管内吸入氧气,呼出二氧化碳,进行气体交换,并调节呼吸。吸气时,气管、支气管扩张,使气管、支气管内平滑肌中的感受器受刺激,使迷走神经纤维传至延髓呼吸中枢,抑制吸气中枢,使吸气转为呼气;呼气时,气管、支气管缩小,减少了对吸气中枢的抑制,使吸气中枢兴奋,完成一次呼吸周期。

正常情况下,气管、支气管管腔通畅,气管阻力小,气体交换充分,动脉血氧分压为 12kPa,二氧化碳分压为 5.3kPa,血氧饱和度为 96%。呼吸道内有病变时,妨碍气体交换,则氧分压降低,血氧饱和度也随之降低。

(二)清洁作用:有赖于气管、支气管内黏液与纤毛的协同作用。

黏液可湿润呼吸道黏膜,维持黏膜层纤毛的正常运动,对抗细菌、机械性刺激。

除声带外，喉、气管及支气管整个呼吸道黏膜均为纤毛柱状上皮，上有黏液层。正常纤毛运动，有赖于黏膜表面黏液层。绝大部分空气中吸入的 8 ~ 20μm 粒状物皆附着在支气管黏液层，经纤毛运动排除。

（三）呼吸道免疫功能：有非特异性免疫与特异性免疫。非特异性免疫以黏液纤毛廓清作用和非特异性可溶性因子抗感染作用最重要。特异性免疫包括体液免疫与细胞免疫，免疫球蛋白以 IgA 为主，还有 IgG、IgM 与 IgE 等。正常时，呼吸道内 IgE 数量不多，但在过敏体质呼吸道分泌物中含量增加，是 I 型变态反应的重要反应素抗体。

（四）咳嗽反射：气管、支气管内壁黏膜下具有丰富的传入神经末梢，主要来自迷走神经。气管、支气管处感受器对机械性刺激较敏感，肺叶支气管以下部位的感受器则对化学性刺激比较敏感。感受器受刺激后，沿迷走神经传入延髓，再经传出神经传至声门及呼吸肌而产生咳嗽，维持呼吸通畅作用。

第二节　食管的应用解剖学与生理

一、食道的解剖

食管是消化道上的最上部，一富有弹性的肌性管腔。上接漏斗状的喉咽部，下通胃贲门。食管长度随年龄增长，成人男性食管长约 21 ~ 30cm，成人女性食管长约 20 ~ 27cm，平时食管前后壁几乎相贴，吞咽时可呈现不同程度的扩张。

食管分颈段与胸段食管，正常有 4 个生理性狭窄。第一狭窄为食道入口，由环咽肌收缩所致，距上切牙约 16cm 处，为食管最狭部位，食管镜检查时，因环咽肌收缩将环状软骨拉向颈椎，食管镜不易通过入口，在入口后壁处，有一肌肉薄弱区，若食管镜检查用力不当，可致食管穿孔。第二狭窄为主动脉弓处狭窄，由主动脉弓压迫食管所产生，距门齿 23cm。第三狭窄为支气管处狭窄，由左主支气管横越食管前壁压迫食管所致，距门齿为 27cm。第四

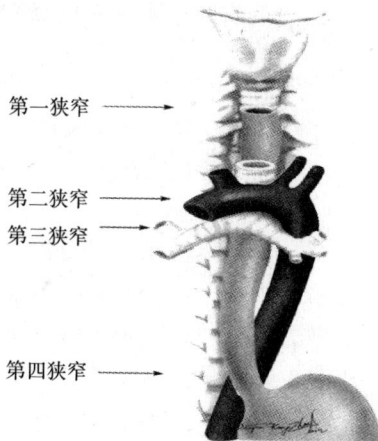

第一狭窄 →

第二狭窄 →
第三狭窄 →

第四狭窄 →

图 4-1-2　食管的四个生理狭窄

狭窄为横膈处狭窄，是食管通过横膈裂孔时因受到横膈肌与横膈脚的收缩所致，距门齿为36cm（见图4-1-2）。

二、食管的生理学

食管的主要生理功能是传输作用，依靠其蠕动功能来完成。食物在食管内通常不能被消化和吸收。食物在咽部被吞咽后，进入食管，食管肌肉开始有顺序地收缩和舒张，最后，贲门开放，食物进入胃中。

食管蠕动是一种反射动作，吞咽后食团刺激软腭、咽部和食管等处感觉器，发出传入冲动，抵达延髓中枢，再向食管发出传出冲动引起的。

平时食道入口呈闭合状态，使呼吸气体不能进入胃内。正常状态下，有少量空气与食物同时咽下，存留于胃内，饭后部分空气被嗝出，这属正常现象。

食管的神经支配：传入神经为舌咽神经，传出神经为迷走神经。

吞咽运动分三期，口咽期、食管期及贲门胃期，复杂的咽下运动是受到各种神经反射，导致各种不随意动作所完成的。

食管腺体的分泌：迷走神经不仅与正常的咽下和食管其它反射作用有关，同时也控制食管的分泌。

食管在生理上也是一个排泄引流道：口腔、鼻腔、喉和气管的分泌经过食管至胃，在胃内被胃液所消化，细菌则被消灭。

食管炎症、狭窄、肿瘤时，食管蠕动不规律，食物可停留在食管中间，产生吞咽困难和疼痛。

思考题

1. 食管有几个生理性狭窄？如何形成？

（陈 鸥 盛 力）

第二章　气管、支气管及食管疾病症状学

第一节　气管、支气管疾病症状学

一、咳　嗽

咳嗽（cough）是气管、支气管疾病最早出现而又最晚消失的特征性症状。比较响而粗糙的咳嗽，常见于气管与支气管的病症；带有金属声的咳嗽，常为气管被纵隔肿瘤或主动脉弓瘤压迫所致；突发剧烈阵咳，一般为气管、支气管异物所致；若同时伴有一侧性哮鸣，应考虑有支气管肿瘤、异物。

二、咳　痰

气管与支气管黏膜卡他性炎症有稀黏液性痰；泡沫状粉红色血性痰常见于肺水肿；痰中带血，可能是气管、支气管结核或支气管肺癌。

三、咯　血

咯血（cough blood）是喉及下呼吸道出血经口腔咯出，咯血是多种疾病的症状之一，故鉴别诊断尤为重要。鼻腔、鼻窦、鼻咽部、口腔以及下咽部等的出血可沿咽后壁流下，而呛入气管又咯出。但下呼吸道出血时则先有咳嗽而后咯血。而食管及胃的出血为呕血。

四、气促或呼吸困难

各种原因所致的气管、支气管阻塞、气流阻力增加以及气管和支气管分泌

物潴留，出现呼吸急促及呼吸困难。呼吸困难分吸气性呼吸困难、呼气性呼吸困难与混合型呼吸困难三型。吸气性呼吸困难的特征是吸气时有胸骨上窝、锁骨上窝、肋间隙与剑突下四凹征，血气分析除缺氧外，多伴有动脉血二氧化碳分压（p_{CO_2}）升高。

五、哮喘与喘鸣

气管、支气管炎症、异物、肿瘤致呼吸时气体通过气管、支气管狭窄处，可发生高音调喘鸣音。弥漫性小支气管痉挛可引起哮喘。

第二节　食管疾病症状学

一、吞咽困难

吞咽困难为食管疾病中最主要症状，轻重程度不一。咽下困难伴有呛咳者，常为食管上端阻塞或环咽肌失弛缓所造成，咽下困难伴声嘶者，常是环后癌向喉内发展或食管癌侵入纵隔或压迫喉返神经所致；咽下困难伴呼吸困难及哮鸣时多为纵隔占位性病变压迫支气管所致。

二、反　呕

反呕指食物由食管或胃至口腔，但不是呕吐，也无恶心感。脑部肿瘤、反流性食管炎及食管梗阻都可出现反呕。

三、呕　血

呕血系指上消化道出血，可以有上腹部不适、疼痛、恶心。呕吐的血呈暗红色或咖啡样。食管炎、食管穿孔、食管癌、食管异物都可引起呕血。

思考题

1. 咯血与呕血的鉴别要点？

（陈　鸥　张　颖）

第三章　气管、支气管及食管的内镜检查法

第一节　支气管镜检查法

一、支气管镜

支气管镜是光线与视线均能进入气管、支气管内进行检查和治疗的一种内镜，常用者有 3 类：

1. 硬管支气管镜，2. 纤维支气管镜，3. 电子支气管镜。

支气管异物钳主要适合于硬管支气管镜检查及异物取出，常用的有：（1）Jackson 式异物钳，（2）鳄口式异物钳，（3）带 Hopkins 潜窥镜的异物钳。

二、支气管镜检查法

纤维支气管镜检查多用于疾病的检查及诊断。硬管支气管镜主要用于气管异物的取出。但支气管镜检查有一些禁忌症应该注意：

【禁忌症】

1. 严重的心脏病和高血压。2. 近期严重的咯血。3. 喉结核，活动性肺结核。4. 上呼吸道急性炎症。5. 过于衰弱的病人。

要做好充分的术前准备，如禁食，全身状态检查，胸片，心电，必要时做 CT 检查。

在紧急情况下，除颈椎疾病以外，其他无肯定的禁忌症，只要术前作好充分的准备，术中作好抢救措施，就能避免并发症的发生。

【麻醉】

一般用 1% 地卡因作咽喉部表面麻醉，其用药总量不超过 60mg。全麻主要用于婴幼儿气管、支气管异物的诊断及治疗。

【注意事项】

1. 注意保持呼吸道通畅。

2. 硬管支气管镜检查时若用力不当，可使上切牙受损或脱落，应尽量避免。

3. 手术时按常规操作，在钳取异物时应避免用力牵拉，以免损伤管壁，产生并发症。

4. 术后为防止喉水肿发生，应术中或术后给予激素治疗。

第二节　食管镜检查法

食管镜检查是将食管镜插入食管内对病变进行检查和治疗的一种方法。常见有三种类型：1. 硬管食管镜；2. 纤维食管镜；3. 上消化道电子内镜。耳鼻咽喉科主要采用前两种方法，尤其硬管食管镜更为常用。

硬管食管镜检查

【适应证】

1. 食管异物的诊断及取出。

2. 食管狭窄诊断及扩张治疗。

3. 检查食管肿瘤的范围及病理取检。

4. 各种食管良性病变的治疗。

【禁忌证】

1. 食管腐蚀伤急性期、重度食管静脉曲张者。

2. 有严重的全身疾病者，如心脏病、全身衰竭或呼吸困难等。

3. 颈椎病变或脊椎显著前突者。

4. 除急诊外，吞钡 X 线透视检查后不足 24h 者不宜立即施行食管镜检查。

【术前准备】

禁食，纠正全身状态，如抗炎，纠正电解质平衡。

【麻醉】

多采用黏膜表面麻醉。对于儿童和局麻检查不成功的成人，为使食管壁松弛和减少手术损伤，宜采用全麻。

【注意事项】

1. 因为食管入口经常呈闭合状，使食管镜不易进入食管入口，检查时必须待看到食管入口张开后，方可插入食管镜，以减少组织损伤，避免并发食管穿孔。

2. 小儿食道镜检查时，由于压迫气管后壁，有时可致呼吸困难，因此如发生呼吸困难，应立即退出食管镜，以保持呼吸道通畅。

思考题

1. 气管镜检查时应注意哪些？
2. 食道镜检查时应想到可能有哪些并发症发生？怎样尽量避免？

（陈　鸥　陈晓辉）

第四章　气管、支气管及食道异物

第一节　气管、支气管异物

气管、支气管异物为耳鼻喉科急症，可致患者立即窒息死亡。异物分外源性与内源性两类，外源性占大部分。气管、支气管异物多见于婴幼儿及儿童。外源性异物多为误吸所致。内源性异物是机体自身产生的血液、伪膜渗出物、吸入呕吐物所致。

【病因】

1. 与儿童本身特点有关

（1）进食时玩耍、嬉笑而误吸；

（2）咽喉反射功能不健全而误吸。

2. 家长没有意识到异物的危害性，喂予婴幼儿不适合的食物，如瓜子、花生、豆类等，或在喂食时逗戏、惊吓或打骂患儿，以致异物误吸。

3. 不良习惯：儿童喜欢将塑料笔套、小玩具等，衔入口中玩耍或成人在操作时将针、钉、扣等含于口中不慎吸入气道。

4. 医务人员操作不慎所致，如口腔钻牙或镶牙时，将钻头或牙冠脱入气道或钳取鼻腔异物患儿头过于后仰、哭闹、不慎从后鼻孔吸入气道。

5. 昏迷、麻醉及睡眠时，尤其是老年患者，吞咽及反射功能不全，将异物误吸，如牙套及松动门齿等。

【异物种类】

有植物类、动物类、金属类、塑料及其它类，据国内报道和临床统计以植物类最多见，如葵花籽、花生米、西瓜籽、豆类等，椐 2186 例统计，植物类占 88.4%、金属类占 3.6%、动物类占 2.1%、塑料及其它占 5.9%。

【异物位置】

异物是气管异物还是支气管异物，和异物的大小、形状、重量有关，异物体积较大易为气管异物，较小或较重则易落入支气管，形成支气管异物。异物光滑容易形成活动性异物，随呼吸、呛咳而上下运动，易于堵塞或嵌塞声门裂。

由于解剖特点，右支气管与气管形成角度大并较左侧支气管粗，呼出气流较左侧多，故在临床上，右支气管异物多见。

【病理改变】

1．异物自身对气管、支气管损伤所致：异物刺激气管、支气管所致的呛咳导致气管黏膜炎症性损伤，使异物堵塞的管腔变得更为狭窄，加重呼吸困难。一般而言，植物类异物较动物类异物对黏膜刺激更大，病理反应更重。

2．异物阻塞气道所致的继发病理改变，异物堵塞致吸入氧气减少，二氧化碳增多，产生呼吸性酸中毒，异物阻塞致肺不张或肺气肿，并逐步发展为肺炎、支气管扩张、肺脓肿等。

【临床表现】

1．异物进入期

异物进入声门时，引起反射性呛咳、憋气，患儿口唇发绀。异物较大，可嵌顿于声门，致吸气性呼吸困难，如将声门裂完全堵塞，患儿可立即窒息死亡；异物较小，可被咳出或附着于气管壁，引起间断性或持续性刺激性咳嗽，异物也可直接由总气道落入支气管。

2．无症状期

异物进入气管或支气管后附着于相应部位，可刺激气管、支气管引起轻微咳嗽或无症状，安静期时间长短不确定，主要与异物的大小及种类有关。需要强调的是此期随着患者的呼吸异物可上下移动，上至声门下，使上述的临床症状重现。

3．异物的并发症期

由于异物的刺激和继发性炎症改变可引起一系列的并发症症状，如肺炎，肺气肿，肺不张的咳嗽、发热、喘鸣、呼吸困难等临床表现。

【诊断与鉴别诊断】

1．病史：只要有异物吸入史或可疑时，就不能排除气管或支气管异物。

2．症状：异物吸入后出现剧烈呛咳、憋气、呼吸困难及气喘、哮鸣和继发炎症后所致发热、咳嗽，特别对久治不愈的小儿发热、咳嗽更应该想到气管或支气管异物所致。

3．肺部听诊：可闻及喘鸣音、呼吸音粗糙或并有患侧肺呼吸音减弱或消失，并发肺炎可闻及水泡音。如异物撞击声门下，听诊器于胸部气管可闻及气管拍击音，为啪啦、啪啦声。

4．X线检查：

（1）肺部透视：气管或支气管异物胸透或肺片可正常，但透视下如显示有纵隔摆动现象，对诊断支气管异物有重要的意义，因为异物可阻塞患侧的支气管，导致肺不张，肺不张时，当吸气时两侧肺扩张不等，位于中间的纵隔被扩张侧肺推向患侧，呼气时纵隔又移向健侧，即为纵隔摆动现象，故纵隔摆动是支气管异物的重要特征。

（2）X线胸片：胸片或胸透对不透X光金属异物有直接诊断意义，对透光异物可根据所并发的肺气肿、肺不张等间接症状而诊断。阻塞性肺气肿透视显示肺透光度增加，横膈下降。阻塞性肺不张显示患侧肺野阴影较深，横膈上抬。

5. 支气管镜检查：气管、支气管异物的最终确诊及治疗要由气管镜来完成。对于异物史不确切，症状不典型，但已有肺炎改变的患儿可先抗炎治疗，如无效则再做支气管镜检查，以减少不必要的损伤。

6. 气管、支气管三维CT：近几年随着三维CT的发展，仿真（虚拟）支气管镜检查又称计算机断层支气管造影术，可以产生非常好的气管支气管树内影像（可达4~5级支气管水平）。三维重建可清楚地显示气管及支气管的内外结构，对气管、支气管透光及不透光异物均具有较确切的诊断价值，并且可以将异物较准确地定位（见图4-2-1）。

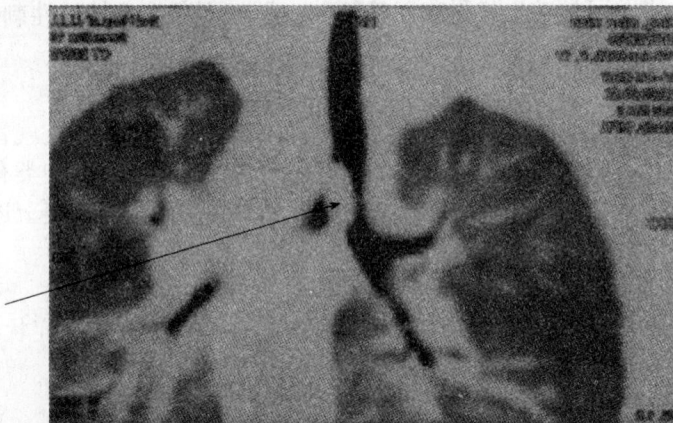

图 4-2-1 气管支气管三维CT显示右主支气管异物，如箭头所示。术后证实异物位于右支气管口下 0.3cm 处，为一完整的黑色大瓜籽

【治疗】

气管支气管异物为耳鼻喉科急症，尤其气管异物确诊后无论患者何时就诊均应立即行气管镜下异物取出术。即使患者就诊时暂时无呼吸困难，也应立即行气管镜检查。因为气管异物随患者的呼吸随时可能上至声门下，将声门堵塞，而致窒息死亡。对于支气管异物也应尽早行支气管镜下异物取出术，但如无明显的呼吸困难，病史较长，患儿全身状态较差，在术前准备不充分情况下，可先纠正全身状态，如发热、心衰后尽早行异物取出术，以减少并发症发生。如在摸取异物术中或异物取出术后患儿在呼吸困难已缓解的情况下又出现

渐进性呼吸困难，表现为患儿哭闹，呼吸急促，心率加快，应立即听诊肺部，有无呼吸音减弱，如有减弱应考虑有气胸发生。在透视下观察有无肺不张，以判断气胸的严重程度。轻度肺不张，气胸随抗炎及气体的自行吸收可逐渐消失，但对较重的气胸，应立即请胸外科会诊，行胸腔闭式引流，以缓解呼吸困难。气胸的产生可能为取异物过程中将气管或支气管黏膜损伤所致，或局麻取异物的过程中自发胸膜破裂所致。

如第一次取气管或支气管异物因某些原因，未能将异物取出或部分取出，需气管镜下再次取异物时，应在抗生素控制感染及激素减少喉水肿后隔日或几日后再行异物取出术，否则连续行气管镜检查，使喉水肿加重，气管切开的危险性加大。

第二节　食管异物

食管异物也是耳鼻咽喉科急症之一，食管异物以老年人多见。食管异物常见于食管入口处，占 80% 左右，其次为食管中段，异物种类以鱼刺、骨类、钱币、枣核、假牙等多见。

【病因】

1. 进食匆忙，食物未经仔细咀嚼咽下所致。

2. 牙齿脱落、假牙松脱。

3. 老年人咀嚼功能差、口腔内感觉减退，误吞。

4. 小儿磨牙发育不全或儿童喜口含小玩具。

【病理】

与食管异物刺激性大小、异物锐利与否及异物存留时间长短有关。硬币类异物，在食管内即使存留较长时间，刺激性较小。铁钉、骨、枣核等尖锐异物，对食道损伤较重，可将食管黏膜划伤，或直接扎破食管壁穿孔，形成食管周围炎、纵隔炎或脓肿等。还可破溃进入气管而形成气管食管瘘，如破溃至主动脉弓或其他大血管可引起致命性大出血而死亡。

【临床表现】

1. 吞咽困难：异物停留于环后及食管入口处，最易引起吞咽困难，异物较大、尖锐性异物或继发感染时，症状更明显。

2. 吞咽疼痛：尖锐异物位于食管入口处时，患者多主述疼痛位于颈正中或颈侧，伴有压痛，异物位于胸段时，胸骨后疼痛加重，并放射至后背部，如并发食管穿孔或纵隔感染，则疼痛加剧。

3. 呼吸道症状：多见于小儿，因小儿气管壁较软，异物较大时，向前压迫气管，致呼吸困难。或异物位置较高，将喉入口堵塞，也导致呼吸困难，这多见于老年人。

【诊断】

1. 异物史：根据病人明确的异物误吞史，并有咽下困难、疼痛或其他症状，可初步诊断。

2. X线检查：对不透X光的异物如金属硬币等具有决定性诊断意义。

3. 食管镜检查：是诊断和治疗的重要手段。不显影的异物，如枣核类，如怀疑异物存在，则行食管镜检查。

4. 食管钡透：现较少用于诊断食道异物，因吞钡后，食管充满钡剂，不利于食管异物的取出。但因各种原因，如年龄过大，病人过于衰竭，不能承受食管镜检查者可做食管钡剂检查，确定异物是否存在及位置。

【并发症】

1. 食道穿孔：由食管异物本身或食管镜检查操作者不慎所致。

2. 颈部皮下气肿或纵隔气肿：食管穿孔后，吞咽下的空气经穿孔处外溢，进入颈部皮下组织或纵隔内，术后发现病人颈部逐渐肿胀，触摸有握雪感或呼吸困难。

3. 食管周围炎：由于异物嵌顿于食管时间较长或食管破裂穿孔所致。

4. 纵隔炎与脓肿：这是一种比较少见，但极为严重的并发症，X线显示纵隔明显增宽。

5. 大血管溃破：食管中段异物嵌顿，病变可累及主动脉弓或锁骨下动脉等大血管，引起致命性大出血。

6. 气管食管瘘：因异物嵌顿，压迫食管壁致管壁坏死，并累及气管、支气管时可发生气管食管瘘。

【治疗】

对怀疑有异物的病人应做食管镜检查，诊断的同时可治疗。若已诊断为异物，唯一方法是在食管镜下取出，越早越好，以免炎症加重或出现并发症。病人全身情况较差，局部有感染时或已发生食管穿孔，应采用广谱抗生素控制感染治疗及支持疗法，在适当时机取出异物。

食道异物，如并发颈部皮下气肿或纵隔气肿，除大量应用抗生素控制感染外，少量则不需处理，气肿可自行吸收。如气肿较重，范围广，则应在颈部做标记，观察气肿进展情况，对气肿进展迅速者，则应立即将皮下气肿切开排气，如出现呼吸困难，同时行气管切开术。

食管穿孔合并有纵隔脓肿等病变，或异物嵌顿甚紧，食管镜下试取难于取出时，宜请胸外科协助开胸处理。

食管镜下异物取出有硬管食道镜和软管纤维食道镜两种方法，对于较小的异物，如鱼刺，可用纤维食道镜在表麻下取出，但大部分食道异物是在硬管食道镜下取出的。

食管镜内取出异物后的处理：进流质或半流质饮食。如食道黏膜损伤，疑有食管穿孔或已有穿孔者应下鼻饲管或禁食补液，一般一周或半个月。

思考题

1. 什么是纵隔摆动现象？其有何临床意义？

2. 诊断支气管异物时应与哪些疾病鉴别？

3. 食道异物最易发生在哪个部位？其形成原因？

4. 如何预防气管异物的发生？

（陈　鸥）

第五章　食管腐蚀伤

　　食管腐蚀伤，是将强酸、强碱等腐蚀剂误吞或吞服后引起口、咽与食管的损害。治疗不恰当或不及时可引起食管穿孔、食管瘢痕狭窄或食管闭锁。

　　腐蚀剂有强酸、强碱二类。强碱如氢氧化钠、石灰水、氨水等与黏膜接触后使脂肪皂化、蛋白质溶解，引起组织液化坏死，强碱类其穿透力较深，可致食管全层损伤。强酸如硫酸、盐酸等主要引起组织凝固坏死，后期可伴发下咽及颈段狭窄或闭锁，石炭酸除腐蚀局部组织外，还可引起全身中毒症状。

　　【病理】

　　服腐蚀剂数小时内食管病变较剧，黏膜高度水肿、表面有糜烂，坏死组织。水肿在第 3 天后开始消退，在 3~4 周时，主要为炎症后的纤维性病变，肉芽创面逐渐愈合，形成瘢痕狭窄。

　　【症状】

　　1. 疼痛及吞咽困难：一般急性期可持续 1~2 周，全身出现中毒现象，如发热、恶心、休克等症状，如食管发生穿孔可导致迅速死亡。伤后 2~3 周症状逐步好转，直到痊愈。

　　2. 吞咽障碍：3~4 周后因结缔组织增生，继而瘢痕挛缩而致食管狭窄，又出现吞咽障碍，并逐渐加重。

　　【并发症】

　　1. 食管穿孔与纵膈炎。

　　2. 咽喉及消化道出血：消化道出血一般多在 10 天左右突然发生大量出血。

　　3. 咽喉水肿。

　　4. 胃烧伤、胃穿孔与腹膜炎。

　　5. 咽、下咽及食道瘢痕狭窄。

　　【诊断】

　　有明确误吞强酸或强碱病史，检查见口咽黏膜充血肿胀，感染时，则呈糜烂样外观。一般受伤后 2 周左右行食管镜检查。

　　【治疗】

　　受伤后在 1~2 小时内就诊者，迅速用所相对应的化学药物中和治疗。如吞服酸性腐蚀剂者给予氧化镁或氢氧化铝凝胶，但严禁使用碳酸氢钠，以免产生气体促使发生胃穿孔。碱性腐蚀剂可给予食用醋、淡醋酸来中和，无论吞服强酸或强碱患者都可给予牛奶、生鸡蛋清吞服以保护咽、下咽及消化道黏膜。为抑制成纤维细胞肉芽组织形成，可应用糖皮质激素，对防止狭窄及瘢痕的形成，具有重要的临床意义。但食管损害极为严重，局部坏死较重，疑有穿孔时则禁用激素。对已形成下咽及食道狭窄患者择期行食道扩张术及瘢痕松解成形术。

　　不能进食或进食较少，给予鼻饲饮食，加强营养。呼吸困难较重者应尽早行气管切开，保持呼吸道通畅。

思考题

1. 吞服酸性腐蚀剂用碳酸氢钠中和可以吗？为什么？

（陈　鸥　朴美兰）

参考文献

[1] 尹飞，岳少杰. 临床儿科新理论和新技术［M］. 长沙：湖南科学技术出版社.

[2] 王天铎，樊忠. 实用耳鼻咽喉科学［M］. 济南：山东科学技术出版社，1996.

[3] 孔维佳，王斌全. 耳鼻咽喉科学［M］. 北京：人民卫生出版社，2005.

[4] 王斌全. 耳鼻咽喉——头颈应用解剖学［M］. 北京：人民卫生出版社，2001.

第五篇　耳科学

第一章　耳的应用解剖学及生理学

第一节　耳的应用解剖学

耳分为外耳、中耳和内耳三部分。外耳道的骨部、中耳及内耳均位于颞骨内（图 5-1-1）。

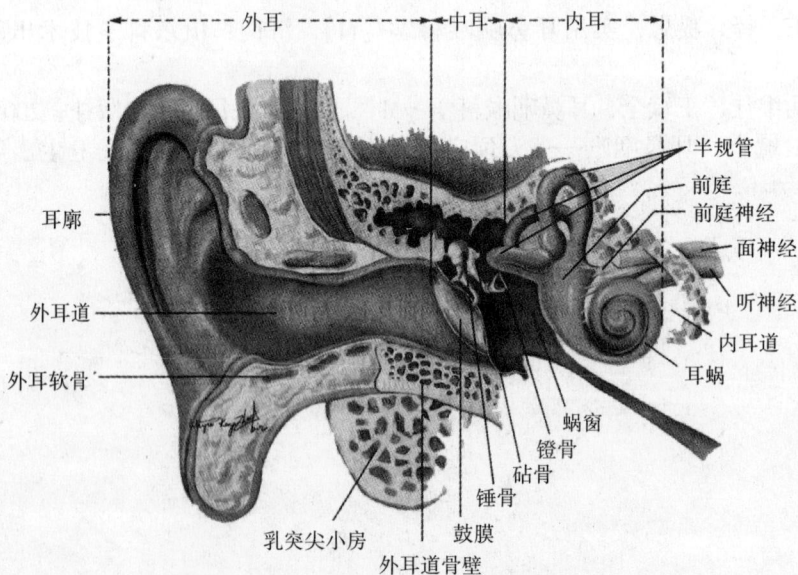

图 5-1-1　外、中、内耳关系示意图

一、外　耳

外耳包括耳廓及外耳道。

（一）耳廓

耳廓左右对称，借韧带、肌肉、软骨和皮肤附着于头颅侧面，一般与头颅约成30°夹角，分前面和后面，也叫外侧面和内侧面。前面凹凸不平，各部位的名称如图5-1-2所示。包括耳轮、对耳轮、耳轮结节、三角窝、耳甲腔、耳屏、对耳屏、耳屏间切迹、耳垂。耳廓的后面较平整，但稍膨隆。

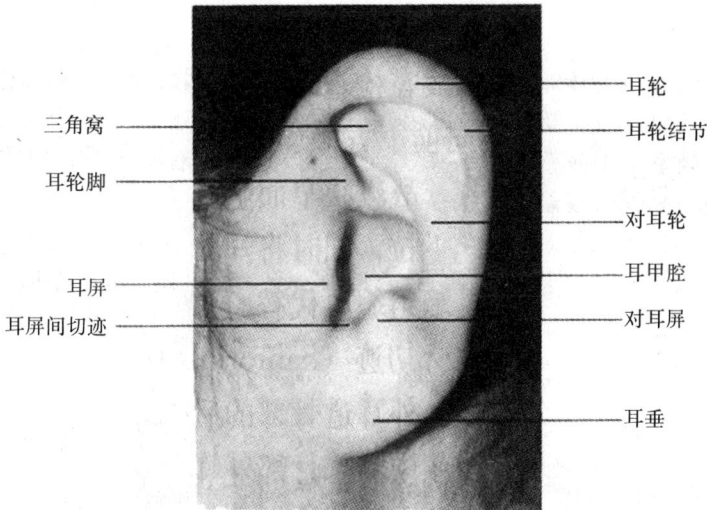

三角窝	耳轮
耳轮脚	耳轮结节
耳屏	对耳轮
耳屏间切迹	耳甲腔
	对耳屏
	耳垂

图 5-1-2　左侧耳廓前面

耳廓除耳垂为脂肪与结缔组织构成外，其余均为软骨组成，外覆软骨膜和皮肤。耳廓前面的皮肤与软骨粘连较后面紧，皮下组织少，如因炎症发生肿胀时，感觉神经易受压迫而致剧烈耳痛；由于外伤或耳部手术，可引起软骨膜炎，甚至发生软骨坏死，最终导致耳廓变形。

（二）外耳道

外耳道起自外耳道口，向内直至鼓膜，长约 2.5 ~ 3.5cm，由软骨部和骨部组成（图5-1-1）。其外侧1/3为软骨部，内侧2/3为骨部。外耳道有两处较狭窄，其一为骨与软骨部交界处，其二为距鼓膜约0.5cm处，后者称外耳道峡。外耳道略呈"S"形弯曲：外段向内前而微向上，中段向内后，内段向内前而微向下。故在检查鼓膜时，需将耳廓向后上提起，使外耳道成一直线方易窥见。由于鼓膜向前下方倾斜，因而外耳道前下壁较后上壁长。婴儿的外耳道软骨部与骨部尚未完全发育，故较狭窄而呈一裂缝状，且其外耳道方向系向内、向前、向下，故检查鼓膜时，应将耳廓向下拉。

外耳道皮下组织甚少，皮肤几乎与软骨膜和骨膜相贴，故当炎症肿胀时易致神经末梢受压而引起剧痛。软骨部皮肤含有耵聍腺，能分泌耵聍，并富有毛囊和皮脂腺，故耳疖常发生在外耳道的外 1/3 部分。

二、中 耳

中耳（middle ear）包括鼓室、咽鼓管、鼓窦及乳突四部分。狭义的中耳仅指鼓室。

(一) 鼓室

是位于鼓膜与内耳外侧壁之间的含气腔；向前借咽鼓管与鼻咽部相通，向后通过鼓窦入口与鼓窦及乳突气房相通。以鼓膜紧张部的上、下缘为界，可将鼓室分为上鼓室、中鼓室及下鼓室三部分。鼓室内含有听小骨、肌肉及韧带等，其腔内为黏膜所覆盖。

1. 鼓室六壁

鼓室约似一竖立的小火柴盒，有外、内、前、后、顶、底 6 个壁（图 5-1-3）。

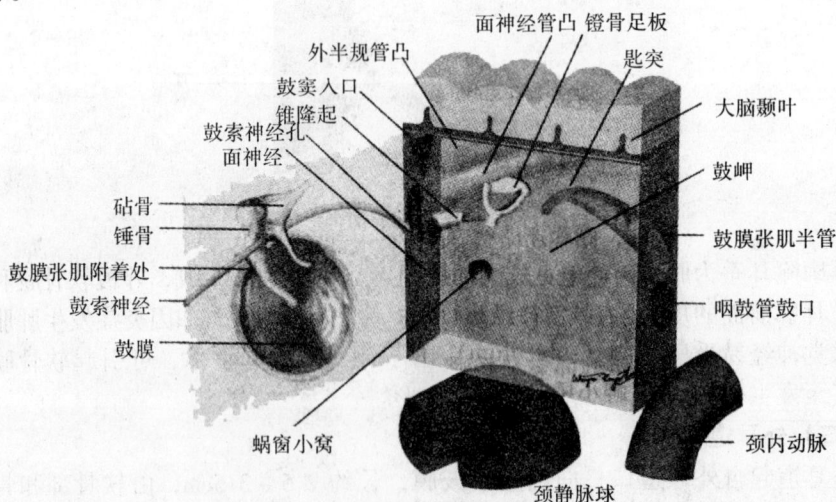

图 5-1-3　鼓室六壁模式图(右)

（1）外壁：由鼓膜及其上方的骨性部分即上鼓室外侧壁组成。

鼓膜：鼓膜（tympanic membrane）位于鼓室与外耳道之间，为一向内凹入、椭圆形、灰白色半透明的薄膜；高约 9mm、宽约 8mm、厚约 0.1mm。鼓膜的前下方向内倾斜,与外耳道底约成 45° ~ 50°;新生儿鼓膜的倾斜度更为明显,与外耳道底约成 35°。鼓膜边缘略厚,大部分借纤维软骨环嵌附于鼓沟内,名紧张部。其上方鼓沟缺如之鼓切迹处,鼓膜直接附着于颞鳞部,名松弛部。鼓膜的结构分为三层:外为上皮层,是与外耳道皮肤延续的复层鳞状上皮;中为纤维层,锤骨柄附着于此层,松弛部因无纤维层,故较松弛;内为黏膜层,与鼓室黏膜相连续。

鼓膜(图 5-1-4)中心部最凹处即锤骨柄的尖端,称为鼓膜脐。自鼓膜脐向上稍向前达紧张部上缘处,有一灰白色小突起,即锤骨短突顶起鼓膜的部位,称锤骨短突。在脐与锤骨短突之间,有一白色条纹,称为锤骨柄,是由附着于鼓膜内的锤骨柄所形成的映影。自锤骨短突向前至鼓切迹前端有锤骨前襞,向后至鼓切迹后端有锤骨后襞,二者均系锤骨短突顶起鼓膜所致,是紧张部与松弛部的分界线。自脐向前下达鼓膜边缘有一个三角形反光区,名光锥,系外来光线被鼓膜的凹面集中反射而形成。临床上为了便于描述,常将鼓膜分为 4 个象限(图 5-1-5):即沿锤骨柄作一假想直线,再经鼓膜脐作与之垂直相交的直线,便可将鼓膜分为前上、前下、后上、后下 4 个象限。

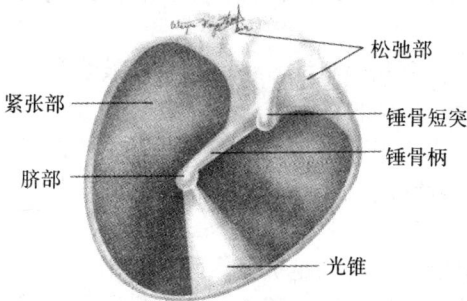

图 5-1-4　正常鼓膜像

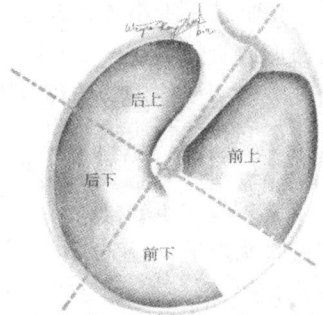

图 5-1-5　鼓膜的 4 个象限

(2)内壁:即内耳的外壁。其内壁中央较大的膨凸称为鼓岬(图 5-1-3),系耳蜗底周所在处;鼓岬后上方镫骨足板附着处,名前庭窗又叫卵圆窗,通向内耳的前庭。鼓岬后下方为蜗窗,又叫圆窗,为圆窗膜所封闭。此膜又称第二鼓膜,面积约 2mm^2,内通耳蜗的鼓阶。面神经管凸即面神经管的水平部,位于前庭窗上方,管内有面神经通过。外半规管凸位于面神经管凸之上后方,是迷路瘘管的好发部位。匙突位于前庭窗之前稍上方,为鼓膜张肌半管的鼓室端弯曲向外所形成;鼓膜张肌的肌腱绕过匙突向外达锤骨柄上部之内侧。

(3)前壁:前壁下部借极薄的骨板与颈内动脉相隔;上部有二口:上方为鼓膜张肌半管的开口,下方为咽鼓管的鼓室口。

(4)后壁:后壁上部有一小孔,名鼓窦入口,上鼓室借此与鼓窦相通。鼓窦入口之底部,恰在面神经管水平段与垂直段相交处之后方,有一容纳砧骨短脚的小窝，名砧骨窝，为中耳手术的重要解剖标志。后壁下内方，相当于前庭窗的高度，有一小锥状突起，名锥隆起，内有小管，镫骨肌腱由此发出而止于镫骨颈后面。

相当于鼓膜后缘以后的鼓室腔称为后鼓室，内有鼓室窦与面神经隐窝。鼓室窦：在中鼓室的后方，是介于前庭窗、蜗窗和鼓室后壁之间的空隙，位于后鼓室的下半部、锥隆起之下，其后侧与面神经骨管的垂直段相邻。面神经隐窝：其外界为深部外耳道后壁与鼓索神经，内侧为面神经垂直段，上方为砧骨窝。从后鼓室的横切面观察，鼓室窦位于锥隆起内侧，面神经隐窝位于锥隆起外侧；二者常为病灶隐匿的部位。

(5) 上壁：又称鼓室盖，鼓室借此壁与颅中窝的大脑颞叶相隔。位于此壁的岩鳞裂在婴幼儿时常未闭合，硬脑膜的细小血管经此裂与鼓室相通，可成为中耳感染进入颅内的途径之一。

(6) 下壁：为一薄的骨板，将鼓室与颈静脉球相隔。此壁若有缺损，颈静脉球的蓝色即可透过鼓膜下部隐约可见。

2. 鼓室内容

(1) 听骨：听小骨是人体中最小的一组骨，由锤骨、砧骨和镫骨以关节相连接而形成听骨链（图 5-1-1）。

锤骨形如锤，由头、颈、短突、长突和柄组成。锤骨柄位于鼓膜黏膜层与纤维层之间，锤骨头的后内方有凹面，与砧骨体形成锤砧关节。

砧骨分为体、长脚和短脚。砧骨体位于上鼓室，其前与锤骨头相接形成锤砧关节。短脚位于鼓窦入口底部的砧骨窝内。长脚之末端稍膨大名豆状突，借此与镫骨头形成砧镫关节。

镫骨形如马镫，分为头、颈、前脚、后脚和足板。镫骨头与砧骨长脚豆状突相接形成砧镫关节。颈甚短，其后有镫骨肌腱附着。足板呈椭圆形。借环韧带连接于前庭窗。

(2) 听骨的韧带：有锤上韧带、锤前韧带、锤外侧韧带、砧骨上韧带、砧骨后韧带和镫骨环韧带等，分别将相应听骨固定于鼓室内。

(3) 鼓室肌肉：①鼓膜张肌起自咽鼓管软骨部、蝶骨大翼和颞骨岩部前缘等处，其肌腱向后绕过匙突向外止于锤骨颈下方，该肌收缩时牵拉锤骨柄向内，增加鼓膜张力，以免鼓膜震破或伤及内耳。②镫骨肌起自锥隆起，其肌腱自锥隆起穿出后，止于镫骨颈后方，由面神经镫骨肌支支配；此肌收缩时可牵拉镫骨头向后，以减少内耳压力。

(二) 咽鼓管

系沟通鼓室与鼻咽的管道，有二个开口，即咽鼓管鼓室口及咽口。成人全长约 35mm。外 1/3 为骨部，上方仅有薄骨板与鼓膜张肌相隔；其鼓室口位于中鼓室前壁上部。内 2/3 为软骨部，其内侧端的咽口位于鼻咽侧壁，适在下鼻甲后端的后下方。绕咽口的后方和上方有一隆起，称为咽鼓管圆枕。空气由咽口经咽鼓管进入鼓室，使鼓室内气压与外界相同，以维持鼓膜的正常位置与功能。成人咽鼓管的鼓室口约高于咽口 20～25mm，管腔方向自鼓室口向内、向前、向下达咽口，故咽鼓管与水平面约成 40°角。骨部管腔为开放性的，内径最宽处为鼓室口，越向内越窄。骨与软骨部交界处最窄，称为峡，内径 1～2mm。自峡向咽口又逐渐增宽。软骨部在静止状态时闭合成一裂隙。由于腭帆张肌、腭帆提肌、咽鼓管咽肌起于软骨壁，前二肌止于软腭，后者止于咽后壁，故当张口、吞咽、打呵欠、歌唱时借助上述 3 肌的收缩，可使咽口开放，以调节鼓室气压，从而保持鼓膜内、外压力的平衡。咽鼓管黏膜为假复层纤毛柱状上皮，纤毛运动方向朝向鼻咽部使鼓室的分泌物得以排除；又因软骨部黏膜呈皱襞样，具有活瓣作用，故能防止咽部液体进入鼓室。小儿的咽鼓管接近水平，且管腔较短，内径较宽，故小儿的咽部感染较易经此管传入鼓室。

（三）鼓窦

为鼓室后上方的含气腔，出生时即存在，是鼓室和乳突气房相互交通的枢纽。鼓窦的大小、位置与形态因人而异，并与乳突气化程度密切相关。鼓窦向前经鼓窦入口与上鼓室相通，向后下通乳突气房；上方借鼓窦盖与颅中窝相隔，其内壁前部有外半规管凸及面神经管凸，外壁为乳突皮层，相当于外耳道上三角（又叫 Macewen 三角）。鼓窦内覆有纤毛黏膜上皮，前与上鼓室相连，后与乳突气房相连。

（四）乳突

出生时乳突尚未发育，多自 2 岁后始由鼓窦向乳突部逐渐发展。至 6 岁乳突气房已有较广泛的延伸，最后形成为许多大小不等、蜂窝状的、相互连通的气房，内有无纤毛的黏膜上皮覆盖。乳突气房分布范围因人而异，发育良好者，向上达颞鳞，向前至颧突根内，向内伸达岩尖，向后伸至乙状窦后方，向下可伸入茎突内。

根据气房发育程度可分为 4 种类型（图 5-1-6）：①气化型：乳突全部气化，气房较大而间隔的骨壁较薄；此型约占 80%。②板障型：乳突气化不良，气房小而多，形如头颅骨的板障。③硬化型：乳突未气化，骨质致密。④混合型：上述 3 型中有任何 2 型同时存在或 3 型俱存。

三、内　耳

内耳（inner ear）又称迷路（labyrinth），结构复杂而精细，位于颞骨岩部内，含有听觉与位置觉重要感受装置。内耳分为骨迷路与膜迷路，二者形状相似，膜迷路位于骨迷路之内。膜迷路含有内淋巴液，内淋巴液与细胞内液成分

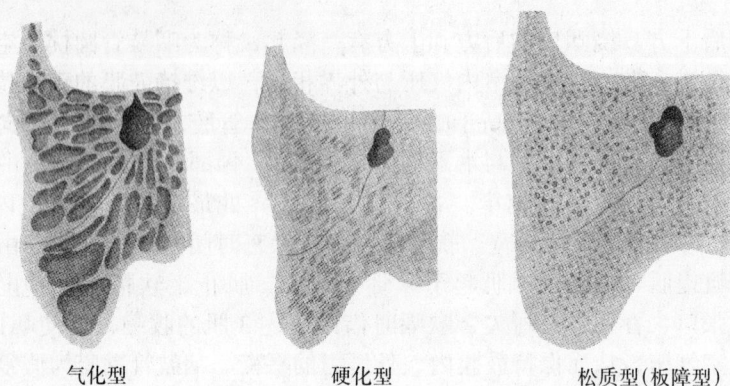

气化型　　　　　　　　硬化型　　　　　　　松质型(板障型)

图 5-1-6　乳突气化分型

相似，呈高钾低钠状态。膜迷路与骨迷路之间为外淋巴液，外淋巴液与细胞外液成分相似，呈高钠低钾状态。内、外淋巴互不相通。

(一) 骨迷路

由密质骨构成，包括耳蜗、前庭和半规管三部分 (图 5-1-7)。

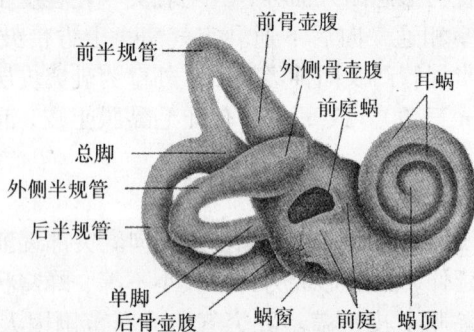

图 5-1-7　骨迷路

1. 前庭

位于耳蜗和半规管之间，略呈椭圆形 (图 5-1-8)，容纳有椭圆囊和球囊。其前下部较窄，借一椭圆孔与耳蜗的前庭阶相通；后上部稍宽，有 3 个骨半规管的 5 个开口。前庭的外壁即鼓室的内壁，有前庭窗和圆窗；其内壁构成内耳道底。前庭腔内面有从前上向后下的斜形骨嵴，名前庭嵴。嵴的前方为球囊隐窝，内含球囊；窝壁有数小孔称球囊筛区。嵴的后方有椭圆囊隐窝，内含椭圆囊；此窝壁及前庭嵴前上端有多数小孔称椭圆囊壶腹筛区。椭圆囊隐窝下方有前庭水管内口，其外口 (颅内开口) 位于颞骨岩部后面的内淋巴囊裂底部，即内耳门的外下方，口径小于 2mm。前庭水管内有内淋巴管与内淋巴囊相通。

2. 骨半规管

位于前庭的后上方，为 3 个互成直角的弓状骨管；依其所在位置，分别称

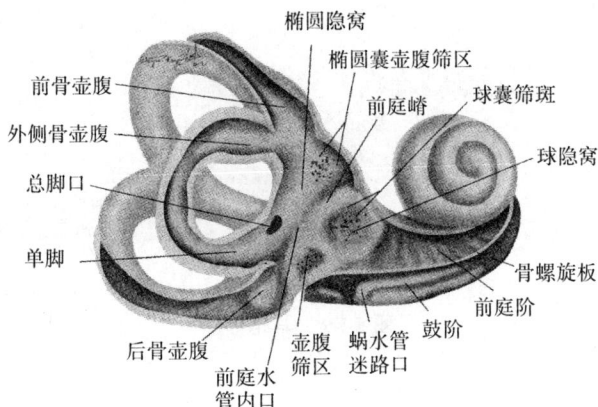

图 5-1-8　前庭剖示图

外（水平）、上（前）及后半规管。每个半规管的两端均开口于前庭；其一端膨大名骨壶腹，内径约为管腔的2倍。上半规管内端与后半规管上端合成一总脚，外半规管内端为单脚，故3个半规管共有5孔通入前庭。两侧外半规管在同一平面上，当头前倾30°时，外半规管平面与地面平行；两侧上半规管所在平面向后延长互相垂直，亦分别与同侧岩部长轴垂直；两侧后半规管所在平面向前延长也互相垂直，但分别与同侧岩部长轴平行。

3. 耳蜗

耳蜗位于前庭的前面，形似蜗牛壳，由中央的蜗轴和周围的骨蜗管组成。

骨蜗管旋绕蜗轴2.5~2.75周，底周相当于鼓岬。蜗底向后内方，构成内耳道底。蜗顶向前外方，靠近咽鼓管鼓室口。蜗轴呈圆锥形，从蜗轴伸出的骨螺旋板在骨蜗管中同样旋绕、由基底膜自骨螺旋板连续至骨蜗管外壁，骨蜗管即完整地被分为上下2腔。上腔又由前庭膜分为2腔，故骨蜗管内共有3个管腔（图5-1-9）：上方者为前庭阶，自前庭开始；中间为膜蜗管，又名中阶，属膜迷路；下方者为鼓阶，起自蜗窗（圆窗），为蜗窗膜（第二鼓膜）所封闭。骨螺旋板顶端形成螺旋板钩，蜗轴顶端形成蜗轴板；螺旋板钩、蜗轴板和膜蜗管顶盲端共围成蜗孔。前庭阶和鼓阶的外淋巴经蜗孔相通。蜗神经纤维通过蜗轴和骨螺旋板相接处的许多小孔到达螺旋神经节。

在耳蜗底周的最下部，接近蜗窗处有蜗水管内口，蜗水管外口位于岩部下面颈静脉窝和颈内动脉管之间的三角凹内。因此，鼓阶的外淋巴经蜗水管（又称外淋巴管）与蛛网膜下腔相通。

（二）膜迷路

借纤维束固定于骨迷路内，可分为椭圆囊、球囊、膜半规管及膜蜗管，各部相互连通形成一密闭的膜质结构。

223

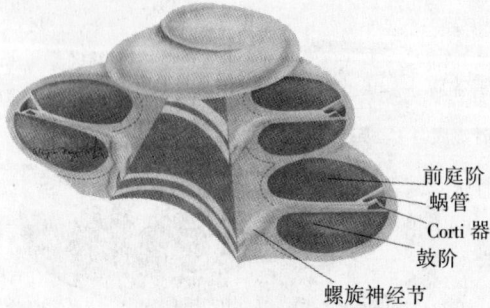

前庭阶
蜗管
Corti 器
鼓阶

螺旋神经节

图 5-1-9　耳蜗

1. 椭圆囊

椭圆囊位于前庭的椭圆囊隐窝中。囊壁有椭圆囊斑，感受位置觉，也称位觉斑。后壁有 5 个孔，与 3 个半规管相通。前壁内侧有椭圆球囊管，连接球囊与内淋巴管。

2. 球囊

球囊于前庭的球囊隐窝中，其内前壁有球囊斑，也称位觉斑。球囊前下端经连合管与蜗管相通。

椭圆囊斑和球囊斑感觉上皮构造相同，由支柱细胞和毛细胞组成。毛细胞的纤毛较壶腹嵴的短，上方覆有一层胶体膜名耳石膜；此膜系由多层以碳酸钙结晶为主的颗粒即耳石和蛋白质凝合而成。

3. 膜半规管

附着于骨半规管的外侧壁，约占骨半规管腔隙的 1/4。借 5 孔与椭圆囊相通，在骨壶腹的部位，膜半规管亦膨大为膜壶腹，其内有一横位的镰状隆起名壶腹嵴。壶腹嵴上有高度分化的感觉上皮，亦为支柱细胞和毛细胞所组成。毛细胞的纤毛较长，常相互粘集成束，插入圆顶形的胶体层，后者称终顶。

4. 内淋巴管与内淋巴囊

内淋巴管前经椭圆球囊管与椭圆囊及球囊相交通，在椭圆囊隐窝的后外侧经前庭水管止于岩骨后面（即内耳门外下方的内淋巴裂内）之硬脑膜内的内淋巴囊。内淋巴管离椭圆囊处有一瓣膜。可防止逆流。

5. 膜蜗管

膜蜗管又名中阶，位于前庭阶与鼓阶之间，内含内淋巴。此乃螺旋形的膜性盲管，两端均为盲端。膜蜗管的横切面呈三角形，有上、下、外 3 壁：①上壁为前庭膜，起自骨螺旋板，向外上止于骨蜗管的外侧壁；②外侧壁由螺旋韧带及血管纹组成；③下壁由骨螺旋板上的骨膜增厚形成的螺旋缘和基底膜组成。基底膜起自骨螺旋板游离缘之鼓唇，向外止于骨蜗管外壁的基底膜嵴。位于基底膜上的螺旋器又称 Corti 器，是由内、外毛细胞、支持细胞和盖膜等组成，是听觉感受器的主要部分。基底膜在蜗顶较蜗底宽，亦即基底膜的宽度由蜗底向蜗顶逐渐增宽，这与基底膜的不同部位具有不同的固有频率有关。

（三）内耳的血管

供给内耳的血液主要来自由基底动脉或小脑前下动脉分出的迷路动脉。迷路动脉分为前庭动脉及蜗总动脉，后者又分为蜗固有动脉及前庭蜗动脉。亦即迷路动脉共分 3 支分别供给前庭、半规管及耳蜗。内耳静脉分布与动脉不同，静脉血液分别汇成迷路静脉、前庭水管静脉及蜗水管静脉，然后流入侧窦或岩上窦及颈内静脉。

四、位听神经及其传导径路

位听神经又称前庭蜗神经，于延髓和脑桥之间离开脑干，偕同面神经进入内耳道即分为前、后支。前支为蜗神经，后支为前庭神经。

（一）蜗神经及其传导径路

螺旋神经节由双极细胞组成，双极细胞的中枢突组成蜗神经。该神经为约30 000根神经纤维形成的神经束。神经束的外层由来自蜗底周的纤维组成，传送高频音的冲动；来自蜗顶部的纤维组成蜗神经的中心部，传送低频音的冲动。双极细胞的周围突穿过骨螺旋板分布于螺旋器的毛细胞。

蜗神经的传导径路（图 5-1-10）①螺旋神经节双极细胞的中枢突经内耳道底的终板形成蜗神经后，经内耳门入颅，终止于延髓与脑桥连接处的蜗神经背

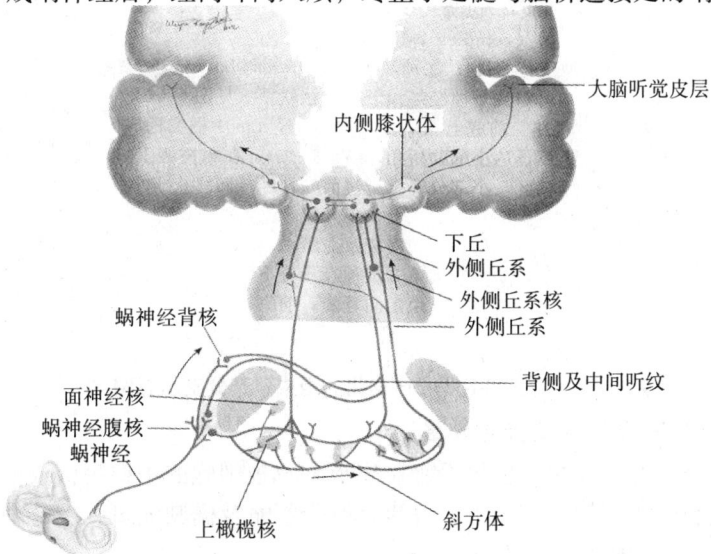

图 5-1-10　蜗神经的传导径路

核和蜗神经腹核。从耳蜗至蜗核的神经纤维为听觉的第 1 级神经元，其胞体位于螺旋神经节。②胞体位于蜗神经腹核与背核的第 2 级神经元发出传入纤维至两侧上橄榄复合体，尚有一部分纤维直接进入外侧丘系，并终止于外侧丘系核或直接终止于下丘核。③自上橄榄核第 3 级神经元发出传入纤维沿外侧丘系上行而止于外侧丘系核或下丘；自外侧丘系核中间神经元发出的传入纤维止于下丘；自下丘核发出的纤维止于同侧内侧膝状体核，部分纤维止于对侧下丘核。④下丘核部分神经元以及内侧膝状体核发出传入纤维（第 4 级神经元）经内囊终止于大脑皮层的听区即上颞横回（图 5-1-11）。由于第 2、3 级神经元有交叉及不交叉的纤维，故一侧外侧丘系或听皮层受损时，可导致两侧听力减退，且对侧耳较重。一侧蜗神经或蜗神经核损坏时，引起同侧耳聋。

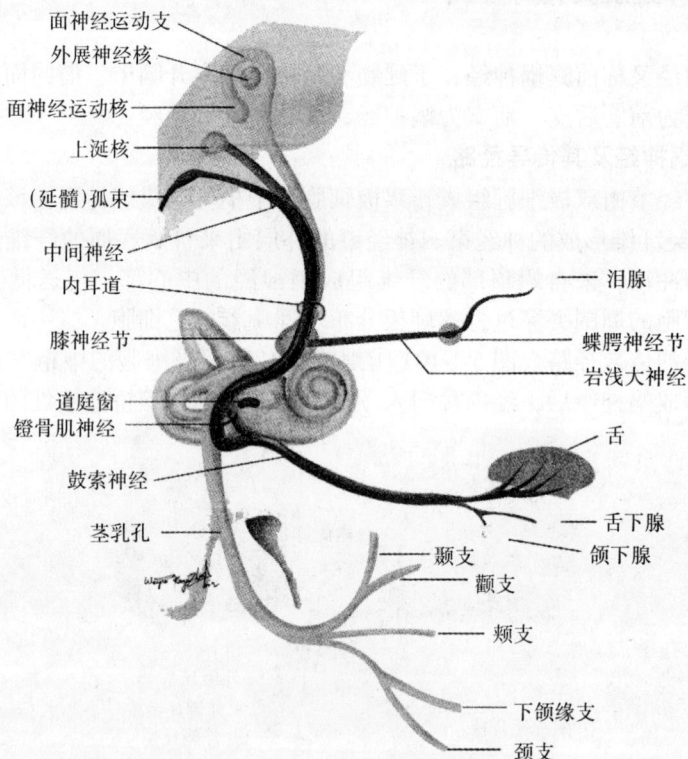

图 5-1-11　面神经的组成及其分支示意图

（二）前庭神经及传导径路

前庭神经节亦由双极神经细胞组成，双极细胞的中枢突构成前庭神经。其上部细胞的周围突分布于上、外半规管壶腹嵴及椭圆囊斑，下部细胞的周围突分布于后半规管壶腹嵴及球囊斑。

前庭神经的传导径路：前庭神经经内耳道入颅，达小脑脑桥角，在蜗神经上方进入脑桥及延髓，大部神经纤维终止于前庭神经核区，小部分纤维越过前庭神经核而终止于小脑。前庭神经核位于脑桥和延髓部分，每侧共有4个，即前庭神经上核、外核、内核和下核。上核接受来自壶腹嵴的传入神经纤维，外核与内核主要接受来自椭圆囊斑及壶腹嵴的传入神经纤维，下核接受所有前庭终器的传入神经纤维。由前庭神经核发出的第2级神经元有下列纤维投射径路：①前庭脊髓束：前庭神经各核发出的前庭脊髓纤维经内侧纵束走向脊髓；前庭神经外核还发出下行纤维进入同侧脊髓前束。所有前庭脊髓纤维均与脊髓前角细胞相连。因此，来自内耳前庭的冲动可引起颈部、躯干和四肢肌肉的反射性反应。②前庭眼束：由前庭神经核发出的上升纤维经内侧纵束到达同侧和对侧的动眼神经、滑车神经和外展神经诸核。因而头位改变可引起两侧眼球的反射，这种反射与维持眼肌张力的平衡密切相关。③前庭网状束：由前庭神经内核发出的纤维通过脑干的网状结构与自主神经细胞群相连，引起自主神经系统反应，如面色苍白、出汗、恶心、呕吐等。④前庭小脑束：前庭神经下核大部分传入纤维经绳状体上行到达小脑，前庭神经内核有少数纤维到达小脑。小脑接受前庭纤维投射的区域与躯干纵向肌群及头部和眼球的共济运动有关。

第二节　面神经的应用解剖学

一、面神经的组成

面神经（facial nerve）是人体中穿过骨管最长的颅神经。面神经是含有运动纤维、感觉纤维以及副交感纤维成分的混合神经。其中大部分属运动纤维，因此，从其中枢到末梢之间的任何部位受损，皆可导致部分性或完全性面瘫。

1.运动支：面神经的运动纤维来自脑桥下部的面神经核，此核向上通往额叶中央前回下端的面神经皮层中枢。部分面神经核接受来自对侧大脑运动皮层的锥体束纤维，从这部分面神经核发出的运动纤维支配同侧颜面下部的肌肉。其余部分的面神经核接受来自两侧大脑皮层的锥体束纤维，从此发出的运动纤维支配额肌、眼轮匝肌及皱眉肌。因此，当一侧脑桥以上到大脑皮层之间受损时，仅引起对侧颜面下部肌肉瘫痪，而皱额及闭眼功能均存在。

2.中间神经：面神经的感觉纤维和副交感纤维组成中间神经，因其出脑时位于听神经与面神经运动支之间而得名。感觉纤维起于膝神经节内的假单极细胞，其中枢突进入脑干，终止于延髓孤束核的上端；周围突经鼓索神经司腭与舌前2/3的味觉。副交感纤维由脑桥的上涎核发出，分为两路：①经岩浅大神经、翼管神经到达蝶腭神经节中的节后细胞,节后纤维分布到泪腺及鼻腔黏膜腺体;②经鼓索神经到达下颌下神经节交换神经元,节后纤维支配颌下腺与舌下腺(图 5-1-11)。此外,面神经尚有少数感觉纤维加入迷走神经耳支,支配外耳道后壁皮肤的感觉。

二、面神经的分段

1. 面神经的全长可分为 8 段(图 5-1-12):

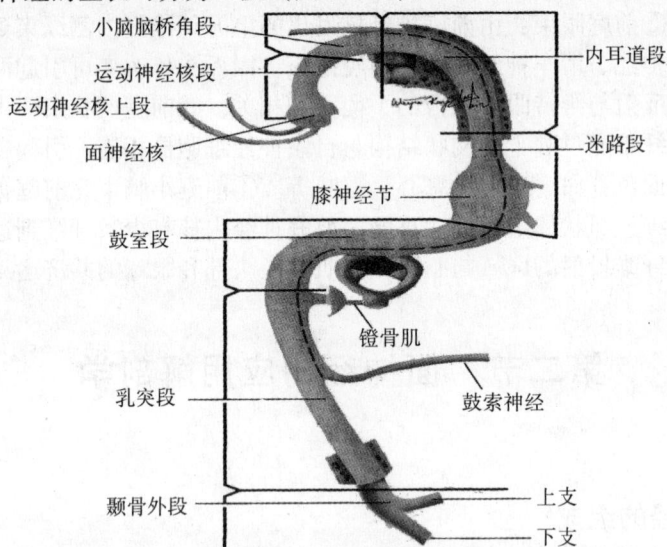

图 5-1-12　面神经分段示意图

(1)运动神经核上段:起自额叶中央前回下端的面神经皮层中枢,下达脑桥下部的面神经运动核。

(2)运动神经核段:面神经根在脑桥中离开面神经核后,绕过外展神经核至脑桥下缘穿出。

(3)小脑脑桥角段:面神经离开脑桥后,跨过小脑脑桥角,会同听神经抵达内耳门。

(4)内耳道段:面神经由内耳门进入内耳道,偕同听神经到达内耳道底。

(5)迷路段:面神经由内耳道底的前上方进入面神经管,向外于前庭与耳蜗之间到达膝神经节。此段最短,长 2.25～3.00mm。

(6)鼓室段:鼓室段又称水平段,自膝神经节起向后并微向下,经鼓室内壁的骨管,恰在前庭窗上方、外半规管下方,到达鼓室后壁锥隆起平面。此处骨管最薄,易遭病变侵蚀或手术损伤。亦可将此段分为鼓室段(自膝神经节到外半规管下方）与锥段（自外半规管下方到锥隆起平面）。

（7）乳突段：又名垂直段，自锥隆起高度向下达茎乳孔。此段面神经部位较深，在成人距乳突表面大多超过 2cm。

颞骨内面神经全长约为 30mm；其中自膝神经节到锥隆起长约 11mm，自锥隆起到茎乳孔长约 16mm。

（8）颞骨外段：面神经的主干在茎突的外侧向外、前走行进入腮腺。在腮腺内分为上支与下支，二者弧形绕过腮腺岬部后又分为 5 支；最后分布于面部表情肌群。

2. 面神经自上而下的 5 个分支包括：

（1）岩浅大神经：从膝神经节的前方分出，经翼管神经到蝶腭神经节，分布到泪腺及鼻腔腺体。

（2）镫骨肌神经：自锥隆起后方由面神经分出一支，经锥隆起内之小管到镫骨肌。

（3）鼓索神经：从镫骨肌神经以下到茎乳孔之间的面神经任一部位分出，经一单独骨管进入并穿过鼓室，然后并入舌神经中。其感觉纤维司舌前 2/3 的味觉；其副交感纤维达下颌下神经节，节后纤维司颌下腺与舌下腺的分泌。

（4）面神经出茎乳孔后发出分支，分别支配茎突舌骨肌、二腹肌后腹、枕肌、耳后肌、部分耳上肌和耳廓内肌以及枕肌。

（5）面部分支：又分为上支（颞面支）和下支（颈面支）两大支，其与面部诸肌的关系是：上支发出 2 支：①颞支，支配额肌、耳前肌，耳上肌、眼轮匝肌及皱眉肌；②颧支，支配上唇方肌与颧肌。下支发出 3 支：①颊支，支配口轮匝肌与颊肌；②下颌缘支，支配下唇方肌、三角肌与颏肌；③颈支，支配颈阔肌。

（管国芳 娄 玮）

第三节　听觉生理学

耳的主要生理功能为司听觉和平衡觉。声音是由物体振动所产生。在介质（空气、液体或固体）中，某一质点发生振动将带动周围的质点也发生振动，并且逐渐向各方向扩展。物体振动后引起空气分子疏（部）密（部）相间地向四周传播的过程称为波。能产生听觉的振动波称为声波。听觉功能的高度敏感性取决于中耳精巧的机械装置和内耳听觉感受器对振动能量所特有的感受能力。

一、声音传入内耳的途径

声音通过两种途径传入内耳，一种是通过空气传导，另一种是通过颅骨传导，在正常情况下，以空气传导为主。

（一）空气传导（air conduction）简称气导，其过程可简示如下：

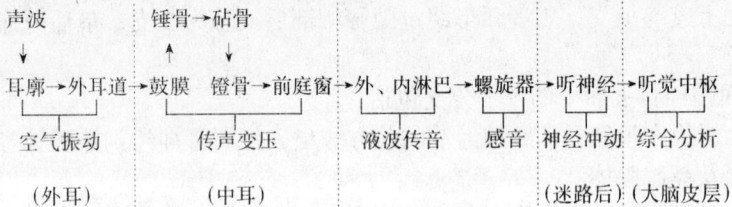

```
       声波          锤骨→砧骨
  耳廓→外耳道→鼓膜  镫骨→前庭窗  外、内淋巴→螺旋器→听神经→听觉中枢
       空气振动        传声变压    液波传音  感音  神经冲动 综合分析
       (外耳)          (中耳)                  (迷路后)(大脑皮层)
```

声波的振动被耳廓收集，通过外耳道达鼓膜，引起鼓膜-听骨链机械振动，镫骨足板的振动通过前庭窗而传入内耳外淋巴。声波传入内耳外淋巴后即引起基底膜振动，导致位于基底膜上的螺旋器毛细胞静纤毛弯曲，引起毛细胞电活动而感音（图 5-1-13）。毛细胞释放神经递质激动螺旋神经节细胞轴突末梢，产生动作电位。神经冲动沿脑干听觉传导径路达大脑颞叶听觉皮质中枢而产生听觉。

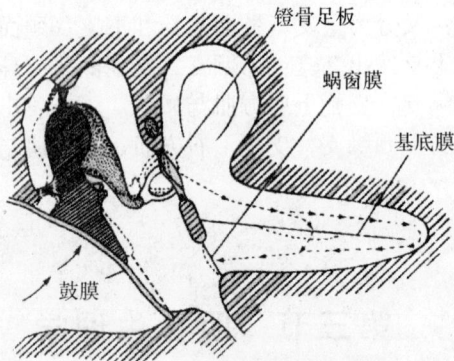

图 5-1-13　声音的传导途径

（二）骨传导（bone conduction）简称骨导，即声波经颅骨传导到内耳使外淋巴液发生相应波动，并刺激耳蜗的螺旋器而产生听觉。在正常听觉功能中，由骨导传入耳蜗的声能甚微，故无实用意义；但骨导听觉可用于耳聋的鉴别诊断。

二、外耳的生理

耳廓可收集声波到外耳道，还可通过对耳后声源的阻挡和耳前声源的集音而辨别声源的方向。外耳道是声波传导的通道，平均长约 2.5cm，一端为鼓膜所封闭。根据物理学原理，一端封闭的管子对波长比其长度大 4 倍的声波起最佳共振作用，即增压作用。据计算外耳道的共振频率约为 3 800Hz，因此，3 000Hz 声音在鼓膜附近的声压可提高 15dB，2 000~5 000Hz 之间的频率则提高 10dB 以上。此外，外耳道还可保护中耳结构免受损伤。

三、中耳的生理

中耳的主要功能是将外耳道内空气中的声能传递到耳蜗的淋巴液。声波从一种介质传递到另一种介质时透射的能量取决于这两种介质声阻抗的比值。当两种介质的声阻抗相同时，这两种介质之间的声能传递最有效，两种介质声阻抗相差愈大，则声能传递效率愈差。水的声阻抗大大高于空气的声阻抗，空气与内耳淋巴液的声阻抗相差约 3 800 倍，仅约 0.1% 的声能可透射传入淋巴液中，其余声能均被反射而损失了，约损失 30dB 的声能。中耳的主要功能就是通过声阻抗匹配作用，使液体之高声阻抗与空气之低声阻抗得到匹配，从而可将空气中的声波振动能量高效地传入内耳淋巴液体中去。这种功能是通过鼓膜和听骨链组成的变压增益装置来完成的。

（一）鼓膜的生理功能

从声学特性看，鼓膜酷似话筒中的振膜，如一压力接受器，这种结构有较好的频响特性和较小的失真度。鼓膜的振动频率一般与声波一致，但其振动形式则因声音的频率不同而有差异。据 Beksey（1941）观察，当频率低于 2 400Hz 的声波作用于鼓膜时，整个鼓膜以鼓沟上缘切线（锤骨前突与外侧突的连线）为转轴而呈门式振动。鼓膜不同部位的振幅大小不一，沿锤骨柄向下延长至近底部的鼓膜处振幅最大（图 5-1-14）。大于 2 400Hz，鼓膜振动形式比较复杂，鼓膜呈分区段式振动，有相当面积区域的鼓膜振动未能被传送到锤骨柄。

由于鼓膜周边嵌附于鼓沟，其有效振动面积约实际面积的 2/3，即约为 55mm^2，而镫骨足板面积约为 3.2mm^2，55:3.2 等于 17 倍，即作用于鼓膜的声压传至前庭窗膜时，单位面积压力增强了 17 倍。Helmholtz（1863）最早提出弧形鼓膜具有杠杆作用的假说。他认为鼓膜某些部位的振动幅度大于锤骨柄的振动幅度，类似杠杆作用，而使到达鼓膜的声压传至听骨链时被放大。Tonndorf 等认为锥形鼓膜的弧度有杠杆作用。由于鼓膜振幅与锤骨柄振幅之比为 2:1，有谓鼓膜的弧形杠杆作用可使声压提高 1 倍。此外，锥形鼓膜有利于保持各种传入频率的声波相应的音色，避免声音失真。

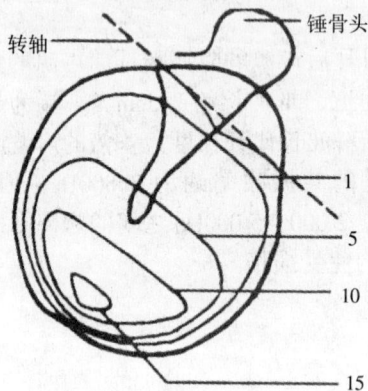

图 5-1-14　鼓膜的振动幅度

每一闭合曲线范围的振幅相等，
数字表示振幅的相对值

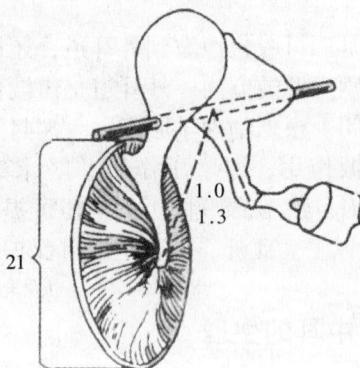

图 5-1-15　鼓膜、听骨链及其转轴模式图

数字表示鼓膜与前庭窗面积比
和听骨链长臂与短臂长度比

(二) 听骨链的生理

三个听小骨以特殊方式连接形成一弯形的杠杆系统，将声波由鼓膜传至内耳，实现有效的阻抗匹配。听骨链的转轴向前通过锤骨颈部前韧带、向后通过砧骨短脚。以听骨链的转轴为支点 (图 5-1-15)，可将锤骨柄与砧骨长脚视为杠杆的两臂，其长度之比为 1.3:1，在转轴的两侧，听小骨的质量大致相等。因此，当声波传至前庭窗时，借助听骨链杠杆作用可增加 1.3 倍。鼓膜有效振动面积与镫骨足板面积之比约 17:1，听骨链杠杆系统中锤骨柄与砧骨长突的长度之比为 1.3:1，故不包括鼓膜杠杆作用在内的中耳增压效率为 $17 \times 1.3 = 22.1$ 倍，相当于 27dB。若计入弧形鼓膜的杠杆作用，则整个中耳增压效率约为 30dB。因此，整个中耳的增压作用基本上补偿了声波从空气传入内耳淋巴液时，因两种介质之间阻抗不同所造成的 30dB 的能量衰减。

鼓膜的振动传至锤骨柄的尖端，锤骨柄向内移时，锤骨头与砧骨体因其在转轴的上方而向外转；砧骨长脚与镫骨因位于转轴的下方，故其运动方向与锤骨柄一致而向内移。在中等强度声音作用时，镫骨足板沿其后脚的垂直轴而振动，因此足板的前部振幅大于后部，呈类似活塞样运动，可有效地推动前庭阶中的外淋巴来回振动。当声强接近于痛阈时，镫骨足板沿其前后轴呈摇摆式转动，此时，外淋巴液只在前庭窗附近振动，因而可避免强音刺激引起基底膜过度位移而造成内耳损伤。

(三) 圆窗的生理功能

圆窗位于鼓阶的始端，面积约 $2mm^2$，薄而具有一定的弹性。当声波振动使镫骨向内移时，振动经前庭阶的外淋巴沿蜗孔、鼓阶再传到圆窗，引起圆窗膜外凸。声波传播至前庭窗和蜗窗之间的相位差（时差）对能否有效刺激内耳Corti 器有很大的影响。在病理条件下（如有鼓膜穿孔）圆窗成为声波进入内耳的途径，声波同时作用于两窗而造成两窗间声波相位差消失，结果圆窗膜振动引起的鼓阶外淋巴振动将干扰镫骨振动所引起的前庭阶外淋巴液的振动以及振动在基底膜上的传播，进而使听力下降。

（四）中耳肌肉的生理

中耳肌肉的收缩会改变中耳的传音特性，中耳肌肉包括：鼓膜张肌和镫骨肌。前者受三叉神经支配，收缩时将锤骨柄与鼓膜向内牵引，导致鼓膜的紧张度增加，并相应地引起镫骨足板推向前庭窗，以致内耳外淋巴压力增高；后者受面神经支配，收缩时牵引镫骨头向后向外，使镫骨足板以后缘为支点，前部向外翘起而离开前庭窗，导致外淋巴压力减低。

由声刺激诱发的中耳肌肉的反射性收缩活动称为中耳肌肉的声反射（acoustic reflex）。鼓膜张肌的声反射阈一般比镫骨肌反射阈高 15～20dB，因此，在声音引起耳内肌的反射中，镫骨肌的收缩起主要作用。镫骨肌反射的反射弧为：声刺激经中耳到达耳蜗，耳蜗毛细胞兴奋性信号经螺旋神经节双极细胞（1 级神经元）的中枢突传至耳蜗腹侧核（2 级神经元），耳蜗腹侧核神经元轴突部分经斜方体至同侧面神经运动核，部分经斜方体至同侧内上橄榄核或交叉至对侧内上橄榄核，内上橄榄核的中间神经元发出轴突传至同侧或交叉至对侧面神经运动核，面神经运动核神经元的轴突形成面神经，分出镫骨肌支支配同侧镫骨肌。因此，声刺激一侧耳可引起双侧耳的声反射。在 250～4 000Hz范围，人耳的镫骨肌反射阈值为 70～90dB，同侧耳镫骨肌反射阈值平均比对侧耳低 5dB。在有重振（recruitment）的耳蜗性聋患者中，声反射阈提高的幅度比听阈上升的幅度要小，即诱发声反射所需的声音强度感觉级比正常人要小，故可以根据听阈与反射阈值之间的差值判断有无重振及其程度。Metz 及 Jespen 等认为两者阈值差小于 60dB 者，表示有重振现象（Metz 重振试验）。此外，耳蜗以上部位病变者，其声反射阈值提高，有时声反射丧失。正常人及感音性聋患者，500～1 000Hz 持续强声所引起的镫骨肌反射，在刺激开始后的 10s 内收缩强度无明显衰减。而蜗后病变的耳聋患者因有病理性适应现象，镫骨肌收缩的强度衰减很快，衰减到开始收缩时的幅值的一半所需的时间称半衰期。故镫骨肌反射的强度与持续时间对耳聋的鉴别诊断有一定价值。

耳内肌声反射被认为可通过对声强的衰减作用而保护内耳结构免受损伤。然而，由于声反射有一定的潜伏期，对突发性的爆炸声或间歇期极短的脉冲声波其保护作用不大。但耳内肌声反射在持续性低频强声环境中对内耳有一定的保护功能。

(五) 咽鼓管的生理

1. 保持中耳内外压力平衡：鼓膜及听骨链等中耳传音装置在进行正常活动中有赖于鼓室内气压与外界大气压保持平衡。调节鼓膜两侧气压平衡的功能由咽鼓管完成。咽鼓管骨部管腔为开放性的；而软骨部具有弹性，在一般情况下处于闭合状态。当吞咽、打哈欠、以及偶尔在咀嚼与打喷嚏时，通过腭帆张肌、腭帆提肌及咽鼓管咽肌的收缩作用瞬间开放。其中腭帆张肌起主要的作用。当鼓室内气压大于外界气压时，气体通过咽鼓管向外排出比较容易；而外界气压大于鼓室内压时，气体的进入则比较困难。

2. 引流作用：鼓室及咽鼓管黏膜之杯状细胞与黏液腺所产生的黏液，可借咽鼓管黏膜上皮的纤毛运动，而被不断地向鼻咽部排出。

3. 防声作用：在正常情况下，咽鼓管的闭合状态能阻挡说话声、呼吸声等经鼻咽腔、咽鼓管而直接传入鼓室。咽鼓管异常开放的患者，咽鼓管在说话时不能处于关闭状态，声波经异常开放的咽鼓管直接传入中耳腔，故可听到呼吸声。此外，由于咽鼓管外 1/3 段通常处于开放状态，呈逐渐向内变窄的漏斗形，且表面被覆部分呈皱襞状的黏膜，这些解剖结构特征在某种程度上类似于吸音结构，可吸收因圆窗膜及鼓膜振动所引起的鼓室内的声波，故有消声作用。

4. 防止逆行性感染的作用：正常人咽鼓管平时处于闭合状态，仅在吞咽的瞬间才开放。咽鼓管软骨部黏膜较厚，黏膜下层中有疏松结缔组织，使黏膜表面产生皱襞，后者具有活瓣作用，加上黏膜上皮的纤毛运动，可防止鼻咽部的液体、异物及感染病灶等进入鼓室。

四、耳蜗的听觉生理

耳蜗的功能可概括为两方面：第一是感音功能，即将传入的声能转换成适合刺激蜗神经末梢的形式；第二是对声音信息的编码，即分析传入声音的特性(如频率与强度)，以使大脑能处理该刺激中包含的信息。

(一) 耳蜗的感音功能：声波振动能量通过镫骨足板传至外淋巴后，迅即传至整个耳蜗系统。当镫骨足板内移时，圆窗膜外突，由于前庭阶与鼓阶之间形成一压力差，因而引起基底膜振动，振动乃以波的形式沿基底膜向前传播。声波在基底膜上的传播方式是按物理学中的行波原理进行的，亦即行波学说。靠近蜗底部的基底膜较硬，立即随着压力变化而发生位移；而蜗顶部的基底膜较软，特别是共振频率低于声波频率的部分，基底膜的位移跟不上频率的变化。这样，基底膜因其各部分的劲度和位移相位的差异，变形成了一个行波式的位移。声波振动于基底膜上自蜗底向蜗顶传播时，基底膜的振幅逐渐增加，当到达其共振频率与声波频率一致的部位，振幅最大，离开该部位后，振幅迅速减小，在稍远处位移完全停止。人耳基底膜上行波所需时间约 3 毫秒。基底膜的最大振幅部位与声波频率有关亦即每一种频率的声波在基底膜上的不同位置有一相应的最大振幅部位：高频声在耳蜗内传播的距离较短，引起的最大振幅部位在蜗底靠近前庭窗处，低频声的最大振幅部位靠近蜗顶，中频声则在基底膜的中间部分发生共振。

由此可知，高频声波仅引起前庭窗附近基底膜的振动，而低频声波从蜗底传到蜗顶的过程中，会导致较大部分的基底膜发生位移，但在其共振点部位的振幅最大。亦即耳蜗底周的基底膜对各频率的声波均产生波动，而顶周的基底膜只对低频声波产生反应。蜗底区感受高频声，蜗顶部感受低频声，因此，基底膜的不同部位感受的声刺激频率不同（图 5-1-16）。800Hz 以上的频率位于顶周，2 000Hz 位于蜗孔到镫骨足板的中点。以上是基底膜的被动机械性和经典的行波方式。

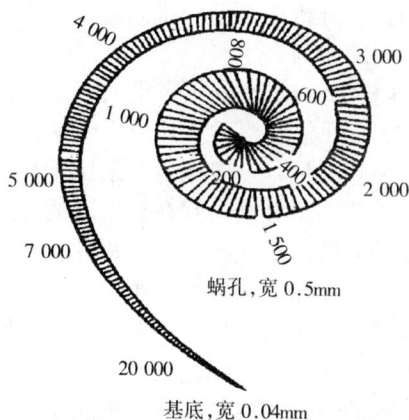

图 5-1-16 基底膜的频率分布

声波传入耳蜗外淋巴后，中阶包括上方的前庭膜、下方的基底膜以及包含的各结构作为一体运动。基底膜的内缘附着于骨螺旋板上，而盖膜的内缘则与螺旋板缘连接。因这两膜的附着点不在同一轴上，故当行波引起基底膜向上或向下位移时，盖膜与基底膜分别沿不同的轴上下移动，这样盖膜与网状板之间便发生交错的移行运动，两膜之间产生了一种剪切力（Shearing force）。在剪切力的作用下，毛细胞的纤毛发生弯曲或偏转（图 5-1-17）。此时毛细胞顶部的 K^+ 通道开放，内淋巴内的 K^+ 顺着电压梯度流入毛细胞内产生去极化。进而引起细胞内 Ca^{2+} 通道开放，促使 Ca^{2+} 流入细胞内，激发毛细胞释放出神经递质，引起附于毛细胞底部的蜗神经末梢产生神经冲动，经中枢传导径路传到听觉皮层，产生听觉。

（二）耳蜗的编码功能：基底膜的被动机械特性，决定了刺激的声频与耳

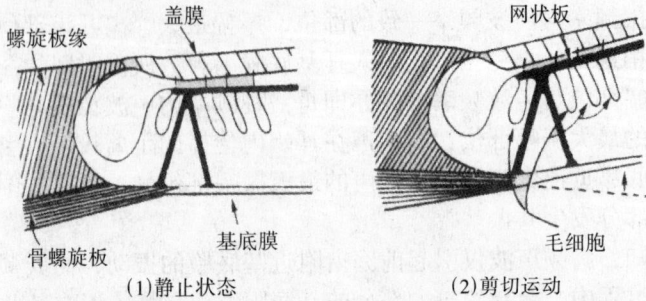

图 5-1-17　网状板与盖膜之间的剪切运动引起毛细胞纤毛弯曲

蜗基底膜反应部位之间的对应关系。近年来的研究证明，耳蜗具有精细的频率分析功能。生理状态下，频率调谐曲线显著优于早期 Bekesy 在尸体上的观察的结果，基底膜表现为某种带通滤波器（bandpass filter）的特性，基底膜振动呈非线性，对声音刺激更敏感。说明除了上述基底膜自身的被动机械特征和经典的行波方式这一耳蜗频率分析或调谐的机制外，可能还存在耳蜗螺旋器中与能量代谢相关的主动机制的参与。

（三）耳声发射：耳科学领域近 20 年来重大的研究进展之一是对耳声发射（otoacoustic emission，OAE）现象的探讨。耳声发射是在听觉正常者的外耳道记录到的耳蜗生理活动的声频能量，一般认为其来源于耳蜗螺旋器外毛细胞的主动运动。耳声发射的发现证实了耳蜗内存在着主动的释能活动，此过程为生物电能向机械（声频）能量的转换，从而说明耳蜗具有双向换能器的作用。现已证明，外毛细胞整个胞壁中存在肌动蛋白、肌球蛋白等收缩蛋白，构成了外毛细胞主动运动的结构基础。近年来发现耳蜗单个外毛细胞的主动伸缩运动，后者有缓慢和快速两种运动方式。外毛细胞的缓慢运动可能调节基底膜的机械特性，而快速运动则使传入的声信号增益，从而增加了对声音的敏感性，并使耳蜗的频率选择（或频率调谐）更加锐利。声音刺激时基底膜的振荡和毛细胞膜电位的非线性反应特征，均为耳蜗主动机制提供佐证。耳蜗主动作用的生理意义在于增强基底膜对声刺激的机械反应，从而提高频率分辨力和听觉敏感度。高强声刺激后出现的暂时性阈移，耳蜗性聋出现的重振现象均与上述耳蜗主动机制障碍有关。

（四）传出神经对耳蜗功能的调控：耳蜗螺旋器除了传入神经纤维之外还与传出神经纤维相连，受听觉神经传出系统的调控。支配螺旋器的传出神经纤维来自上橄榄核附近的神经元，称为橄榄耳蜗束主动支配外毛细胞。目前一般认为，橄榄耳蜗束在减轻噪声对内耳的损伤，以及提高耳蜗在噪声环境中对声音的分辨能力等方面有一定的作用。

（五）耳蜗生物电现象：目前可以检测到的耳蜗生物电现象可分为以下几类：

1. 细胞内静息电位与蜗内电位：（1）细胞内静息电位：螺旋器中各种细胞内、外的电位差，即细胞内、外 K^+ 浓度差造成的膜内为负电位，膜外为正电位的静息电位。（2）蜗内电位（endocochlear potential，EP），又称内淋巴电位，系蜗管内淋巴与鼓阶淋巴之间的电位差所致。现证明，该电位起源于蜗管外壁的血管纹细胞。它有助于提高听觉感受器将声能转变为神经冲动。缺氧或代谢抑制剂，能使 EP 迅速下降。

2. 耳蜗微音器电位（CM）：起源于毛细胞顶部表皮板与内淋巴交界面的两边，系声音刺激耳蜗而产生的一种交流性质的电位。对 CM 的形成有人提出可变电阻学说：当声音引起基底膜振动时，毛细胞表皮板的电阻，随静纤毛的弯曲而改变。静纤毛朝一个方向弯曲可使电阻增加，反之电阻下降。因此，通过的电流发生相应的改变。纤毛作交替性来回弯曲时，毛细胞表皮板两边则形成了一个交流性质的电压输出，即产生 CM。现认为产生于外毛细胞。

3. 总和电位（SP）：耳蜗接受声刺激时，毛细胞所产生的一种直流性质的电位变化，产生于内毛细胞。

4. 蜗神经动作电位（AP）：系耳蜗对声音刺激所产生的蜗神经末梢的动作电位，它的作用是传递声音信息。

五、听神经的生理功能

听神经的主要功能是将耳蜗毛细胞机-电转换的信息向听觉系统各级中枢传递。研究发现，在没有其他刺激时，听神经纤维对一个纯音的刺激总是表现为兴奋性的反应，而不出现抑制反应。不同的听神经纤维具有不同的特性频率。一个纯音的存在可影响听神经纤维对另一个纯音刺激的反应。如果恰当安排某两种纯音的频率和强度，则第二种纯音能抑制或压制听神经纤维对第一种纯音的刺激反应，这种现象称为双音压制（two-tone suppresion）。

六、听觉中枢生理

听觉中枢结构包括蜗神经核、上橄榄核、外侧丘系核、下丘、内侧膝状体及听放射、皮层听区。听觉中枢在结构、功能、活动方式、规律及机制等诸方面要比听觉外周复杂得多，仍有许多机制尚未阐明。

蜗神经核的一个神经元可接受多根传入纤维，而且听神经每一根传入纤维又可分支至蜗神经核的多个神经元；来自同一根纤维的分支也可到达同一神经元，但以不同的方式与之形成突触。这种结构上既有会集，又有分散的多种连接方式，反映了传入信息从外周进入中枢后要经历相应的演变。信息经过分析、整合后，形成高一级的样式，并重新编码往上传输。这种处理过程，从蜗神经核上行至每一级中枢都会在高一级的水平上重复一次。经各级中枢的反复处理，听觉信息最后便从简单的频率、强度等参数形式，逐步提高和转变为复杂的特征、声象。

(孙 开)

第四节 平衡生理学

平衡是使身体在空间保持适宜位置的必要前提。人体保持平衡主要依靠前庭、视觉和本体感觉这 3 个系统的相互协调来完成。依赖于外周感受器对外界环境刺激的反应，即向中枢发出神经冲动，通过一系列反射性运动调整身体在空间的位置，使体态达到平衡。其中前庭系统最为重要。前庭感受器是特殊分化的感受器，主司感知头位及其变化。前庭神经到达前庭神经核后，与眼球的肌肉及身体各部肌肉有着广泛的神经联系，故当体位变化产生刺激传到神经中枢时，就可引起眼球、颈肌和四肢的肌反射运动以保持身体的平衡。因此，前庭系统能维持体位平衡是一系列范围广泛的反射作用的结果。

1. 半规管的生理功能：主要感受人体或头部旋转运动的刺激。膜半规管内充满内淋巴，在膜壶腹处被壶腹嵴帽（嵴顶或终顶）所阻断。前庭毛细胞的纤毛埋于嵴帽内，当头位处于静止状态时，嵴帽两侧的液压相同，嵴帽位停于中间位置。壶腹嵴管侧及椭圆囊侧的神经纤维与 4 个前庭神经核中不同部位联系。当头部承受角加速度作用时，膜半规管的内淋巴因惯性作用发生反旋转方向的流动，因而推动嵴帽顺着内淋巴流动的方向倾倒，直接牵引埋于嵴帽内的感觉纤毛弯曲，刺激感觉细胞，后者再把这种物理刺激通过介质释放转化为化学刺激，经过突触传递给前庭中枢，引起综合反应，维持身体平衡。

一侧的 3 个半规管所围成的面基本互相垂直，能对来自三度空间中的任何一个平面（水平、左右、前后）的角加速度或角减速度的旋转刺激产生效应。两侧外半规管在同一平面上，一侧前（垂直）半规管和对侧后（垂直）半规管互相平行。每对半规管对其所在平面上的角加速度旋转最敏感，即引起的刺激最大，如角加速度的方向与外半规管平行，则引起双侧外半规管综合反应；如角加速度与一侧前半规管及对侧后半规管平行，则引起该二半规管的综合反应；如角加速度与各半规管都不平行，所引起的反应将视作用于各半规管的分力而定。人类在平面上的活动较多如回头、转身等，故以来自外半规管的反应为主。刺激壶腹嵴毛细胞所引起的反应之强弱不仅与刺激强弱有关，而且与嵴帽倾倒的方向有关。当内淋巴流向壶腹，嵴帽向椭圆囊侧倾倒时，对外半规管壶腹嵴的刺激较强，而对二垂直半规管的刺激较弱。当淋巴背离壶腹流动，嵴帽向管侧倾倒时，对前、后半规管壶腹嵴的刺激较强，而对外半规管较弱。刺激壶腹嵴毛细胞所引起的反应可有眩晕、眼震、倾倒、颈及肢体张力的改变及自主神经系统的反应。

2. **球囊及椭圆囊的生理功能**：球囊斑与椭圆囊斑构造相同，都有耳石膜，故二者又合称耳石器官。其主要功能是感受直线加速度运动的刺激，维持人体静态平衡。因为囊斑毛细胞的纤毛埋在耳石膜中，耳石膜的表面有位觉砂，位觉砂的密度明显高于内淋巴。当头部进行直线加速度运动时，位觉砂因惰性而发生逆作用力的方向移位，使毛细胞的纤毛弯曲而引起刺激。毛细胞具有换能装置，通过化学介质把物理性刺激转换为神经动作电位，沿神经纤维传入到前庭各级中枢，以感知各种头位变化，并引起相应的反应。球囊斑与同侧前半规管平面相平行，椭圆囊斑略与外半规管平行，二者之间形成 70°~110° 的夹角，大致组成 3 个相互垂直的面，以感受空间各个方向的加速度。球囊斑主要感受头在额状面上的静平衡和直线加速度，影响四肢内收肌和外展肌的张力。椭圆囊斑主要感知头在矢状面上的静平衡和直线加速度，影响四肢伸肌和曲肌的张力。有些动物的球囊还可感受低频声波与次声波的刺激。

3. **内淋巴囊的生理**：近些年来的研究表明，内耳可接受抗原刺激，产生免疫应答。内淋巴囊与接受抗原刺激并产生抗体关系密切。内淋巴囊具有滤过和吸收功能，其毛细血管与耳蜗部位的无孔毛细血管不同，而是有孔毛细血管，体循环中的抗体可循此途径进入内耳。内淋巴囊周围有淋巴管分布，而且内淋巴囊及其周围区域有多种免疫活性细胞，如巨噬细胞、T 淋巴细胞、肥大细胞，以及 IgG、IgM、IgA 免疫球蛋白结合细胞。外淋巴中有 IgG 和少量的 IgM、IgA。外淋巴中的抗体可能大部分直接来自内淋巴囊。内耳免疫应答具有保护内耳的作用，但如过分强烈，则可损伤内耳，导致自身免疫性内耳病。

4. **前庭中枢生理**：来自前庭外周器官（半规管、球囊和椭圆囊）的前庭神经电活动信号传至前庭神经核，前庭神经核将前庭外周器官的信号向上传至各级前庭中枢引起位置和平衡感觉，并与中枢其他核团相联系产生多种反射。主要的联系有：前庭与小脑的联系，能够调节肌肉张力以维持身体平衡。前庭与眼外肌运动核之间的联系，可调节眼球的运动，使在头部快速转动时保持适宜的视角，维持清晰的视力。前庭与脊髓之间的联系，控制颈部、躯干和四肢肌运动。前庭与脑干网状结构的联系，可出现自主神经反射。前庭感受器受刺激后，通过各级中枢及其投射的联系，可引起眩晕、眼震、平衡失调、倾倒以及自主神经反应。前庭的传入、传出系统，双侧感受器之间及兴奋与抑制之间均有相互调节及反馈的作用，共同维持躯体的平衡。

思考题

1. 画图说明右耳鼓膜的正常解剖标志？
2. 鼓膜内陷的临床表现？
3. 听小骨包括哪些？
4. 简述咽鼓管的生理功能？

（孙　开）

第二章　耳的症状学

耳部症状是耳本身疾病或其邻近组织和全身病变的局部反应。

一、耳　痛

耳痛（otalgia）系耳内或耳周疼痛，性质有胀痛、钝痛、跳痛等，按发生机制可将耳痛分为原发性与继发性二类：

（一）原发性耳痛：又称耳源性耳痛，系耳部疾病所致。

1. 创伤性：耳部受到外伤，如钝器、利器、火器伤害，烧伤、冻伤、气压、冲击波及爆震等损害均可导致耳痛。

2. 炎症性：耳廓化脓性软骨膜炎时疼痛剧烈。外耳道炎症多为钝痛，外耳道疖多为剧痛，二者在牵拉耳廓或压迫耳屏时可使疼痛加重。急性中耳炎耳痛一般较剧，在小儿常表现为哭闹不安或搔耳。慢性中耳炎一般无耳痛，当急性发作时可出现耳痛，但要注意有无颅内、外并发症出现。分泌性中耳炎一般不伴耳痛，若有耳痛，其程度与疾病本身的严重程度亦不完全一致。

3. 神经性：耳带状疱疹引起的耳痛较剧烈，耳甲腔处可见皮肤充血或疱疹。

4. 耳部恶性肿瘤：包括耵聍腺癌、中耳癌等病初期为间歇性隐痛，晚期呈持续性钝痛，夜间加剧，并向面部及颞颈部放散。

（二）继发性耳痛：又称反射性耳痛，发生于邻近或远隔器官如口腔、咽、喉部、颞颌关节及颈部的疾病，由神经反射所致。

1. 口腔疾病：如下颌智齿阻生、磨牙嵌顿、龋病、错位咬合、颞颌关节炎、腮腺炎或腮腺肿瘤等可经三叉神经耳颞支引起反射性耳痛。

2. 咽、喉部疾病：如急性扁桃体炎、扁桃体周围脓肿、扁桃体切除术后早期、咽喉部恶性肿瘤或溃疡等咽、喉部疾病等经舌咽神经鼓室支或迷走神经耳支引起反射性耳痛。

3. 颈部疾病：如颈性骨关节炎（cervical osteoarthritis）、颈部转移肿块等，可因枕小神经（第 2 颈神经）及耳大神经（第 2、3 颈神经）受累而引起耳痛。

二、耳 漏

耳漏(otorrhea)或称耳溢液,根据耳漏的性质不同分述如下。

(一)脂性耳漏:俗称"油耳",淡黄色或酱油色稀薄脂样物黏附于外耳道,多为外耳道皮脂腺或耵聍腺分泌旺盛所致。

(二)浆液性耳漏:淡黄色、透明、稀薄的液体,多为中耳黏膜浆液腺分泌物或从血管中漏出的血清,可见于分泌性中耳炎早期的抽吸液及鼓膜置管后的溢液,或中耳炎好转期;还可见于外耳道湿疹及变应性中耳炎等。

(三)黏液性耳漏:含有黏液素,可拉成细丝。见于分泌性中耳炎。外耳道无黏液腺,一般情况下外耳道的分泌物无黏性,当出现黏液性分泌物增多,应考虑中耳炎。腮腺外耳道瘘亦可出现黏液性耳漏。

(四)水样耳漏:一般为脑脊液耳漏,多见于颞骨外伤。亦可来自内耳外淋巴液,如蜗窗或前庭窗膜破裂。

(五)脓性耳漏:含大量脓细胞,系化脓性炎症所致。见于急、慢性化脓性中耳炎、外耳道疖等。慢性化脓性中耳炎若脓液不多而具恶臭者,应考虑胆脂瘤的可能。中耳的化脓性炎症常由黏性分泌物到黏脓性,再转变为脓性分泌物。

(六)血性耳漏:为红色或淡红色,见于大疱性鼓膜炎、耳外伤、部分中耳炎、颈静脉球体瘤或中耳恶性肿瘤等。

三、耳 聋

一般将听力损失(hearing loss)称为耳聋(deafness),过去习惯将听力损失较轻者称为重听(hard of hearing)。通常多按病变部位分为传导性聋、感音神经性聋与混合性聋3类。

(一)传导性聋:病变在外耳或中耳,使声波传入内耳发生障碍。传导性聋的气导听力损失一般不超过60dB,而骨导听力基本属正常范围;可出现自听过响等症状。

(二)感音神经性聋:其病变位于Corti器的毛细胞、听神经或各级听中枢,对声音感受及神经冲动传导等发生障碍。其中毛细胞病变引起者称感音性聋(耳蜗性聋),如药物中毒性聋即属此,常有重振现象;病变位于听神经及其传导径路者称神经性聋(蜗后性聋),听神经瘤所致的耳聋属此类,其特点为语言识别率下降,患者诉说能听到声音,但不能辨别其意;病变发生于大脑皮层听中枢者称中枢性聋。

（三）混合性聋：兼有传导性聋和感音神经性聋双重成分。例如长期患慢性化脓性中耳炎者，既有因鼓膜穿孔、听骨链破坏所致的传导性聋又可因长期毒素吸收、损伤耳蜗毛细胞而引起感音性聋。此外，耳聋可按病变的性质分为器质性聋、功能性聋及伪聋三类；按发病的时间特点可分为突发性聋、进行性聋和波动性聋等。

四、耳　鸣

耳鸣（tinnitus）耳鸣是听觉功能紊乱所致的一种常见症状。传导性聋的耳鸣多为低音调，感音神经性聋的耳鸣常为高音调。耳鸣可分为他觉性耳鸣和主观性耳鸣二类。前者指患者和检查者都可听到耳鸣的声音，又称客观性耳鸣，后者指耳鸣的声音仅能被患者自己感觉到，而不为检查者所听到，又称自觉性耳鸣。耳鸣的产生机制复杂，影响因素较多，除不同的病因、不同的病理过程可引起耳鸣外，还受患者精神心理状态对耳鸣的觉察影响。

（一）他觉性耳鸣

1. 血管源性：搏动性耳鸣、脉冲样或流动样耳鸣常提示为血管源性，如耳周围动静脉瘘、颈静脉球体瘤等。

2. 肌源性：如腭肌阵挛、镫骨肌阵挛，耳鸣呈"格、格"样阵挛声。

3. 气流性：咽鼓管异常开放者可听到呼吸气流声。

4. 其他：如颞颌关节囊松弛的关节噪音。

（二）主观性耳鸣

1. 耳部疾病引起：常见的有耵聍栓塞、急性中耳炎、慢性中耳炎、咽鼓管阻塞、鼓室积液、耳硬化等外耳和中耳疾病；以及梅尼埃病、听神经瘤、噪声性聋、药物中毒性聋、老年性聋等内耳疾病。

2. 全身性疾病引起：一些全身性疾病如：高血压、低血压、动脉硬化、贫血、白血病、肾病、糖尿病、毒血症、神经官能症、以及长期接触铅、汞、苯、砷等化学物品和烟酒过度等亦可引起耳鸣。

五、眩　晕

眩晕（vertigo）是一种运动性或位置性错觉，感自身或外界景物发生运动。按病变部位和病因可将眩晕分为前庭性眩晕和非前庭性眩晕两大类，前者又可分为前庭中枢性和前庭外周性眩晕两亚类。其临床表现特点如下：

（一）前庭外周性眩晕：又称真性眩晕，常突然发病，患者神志清楚，感自身或四周景物旋转或摇摆，与头位变动有关。持续时期较短，一般不超过数日，常伴耳鸣、听力下降，可出现规律性（多为水平性）眼震，伴有恶心、呕吐等自主神经症状，有自行缓解和反复发作倾向。常见疾病有梅尼埃病、迷路炎、窗膜破裂、耳毒性药物中毒等。

（二）前庭中枢性眩晕：起病较慢，多为左右摇晃、上下浮动，而非真正旋转性眩晕；可为进行性，持续较长，发作与头位变动无关，一般不伴耳鸣及听力减退，常伴各种不同类型的眼震和其他中枢神经系统症状。常见病变如脑干或小脑肿瘤、脑部血管病变等。

（三）非前庭性眩晕：表现不一，有如漂浮感或感倾斜及直线晃动等。常见疾病有高血压、严重贫血、心脏病、脑外伤后遗症、低血糖、神经官能症、以及颈性眩晕和眼性眩晕等。

思考题

1. 耳部疾病的五大症状是什么？

（孙 开 史 平）

第三章　耳的检查法

第一节　耳的一般检查法

一、耳廓及耳周检查法

观察耳廓的形状、大小及位置，两侧是否对称，有无畸形、局限性隆起、增厚及皮肤红肿等。注意耳周有无红、肿、瘘口、瘢痕、赘生物及皮肤损害等。触诊两侧乳突尖及鼓窦区有无压痛，耳周淋巴结是否肿大。指压耳屏或牵拉耳廓时出现疼痛或疼痛加重者，示外耳道炎或疖肿。如耳后肿胀，应注意有无波动感。

二、外耳道及鼓膜检查法

受检者侧坐，受检耳朝检查者。检查者坐定后调整光源及额镜，使额镜的反光焦点投照于受检耳的外耳道口进行检查。

1. 徒手检查（manoeuvre method）：分双手及单手检查法。外耳道呈弯曲状，检查时应将耳廓向后、上、外方轻轻牵拉，使外耳道变直，同时可用食指向前推压耳屏，使外耳道口扩大，以便于看清外耳道及鼓膜。婴幼儿外耳道呈裂隙状，检查时应向下牵拉耳廓，方能使外耳道变直（图5-3-1，图5-3-2）。

2. 耳镜检查（otoscopy）：耳镜形如漏斗，口径大小不一。检查时，应根据外耳道的宽窄选用口径适当的耳镜。耳镜的作用是能够撑开狭窄弯曲的外耳道，避开耳道软骨部耳毛，保证光线照入。检查方法有双手检查法和单手检查法两种（图5-3-3，图5-3-4）。检查时应注意将耳镜轻轻沿外耳道长轴置入外耳道内，耳镜前端抵达软骨部即可，勿超过软骨部和骨部交界处，以免引起疼痛。

检查外耳道和鼓膜时，首先应注意外耳道内有无耵聍栓塞、异物，外耳道

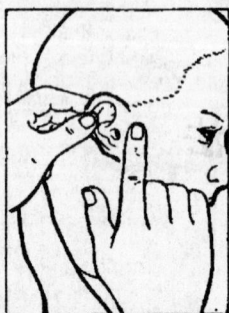

图 5-3-1　双手徒手检查　　　　图 5-3-2　单手徒手检查

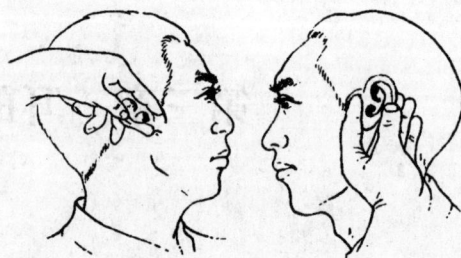

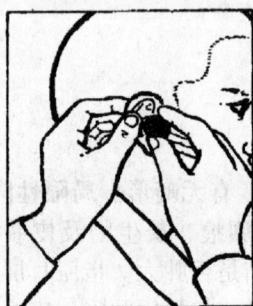

图 5-3-3　双手耳镜检查　　　　图 5-3-4　单手耳镜检查

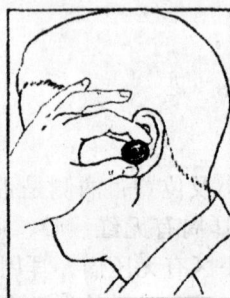

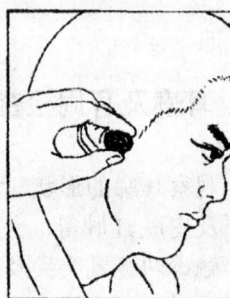

皮肤是否红肿，有无新生物、瘘口、狭窄、骨段后上壁塌陷等。如叮聍遮挡视线，应予以清除。外耳道有脓液时，须观察其性状和气味，作脓液细菌培养及药敏试验，并将脓液彻底洗净、拭干，以便窥清鼓膜。查看鼓膜需要调整耳镜的方向，方能看到鼓膜的各个部分。除观察鼓膜的各标志外，还应注意鼓膜的色泽、活动度以及有无穿孔。鼓膜或中耳病变时，鼓膜可出现不同程度的变化，急性炎症时鼓膜充血、肿胀；鼓室内有积液时，鼓膜色泽呈橘黄、琥珀、灰蓝色，有时透过鼓膜可见液面或气泡。鼓室硬化症时鼓膜增厚或萎缩变薄，出现钙斑。若鼓膜有穿孔，应注意穿孔的位置和大小，鼓室黏膜是否充血、水肿，鼓室内有无肉芽、息肉或胆脂瘤等。

　　鼓气耳镜（Siegle speculum）是一种特殊的耳镜，可以判断鼓膜的活动度以及难以观察的小穿孔。它是在漏斗型耳镜的底部安装一放大镜，在一侧开一小孔，通过一细橡皮管使小孔与一橡皮球连接。检查时，将适当大小的鼓气耳镜口置于外耳道内，使耳镜与外耳道皮肤贴紧，然后通过反复挤压放松橡皮球，使外耳道内交替产生正、负压，同时观察鼓膜向内、向外的活动度（图5-3-5）。鼓室积液或鼓膜穿孔时鼓膜活动度降低或消失，咽鼓管异常开放时鼓膜活动明显增强。鼓气耳镜检查有助于发现细小的、一般耳镜下不能发现的穿孔，通过负压吸引作用还可使一般检查时不能见及的脓液经小的穿孔向外流出。用鼓气耳镜还能行瘘管试验。

电耳镜（electro-otoscope）是自带光源和放大镜的耳镜，便于携带，无需其他光源，尤其适用于卧床患者及婴幼儿。

目前临床还有光导纤维耳窥镜或电子耳窥镜，配备电视监视系统和照像设备，不仅可观察细微病变，而且可同时进行治疗操作。

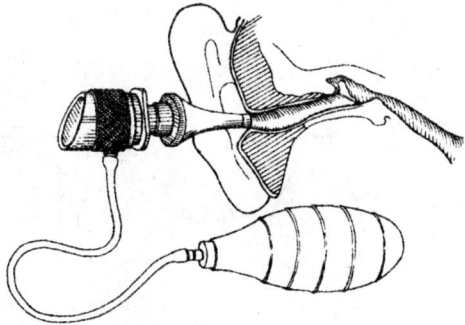

图 5-3-5　鼓气耳镜检查法

第二节　咽鼓管功能检查法

咽鼓管功能障碍与许多中耳疾病的发生、发展及预后有关。检查咽鼓管功能常用的方法如下：

1. 吞咽试验法：将听诊管两端的橄榄头，分别置于受试者和检查者外耳道口，然后请受试者作吞咽动作。咽鼓管功能正常时，检查者经听诊管可听到轻柔的"嘘嘘"声。亦可请受试者作吞咽动作，观察其鼓膜，若鼓膜可随吞咽动作而向外运动，示功能正常。

2. 瓦尔萨尔法（Valsalva method）：又称捏鼻闭口呼气法。受试者以手指将两鼻翼向内压紧、闭口，同时用力呼气。咽鼓管通畅者，此时呼出的气体经鼻咽部循两侧咽鼓管咽口冲入鼓室，检查者或可从听诊管内听到鼓膜的振动声，或可看到鼓膜向外运动。此法可治疗咽鼓管功能不良。

3. 波利策法（Politzer method）：适用于小儿。嘱受试者含水一口，检查者将波氏球前端的橄榄头塞于受试者一侧前鼻孔，以手指紧对侧前鼻孔。告受试者将水吞下，于吞咽之际，检查者迅速紧压橡皮球。咽鼓管功能正常者，在软腭上举、鼻咽腔关闭，咽鼓管开放的瞬间，从球内压入鼻腔的空气即可逸入鼓室。此法亦可以治疗咽鼓管功能不良（图 5-3-6）。

4. 导管吹张法（catheterization）：操作前先清除受试者鼻腔及鼻咽部的分泌物，以 0.05% 盐酸羟甲唑啉和 1% 地卡因收缩、麻醉鼻腔黏膜。检查者手持咽鼓管导管尾端，前端弯曲部朝下，沿鼻底缓缓伸入鼻咽部。当导管前端抵达鼻咽后壁时，将导管向受检侧旋转 90°，并向外缓缓退出少许，此时导管前端越过咽鼓管圆枕，落入咽鼓管咽口处，再将导管向外上方旋转约 45°，并以左手

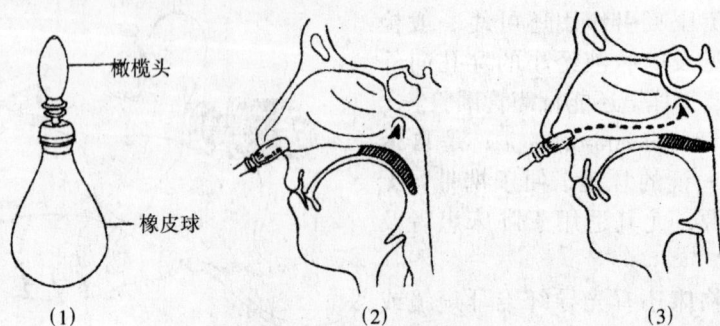

图 5-3-6　波氏球吹张法

固定导管，右手将橡皮球对准导管尾端开口吹气数次，同时经听诊管听诊，判断咽鼓管是否通畅。咽鼓管通畅时，可闻轻柔的吹风样"嘘嘘"声及鼓膜振动声。咽鼓管狭窄时，则发出断续的"吱吱"声或尖锐的吹风声，无鼓膜振动声，或虽有振动声但甚轻微。咽鼓管完全阻塞或闭锁，或导管未插入咽鼓管咽口，则无声音可闻及。鼓室如有积液，可听到水泡声。鼓膜穿孔时，检查者有"空气吹入自己耳内"之感。注意鼓气要适当，避免压力过大将鼓膜爆破。此法常用于治疗咽鼓管功能不良和分泌性中耳炎。

5. 鼓室滴药法：向外耳道内滴入 0.25％氯霉素水溶液等有味液体，鼓膜小穿孔者需按压耳屏数次，然后请受试者作吞咽动作，并注意是否尝到药味并记录其出现的时间。亦可向外耳道内滴入如美蓝、亚甲蓝等有色无菌药液，用纤维鼻咽镜观察咽鼓管咽口，记录药液从滴入到咽口开始显露药液所历时间。通过本法可检查咽鼓管是否通畅，尚能了解其排液、自洁能力。

6. 声导抗仪检查法：采用声导抗仪测试鼓室压力图，了解咽鼓管的功能，此法为无创，客观，定量。

第三节　听功能检查法

临床听功能检查法分为主观测听法和客观测听法两大类。主观测听的结果是依据受试者对刺激声信号作出的主观判断所记录，又称行为测听。可受到受试者主观意识及行为配合的影响，故在某些情况下（如伪聋、弱智、婴幼儿等）其结果不能完全反映受试者的实际听功能水平。主观测听法包括语音检查法、表试验、音叉试验、纯音听阈及阈上功能测试、Békésy 自描测听、言语测听等。客观测听法无需受试者的行为配合，不受其主观意识的影响，故其结果客观、可靠。临床上常用的客观测听法有声导抗测试，听诱发电位以及耳声发射测试等。

一、音叉试验

音叉试验（tuning fork test）是门诊常用的基本听力检查法。用于初步判定耳聋，鉴别传导性或感音神经性，验证电测听结果，但不能判断听力损失的程度。每套音叉由 5 个不同频率的音叉组成，即 C_{128}，C_{256}，C_{512}，C_{1024}，C_{2048}，其中最常用的是 C_{256} 及 C_{512}。检查气导（air conduction，AC）听力时，检查者手持叉柄，将叉臂向另手掌的鱼际肌敲击，使其振动，然后将振动的叉臂置于距受试耳外耳道口 1cm 处，两叉臂末端应与外耳道口在一平面。注意敲击音叉时用力要适当，以免产生泛音而影响检查结果。检查骨导（bone coduction，BC）时，应将叉柄末端的底部压置于颅面中线上或鼓窦区。

1. 林纳试验（Rinne test，RT）：又称气骨导比较试验，旨在比较受试耳气导和骨导的长短。先测试骨导听力，当受试耳听不到音叉声时，立即测同侧气导听力（图 5-3-7）。也可先测气导听力，再测同耳骨导听力。气导听力时间大于骨导时间（气导＞骨导或 AC＞BC），为阳性（＋）。骨导时间大于气导时间（骨导＞气导或 BC＞AC），为阴性（－）。若气导与骨导相等（AC＝BC），以"（±）"表示之。听力正常者，气导＞骨导，C_{256} 音叉测试时，气导较骨导长 2 倍左右。（＋）为正常或感音神经性聋。（－）为传导性聋，（±）为中度传导性聋或混合性聋。

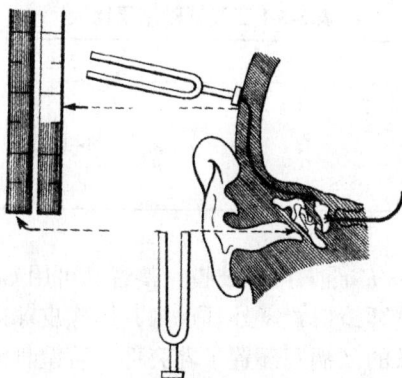

图 5-3-7 林纳试验

阳性（AC＞BC）：正常或感音神经聋

2. 韦伯试验（Weber test，WT）：又称骨导偏向试验，用于比较受试者两耳的骨导听力。方法：取 C_{256} 或 C_{512} 音叉，敲击后将叉柄底部紧压于颅面中线上任何一点（多为前额或额部），同时请受试者仔细辨别音叉声偏向何侧，并以手指示之（图 5-3-8）。记录时以"→"示所偏向的侧别，"="示两侧相等。结果评价："="示听力正常或两耳听力损失相等；偏向耳聋侧，示患耳为传导性聋；偏向健侧示患耳为感音神经性聋。

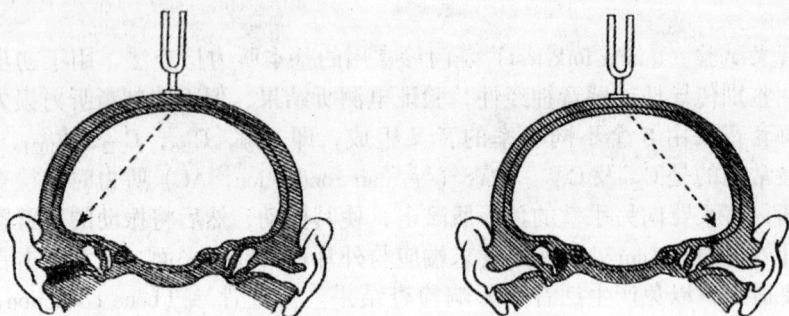

图 5-3-8　韦伯试验

3.施瓦巴赫试验（Schwabach test，ST）：又称骨导比较试验，旨在比较受试者与正常人（一般是检查者本人）的骨导听力。方法：先试正常人骨导听力，当其不再听及音叉声时，迅速将音叉移至受试耳鼓窦区测试之。然后按同法先测受试耳，后移至正常人。如受试耳骨导延长，以"（+）"示之，缩短则以"（-）"表示，"（±）"示两者相似。结果评价：（+）为传导性聋，（-）为感音神经性聋，（±）为正常。

传导性聋和感音神经性聋的音叉试验结果比较见表 5-3-1。

表 5-3-1 音叉试验结果比较

试验方法	正常	传导性聋	感音神经性聋
林纳试验（RT）	（+）	（-），（±）	（+）
韦伯试验（WT）	（=）	→患耳	→健耳
施瓦巴赫试验（ST）	（±）	（+）	（-）

4.盖莱试验（Gelle test，GT）：鼓膜完整者，可用 Gelle 试验检查其镫骨是否活动。方法：将鼓气耳镜口置于外耳道内，用橡皮球向外耳道内交替加、减压力，同时将振动音叉的叉柄底部置于乳突部。若镫骨活动正常，患者所听之音叉声在由强变弱的过程中尚有忽强忽弱的不断波动变化，为阳性（+）；无强弱波动感者为阴性（-）。耳硬化或听骨链固定时，本试验为阴性。

二、纯音听力计检查法

1.纯音听力计（pure tone audiometer）：系利用电声学原理设计而成，能发生各种不同频率的纯音，其强度（声级）可加以调节，可以测试受试耳的听敏度，估计听觉损害的程度，并可初步判断耳聋的类型和病变部位。普通纯音听力计能发生频率范围为 125～8 000Hz 的纯音。250Hz 以下为低频段，500～2 000Hz 为中频段，又称语言频率，4 000Hz 以上为高频段。超高频纯音听力的频率范围为 8KHz～16KHz。语言频率平均听阈的测算是将 500Hz、1 000Hz 和 2 000Hz 三个频率的听阈相加后除以 3。声强以分贝（dB）为单位。声压级 dB SPL（sound pressure level，SPL）是声强级的客观物理量；听力级 dB HL（hearing level，HL）是参照听力零级计算出的声级；感觉级 dB SL（sensation level，SL）不同个体受试耳听阈之上的分贝值，故引起正常人与耳聋患者相同分贝数值的感觉级（SL）之实际声强并不相同。听力零级是以一组听力正常青年受试者平均听阈的声压级为基准，将之规定为 0dBHL，包括气导听力零级和骨导听力零级。纯音听力计以标准的气导和骨导听力零级作为听力计零级，在此基础上计算其强度增减的各个听力级。因此，纯音听力计测出的纯音听阈均为听力级，以 dB（HL）为单位。听阈（hearing threshold）是足以引起听觉的最小声强值，听阈提高即为听力下降。

根据测试目的或对象不同，听力测试应在隔音室内或自由声场内进行，环境噪声不得超过 GB 和 ISO 规定的标准。

2. 纯音听阈测试：包括气导听阈及骨导听阈测试两种，一般先测试气导，然后测骨导。检查从 1 000Hz 开始，以后按 2 000Hz，3 000Hz，4 000Hz，6 000Hz，8 000Hz，250Hz，500Hz 顺序进行，最后再对 1 000Hz 复查一次。可以先用 1 000Hz 40dB 测试声刺激，若能听到测试声，则每 5dB 一档递减直到阈值；再降低 5dB，确定听不到后仍以阈值声强重复确认。如果 40dB 处听不见刺激声，递增声强直至阈值。临床测试有上升法和下降法两种。

测试骨导时，将骨导耳机置于受试耳鼓窦区，对侧耳戴气导耳机，被测耳之气导耳机置于额颞部。测试步骤和方法与气导者相同。

在测试纯音听阈时，应注意采用掩蔽法（masking process）。掩蔽法是用适当的噪声干扰非受试耳，以暂时提高其听阈。当测试聋耳或听力较差耳时，如刺激声达到一定强度但尚未达受试耳听阈，可以被对侧耳听及，出现与对侧耳的听力曲线极为相似的"音影曲线"。"音影曲线"可出现于骨导和气导测试中，为了避免"音影曲线"的产生，应采用掩蔽法。由于测试声经受试耳传入颅骨后，两耳间的声衰减仅为 0～10dB，故测试骨导时，对侧耳一般均予掩蔽。气导测试声绕过或通过颅骨传至对侧耳，其间衰减 30～40dB，故当两耳气导听阈差值 ≥40dB，测试较差耳气导时，对侧耳亦应予以掩蔽。用作掩蔽的噪声有白噪声和窄频带噪声两种，目前一般倾向于采用以测试声频率为中心的窄频带噪声。

3. 纯音听阈图的分析：纯音听阈图以横坐标示频率（Hz），纵坐标示声强级（dB），用相应的符号，将受试耳各频率的听阈记录于图中。再将各相邻音频的气导听阈符号连线，骨导符号不连线，如此即可绘出纯音听阈图（或称听力曲线，audiogram）。在测试频率最大声强无反应时，在该声强处作向下的箭头"↓"，"↓"与相邻频率的气导符号不能连线。根据纯音听阈图的不同特点，可对耳聋作出初步诊断：

（1）传导性聋：骨导正常或接近正常，气导听阈提高；气骨导间有间距，此间距称气-骨导差（air-bone gap），此气-骨导差一般不大于60dB（HL）；气导曲线平坦、或低频听力损失较重而曲线呈上升型（图5-3-9）。

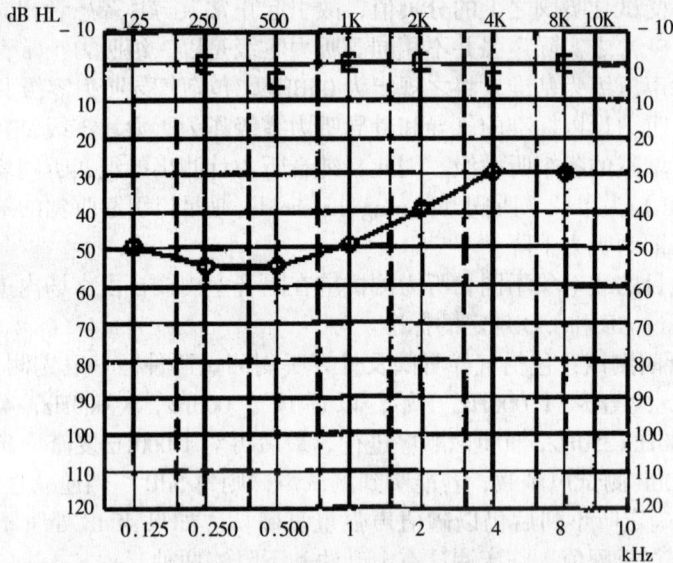

图 5-3-9　传导性聋

（2）感音神经性聋：气、骨导曲线呈一致性下降，无气骨导差（允许3～5dB），一般高频听力损失较重，故听力曲线呈渐降型或陡降型（图5-3-10）。严重的感音神经性聋其曲线呈岛状。少数感音神经性聋亦可以低频听力损失为主。

（3）混合性聋：兼有传导性聋与感音神经性聋的听力曲线特点。气、骨导曲线皆下降，但存在一定气骨导差值（图5-3-11）。

三、声导抗检测法

1. 原理

声导抗检测（acoustic immittance measurement），或声阻抗测试，是客观听力测试的方法之一。声波在介质中传播需要克服介质分子位移所遇到的阻力称声

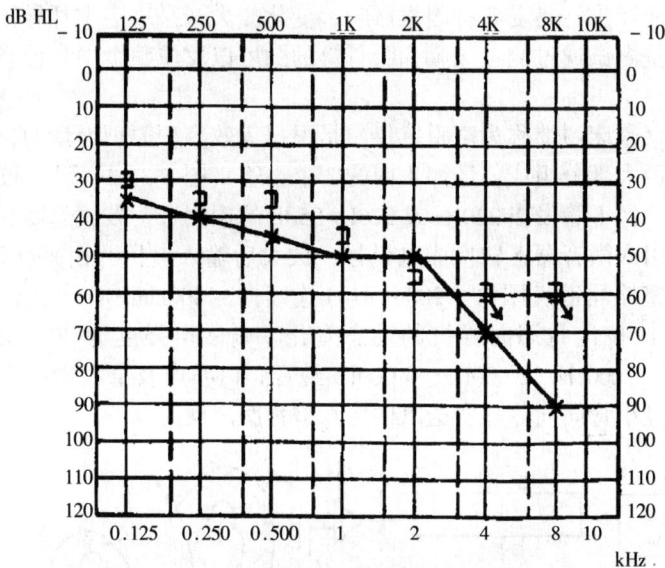

图 5-3-10　感音神经性聋（左耳）

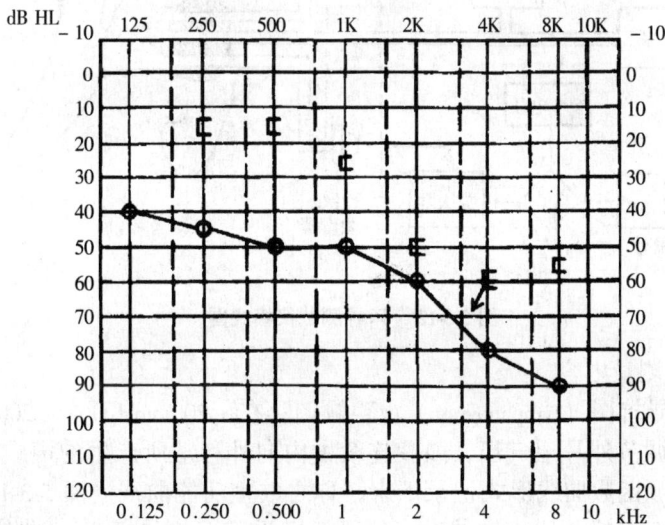

图 5-3-11　混合性聋（右耳）

阻抗（acoustic impedance），被介质接纳传递的声能叫声导纳（acoustic admittance），合称声导抗。声强不变，介质的声阻抗越大，声导纳就越小，两者呈倒数关系。介质的声导抗取决于它的摩擦（阻力），质量（惯性）和劲度（弹性）。中耳传音系统的质量主要由鼓膜及听骨的重量所决定，比较恒定。听骨链被肌肉韧带悬挂，摩擦阻力甚小；劲度主要由鼓膜、韧带、中耳肌张力及中

253

耳空气的压力所产生，易受各种因素影响，变化较大，是决定中耳导抗的主要部分，故声导抗测试通过测量鼓膜和听骨链的劲度以反应整个中耳传音系统的声导抗。

声导抗仪（临床习惯称为声阻抗仪）是根据等效容积原理设计的，由刺激信号和导抗桥两大部分组成，经探头内的 3 个小管（图 5-3-12）引入被耳塞密封的外耳道内。经上管发出 220Hz 或 226Hz 85dB 的探测音，鼓膜返回到外耳道的声能经下管引入微音器，转换成电讯号，放大后输入电桥并由平衡计显示。经气泵中管调整外耳道气压由 + 200mmH$_2$O 连续向 – 400mmH$_2$O 变化，以观察鼓膜在被压入或拉出状态时导抗的动态变化。刺激声强度为 40 ~ 125dB 的250Hz、500Hz、1 000Hz、2 000Hz、4 000Hz 纯音，白噪声及窄频噪声，可经耳机向另一耳或经小管向同侧耳发送以供检测镫骨肌声反射。

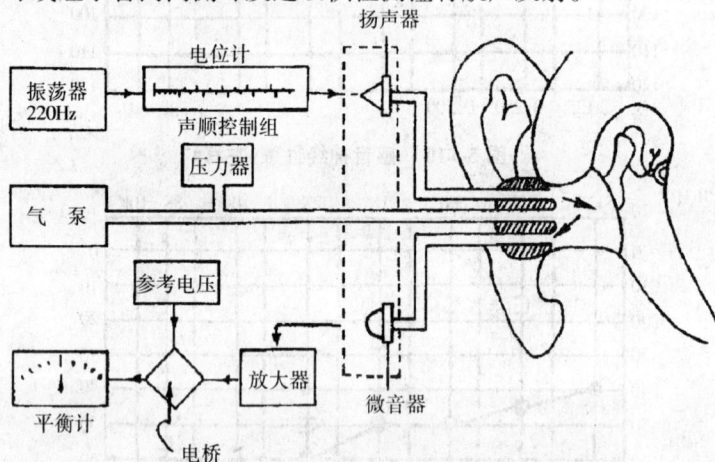

图 5-3-12　声导测试仪模式图

2. 声导抗测量内容

（1）鼓室导抗图（tympanogram）或声顺图：在 + 200mmH$_2$O ~ – 200mmH$_2$O 范围连续逐渐调节外耳道气压，鼓膜连续由内向外移动所产生的声顺动态变化，以压力声顺函数曲线形式记录下来，称之鼓室功能曲线（图 5-3-13）。根据曲线形状，声顺峰与压力轴的对应位置（峰压点），峰的高度（曲线幅度）以及曲线的坡度、光滑度等，可较客观地反映鼓室内各种病变的情况。A 型曲线：中耳功能正常；As 型：常见于耳硬化、听骨固定或鼓膜明显增厚等中耳传音系统活动度受限；Ad 型：鼓膜活动度增高，如听骨链中断、鼓膜萎缩、愈合性穿孔以及咽鼓管异常开放时；B 型曲线：多见于鼓室积液和中耳明显粘连者；C 型曲线：表示着咽鼓管功能障碍、鼓室负压。

（2）静态声顺（static compliance）：鼓膜在自然状态和被正压压紧时的等效

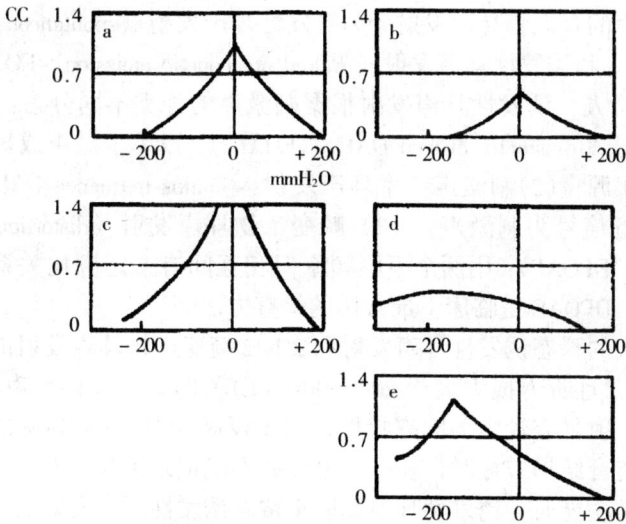

图 5-3-13　鼓室导抗图（鼓室功能曲线）

a.A 型：正常型；b.As 型：低峰型或声顺降低型；c.Ad 型：高峰型（过度活动型）或声
顺增高型；d.B 型：平坦型；e.C 型：鼓室负压型。1mmH₂O = 9.806375Pa

容积毫升数（声顺值）之差，代表中耳传音系统的活动度；正常人因个体差异此值变化较大，且与各种中耳疾病重叠较多，不宜单独作诊断指征，应结合镫骨肌声反射与纯音测听综合分析。

比较捏鼻鼓气法或捏鼻吞咽法前后的鼓室导抗图，若峰压点有明显的移动，说明咽鼓管功能正常，否则为功能不良。

（3）镫骨肌声反射（acoustic stapedius reflex）：其原理在听觉生理学中已作介绍，正常耳诱发镫骨肌声反射的声音强度为 70~90dB（SL）。正常人左右耳分别可引出交叉（对侧）与不交叉（同侧）两种反射。

镫骨肌声反射的应用较广，目前主要用于：①估计听敏度；②鉴别传导性与感音性聋；③确定响度重振与病理性适应；④识别非器质性聋；⑤为蜗后听觉通路及脑干疾病提供诊断参考；⑥可对某些周围性面瘫做定位诊断和预后预测、以及对重症肌无力作辅助诊断及疗效评估等。

四、耳声发射检测法

耳声发射（otoacoustic emission，OAE）是起源于耳蜗经听骨链和鼓膜传导释放到外耳道的音频能量，反映的是耳蜗外毛细胞的功能状态。外耳道内除了衰减的刺激声外，用特殊的、高灵敏度的微音器能够记录到延迟数毫秒的声能。

根据刺激声的有无将耳声发射分为自发性耳声发射（spontaneous otoacoustic emission，SOAE）和诱发性耳声发射（evoked otoacoustic emission，EOAE），前者出现于40%正常人。诱发性耳声发射根据刺激声的种类不同分为：（1）瞬态诱发性耳声发射（transiently evoked OAE，TEOAEs）：以单个短声或短音等短时程声讯号为刺激源；（2）刺激声频率耳声发射（stimulus-frequence OAE，SFOAE）：以稳态单个纯音信号为刺激声；（3）畸变产物耳声发射（distortion product a-coustic emission，DPOAE）：用两个不同频率但相互间有一定频比关系的长时程纯音为刺激源。DPOAE是临床上最常用的检查方法。

听力正常人的瞬态诱发性耳声发射和2f1-f2畸变产物耳声发射的出现率为100%。耳蜗性聋且听力损失大于20～30dB（HL）时，诱发性耳声发射消失。畸变产物耳声发射具有较强的频率特性，主要反映4kHz以上频率的外毛细胞的功能。中耳传音结构破坏时，在外耳道内亦不能记录到耳声发射。蜗后病变未损及耳蜗正常功能时，诱发性耳声发射正常。诱发性耳声发射的检测具有客观、简便、省时、无创、灵敏等优点，目前在临床上耳声发射可用于：（1）婴幼儿的听力筛选方法之一；（2）对耳蜗性聋（如药物中毒性聋，噪声性聋，梅尼埃病等）的早期定量诊断；（3）对耳蜗性聋及蜗后性聋的鉴别诊断。此外，通过测试对侧耳受到声刺激时对受试耳耳声发射的抑制效应，还有助于蜗后听觉通路病变的分析。

五、听性诱发电位检测法

听性诱发电位（auditory evoked potentials，AEP）是声波经耳蜗毛细胞换能、听神经和听觉通路到皮层传递过程中产生的各种生物电位。它们的信号都极微弱，易被人体的许多自发电位、本底噪声及交流电场等所掩盖。在隔音电屏蔽室内，受检者保持安静状态下，利用电子计算机平均叠加技术提取电信号，方能保证检测和记录效果。用这些电位作为指标来判断听觉通路各个部分功能的方法，称电反应测听法（electric response audiometry，ERA），它是一种不需要受试者作主观判断与反应的客观测听法。目前应用于临床测听者主要有耳蜗电图、听性脑干诱发电位、中潜伏期反应及皮层电位等，

1. 耳蜗电图描计（electrocochleography）是指声刺激后记录源自耳蜗及听神经的近场电位的方法。耳蜗电图（electrocochleogram，ECochG）包括3种诱发电位：耳蜗微音电位（CM）：来自耳蜗外毛细胞的交流电位，几乎没有潜伏期，波形与刺激声的波形相同，持续的时间相同或略比声刺激为长，振幅随声强增加。总和电位（SP）：是一种来源于耳蜗毛细胞的负直流电位，同样无潜伏期和不应期。听神经复合动作电位（CAP，常简作AP）：是反映听觉末梢功能最

敏感的电位,是耳蜗电图中的主要观察对象。AP 主要由一组负波（$N_1 \sim N_3$）组成,其潜伏期随刺激强度的增加而缩短,振幅随之相应增大。因为 CM 对 AP 的干扰严重,临床上常用相位交替变换的短声刺激将 CM 消除,这样记录出的图形为 SP 与 AP 的综合波（图 5-3-14）。

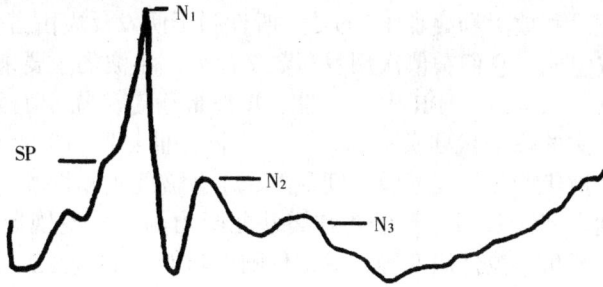

图 5-3-14　耳蜗电图

对各波的潜伏期、振幅和宽度（时程）、– SP/AP 振幅的比值,以及刺激强度与 AP 振幅的函数曲线和刺激强度与潜伏期函数曲线等指标进行分析,可

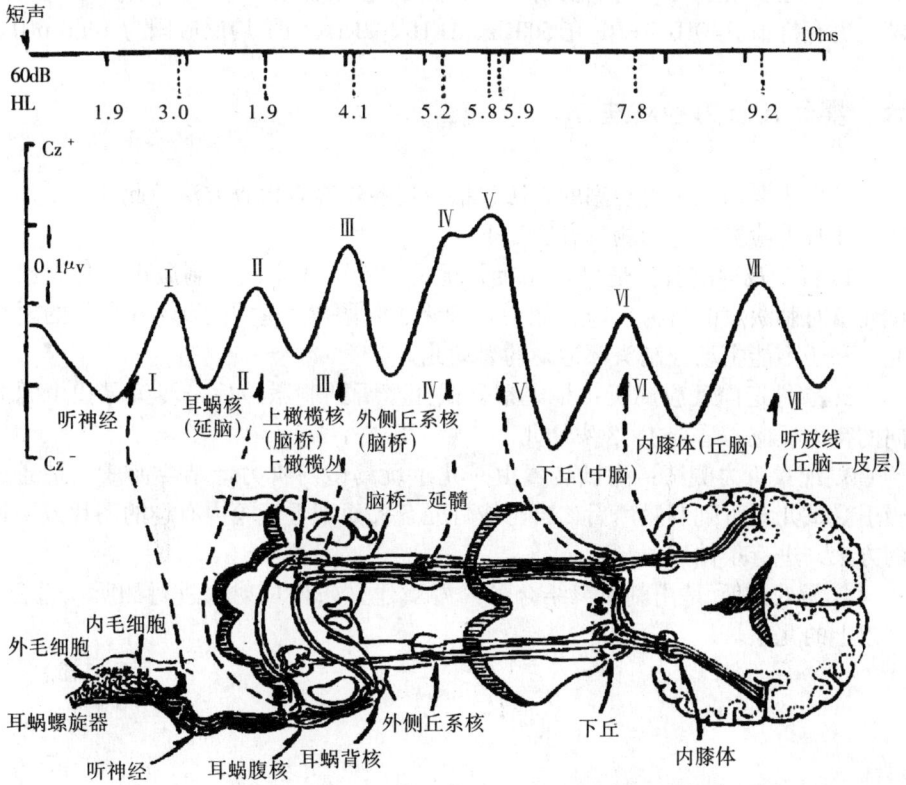

图 5-3-15　听性脑干 7 个典型波及其来源示意图

用于鉴别耳聋性质、客观评定治疗效果。

2. 听性脑干反应测听（auditory brainstem response audiometry，ABR）是检测声刺激诱发的脑干生物电反应，由数个波组成，又称听性脑干诱发电位。用每秒 20~30 次短声刺激，记录电极置前额发际皮肤上，参考电极置同侧耳垂，以远场方式记录和放大和叠加 1 000 次。听性脑干诱发反应由潜伏期在 10ms 以内的 7 个正波组成，它们被依次用罗马数字命名。各波的主要来源与正常人的平均潜伏期见图 5-3-15。ABR 中 Ⅰ、Ⅲ、Ⅳ 波最稳定。临床上分析指标包括：①Ⅰ、Ⅲ、Ⅳ 波的峰潜伏期及振幅；②Ⅰ~Ⅲ、Ⅲ~Ⅳ、Ⅰ~Ⅴ 波的峰间期；③两耳 Ⅴ 波峰潜伏期和 Ⅰ~Ⅴ 波峰间期差；④各波的重复性等。听性脑干诱发反应可用于判定高频听阈、新生儿和婴幼儿听力筛查、鉴别器质性与功能性聋、诊断桥小脑角占位性病变等；对估价脑干功能，手术脑干功能监测和脑死亡的判定，可提供有价值的客观资料。

3. 40Hz 听相关电位（40Hz auditory event related potential，40Hz AERP）是指以频率为 40Hz 的刺激声所诱发、类似 40Hz 的正弦波电位，属于中潜伏期反应的一种。主要用于对听阈阈值的客观评估，尤其是对 1000Hz 以下频率的听阈确定更有价值。40Hz AERP 在 500Hz、1KHz、2KHz 的平均反应阈为 10dB nHL。

六、婴幼儿听力检测法

可用于婴幼儿听力检测的方法包括上述各项客观检查方法。此外，常用于婴幼儿听力检测的行为测听方法如下：

1. 行为观察测听：是对正在玩弄玩具的受试儿童发出刺激声，并观察受试儿童对刺激声的行为反应，如中止吮吸、眨眼等。适用于 0~6 个月的婴幼儿，和还不能主动控制头部运动的婴幼儿。

2. 条件定向反应测听：是观察受试儿童听到刺激声后，转头寻找声源方向的行为反应。适合 1~3 岁幼儿。

3. 配景听力测试：测试装置由一儿童玩具镜与听力计结合而成。是通过吸引受试儿童听到刺激声后，自己按灯光开关而观看镜箱内有趣的图片或玩具的方法，进行条件反射测听。

4. 游戏测听 是用刺激声结合各种游戏建立条件反射来进行测听。适合 3 岁以上的儿童。

（孙丽丽）

第四节　前庭功能检查法

前庭功能检查的主要目的在于了解前庭功能状况，为疾病的定位诊断提供依据。由于前庭神经系统和小脑、脊髓、眼、自主神经等具有广泛的联系，因此，前庭功能检查不仅与耳科疾病有关，而且还涉及神经内、外科，眼科，内科，创伤科。前庭功能检查主要可分为前庭脊髓反射系统的平衡功能检查和前庭眼动反射弧的眼震检查两个方面：

一、平衡功能检查

分为静平衡和动平衡功能检查两大类。

（一）静态平衡功能检查法

1. 闭目直立检查法（Romberg test）：请受试者直立，两脚并拢，两手手指互扣于胸前并向两侧拉紧，观察受试者睁眼及闭目时躯干有无倾倒。平衡功能正常者无倾倒，判为阴性。迷路病变偏倒向眼震慢相（前庭功能低下）侧，小脑病变者倒向病侧或后倒。

2. Mann 试验法：又称 Romberg 强化试验。被检者一脚在前，另一脚在后，前脚跟与后脚趾相接触，其它同 Romberg 试验。

3. 静态姿势描记法（static posturography）：将人体睁眼和闭眼站立时姿势摆动产生的重心移动信息，通过脚底的压力平板中四周的压力传感器传递到计算机进行分析。通过重心移位的轨迹定量 Romberg 试验。

（二）动态平衡功能检查法

1. 星形足迹行走试验：行星形足迹行走试验（Babinski-Weil walking test）时，受试者蒙眼，向正前方行走 5 步，继之后退 5 步，依法如此行走 5 次。观察其步态，并计算起点与终点之间的偏差角。偏差角大于 90°者，示两侧前庭功能有显著差异。

2. 动态姿势描记法（dynamic posturography）

（1）运动协调试验（movenent coordination test，MCT）：当平板移动和转动时，检测肢体重力拮抗肌肌电的振幅和潜伏期。

（2）感觉组织试验（sensory organization test，SOT）：检查时平衡台前树一块可调节倾角的视野板，测试受试者睁眼和闭眼、平台倾角改变和视野板倾角改变 6 种条件下的 SOT，用以消除踝、膝、髋关节的本体感觉的影响，以睁眼和闭眼方式消除视觉的影响，所提取的信息较准确反应前庭对平衡功能的影响。在前庭代偿期，自发性眼震、位置性眼震和旋转试验 3 项眼震电图正常后 SOT 仍可能异常，故 SOT 可作为前庭代偿程度的监测指标。

(三) 肢体试验

1. 过指试验：检查者与受试者相对端坐，检查者双手置于前下方，伸出双食指。请受试者抬高双手，用两手食指同时分别碰触检查者的双食指，睁眼、闭目各作数次。常人双手均能准确接触目标，迷路病变双臂偏向眼震慢相侧，小脑病变时仅有一侧上臂偏移。

2. 书写试验：又称闭眼垂直写字试验。受试者正坐于桌前，头部取自然的正直位，身体各处不得与桌接触，左手抚膝，右手握笔，悬腕，自上而下书写一行文字或画简单符号，约 15~20cm。先睁眼后闭眼各书写一次，两行并列。观察两行文字的偏离程度和偏离方向。偏斜不超过 5°为正常，超过 10°示两侧前庭功能有差异。

二、眼震检查

眼球震颤 (nystagmus) 是眼球的一种不随意的节律性运动，简称眼震。前庭系的周围性病变、中枢性病变以及某些眼病均可引起眼震。前庭性眼震由交替出现的慢相 (slow component) 和快相 (quick component) 运动组成。慢相为眼球转向前庭兴奋性较低的一侧的缓慢运动，由前庭刺激所引起；快相则为眼球的快速回位运动，为中枢矫正性运动。因快相便于观察，故通常将快相所指方向作为眼震方向。按眼震方向的不同，可分为水平性、垂直性、旋转性以及对角性等眼震。眼震方向尚可以联合形式出现，如水平-旋转性，垂直-旋转性等。

(一) 眼震一般检查法

1. 自发性眼震检查法：自发性眼震 (spontaneous nystagmus) 是一种无须通过任何诱发措施即已存在的眼震。裸眼检查时，检查者在距受试者 40~60cm 的正前方用手指引导受试者向左、右、上、下及正前方 5 个基本方向注视，观察其眼球运动。注意，检查者手指向两侧移动时，偏离中线的角度不得超过 20°~30°，以免引起生理性终极性眼震。观察有无眼震及眼震的方向及强度等。眼震强度可分为 3 度，Ⅰ度——眼震仅出现于向快相侧注视时；Ⅱ度——向快相侧及向前正视时均有眼震；Ⅲ度——向前及向快、慢相侧方向注视时皆出现眼震。按自发性眼震的不同，可初步鉴别眼震属周围性、中枢性或眼性 (表5-3-2)。

表 5-3-2　自发性眼震鉴别表

	周围性	中枢性	眼性
眼震性质	水平性，略带旋转	可为垂直性，旋转性或对角线性	钟摆性或张力性
方向	不变	可变	无快慢性
强度	随病程而变化	多变	不稳定
眩晕感及恶心、呕吐等自主神经症状	有，严重程度与眼震强度一致	可无，若有，其严重程度与眼震强度不一致	无

2.Frenzel 眼镜检查法：Frenzel 眼镜为一屈光度为 + 15 ~ + 20D 的凸透镜，镜旁装有小灯泡；受试者戴此镜检查时、可避免裸眼检查时因受到固视的影响而使眼震减弱或消失的缺点。此外，由于凸透镜的放大作用及灯泡的照明，还可使眼震更容易被察觉。

3.眼震电图描记法（electronystagmography，ENG）：将眼球视为一带电的偶极子，角膜具正电荷，视网膜具负电荷。当眼球运动时，角膜和视网膜间电位差形成的电场在空间的相位发生改变，引起眶周电极区的电位变化；用眼震电图描记仪将此电位变化放大，描记形成眼震电图。用眼震电图描记仪记录眼震比肉眼观察时更为精确，可检出肉眼下不能察觉的微弱眼震，并可以对振幅、频率及慢相角速度等各种参数进行定量分析。ENG 检查既可在暗室，亦可在亮室进行；受试者睁眼、闭眼时均可检查，后者可消除固视的影响。但 ENG 有时亦可出现伪迹，不能记录旋转性眼震。

4.红外电视眼震电图描记法（videonystagmograghy，VNG）：是近年来应用于临床检测眼球震颤的仪器，受检者佩带特制的 Frenzel 眼镜，该眼镜上有红外摄像头而将眼动情况记录、传送至显示器及计算机。观察眼震直观。

（二）前庭眼动反射检查：前庭眼动反射是前庭受刺激后诱发的眼球运动，目的是产生与头转动方向相反的眼动，以维持视网膜成像的稳定。前庭眼动性眼震异常一般提示外周前庭功能障碍。

1.冷热试验（caloric test）：通过将冷、温水或空气注入外耳道内诱发前庭反应。根据眼震的各参数，其中主要是慢相角速度来分析反应的强弱，评价半规管的功能。

（1）双耳变温冷热试验（alternate binaural，bithermal caloric test）：又称 Fitzgerald-Hal1pike caloric test。受试者仰卧，头前倾 30°，使外半规管呈垂直位。先后向外耳道内分别注入 44℃和 30℃水（或空气），每次注水（空气）持续 40s，记录眼震。一般先注温水（空气），后注冷水（空气），先检测右耳，后检测左耳，每次检测间隔 5min。有自发性眼震者先刺激眼震慢相侧之耳。

以慢相角速度作为参数来评价一侧半规管轻瘫（unilateral weakness，UW；或 canal paresis，CP）和优势偏向（directional preponderance，DP），Jongkees 计算公式为：

$$CP = \frac{(RW + RC) - (LW + LC)}{RW + RC + LW + LC} \times 100 \quad (\pm 20\% 以内为正常)$$

$$DP = \frac{(RW + LC) - (LW + RC)}{RW + RC + LW + LC} \times 100 \quad (> \pm 30\% 为异常)$$

RW = 右侧 44℃，RC = 右侧 30℃，LW = 左侧 44℃，LC = 左侧 30℃

此外，用冷热刺激尚可研究前庭重振与减振、固视抑制失败等，以区别周围性和中枢性前庭系病变。

（2）微量冰水试验：受试者体位同双耳变温冷热试验，或者正坐，头后仰60°、使外半规管呈垂直位。从外耳道向鼓膜处注入 4℃水 0.2ml，保留 10s 后偏头，使水外流，记录眼震。若无眼震，则每次递增 0.2ml 4℃水，当水量增至 2ml 亦无反应，示该侧前庭无反应。5min 再试对侧耳。前庭功能正常者0.4ml 可引出水平性眼震，方向向对侧。

2. 旋转试验：旋转试验（rotational tests）基于以下原理：半规管在其平面上沿一定方向旋转，开始时，管内的淋巴液由于惰性作用而产生和旋转方向相反的壶腹终顶偏曲；旋转骤停时，淋巴液又因惰性作用使壶腹终顶偏曲，但方向和开始时相反。旋转试验常用正弦脉冲式旋转试验、正弦摆动旋转试验和慢谐波加速度试验等。

（三）视眼动反射检查　视眼动反应是通过视觉刺激引起眼动反射，目的是通过视觉调整前庭的活动。视动性眼震异常主要是中枢前庭通路的功能障碍。

1. 扫视试验（saccade）：又称视辨距不良试验（ocular dysmetria test）或称定标试验。受试者的视线由视标迅速转向设定的另一视标。脑干或小脑病变时结果异常。

2. 平稳跟踪试验（smooth pursuit test）：受试者头部固定于正中位，注视距眼前 50~100cm 处的视标，该视标通常作水平向匀速的正弦波摆动，速度为40°/s。视线跟随视标运动而移动，并以电眼震描绘仪记录眼动曲线。临床上眼动曲线分四型，正常曲线光滑（Ⅰ型、Ⅱ型），曲线异常（Ⅲ型、Ⅳ型）主要见于脑干或小脑病变。

3. 视动性眼震检查法（optokinetic nystagmus，OKN）：当注视眼前不断向同一方向移动的物体时出现的一种眼震。检查时请受试者注视眼前作等速运动或等加、减速度运动的、黑白条纹相间的转鼓或光条屏幕，记录当转鼓正转和逆转时出现之眼震。正常人可引出水平性视动性眼震，其方向与转鼓运动的方向相反，两侧对称，速度随转鼓运动速度而改变。如眼震不对称、眼震减弱或消失，或方向逆反，提示中枢病变。

4.注视试验（gaze test）：当眼球向一侧偏移时方出现的眼震称注视性眼震（又称凝视性眼震，gaze nystagmus）。注视性眼震的快相与眼球偏转的方向一致，强度随偏转角度增大而加强，眼球向前直视时眼震消失，多示中枢性病变。

（四）其它激发性眼震检查法：1.位置性眼震（positional nystagmus）：当头部处于某种位置时方才出现的眼震。检查时取如下头位：①坐位，头向左、右歪斜，前俯、后仰，向左、右各扭转 45°～60°。②仰卧位，头向左、右扭转。③仰卧悬头位，头向左、右扭转。每次变换位置时均应缓慢进行，每一头位至少观察记录 30s。

2.变位性眼震（positioning nystagmus）：是在迅速改变头位过程中或其后短时间内出现的眼震。变位性眼震检查法（Dix-Hallpike positioning test）过程如下：受试者先坐于检查台上，头平直。检查者立于受试者右侧，双手扶其头，按以下步骤进行：坐位——头向右转 45°——仰卧右侧 45°悬头——坐位——头向左转 45°——仰卧左侧 45°悬头——坐位，每次变位应在 3s 内完成，每次变位后观察、记录 20～30s，注意潜伏期、眼震性质、方向、振幅、慢相角速度及持续时间等，记录有无眩晕感、恶心、呕吐等。如有眼震，应连续观察、记录 1min，眼震消失后方可变换至下一体位。若在重复的检查中，原有的眼震不再出现或强度减弱，称疲劳性眼震。

变位性眼震主要出现于椭圆囊斑耳石脱落刺激半规管壶腹嵴引起的良性阵发性位置性眩晕。

3.瘘管试验：将鼓气耳镜置于外耳道内，不留缝隙。向外耳道内交替加、减压力，同时观察受试者的眼球运动情况和有无眩晕。当骨迷路由于各种病变而形成瘘管时，则会出现眼球偏斜或眼震，伴眩晕感，为瘘管试验阳性；仅感眩晕而无眼球偏斜或眼震者为弱阳性，示有可疑瘘管；无任何反应为阴性。由于瘘管可被肉芽、胆脂瘤、机化物等病变组织堵塞，不与外淋巴隙相通，以及在死迷路时，瘘管虽然存在却不激发阳性反应，因此，瘘管试验阴性者不能排除瘘管存在之可能，应结合病史及临床检查结果判断。

4.安纳贝尔征（Hennebert sign）和 Tullio 现象：（1）向外耳道加减压力引起眩晕者，称安纳贝尔征阳性，可见于膜迷路积水，球囊与镫骨足板有粘连时。（2）强声刺激可引起头晕或眩晕，称 Tullio 现象（Tullio phenomenon），可见于外淋巴瘘患者或正常人。

（孙 开）

第五节 耳部影像学检查法

一、耳部 X 线检查法

颞骨岩乳突部的 X 线拍片是耳部疾病的传统检查方法之一，可对耳部某些疾病的诊断提供参考。近年来，由于颞骨 CT 在临床的应用，岩乳突部的 X 线拍片已逐渐被取代。

颞骨岩乳突部 X 线拍片的常用投照位置有：

1. 许氏位：许氏位（Schueller position）可显示上鼓室、鼓窦、鼓窦入口等。

2. 麦氏位：麦氏位（Mayer position）主要显示外耳道、鼓窦、鼓窦入口、乳突、乙状窦板等。

3. 斯氏位：斯氏位（Stenven position）主要用于观察内耳道、内耳迷路、岩尖等部位的病变。

4. 汤氏位：汤氏位（Town position）可观察岩尖、内耳道及内耳。

二、颞骨 CT 扫描

颞骨 CT 扫描一般采用轴位（水平位）和冠状位。轴位扫描常规采用听眶线为基线，即外耳道口上缘与眼眶上缘顶点的连线，从此基线向上逐层扫描。冠状位可取与听眶线呈 105°或 70°的基线，从外耳道口前缘开始，自前向后逐层扫描。两种位置的扫描层厚均为 1～2mm，层间距 1～2mm。轴位扫描一般有 6～8 个重要层面，由下而上分别可显示咽鼓管骨段、骨性外耳道、锤骨、耳蜗、颈静脉球窝、圆窗、砧骨、镫骨、锤砧关节、面神经管水平段和迷路段、内耳道、前庭、鼓窦、水平半规管、上半规管、后半规管、乙状窦板、乳突和鼓室天盖等。冠状位一般取 6～7 个层面，从前至后可分别显示锤骨，耳蜗，颈动脉管升部，上半规管，内耳道，后半规管，外耳道，水平半规管，中鼓室，下鼓室，鼓窦，鼓室天盖，前庭等。

高分辨率 CT 扫描能清晰地显示耳部及其邻近组织的细微解剖结构，对耳部的先天畸形，外伤，各种中耳炎症及某些耳源性颅内并发症，肿瘤等具有较高的诊断价值，能够提供普通 X 线无法显示的依据。

三、颞骨的 MRI 检查

磁共振成像（magnetic resonence imaging，MRI）优点是具有较高的软组织分辨率可显示内耳及内耳道软组织结构，可对耳部病变组织的性质作出诊断，如听神经瘤、颈静脉球体瘤、中耳癌、乙状窦血栓形成、耳源性脑脓肿等，尤其是对听神经瘤的诊断，具有重要的价值。通过膜迷路水成像方法还可观察膜迷路发育状态。此外，头轴位扫描可沿听神经长轴方向观察听神经的完整性，斜矢状位扫描可在不同层面上观察听神经、前庭神经及面神经截面。

思考题

1. 传导性耳聋和感音神经性聋的音叉检查结果有何不同？
2. 传导性耳聋和感音神经性聋的纯音测听结果有何差别？
3. 患有眩晕的病人应提检的耳科检查有哪些？

（孙 开 刘 瑶）

第四章 先天性耳畸形

第一节 先天性耳前瘘管

先天性耳前瘘管（Congenital preauricular fislula）是一种常见的先天性外耳畸形，为第一、二鳃弓发育畸形所致。据国内抽样调查显示，其发生率为1.2%，女性略多于男性。单侧与双侧发病比例为4:1。

【病因】

为胚胎发育时期形成耳廓的第一、二鳃弓在发育过程中融合不全或第一鳃沟封闭不全而形成的盲道。

【病理】

瘘管的瘘口常位于耳轮脚前，少数可在耳廓之三角窝或耳甲腔部。另一端为盲管，深浅及长短不一，可穿过耳轮脚或耳廓部软骨，深至耳道软骨与骨部交界处或乳突骨面，部分呈分枝状。管壁为复层鳞状上皮，管腔内常有脱落上皮及角化物，有臭味。管腔可膨大成囊状，感染时有脓液潴留，挤压时有少量白色黏稠性或干酪样分泌物管口溢出，严重者形成脓肿，管周有炎性浸润。

【症状】

平时多无症状，偶尔局部发痒。继发感染时，局部红肿、疼痛、溢脓液，重者周围组织肿胀，皮肤可以溃破成多个漏孔。排脓后，炎症消退，可暂时愈合，但常反复发作，形成脓瘘或疤痕。

【检查】

平时检查时仅见瘘管外口为皮肤上一个小凹，挤压可有少量白色皮脂样物，有微臭。感染时，局部疼痛，皮肤红肿、发热，继之形成脓肿，溢脓液。排脓后，炎症消退，可形成脓瘘或疤痕，多见于耳屏前上方发际附近。经瘘管口插入探针探查，可发现瘘管。

【诊断】根据病史、症状及局部检查，容易明确诊断。急性感染时要与一般的疖肿和淋巴结炎相鉴别。

【治疗】无感染史者，可不作处理。在急性感染时，全身应用抗生素控制炎症，如有脓肿形成应切开引流。待感染控制，局部炎症消退后再行瘘管切除术。

手术可在1%利多卡因局部浸润麻醉下进行，小儿可在全麻下进行。术前向瘘管内注入美蓝或甲紫液作为标志，术中可用探针引导，将瘘管及其分支彻底切除，必要时可切除瘘管穿过部分的耳廓软骨。

【预防】

嘱病人经常保持外耳清洁，勿用手自行挤压瘘管，以避免感染。

第二节　先天性外耳及中耳畸形

先天性外耳及中耳畸形（Congenital microtia and middle ear dysmorphia）常同时发生，包括先天性耳廓畸形、先天性外耳道闭锁及先天性中耳畸形。临床上习惯统称为"先天性小耳畸形"。

【病因】

先天性耳廓畸形是第一、二鳃弓发育畸形所致，在胚胎三个月内受遗传因素，药物损害或病毒感染，均可影响耳廓发育致出现畸形。畸形可表现为位置、形态及大小异常三类，可发生在单侧或双侧。

先天性外耳道闭锁是第一鳃沟发育障碍所致，单独出现者少，常与先天性耳廓及中耳畸形同时发生。可因家族性显性遗传而发病，亦可因母体妊娠三至七个月期间染疾或用药不当，致耳道发育停顿而成。

先天性中耳畸形是第一咽囊发育障碍所致，可以与外耳及内耳畸形相伴，亦可单独出现，表现为单侧或双侧传导性聋。

【临床表现】

一般按畸形发生的部位和程度分为三级

第一级：耳廓小而畸形，但各部尚可分辨，外耳道狭窄或部分闭锁，鼓膜存在，听力基本正常。

第二级：耳廓正常形态消失，仅呈条状突起，相当于耳轮或仅有耳垂，可触及软骨块，外耳道闭锁，鼓膜及锤骨柄未发育、锤砧骨融合者占半数，镫骨存在或未发育。呈传导性聋，此型为临床常见类型。

第三级：耳廓残缺，只有零星而不规则突起，部分可触及小块软骨，外耳道闭锁，听骨链畸形，伴有内耳功能障碍，表现为混合性聋或感音神经性聋。

【检查】

可采用视、触的方法首先判断耳廓及外耳的畸形。为明确是否伴有中耳、面神经及内耳畸形，还需进一步作听力检查及颞骨CT扫描。

267

1.音叉试验：可确定耳聋的性质：传音性或感音神经性聋。

2.纯音测听检查：确定耳聋的性质及程度。

3.颞骨高分辨 CT 检查：可以确定骨性外耳道、乳突气房、鼓室、听骨链及内耳结构是否存在、大小及形态是否正常。

【诊断】

根据出生后即有的耳畸形及局部检查即可作出初步诊断。但应询问患者家庭中有无类似病例及母亲妊娠时有无染病及服药史。要确定畸形程度应作听力检查及颞骨 CT 检查。

【治疗】 目的是改善听力及外观，方法以手术治疗为主。单耳畸形而另耳听力正常者，手术可延至成年时进行。因耳廓畸形，影响外观要求治疗者，可根据病情于 9 岁后（最佳为 15 岁后）安排行整形手术，但双耳重度畸形伴耳道闭锁者，为改善听力，应及早（一般在 2 岁以后）行耳道及鼓室成形术，以免影响患儿的语言及智力发育。

【预防】

在妊娠早期，应尽量避免感冒和使用影响胚胎发育的药物，以减少先天性耳畸形的发生。

思考题

1.先天性耳前瘘管的诊断要点是什么？

2.先天性耳前瘘管的治疗原则包括那些？

（管国芳）

第五章　耳外伤

第一节　耳廓外伤

耳廓创伤（injury of auricle）在耳外伤中较常见，可单独发生，也可伴发于邻近组织的外伤。因为耳廓显露于外，易遭受机械性损伤、冻伤及烧伤等，其中以挫伤及撕裂伤多见。

一、挫　伤

【病因】挫伤（contusion）多因钝物撞击所致。

【临床表现】轻者仅耳廓皮肤擦伤或局部红肿，多可自愈。重者出现血肿，积血位于软骨膜下或皮下，形成半圆形紫红色局限性隆起，局部胀痛。有时血肿可波及外耳道。因耳廓皮下组织少，血循环差，血肿不易吸收，如未及时处理，血肿机化可致耳廓变形。大的血肿可继发感染，引起软骨坏死，导致耳廓畸形。

【治疗】耳廓血肿小者，应在无菌操作下用粗针头抽出积血，加压包扎48小时，必要时可再抽吸。若仍有渗血或血肿较大者，应行手术切开，吸净积血，清除凝血块，视情况局部用碘仿纱条填塞或缝合切口后加压包扎。同时应用抗生素等药物，严防感染。

二、撕裂伤

【病因】撕裂伤（laceration）为锐器或钝器伤害所致。

【临床表现】轻者受伤耳廓仅为一裂口，重者有组织缺损，甚至耳廓部分或完全断离。早期可有出血、红肿、疼痛等表现；后期可因感染或组织缺损较多导致耳廓畸形。

【治疗】外伤后应早期清创缝合，尽量保留皮肤，对位准确后用小针细线缝合，然后松松包扎，并应用抗生素防治感染。如皮肤大块缺损，软骨尚完整，可用耳后带蒂皮瓣或游离皮瓣修复。如皮肤及软骨同时小面积缺损，可作边缘楔形切除再对位缝合。对完全断离的耳廓应及时将其浸泡于含适量肝素的生理盐水中，尽早对位缝合。术中用肝素溶液冲洗断耳动脉后，吻合颞浅动脉耳前支或耳后动脉。术后若发现水肿或血泡，及时切开排液，可望断耳再植成功。

第二节　鼓膜外伤

【病因】鼓膜外伤（injury of tympanic membrane）常因直接或间接外力损伤所致。可分为器械伤（见于火柴杆、毛线针等挖耳刺伤鼓膜，矿渣、火花等烧伤，取耵聍或外耳道异物等）及气压伤（如掌击耳部、爆破、炮震、放鞭炮、高台跳水等）。其他尚有颞骨纵行骨折等直接引起。

【病理】鼓膜外伤后发生穿孔，中、小穿孔一般伤后 3~4 周可自行愈合。较大的穿孔愈合需要的时间较长，其中一部分愈合后鼓膜菲薄，缺乏鼓膜的正常 3 层结构；另一部分难以完全愈合，遗留永久性穿孔；有些鼓膜穿孔未及愈合，因继发感染，而形成中耳炎。

【症状】患者可突感耳痛、听力减退伴耳鸣，可以出现耳内少量出血和耳内闷塞感。气压伤时，由于气压作用使镫骨强烈运动而致内耳受损，除听力下降外还出现眩晕及恶心等。

【检查】鼓膜多呈不规则或裂隙状穿孔，穿孔边缘及外耳道内可见血迹或血痂。颞骨骨折伴脑脊液耳漏时，可见有清水样液流出。耳聋为传导性或混合性。

【诊断】根据外伤史，伤后听力下降伴耳鸣，检查可见鼓膜穿孔，穿孔边缘有血迹或血痂可作出诊断。

【治疗】

1. 清除外耳道内存留的异物、泥土、凝血块等，用酒精消毒外耳道及耳廓，外耳道口放置消毒棉球。保持耳内干燥，局部禁止滴入任何滴耳液。穿孔愈合前，禁止游泳或任何水液入耳。

2. 预防上呼吸道感染，嘱患者切勿用力擤鼻涕。如无继发感染征象，不必应用抗生素。

3. 绝大多数鼓膜穿孔可在 3~4 周内愈合，较大穿孔不愈合者可行鼓膜修补术。

【预防】加强卫生宣教，禁用火柴杆、发卡等锐器挖耳。遇及爆破情况如炸山打炮、放鞭炮等，可用棉花或手指塞耳，如带防护耳塞效果更佳。取外耳道异物或耵聍时要细心、适度，避免伤及鼓膜。文明待人，勿打架斗殴。

第三节　颞骨骨折

颞骨骨折（fracture of temporal bone）是头部外伤的一部分。颞骨的岩部是颅底的一部分，在颅底骨折中岩部骨折多见。

【病因】常由车祸、坠落、颞枕部撞击所致，可伴有颅脑外伤及不同程度的身体其他部位的损伤。

【分类】根据骨折线与岩部长轴的关系，将颞骨骨折分为纵行骨折、横行骨折、混合型骨折和岩尖骨折4种类型。

【临床表现】颞骨骨折常是颅底骨折的一部分，可出现头痛、昏迷、休克等。各型颞骨骨折均可同时伴有脑膜损伤，发生脑脊液漏。脑脊液从上鼓室经破裂的鼓膜从外耳道流出称脑脊液耳漏；如鼓膜完整，脑脊液经咽鼓管从鼻部流出，则可出现脑脊液鼻漏；如脑脊液同时从外耳道、鼻腔流出，称脑脊液耳鼻漏。颞骨骨折的类型不同，其表现亦有差别。

1. 纵行骨折（longitudinal fracture）最常见，占70%~80%，多由内部和顶部受到撞击所致。骨折线与岩部长轴平行，起自颞骨鳞部，通过外耳道后上壁、鼓室盖，沿颈动脉管至颅中窝底的棘孔或破裂孔附近。常伴有中耳结构受损。骨折线多穿过骨迷路前方或外侧，内耳极少被伤及。可表现为耳内出血、传导性聋或混合性聋。面瘫发生率相对较低，约20%的病例发生，多可逐渐恢复。纵行骨折可两侧同时发生。偶可累及颞颌关节。

2. 横行骨折（transverse fracture）较少见，约占20%，主要由枕部受到暴力所致。骨折线与岩部长轴垂直，常起自颅后窝的枕骨大孔，横过岩锥到颅中窝。有的经过舌下神经孔及岩部的管孔（如颈静脉孔），个别可经过内耳道和迷路到破裂孔或棘孔附近。因其骨折线可通过内耳道或骨迷路，可将鼓室内壁、前庭窗、蜗窗折裂，故常有耳蜗、前庭及面神经受损症状。如感音性聋、眩晕、自发性眼震、面瘫和血鼓室等。面瘫发生率约占50%，且不易恢复。

3. 混合性骨折（mixed fracture）更少见，常由于颅底多发性骨折，可同时发生颞骨纵行与横行骨折线，引起鼓室、迷路骨折，出现中耳与内耳症状。

4. 岩尖骨折（petrous apex fracture）很少见，可损伤第Ⅱ~Ⅵ颅神经，发生上睑下垂、瞳孔扩大、眼球运动障碍、复视等眼部症状以及三叉神经痛或面部感觉障碍。岩尖骨折可损伤颈内动脉，导致致命性大出血。、

【诊断】根据病史、外伤后出现耳聋、眩晕或面瘫，伴有脑脊液耳漏，可

诊断为颞骨骨折。行高分辨率 CT 扫描可反映出骨折线的走行轴向及颅内积血、积气等征象，进一步明确诊断。

【治疗】

1. 颞骨骨折常发生于颅脑外伤，首先应注意危及病人生命的主要问题。如出现颅内压增高、脑神经征或耳、鼻大出血等，应与神经外科协作，共同抢救病人。应保持呼吸道通畅，必要时行气管切开术，以改善颅内缺氧状态。控制出血，及时补液或输血，以防止失血性休克，维持循环系统的正常功能。如病情允许，应作详细检查，包括头颅 CT、神经系统检查等。

2. 严防颅内或耳部感染，及时应用抗生素等药物。如病人全身情况许可，应在严格无菌操作下清除外耳道积血或污物。如有脑脊液耳漏，一般禁止外耳道内填塞，可于外耳道口放置消毒棉球。如病情许可，采取头高位或半卧位，多数脑脊液漏可自行停止。如超过 2～3 周仍未停止者，可经耳部径路采用颞肌或筋膜覆盖硬脑膜缺损处，以控制脑脊液漏。

3. 对于颞骨横行骨折引起的周围性面瘫，只要病情许可，宜尽早手术减压。对后遗鼓膜穿孔、听骨断离、传导性聋或面神经麻痹等病症，可于病情完全稳定后行鼓室成形术或面神经手术。

思考题

1. 鼓膜外伤的治疗要点有哪些？
2. 耳廓外伤的处理原则是什么？
3. 外伤性鼓膜穿孔的临床表现有哪些？

（孙　开）

第六章　外耳疾病

第一节　外耳道耵聍栓塞

耵聍俗称"耳屎"，由外耳道软骨部皮肤的耵聍腺分泌，多为淡黄色黏稠状，其在空气中干燥后呈薄片状，亦有状如黏稠的油脂，称"油耳"。耵聍多能自行排出，但若耵聍积聚过多，阻塞外耳道，即称耵聍栓塞。

【病因】

1. 分泌过多：炎症、尘埃、挖耳等刺激外耳道局部，使耵聍分泌过多。

2. 排出受阻：外耳道狭窄、畸形、异物存留以及下颌关节运动障碍等可使耵聍排出受阻。

【临床症状】 外耳道未完全阻塞时，多无明显症状；阻塞较重时可出现听力下降；压迫鼓膜可出现耳鸣、眩晕及听力下降。若耵聍压迫外耳道后壁皮肤，可刺激迷走神经耳支引起反射性咳嗽；亦可引起外耳道炎。

【诊断】 检查可见外耳道内堵塞黄色、棕褐色或黑色块状物，质地不同，可松软如蜡，亦可质硬如石。

【治疗】

1. 对于可活动、未完全阻塞外耳道的可直接用耳镊取出。

2. 对于较硬，难以取出者，可滴入耵聍水（5%碳酸氢钠），每日 6～7 次，待其充分软化后可用耵聍钩取出或者采用外耳道冲洗法及抽吸法，如有感染者应先控制感染。

第二节　外耳道异物

【病因】 儿童多见，成人亦可发生，多数在挖耳或外伤时异物残留或侵入，也可在外耳道或者中耳疾病治疗过程中，将纱条等遗留于外耳道内。亦可见于将窃听器等电子设备置于外耳道内而无法取出者。异物种类包括：动物性、植物性及非生物性。

【临床表现】

1.小而无刺激性的异物可长期存在而不引起任何症状，较大者则可引起耳痛、耳鸣、听力下降及反射性咳嗽等症状。

2.动物性异物可因其在耳道内爬动引起剧烈耳痛、耳鸣等，甚至可引起鼓膜穿孔等；植物性异物如遇水可引起耳闷、听力下降等，并可继发炎症。

3.位置愈深的异物引起的症状愈明显，靠近鼓膜者可引起眩晕、耳鸣及鼓膜、中耳的损伤。

【诊断】一般外耳道异物诊断不难，但外耳道底部深处的小异物可因局部炎性分泌物或耵聍的包裹而漏诊。

【治疗】应根据异物的大小，形状、位置及性状等采取不同的方法取出。

1.对于较小的，位置未越过外耳道峡部，未嵌顿者可直接用耵聍钩或刮匙直接取出。对于圆而光滑者切忌用镊子夹取，以防将其推入深处，小儿不配合者可采用冲洗法取出。但是对于合并有化脓性中耳炎、鼓膜穿孔、异物为植物性及石灰等禁忌冲洗。

2.对于动物性异物，可先滴入70%酒精（或甘油、香油）等将其麻醉或杀死后用镊子将其取出或冲洗排出。植物性异物若被泡胀，可滴入95%酒精，待其脱水缩小后取出。

3.若异物较大，嵌顿于外耳道深部，或者合并有中耳异物者，可采取全身麻醉下经耳内或耳后切口取出，不合作的幼儿宜在短暂麻醉下取出。

4.如外耳道继发感染，应先抗炎治疗，待炎症消退后取出。异物取出后若外耳道损伤出血，可用碘仿压迫，次日取出后涂以抗生素软膏，防止感染。

（郝延茹　管国芳）

第三节　外耳道炎及外耳道疖

外耳道炎可分为三类：第一类为局限性外耳道炎，亦称外耳道疖，发生于软骨部，夏秋季多见；第二类为弥漫性外耳道炎，为皮肤及皮下组织的广泛性炎症；第三类为坏死性外耳道炎，亦称恶性外耳道炎，为皮肤和骨质的进行性坏死性炎症，并可向周围组织扩散。

【病因】

1.外耳道疖系软骨部皮肤毛囊或皮脂腺葡萄球菌感染导致的局限性化脓性炎症。最常见的诱因为挖耳；其次游泳及中耳长期流脓等亦可诱发；糖尿病患者易患本病。

2. 弥漫性外耳道炎常见的病因为细菌或病毒感染，其诱因主要为挖耳、化脓性中耳炎脓液的长期刺激等。

3. 坏死性外耳道炎病因尚未明确，可能与免疫介导性疾病引起的免疫缺陷和微循环障碍有关。

【临床表现】

1. 外耳道疖：主要表现为剧烈耳痛，于张口、咀嚼及打呵欠时加剧，可放射至同侧头部，疖肿如较大堵塞外耳道可影响听力，婴幼儿可出现不明原因哭闹及体温升高。查体可见耳廓有牵拉痛及压痛，软骨部皮肤有局限性红肿，脓肿成熟后，可破溃流出脓血，此时疼痛减轻；耳道后壁疖肿可使耳后沟及乳突区红肿，应注意与急性乳突炎相鉴别。

2. 弥漫性外耳道炎：急性期者表现可与外耳道疖相似，但轻重不一致。慢性者，查体除有耳廓牵拉痛外，可见外耳道皮肤弥漫性红肿，表面覆以臭而黏稠的分泌物，重者可致外耳道狭窄及闭塞。慢性者可表现为耳内有痒感及不适感，查体可见皮肤增厚、皲裂、脱屑，深处常有上皮碎屑及灰褐色或绿色分泌物积聚，严重者可导致耳道狭窄及听力下降，鼓膜标志不清或有小肉芽形成。

3. 坏死性外耳道炎：起病急，耳痛剧烈，夜间明显，并逐渐加剧，可放射至颞部。查体可见皮肤一般炎症表现，典型者可见峡部皮肤糜烂、肉芽增生等；乳突区亦可有肿胀与扣击痛。一般抗炎治疗无明显效果。如病变继续发展，可引起广泛性坏死，导致颞骨或颅骨骨髓炎；并可并发多发性神经麻痹，面神经麻痹最为常见。致病菌多为绿脓杆菌，以老年人及糖尿病人多见。

【诊断】外耳道疖及弥漫性外耳道炎根据症状及体征不难诊断。坏死性外耳道炎早期易误诊，故对老年糖尿病患者经积极抗炎治疗外耳道炎仍进行性发展者，应考虑此病。

【治疗】

1. 抗生素控制感染，疼痛剧烈者可服用镇静、止痛药。

2. 疖肿未化脓者，可滴入 1% ~ 3% 的酚甘油（或为鱼石脂甘油）或敷于含有上述药液的纱条，局部可给予理疗、热敷等。

3. 疖肿成熟但未破溃者，可及时挑破或切开排脓，破溃者，消毒后放置引流条引流。

4. 积极治疗感染病灶及全身疾病。

5. 坏死性外耳道炎者应及时作细菌培养及药敏试验，使用敏感抗生素。

第四节　外耳道湿疹

外耳道湿疹是发生在外耳道及周围皮肤的变应性皮肤炎症，小儿常见，可分为急性、亚急性及慢性三类。

【病因】湿疹的病因及机制可能与变态反应、内分泌等有关。毛织品、化妆品、鱼虾及中耳炎的脓液等可能是此病的变应原。外耳道内湿疹常由接触过敏引起。

【临床表现】

1. 急性湿疹：局部奇痒及烧灼感，并伴有黄色水样分泌物流出，其凝固后可形成黄痂。此分泌物流至何处即可引起该处皮肤产生同样病变。查体可见患处皮肤红肿，散在红斑、粟粒状丘疹及小水泡；丘疹水泡破裂后，皮肤为红色糜烂面，可有淡黄色分泌物流出。

2. 亚急性湿疹：多为急性湿疹迁延所致。局部瘙痒减轻，渗液也减少，可有结痂和脱屑。

3. 慢性湿疹：急性和亚急性湿疹反复发作或久治不愈，即成为慢性湿疹。表现为外耳道剧痒，皮肤增厚、粗糙、皲裂及脱屑，可有色素沉着。

【诊断】根据病史、症状及检查所见容易诊断。但病变的轻重与机体变态反应的强度及刺激物的性质和接触时间有关。

【治疗】

1. 病因治疗：尽量找出病因，去除过敏原。如病因不明者，停食辛辣刺激性食物、避免食用含较强变应原性食物。避免抓挠外耳道，不要用肥皂水等清洗；如由中耳脓液刺激引起者应注重中耳炎及外耳道炎的同时治疗。

2. 全身治疗：应用抗过敏药物，如氯雷他定、地氯雷他定等；如继发感染，可加用抗生素。

3. 局部治疗：坚持"湿以湿治，干以干治"的原则。

急性湿疹渗液较多者，可用硼酸溶液湿敷；局部激光理疗等物理治疗也有帮助。

亚急性湿疹渗液不多时，局部涂以2%龙胆紫溶液、强的松类软膏，或者用氧化锌糊剂或硼酸氧化锌糊剂涂搽。

慢性湿疹伴有局部增厚、皲裂者，局部涂抗生素激素软膏或艾洛松软膏等。干痂较多者先用双氧水清洗局部后再用上述膏剂。间歇期可使酒精保持外耳道干燥。

【预防】避免食用或接触变应原物质，积极治疗中耳炎及其他部位湿疹，改掉不良习惯如挖耳等。

第五节　外耳道真菌病

外耳道真菌病即真菌性外耳道炎，是外耳道内的条件致病性真菌，在适宜的条件下繁殖，引起外耳道的炎性病变。

【病因】真菌的种类繁多，在温暖潮湿的环境中易生长繁殖。外耳道真菌病常见的致病菌有曲霉菌、念珠菌、青霉菌等。

外耳道真菌病产生的原因有：

1. 耳内进水或不适当地用药，改变了正常外耳道略偏酸性的环境，有利于真菌的滋生。

2. 游泳、挖耳等引起外耳道炎，中耳炎流出的脓液浸泡，外耳道分泌物的堆积和刺激，利于真菌滋生繁殖。

3. 全身性疾病，机体抵抗力下降等，为真菌的繁殖提供了条件。

4. 抗生素的不正确使用和滥用，增加了真菌的感染机会。

【临床表现】

轻者可无症状，仅在检查时发现。一般常见的症状包括：外耳道不适，耳内胀痛或奇痒，夜间重；真菌大量繁殖时，堆积成团块可阻塞外耳道，患者可有听觉障碍，耳鸣，甚至眩晕；合并感染时，可有局部疼痛或流脓；严重者可致面瘫。检查见外耳道和鼓膜可见覆盖有黄黑色或白色粉末状真菌，或状如薄膜或呈桶状结痂，除去后见该处充血、潮湿。合并感染者可有外耳道肿胀及流脓。

【诊断】外耳道的真菌感染根据外耳道所见容易诊断。分泌物涂片及真菌培养，可以帮助判断致病菌的种类。

【治疗】以局部治疗为主。清除外耳道内的真菌痂皮及分泌物，保持外耳道干燥。局部应用达克宁等广谱抗真菌药物。

【预防】保持耳道干燥，正确使用抗生素和激素。

（陈桂娥）

第六节　外耳道胆脂瘤

外耳道胆脂瘤亦称外耳道阻塞性角化病，为含有胆固醇结晶的脱落上皮团块阻塞外耳道所致，多见于30岁以上的成人。

【病因】外耳道胆脂瘤的病因至今不明，一般认为外耳道受到各种病变的长期刺激，使生发层的基底细胞生长活跃，角化上皮细胞脱落加速，如排出受影响，则堆积于外耳道内，形成胆脂瘤。

【病理】脱落的角化上皮，在外耳道内堆积过多，其中含有的溶胶原酶的物质，使外耳道壁内段不断扩大，外耳道腔形成外小内大的囊状或葫芦状，脱落的上皮排出更加困难，角化上皮堆积越来越多，可向中耳或乳突扩展，严重者可累及面神经引起面瘫。脱落的上皮中央部分缺氧腐败分解、变性，产生胆固醇结晶。

【临床表现】成年人多见，单侧多，初期可无症状，随其体积的增加，可出现耳内堵塞感及耳鸣。伴有感染时，出现耳部胀痛或剧烈疼痛。化脓后有臭脓流出。检查可见外耳道深部有白色或黄色胆脂瘤样物堵塞，也可呈棕黑色或黑褐色。清除后见外耳道骨质破坏、吸收，外耳道骨部明显扩大，可有死骨形成；鼓膜多完整。

【诊断和鉴别诊断】根据病史及外耳道特征性白色胆脂瘤团块可明确诊断，但若胆脂瘤表面呈棕黑色或黑褐色时，须与外耳道耵聍栓塞相鉴别，后者较易和外耳道壁分离，而前者内部仍是白色上皮脱屑的堆积。当伴有感染外耳道有臭脓或肉芽时，应与中耳胆脂瘤相鉴别，后者听力损失较重，颞骨高分辨 CT 检查可协助鉴别。

【治疗】

1. 最佳方法是彻底清除之。有些胆脂瘤若取出有困难时，不能用耵聍水浸泡，以免增加取出的难度。可用一些油剂润滑，用耵聍钩取出。

2. 如外耳道胆脂瘤伴感染，应先控制感染后再取出。

3. 感染较重且取出困难者，应先全身给予抗生素控制感染后，在全麻下取出。

【预防】外耳道胆脂瘤可以复发，应定期复查，及时清理。

第七节 耳廓假性囊肿

耳廓假性囊肿，亦称耳廓非化脓性软骨膜炎及耳廓浆液性软骨膜炎等，为耳廓软骨间产生浆液性渗出物所致，表现为耳廓外侧面囊肿样隆起。男性青壮年多见，多发生于一侧。

【病因】病因尚不明，目前认为与外伤、机械性刺激、挤压等有关，引起局部微循环障碍，组织间出现无菌性炎性渗出。

【病理】光镜下组织层次为皮肤、皮下组织、软骨膜及其密切相连的软骨层，该软骨层厚薄不一，囊大者软骨层薄，可不完整，裂处由纤维组织替代；软骨层内面被覆一层浆液纤维素，其表面无上皮细胞结构，故非真性囊肿，实为耳廓软骨间积液。

【临床表现】

耳廓前面舟状窝及三角窝等处出现局限性的无痛囊性隆起，囊肿可大可小。可有胀感，有时有灼热和痒感。囊肿边界清楚，有波动感，有透光性，无压痛，表面肤色正常。

穿刺可抽出淡黄色清亮液体，培养无细菌生长。

【诊断】 根据病史及临床表现可作出诊断，但须与耳廓血肿相鉴别，后者透照时透光度不良。

【治疗】

1. 早期或囊肿小可采用超短波、紫外线照射等物理疗法；

2. 穿刺抽液，局部压迫法：在严格的无菌条件下抽出囊液，然后用石膏压迫固定，防止液体再生，促进囊壁粘连愈合。

3. 手术治疗，在囊肿隆起处切开，清除积液，搔刮囊腔，加压、包扎、促进囊壁粘连愈合。

第八节 耳廓化脓性软骨膜炎

耳廓化脓性软骨膜炎是耳廓软骨膜的急性化脓性炎症，多由外伤感染所致。炎症渗出液可压迫软骨使之缺血坏死，严重者可致耳廓畸形。该病发展迅速，应尽早诊治。

【病因】 由创伤、烧伤、冻伤、手术切口、针刺、打耳环孔等引起细菌感染所致。常见致病菌依次为绿脓杆菌、金黄色葡萄球菌、链球菌及大肠杆菌等。

【临床表现】 早期有耳廓烧灼及肿痛感，继而红肿加重，整个耳廓逐渐弥漫性肿大、疼痛加剧伴有体温升高。后期可形成脓肿，触之有波动感，严重者软骨坏死，耳廓失去支架，造成挛缩畸形。

【治疗】

1. 早期应用大量广谱、抗绿脓杆菌的抗生素，亦可热敷改善局部血循环。

2. 如有脓肿形成，应在全身麻醉下，在耳廓前面作弧形切口，行脓肿切开引流，清除脓液，刮除肉芽组织，切除坏死软骨，术腔以敏感抗生素溶液彻底冲洗，放置橡皮引流片，不予缝合。

3. 如果耳廓软骨失去支架作用，可填入预制灭菌有孔塑料片于皮肤之间，以利其愈合，然后多层纱布包扎。术后用抗生素两周。

【预防】

1.耳部手术操作时及在耳廓处施耳针治疗时，应严格执行无菌操作，避免损伤软骨；

2.认真处理耳廓外伤，彻底清创，防止感染；

3.一旦确诊耳廓化脓性软骨膜炎，应认真对待，及早治疗。

思考题

1.外耳道盯聍栓塞的处理方法有哪些？

2.外耳道异物的处理原则是什么？

3.耳廓化脓性软骨膜炎的临床表现有哪些？

4.耳廓化脓性软骨膜炎的治疗原则是什么？

5.外耳道胆脂瘤的治疗原则是什么？

（段卫红）

第七章　中耳疾病

第一节　大疱性鼓膜炎

大疱性鼓膜炎（（bullous myringitis），是鼓膜和邻近鼓膜的外耳道皮肤的急性炎症。由病毒感染所致，多发生在儿童和青年人。

【病因】一般认为流感病毒是主要的致病原，多与流感流行有关；也可发生在上呼吸道其他病毒性感染之后。

【症状】首发症状为外耳道剧痛，并可有轻度听力下降。随后，由于大疱破裂而有稀薄血性分泌物从外耳道流出；由于病变限于鼓膜的上皮层，未波及纤维层，故大疱破裂后无鼓膜穿孔。

【检查】耳镜检查可见鼓膜表面或外耳道深部皮肤有一个或几个紫红色或红色的血疱（图5-7-1）。如果血疱破裂，在外耳道内有血性渗出液，在鼓膜表面可不留痕迹。

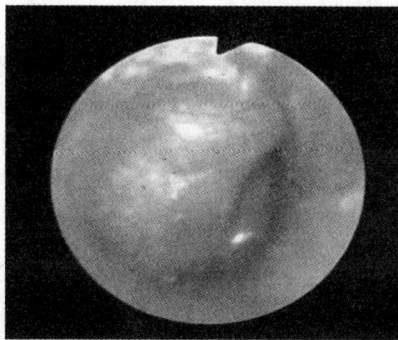

图 5-7-1　大疱性鼓膜炎

【诊断和鉴别诊断】根据有感冒史、耳痛的症状及检查所见，容易诊断。但当大疱性鼓膜炎的症状不明显时要与急性化脓性中耳炎相鉴别。急性化脓性中耳炎可有耳痛，但多不如大疱性鼓膜炎重；检查见鼓膜弥漫性充血；鼓膜穿孔后流脓性或黏脓性分泌物。

【治疗】由于大疱性鼓膜炎疼痛较重，可对症给予镇痛药物。针对病毒感染，可口服阿昔洛韦等抗病毒药物。在大疱破裂前局部用具有消炎镇痛的2%酚甘油滴耳剂。局部激光理疗可促进炎症吸收。当大疱破裂后，不能再用2%酚甘油滴耳，可用抗生素滴耳液预防继发感染。

第二节　分泌性中耳炎

分泌性中耳炎（otitis media with effusion，secretory otitis media）是中耳黏膜的非化脓性感染性疾病，以鼓室积液及听力下降为主要特征。中耳积液可为浆液性漏出液或渗出液，也可为黏液。由于对本病的病因、发病机制及基本病变等方面的认识观点不同，故对本病的命名也不统一。分泌性中耳炎还称为渗出性中耳炎、卡他性中耳炎、非化脓性中耳炎、中耳积液及胶耳等。

分泌性中耳炎可分为急性和慢性两种，一般认为，分泌性中耳炎病程长达8周以上者即为慢性。慢性分泌性中耳炎是因急性期未得到及时的治疗，或由急性分泌性中耳炎反复发作、迁延转化而来。

本病临床常见，成人与小儿均可发病，但小儿的发病率较高，是小儿常见的听力下降原因之一。

【病因】病因复杂，目前认为主要的病因有咽鼓管功能障碍、感染和免疫反应。

1. 咽鼓管功能障碍　一般认为咽鼓管功能障碍是本病的基本病因。

（1）咽鼓管阻塞：

①机械性阻塞：传统观念认为，咽鼓管咽口的机械性阻塞是本病的主要病因。随着病因学研究的深入，目前认为，咽鼓管的机械性阻塞作为分泌性中耳炎主要病因的可能性很小。a. 腺样体肥大：与本病的关系密切。过去曾认为此乃因肥大的腺样体堵塞咽鼓管咽口所致。但近年的研究认为，腺样体作为致病菌的潜藏处，即慢性腺样体炎，是引起本病反复发作的原因。b. 慢性鼻炎及鼻窦炎：以往仅将其归因于脓液堵塞咽口及咽口处的黏膜因脓液的长期刺激而增生，导致咽口狭窄之故。新的研究发现，此类患者鼻咽部 SIgA 活性较低，故细菌容易在此繁殖而致病。c. 鼻咽癌。鼻咽癌患者在放疗前后均易并发本病。除肿瘤的机械性压迫外，还与腭帆张肌、腭帆提肌、咽鼓管软骨遭肿瘤破坏或放射性损伤致咽口狭窄等因素有关。

②非机械性阻塞：小儿肌肉薄弱，司咽鼓管开闭的肌肉收缩无力；小儿咽鼓管的软骨弹性差，中耳易产生负压，而中耳负压的形成，使咽鼓管软骨段更易向腔内塌陷，管腔进一步狭窄，形成了恶性循环。这是小儿本病发病率较高

的解剖基础之一。

（2）咽鼓管纤毛系统功能障碍：咽鼓管由假复层柱状纤毛上皮覆盖，其黏液纤毛输送系统可不断向鼻咽部排除病原体及分泌物。细菌的外毒素或先天性纤毛运动不良综合征可致纤毛运动瘫痪，致中耳积液。

2.感染：由于分泌性中耳炎常继发于上呼吸道感染，故认为本病与细菌及病毒感染有关。常见的致病菌为流感嗜血杆菌和肺炎链球菌，其次为β-溶血性链球菌及金黄色葡萄球菌等。致病菌的内毒素在发病机制中，特别是在病变迁延为慢性的过程中具有一定的作用。随着 PCR 等现代检测技术的应用，在中耳积液中检出了流感病毒，呼吸道合孢病毒及腺病毒等病毒，因此，病毒也可能是本病的致病微生物。

3.免疫反应：中耳具有独立的免疫防御系统，小儿随着年龄的增长而逐渐发育成熟。由于中耳积液中的细菌检出率较高，并可在积液中检测到细菌的特异性抗体、免疫复合物及补体等，故提示分泌性中耳炎可能是一种由抗体介导的免疫复合物对中耳黏膜的损害，即Ⅲ型变态反应所致。

【病理】咽鼓管在一般状态下是关闭的，仅在吞咽，打呵欠等时瞬间开放，以调节中耳内的气压，使之与外界的大气压保持平衡。当咽鼓管功能不良时，外界空气不能进入中耳，中耳腔内原有的气体逐渐被黏膜吸收，致腔内形成负压，此时，中耳黏膜水肿，毛细血管通透性增加，漏出的血清聚集于鼓室，可形成中耳积液。如负压不能得到解除，中耳黏膜可发生一系列病理变化，表现为黏膜增厚，上皮化生，杯状细胞增多。如病变未能得到控制，晚期可出现积液机化，最后发展为粘连性中耳炎，胆固醇肉芽肿及鼓室硬化症等。中耳积液为漏出液、渗出液和黏液的混合液体，早期主要为浆液性，后期转变为黏液性。浆液性液体稀薄，如水样，呈深浅不同的黄色。胶耳液体如胶冻状。

【症状】

1.听力下降：急性分泌性中耳炎多有感冒史，之后出现听力下降，并伴自听增强。当头位变动，如前倾或侧卧位时，听力可暂时改善。慢性起病者的听力下降多于不知不觉中发生，病人常说不清具体的发病时间。小儿多表现为对家长的呼唤不理睬，看电视时要求调大音量，注意力不集中及学习成绩下降等。如为单耳患病，也可长期不被察觉。

2.耳痛：急性者起病时可有耳痛，慢性者耳痛不明显。

3.耳内闭塞感或称闷胀感。

4.耳鸣：一些病人可有耳鸣，多为间歇性、低调的耳鸣。当头部运动及擤鼻时，耳内可有气过水声。

【检查】

1.鼓膜：（1）鼓膜内陷：表现为光锥缩短，变形或消失，锤骨柄向后上移位，锤骨短突明显向外突起。（2）鼓室积液：鼓膜失去正常光泽，呈淡黄或橙红色，慢性者可呈灰蓝或乳白色；若液体未充满鼓室，可透过鼓膜见到液平面（图 5-7-2）。此液面形如弧形的发丝（名发线）；有时透过鼓膜还可见到气泡影，作咽鼓管吹张后气泡可增多。(3) 鼓膜活动受限：积液多时，鼓膜向外膨隆，鼓气耳镜检查示鼓膜活动受限。

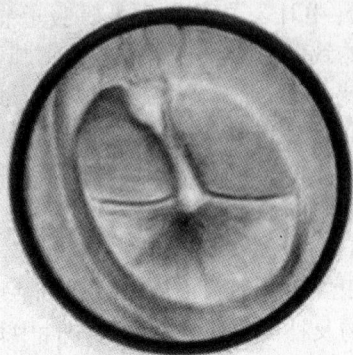

图 5-7-2   分泌性中耳炎

2. 听力检查：

(1) 音叉试验：为传导性耳聋。

(2) 纯音听阈测试：示传导性耳聋。听力下降的程度不一，重者可达40dB。听力损失一般以低频为主。少数患者可合并感音神经性耳聋。

(3) 声导抗测试：声导抗图对诊断本病有重要价值。平坦型（B 型）是分泌性中耳炎的典型曲线；负压型（C 型）曲线示咽鼓管功能不良及鼓室有负压，或有少量鼓室积液。

3. 纤维鼻咽镜检查：小儿观察是否合并有腺样体肥大；成人应观察鼻咽病变，特别注意排除鼻咽癌。

【诊断】根据病史、症状、体征（鼓膜变化）及听力学检查结果，可明确诊断。必要时可行诊断性鼓膜穿刺术确诊。

【鉴别诊断】

1. 鼻咽癌：因本病可为鼻咽癌患者的早期症状，所以对成人一侧分泌性中耳患者，应仔细询问是否存在鼻咽癌的相关症状，警惕有鼻咽癌的可能。须行纤维鼻咽镜检查，必要时作鼻咽部 CT 扫描或 MRI。

2. 脑脊液耳漏：颞骨骨折并发脑脊液漏但鼓膜完整者，脑脊液聚集于鼓室内，可产生类似分泌性中耳炎的临床表现。根据头外伤史，中耳积液的化验检查及颞骨 CT 结果，可帮助鉴别。

3. 外淋巴瘘：极少见。多继发于镫骨手术后或有气压损伤史。瘘孔好发于蜗窗及前庭窗，耳聋呈感音神经性或混合性。

4. 胆固醇肉芽肿：亦称特发性血鼓室。病因不明，可为分泌性中耳炎晚期的并发症。鼓膜呈蓝色或蓝黑色。中耳内有棕褐色液体或棕褐色肉芽，内有含铁血黄素与胆固醇结晶。颞骨 CT 片示鼓室及乳突内有软组织影，少数有骨质破坏。

5. 粘连性中耳炎：粘连性中耳炎是慢性分泌性中耳炎的后遗症。鼓膜紧张部与鼓室内壁及听骨链粘连，听力损失较重，声导抗图为"B"型、"C"型或"As"型。咽鼓管吹张治疗无效。

【预防】加强身体锻炼，预防感冒。进行宣传教育，提高家长及教师对本病的认识，争取早发现，早治疗，防止粘连性中耳炎等后遗症的发生。

【治疗】

治疗原则为，控制感染，清除中耳积液，改善中耳通气及病因治疗。

1. 非手术治疗

（1）抗生素：急性分泌性中耳炎可选用青霉素、红霉素及头孢类等抗生素口服或静滴。

（2）糖皮质激素：如口服地塞米松或强的松等作短期治疗。

（3）保持鼻腔及咽鼓管通畅：减充血剂如 0.05% 盐酸羟甲唑啉喷鼻；咽鼓管吹张（包括捏鼻鼓气法及波氏球吹张法）。

（4）耳部激光理疗及超短波治疗：可促进积液的吸收。

2. 手术治疗

（1）鼓膜穿刺术：用 7 号针头，在无菌操作下从鼓膜的前下方刺入鼓室，以空针抽吸积液。必要时可重复穿刺。亦可于抽液后注入糖皮质激素及安溴索等类药物行鼓室灌注治疗。

（2）鼓膜切开术：液体较黏稠，鼓膜穿刺无效者应行鼓膜切开术。小儿则直接于全麻下行鼓膜切开术。

（3）鼓膜置管术：凡病情迁延、长期不愈及反复发作者，或估计咽鼓管功能不能于短期内恢复正常者，可先行鼓膜切开将积液吸尽后，于鼓膜切开处留置一通气管，以改善中耳的通气，并利于排出中耳积液，促进咽鼓管功能的恢复。通气管的留置时间长短不一，一般为 6～8 周，最长不超过 3 年。咽鼓管功能恢复后，通气管大多可自行脱出。

（4）针对病因的手术治疗：积极治疗鼻咽或鼻腔疾病，如腺样体切除术，鼻内镜下鼻息肉摘除术，下鼻甲部分切除术等。其中，腺样体切除术在儿童分泌性中耳炎的治疗中应受到足够的重视。

（管国芳）

第三节　急性化脓性中耳炎

急性化脓性中耳炎（acute suppurative otitis media）是中耳黏膜的急性化脓性炎症。本病多发生于儿童，以冬春季节多见，多继发于上呼吸道感染。

【病因】主要致病菌为肺炎链球菌，流感嗜血杆菌，乙型溶血性链球菌，葡萄球菌及绿脓杆菌等，前两者在小儿多见。各种原因引起的身体抵抗力下降，全身慢性疾病以及邻近部位的病灶疾病（如慢性扁桃体炎、慢性鼻窦炎等），腺样体肥大等是本病的诱因。感染主要通过以下三种途径：

1. 咽鼓管途径最常见：（1）急性上呼吸道感染：致病菌经咽鼓管侵入中耳，引起感染。

（2）在不洁的水中游泳或跳水，不适当的擤鼻、咽鼓管吹张、鼻腔治疗，以及鼻咽部填塞等，致病菌循咽鼓管侵入中耳。

（3）急性传染病：如猩红热、麻疹、白喉、百日咳、流感等，原发病的病原体可经咽鼓管侵入中耳，并发本病。

（4）婴幼儿因其咽鼓管的解剖生理特点，更易经此途径引起中耳感染。母亲对婴幼儿的哺乳方法不当，如平卧吮奶，乳汁可经咽鼓管流入中耳。

2. 外耳道鼓膜途径：因鼓膜外伤，不正规的鼓膜穿刺或鼓室置管，致病菌可由外耳道侵入中耳。

3. 血行感染：极少见。

【病理】病变常累及包括鼓室、鼓窦及乳突气房的整个中耳黏－骨膜，但以鼓室为主。早期鼓室黏膜充血，水肿，咽鼓管咽口阻塞。由于毛细血管扩张，通透性增加，鼓室内血浆、纤维蛋白、红细胞、多形核白细胞渗出。鼓室黏膜增厚，纤毛脱落，杯状细胞增多。鼓室内炎性渗出物聚集，并逐渐变成脓性。脓液增多后鼓膜受压而缺血，并出现血栓性静脉炎，终致局部溃破，鼓膜穿孔，耳流脓。若治疗得当，炎症可逐渐消退，黏膜恢复正常，鼓膜穿孔可自行修复，或遗留永久性穿孔。病变深达骨质的急性坏死性中耳炎可迁延为慢性。

【症状】

1. 耳痛：鼓膜穿孔前搏动性跳痛或刺痛，可向同侧头部或牙放射，耳痛剧烈者夜不成眠。小儿表现为搔耳，摇头，哭闹不安。鼓膜穿孔流脓后耳痛减轻。

2. 听力减退及耳鸣：早期感到耳闷，听力逐渐下降，伴耳鸣。鼓膜穿孔后耳聋反而减轻。

3. 流脓：鼓膜穿孔后耳内有液体流出，初为血水样，以后变为脓性分泌物。

4. 全身症状：轻重不一。可有畏寒、发热、倦怠，食欲减退。小儿全身症状较重，常伴呕吐、腹泻等消化道症状。鼓膜穿孔后，体温逐渐下降，全身症状明显减轻。

【检查】

1. 耳镜检查：早期，鼓膜松弛部充血，锤骨柄及紧张部周边可见放射状扩张的血管。继之鼓膜弥漫性充血、肿胀，向外膨出，其正常标志不易辨识。鼓膜穿孔前，局部先出现一小黄点。穿孔一般开始甚小，不易看清，有时可见穿孔处的鼓膜有搏动亮点，或见分泌物从该处涌出。穿孔扩大后，能见其边界。婴幼儿的鼓膜较厚，富于弹性，不易发生穿孔，即使中耳已蓄脓，鼓膜却无显著红肿等病变，应警惕之。坏死型中耳炎鼓膜迅速融溃，形成大穿孔。

2. 耳部触诊：乳突尖及鼓窦区有轻微压痛。小儿乳突区皮肤可出现轻度红肿。

3. 听力检查：呈传导性听力损失。

4. 血象：白细胞总数增多，多形核白细胞增加。鼓膜穿孔后血象渐趋正常。

【诊断】根据病史和检查，不难对本病作出诊断。应与外耳道炎、疖肿鉴别：主要表现为耳内疼痛、耳廓牵拉痛。外耳道口及外耳道内肿胀，晚期局限成疖肿。

【治疗】原则是控制感染和通畅引流并去除病因。

1. 全身治疗

（1）及早应用足量抗生素或其他抗菌药物控制感染，务求彻底治愈。一般可选择青霉素类、头孢菌素类等药物。鼓膜穿孔后，取脓液作细菌培养及药敏试验，并参照结果调整用药。

（2）减充血剂喷鼻，如盐酸羟甲唑啉，有利于恢复咽鼓管功能。

（3）注意休息，调节饮食，疏通大便。全身症状较重者注意给予支持疗法。小儿呕吐，腹泻时，应注意补液，纠正电解质紊乱。

2. 局部治疗

（1）鼓膜穿孔前：

①2%石炭酸甘油滴耳，可消炎止痛。因该药遇脓液后可释放石炭酸，故鼓膜穿孔后应立即停止使用，以免腐蚀鼓室黏膜及鼓膜。

②遇下述情况时，应作鼓膜切开术：a. 全身及局部症状较重，鼓膜明显膨出，经一般治疗后效果不明显；b. 鼓膜穿孔太小，引流不畅；c. 疑有并发症可能，但尚无需立即行乳突开放术者。

(2)鼓膜穿孔后：

①先用3%双氧水尽量彻底清洗并拭净外耳道脓液或用吸引器将脓液吸净。

②局部用抗生素水溶液滴耳，如0.25%～1%氯霉素液，0.3%氧氟沙星滴耳剂，利福平滴耳剂等。不主张使用粉剂，以免与脓液结块，影响引流。

③当脓液已减少，炎症逐渐消退时，可用甘油或酒精制剂滴耳，如3%硼酸甘油，3%硼酸酒精等。

④炎症完全消退后，穿孔大都可自行愈合。鼓膜穿孔长期不愈合者，可行鼓膜修补术。

3. 病因治疗：积极治疗鼻部及咽部慢性疾病，如腺样体肥大、慢性鼻窦炎、慢性扁桃体炎等。

【预防】

1. 锻炼身体，提高身体素质，积极预防和治疗上呼吸道感染。

2. 普及卫生知识、防治呼吸道传染病。

3. 宣传正确的哺乳姿势：哺乳时应将婴儿抱起，使头部竖直。

4. 陈旧性鼓膜穿孔或鼓室置管者不宜游泳。

(孙 开 张德军)

第四节 急性乳突炎

急性乳突炎（acute mastoiditis）是乳突气房黏膜及其骨质的急性化脓性炎症。多由急性化脓性中耳炎发展而来。儿童比较多见，2～3岁以下的婴幼儿因乳突尚未发育，仅发生鼓窦炎。

【病因】急性乳突炎主要是急性化脓性中耳炎的并发症。主要原因：

1. 病人体质虚弱、抵抗力差，如麻疹、猩红热等急性传染病或糖尿病、慢性肾炎等全身慢性病患者。

2. 致病菌毒力强，耐药，对常用抗生素不敏感，如肺炎球菌Ⅲ型、乙型溶血性链球菌等。

3. 中耳脓液引流不畅，如鼓膜穿孔太小或穿孔被脓液、异物等堵塞等。

【病理】急性化脓性中耳炎时，以鼓室为中心的化脓性炎症未得到控制而进一步向鼓窦和乳突发展、蔓延，乳突气房的黏-骨膜充血，肿胀，坏死，脱落，骨质脱钙，房隔破溃，气房内积脓。此时，如鼓窦入口被肿胀的黏膜或肉芽等所堵塞，鼓窦和乳突气房引流障碍，乳突气房融合为一个或数个大的空腔，腔内有大量脓液蓄积，称急性融合性乳突炎。由溶血性链球菌或流感嗜血杆菌引起者，乳突气房内充满血性渗出物，称出血性乳突炎。若乳突气化不良，如板障型乳突，乳突的急性化脓性感染则可表现为乳突骨髓炎。由于抗生素的广泛应用，某些急性乳突炎的全身和局部症状非常轻微，在未发生并发症以前常不易被发现，称隐性乳突炎。急性乳突炎如未被控制，炎症继续发展，可穿破乳突骨壁，引起颅内、外并发症。

【症状】

在急性化脓性中耳炎的恢复期中，大约在疾病的第 3 ~ 4 周，各种症状不继续减轻，反而加重，出现如下症状：

1. 鼓膜穿孔后耳痛不减轻，或一度减轻后又加重；头痛重新出现，或加重。

2. 听力不提高反而下降；

3. 耳流脓不逐渐减少却逐渐增加（脓液引流受阻时可突然减少）；

4. 全身症状加重，体温再度升高，重者可达 40℃ 以上。儿童可有速脉，嗜睡，甚至惊厥。通常有恶心、呕吐、腹泻等消化道症状。

【检查】

1 外耳道脓液甚多，拭净后又迅速出现。骨性外耳道后上壁红肿，塌陷。鼓膜充血，松弛部可膨出；鼓膜穿孔一般较小，穿孔处有脓液搏动。.

2. 乳突部皮肤肿胀，潮红，耳后沟红肿压痛，耳廓耸向前方。鼓窦区及乳突尖区有明显压痛。

3. 乳突 X 线片早期表现为乳突气房模糊，脓腔形成后房隔不清，融合为一透亮区。

4. 颞骨 CT 扫描可见乳突含气量减少，房隔破坏，并可见液气面。

5. 白细胞增多，多形核白细胞增加。

【诊断】 根据病史、症状和检查，可对本病作出诊断。应与外耳道疖鉴别。后者无急性中耳炎史，全身症状较轻。外耳道疖位于外耳道口后壁时，虽也可有耳后沟肿胀，但无乳突区压痛。检查鼓膜正常，可见到疖肿破溃口。

【治疗】 早期，全身及局部治疗同急性化脓性中耳炎，应参照细菌学检查结果及早应用大剂量抗生素，静脉给药；改善局部引流，可行鼓膜切开术。感染未能得到控制，或出现可疑并发症时，应立即行单纯乳突开放术。

【预防】 与急性化脓性中耳炎相同。对急性化脓性中耳炎要治疗及时、得当，以免发生急性乳突炎。

（孙 开）

第五节　慢性化脓性中耳炎

慢性化脓性中耳炎（chronic suppurative otitis media）是中耳黏膜、骨膜或深达骨质的慢性化脓性炎症。本病很常见，常常合并慢性乳突炎。临床上以耳内长期或间断性流脓，鼓膜穿孔和听力下降为特点，可以引起严重的颅内、外并发症，甚至危及生命。

【病因】

1. 急性化脓性中耳炎治疗不当或延误治疗，可迁延为慢性。

2. 急性坏死性中耳炎病变深达骨质者的直接延续。

3. 鼻及咽部存在慢性病灶，如腺样体肥大，慢性扁桃体炎及鼻窦炎等疾病，易致中耳炎反复发作。

常见致病菌包括变形杆菌、绿脓杆菌及金黄色葡萄球菌等，以革兰氏阴性杆菌居多，常出现两种以上细菌的混合感染。

【病理】本病的病理变化有 3 种类型，三者之间一般无阶段性联系。①单纯慢性化脓性中耳炎，其主要病理变化为黏膜充血、增厚，杯状细胞及腺体分泌增加，病变主要位于鼓室。②伴肉芽或息肉慢性化脓性中耳炎，本病组织破坏广泛，黏膜上皮遭破坏，病变深达骨质，如听小骨、鼓窦及乳突等，局部有肉芽或息肉生成。③伴有胆脂瘤的慢性中耳炎，鼓膜边缘性穿孔或鼓膜紧张部大穿孔，黏膜破坏后可发生鳞状上皮化生继发胆脂瘤（详见本章第二节）。

【症状】

1. 耳溢液：为间断性或持续性，上呼吸道感染时，耳溢增多。分泌物呈黏液脓性，有肉芽或息肉者，脓汁中可带有血丝。

2. 听力下降：听力损失程度不等，可轻可重，多为传导性耳聋，晚期可为混合性耳聋。

3. 耳鸣：部分病人可有耳鸣。

【检查】

1. 鼓膜穿孔：穿孔位于鼓膜紧张部，可分为中央性和边缘性两种：穿孔四周均有残余鼓膜环绕者称为中央性穿孔；穿孔边缘有部分或全部已达鼓沟者，则称为边缘性穿孔。经穿孔处可见鼓室内壁黏膜充血肿胀或增厚，或有肉芽及息肉形成，大的肉芽可脱至外耳道，并遮盖鼓膜。外耳道有脓性分泌物。

2. 听力检查：纯音测听结果为传导性或混合性耳聋，程度轻重不一。

3. 颞骨高分辨 CT 检查：炎症局限于鼓室黏膜者，乳突多为气化型；若有骨疡或肉芽等病变时，则气房模糊，内有软组织影，此时乳突多为硬化型或板障型。

【诊断及鉴别诊断】根据病史及检查结果，诊断容易。但应注意与下列疾病相鉴别：

1. 中耳癌：好发于中年以上的病人。多有耳长期流脓史，可有耳内出血、耳痛及张口困难。检查见外耳道及鼓室内有新生物，触之易出血。早期可出现面瘫，晚期可有第Ⅵ、Ⅸ、Ⅹ、Ⅺ、Ⅻ颅神经受损症状。颞骨 CT 示骨质破坏。新生物活检送病理检查可明确诊断。

3. 结核性中耳炎：多继发于肺部或其它部位的结核病变。耳内流稀薄脓液，听力损害明显。检查见鼓膜大穿孔，可见苍白肉芽。颞骨 CT 扫描示鼓室及乳突有骨质破坏及死骨形成。肉芽病理检查及分泌物涂片可确诊。

【治疗】治疗原则为去除病因，控制感染，通畅引流，清除病灶及恢复听力。包括药物治疗和手术治疗。

1. 药物治疗：引流通畅者，以局部用药为主。

（1）局部用药种类：

①抗生素溶液，如 0.25% 氯霉素滴眼液及 0.3% 氧氟沙星滴耳液等。用于炎症发作期，分泌物较多时。

②酒精或甘油制剂，如 3% 硼酸酒精，3% 硼酸甘油等。用于炎症消退，脓液减少时。

（2）局部用药注意事项：①首先用 3% 双氧水洗耳，然后用棉签拭干后方可滴药；②忌用氨基糖苷类抗生素（如庆大霉素等）滴耳，以免引起内耳中毒；③一般不主张用粉剂，尤其脓液多及穿孔小者，粉剂可堵塞穿孔，影响引流，甚至导致严重的并发症。

2. 手术治疗

（1）经正规药物治疗无效，中耳有肉芽或息肉，颞骨 CT 示中耳病变明显者，应行乳突开放＋鼓室成形术。

（2）中耳炎症消退，停止流脓干耳后，遗留鼓膜穿孔者，可行鼓室成形术。

第六节　胆脂瘤中耳炎

胆脂瘤（cholesteatoma）是一种位于中耳内的囊性结构，是由于鼓膜、外耳道的复层鳞状上皮在中耳腔生长而堆积成的团块，而非真性肿瘤。胆脂瘤可继发于慢性化脓性中耳炎，而慢性化脓性中耳炎也可继发于胆脂瘤的细菌感染，故本病又称为伴有胆脂瘤的慢性中耳炎（chronic otitis media with cholesteatoma)。由于胆脂瘤可破坏周围骨质，故可使炎症向周围扩散，导致一系列严重的颅内、外并发症，重者可危及生命。

【发病机制】

胆脂瘤形成的确切机制目前尚不清楚，主要的学说有：

(1) 袋状内陷学说：由于咽鼓管通气功能不良，鼓室形成负压，中耳黏膜充血肿胀、增厚；此时位于中、上鼓室之间的狭窄通道被肿胀黏膜堵塞，使上鼓室与中鼓室及咽鼓管之间形成两个互不相通的系统。上鼓室高负压使鼓膜松弛部逐渐陷入上鼓室内，内陷的鼓膜形成一囊袋。因囊袋的内壁原为鼓膜的上皮层，此层的鳞状上皮及角化物质在代谢过程中不断脱落，堆积于囊袋中，使囊袋不断扩大，破坏周围骨质，最终形成胆脂瘤。此种类型又称为后天性原发性胆脂瘤。

(2) 上皮移入学说：伴有鼓膜边缘性穿孔或大穿孔的慢性化脓性中耳炎，其外耳道及鼓膜的上皮沿穿孔处的骨面向鼓室内移行生长，其脱落的上皮及角化物质堆积于鼓室及鼓窦内而不能自洁，聚积成团，形成胆脂瘤。此种类型又称为后天性继发性胆脂瘤。

【病理】

胆脂瘤是一种囊性结构，囊的内壁为复层鳞状上皮，囊内充满脱落坏死的上皮，角化物质及胆固醇结晶，故称为胆脂瘤。它可破坏周围的骨质，并向四周不断扩大。这种骨质遭破坏的确切机制尚不清楚，可能是胆脂瘤对其周围骨质的直接压迫所致或其基质及其下方的炎性肉芽组织产生的多种酶（蛋白酶，胶原酶等），致使周围骨质脱钙，骨壁破坏所致。

【症状】

1. 耳溢液：耳内长期流脓，脓液可含白色豆渣样物，有奇臭。

2. 听力下降：位于鼓膜松弛部的胆脂瘤早期可不引起听力下降。而位于紧张部的胆脂瘤早期即可引起听力下降。一般为传导性耳聋，晚期可为混合性耳聋。

3. 耳鸣：可有高音调或低音调耳鸣。

【检查】

1. 耳镜检查：鼓膜松弛部穿孔或紧张部后上方边缘性穿孔或大穿孔。穿孔处可见有灰白色鳞片状或豆渣样无定形物质，奇臭。松弛部穿孔可被痂皮覆盖，如不除痂观察，常导致漏诊。大的胆脂瘤可致上外耳道后上骨壁破坏，检查见外耳道后上壁塌陷（图5-7-3）。

2. 纯音测听：听力损失可轻可重，可为传导性或混合性耳聋。

3. 颞骨高分辨率CT检查示上鼓室、鼓窦或乳突有密度增浓影及骨质破坏区，其边缘多浓密、整齐（图5-7-4）。

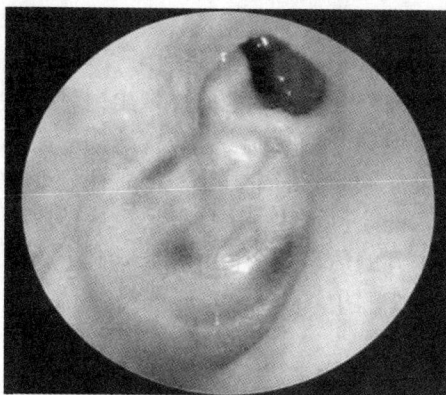

图 5-7-3　胆脂瘤中耳炎

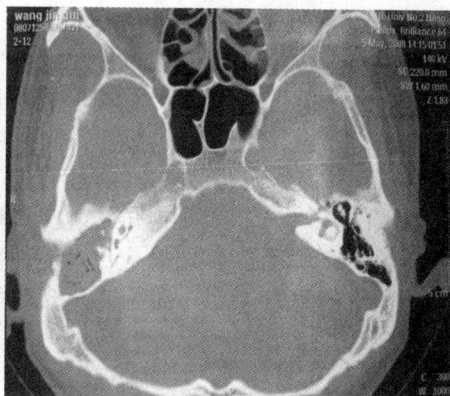

图 5-7-4　颞骨 CT 示右胆脂瘤中耳炎

【诊断及鉴别诊断】

根据症状、体征及辅助检查结果，不难诊断。

但应与不伴胆脂瘤的慢性化脓性中耳炎相鉴别（表 5-7-1）

表 5-7-1　慢性化脓性中耳炎与胆脂瘤中耳炎鉴别诊断表

	慢性化脓性中耳炎	伴肉芽或息肉的慢性化脓性中耳炎	胆脂瘤中耳炎
耳内流脓	多为间歇性	持续性	持续性；如穿孔被痂皮所堵则表现为间歇性，原发性者早期不流脓
分泌物性质	黏液或黏液脓性，无臭	脓性或黏液脓性，间带血丝，臭	脓性或黏液脓性，可含"豆渣样物"，奇臭
听　力	一般为轻度传导性聋	听力损失较重，为传导性聋，亦可为混合性聋	听力损失可轻可重，为传导性或混合性聋
鼓膜及鼓室	紧张部中央性穿孔	紧张部大穿孔或边缘性穿孔，鼓室内有肉芽或息肉	松弛部穿孔或紧张部后上边缘性穿孔或大穿孔，鼓室内有灰白色鳞片状或无定形物质，亦可伴有肉芽
颞骨 CT	正常	鼓室、鼓窦或乳突内有软组织影或骨质破坏	骨质破坏，边缘浓密，整齐
并发症	一般无	可有	常有

【治疗】应尽早手术治疗，清除病灶，预防并发症。

手术治疗的目的：①彻底清除病变组织：包括鼓室、鼓窦和乳突腔内的胆脂瘤、肉芽及病变骨质等，应完全彻底地加以清除；②重建听骨链：在彻底清除病变组织的基础上，应尽可能保留与中耳传音功能有关的健康组织，如听小骨，残余鼓膜，咽鼓管黏膜，鼓室黏膜等，并在此基础上一期或二期重建听骨链；③力求干耳；④预防颅内外并发症。

手术术式：①乳突根治术：是通过开放乳突，切除外耳道后上骨壁骨质，使鼓室、鼓窦、乳突腔和外耳道形成一永久向外开放的术腔，并取出锤骨及砧骨，以彻底清除病变组织。该术式可使听力遭到严重的损害，故仅适用于破坏范围极广合并感音神经聋或伴有颅内外并发症的胆脂瘤中耳炎。②乳突病变切除及鼓室成形术：是一种对传统乳突根治术的改良术式，术中既要彻底清除中耳各部的所有病灶，同时又应尽可能保留中耳的传声结构，并在此基础上作鼓室成形术。适用于具备鼓室成形术条件的胆脂瘤中耳炎。

（管国芳）

思考题

1. 分泌性中耳炎的诊断要点及治疗原则？
2. 急性化脓性中耳炎的感染途径有哪些？
3. 急性化脓性中耳炎的诊断要点？
4. 慢性化脓性中耳炎与中耳胆脂瘤临床表现有哪些异同点？

第八章　耳源性颅内外并发症

第一节　概　述

由于中耳、乳突解剖上的特殊性，化脓性中耳乳突炎易向邻近或远处扩散，其所引起的颅内外并发症称为耳源性并发症（otogenic complication）。这些并发症可造成相应的解剖结构和功能损伤，其中耳源性颅内并发症常常危及生命，是耳鼻咽喉－头颈外科危急重症之一，值得重视。

【病因】　主要与以下因素有关：

1. 脓液引流不畅：如鼓膜穿孔被胆脂瘤上皮、肉芽、息肉或脓痂堵塞，或急性化脓性中耳炎时鼓膜穿孔太小，均可导致脓液引流不畅，易引起并发症。

2. 骨质破坏严重：中耳乳突骨质破坏最多见于胆脂瘤型中耳炎，该类型最常出现颅内外并发症。急性坏死型中耳炎或结核性中耳炎也可引起骨质破坏而发生并发症。

3. 机体抵抗力差：年老体弱、营养不良、严重的全身慢性疾病（糖尿病、白血病、结核病等）或儿童抵抗力较差者，中耳感染易扩散而出现并发症。

4. 致病菌毒力强：致病菌对常用抗生素不敏感或已产生抗药性，是化脓性中耳炎发生各种并发症的原因之一。致病菌主要为革兰氏阴性杆菌，如变形杆菌、绿脓杆菌、大肠杆菌或副大肠杆菌、产气杆菌等；球菌中以金黄色葡萄球菌、溶血性链球菌、肺炎球菌等较多见。亦可出现两种以上致病菌混合感染。

【感染扩散途径】

1. 循破坏或缺损骨壁：是最常见的感染扩散途径。当鼓室盖、鼓窦盖及乳突天盖受炎症侵蚀而破坏时，感染可向颅内蔓延。中耳乳突的后壁与乙状窦相邻，该区骨质破坏时可形成乙状窦周围炎或脓肿。当窦脑膜角骨壁破坏时，炎症可直接与颅中窝或颅后窝相通，可出现小脑脓肿。若乳突外壁或乳突尖内侧骨壁穿破，脓液可循此流入耳后骨膜下或颈深部，在局部形成脓肿。中耳内侧壁骨质遭破坏,可导致各种迷路炎;若面神经受累及,则可发生耳源性周围性面瘫。此外,在感染的术腔行内耳开窗术,镫骨足板切除术等可使感染传播到内耳;外伤(如颞骨骨折)形成的骨缝亦可成为感染的传播途径。

2. 经解剖通道或未闭骨缝:感染可经前庭窗、蜗窗侵犯内耳产生迷路炎。化脓性迷路炎可循蜗水管、前庭水管、内耳道等正常解剖途径向颅内播散;流行性脑膜炎则可循通道相反方向向迷路播散,并发化脓性迷路炎。感染可经小儿尚未闭合的骨缝(如岩鳞缝)向颅内扩散。胚胎发育畸形与遗迹,也可提供进入内耳及颅内的通道。

3. 血行途径:中耳黏膜内的小血管、乳突导血管及骨小管的小静脉可与脑膜、乃至脑组织表面的血管沟通,使中耳感染经血流蔓延至颅内。化脓性中耳乳突炎并发的脓毒败血症尚可引起远隔脏器的化脓性感染,如肺炎、肺脓肿、肝脓肿等。

【分类】一般分为颅内和颅外并发症两大类。

1. 颅内并发症:包括硬脑膜外脓肿、化脓性脑膜炎、乙状窦血栓性静脉炎、脑脓肿、硬脑膜下脓肿等。

2. 颅外并发症:包括迷路炎、岩尖炎、岩锥炎、周围性面瘫、耳后骨膜下脓肿、颈部贝佐尔德(Bezold)脓肿、Mouret 脓肿等。

【诊断】诊断中应注意以下几方面:

(一)对耳部疾病和并发症的种类作出诊断。为此应详细询问病史,仔细进行体格检查,进行必要的常规及特殊检查。

1. 颞骨 CT 扫描可发现中耳骨质破坏性病变或中耳乳突腔内可见密度不均匀的软组织影;颅脑 CT 或 MRI 对颅内病变具有重要的诊断价值。

2. 眼底检查有助于了解颅内高压及其程度。

3. 进行耳内细菌培养及药敏试验,脑脊液及血液的实验室检查及细菌学检查等。

(二)一些非耳源性疾病的症状和耳源性颅内外并发症的部分症状相同或相似时应注意鉴别。以下几点应考虑耳源性因素:

1. 凡发病前化脓性中耳乳突炎有急性发作症状,如耳内流脓增多或耳内流脓突然减少或停止,伴耳内疼痛、耳后肿起、持续性头痛、发热等。

2. 耳科检查发现乳突区红肿压痛,颈部呈条索状;耳内脓液恶臭;鼓膜松弛部穿孔,骨性外耳道后上壁塌陷;或鼓膜虽完整但松弛部明显充血、膨隆;鼓室有胆脂瘤、息肉或肉芽,脓液搏动等。

3. 颅内和颅外病症同时或先后出现,如化脓性脑膜炎发生前或与之同时出现耳后骨膜下脓肿,迷路炎或同侧周围性面瘫等,应考虑到耳源性因素。

(三)注意有些情况下可使诊断造成困难:①多种并发症同时发生,各种症状互相重叠、掩盖,使病情复杂化。②大量抗生素和激素的应用,使症状不典型；或由于病变部位不同，症状不典型。此时，应综合病史及各项检查结果分析判断，必要时可行乳突探查术。

【治疗】

1. 乳突根治术：彻底清除中耳乳突的病变，使引流通畅。仔细检查鼓室盖、鼓窦盖和乙状窦骨板有无破坏，如发现硬脑膜外脓肿或血栓性静脉炎时，应清除坏死的骨板直到见到正常的硬脑膜为止。

2. 应用抗生素：应及时、足量，并参照细菌学检查结果选用适当的抗菌药物。

3. 脓肿处理：穿刺、冲洗、引流或脓肿切除等。

4. 支持疗法：补充水分和电解质，根据病情需要可适当输血或血浆，以及氨基酸等。

5. 对症治疗：颅内高压者用脱水疗法，如每次20%甘露醇1～2g/kg快速静脉滴注，或50%葡萄糖40～60ml推注。可酌情使用糖皮质激素如地塞米松10～20mg/d，静脉滴注。

（刘慧忠）

第二节　颅外并发症

一、耳后骨膜下脓肿

【病因及病理】 中耳炎时，特别是在急性期，炎症穿破鼓窦外侧骨壁或乳突尖部骨皮质，使乳突腔内蓄积的脓液经乳突外侧骨板破溃区流入并聚集于耳后乳突骨膜下方，形成耳后骨膜下脓肿（postauricular supperiosteal abscess）。儿童或乳突气化良好者多见，胆脂瘤中耳炎者易发生。

【症状】

有中耳炎病史。耳后肿胀疼痛，耳内流脓、耳痛、发热和全身不适等，儿童症状尤明显。

【检查】

1. 耳后红肿，肿胀位于耳后上方及乳突尖部，耳廓被推向前、外方。脓肿形成后有波动感，穿刺有脓。脓肿穿破骨膜和皮肤者可形成瘘管。

2. 鼓膜紧张部大穿孔或后上方边缘性穿孔或松弛部穿孔，可见息肉、肉芽或胆脂瘤；或鼓膜急性充血、肿胀、隆起、脓液有搏动。

3. 影像学检查X线乳突拍片或颞骨CT扫描有乳突骨质破坏的表现。

【诊断】

1. 详细询问病史，有慢性化脓性中耳炎急性发作，或儿童急性中耳炎病史。

2. 耳部检查见耳后红肿，早期耳后沟存在，晚期可消失，形成瘘管者有脓性分泌物由瘘口处溢出。

3. X线片或颞骨CT示乳突气房模糊，有骨质破坏的表现。

【治疗】 以消炎排脓和清除病灶为原则。

1. 并发急性乳突炎者，行单纯乳突切开术。

2. 并发于慢性化脓性中耳乳突炎者，可行乳突根治术或改良乳突根治术。幼儿乳突尚未发育，只需行鼓窦凿开术。

3. 同时应用适当的抗生素。

【预防】

及时及合理治疗急、慢性化脓性中耳炎。

二、颈部贝佐尔德脓肿

【病因及病理】 在气化良好的乳突中，其乳突尖内侧骨壁较薄，其外骨壁则较厚，且有胸锁乳突肌腱附着。若乳突蓄脓时，乳突尖内侧骨壁破溃，脓液流入胸锁乳突肌深面，在颈侧形成脓肿，称贝佐尔德脓肿（Bezold，s abscess）。

【临床表现】 患者高热，可有寒战；患侧颈深部疼痛，颈部运动受限。颈部相当于乳突尖至下颌角处肿胀、有明显压痛。由于脓肿位于胸锁乳突肌深面，故可无明显波动感。感染向下蔓延，可引起纵隔炎或纵隔脓肿。

【诊断】 根据中耳炎病史，局部检查及乳突X线摄片或颞骨CT检查，不难诊断。如局部穿刺有脓，则诊断更为明确。本病应与Mouret脓肿鉴别：乳突尖骨质溃破区位于二腹肌沟处，炎性渗出物沿二腹肌向咽侧隙扩散，所形成的颈深部脓肿称Mouret脓肿。

【治疗】

1. 须行乳突手术，术中应凿开所有病变气房，特别是乳突尖部气房，使脓肿引流通畅。

2. 及早经胸锁乳突肌前缘切口，行脓肿切开引流术。

3. 全身应给予抗生素药物。

【预防】

及时及合理治疗急、慢性化脓性中耳炎，可预防该病的发生。

三、迷路炎

迷路炎（labyrinthitis），是化脓性中耳乳突炎较常见的并发症。迷路炎可分为局限性迷路炎、浆液性迷路炎及化脓性迷路炎 3 个类型。

（一）局限性迷路炎（circumscribed labyrinthtis）

局限性迷路炎亦称迷路瘘管。此型临床上较多见。

【病因】多为胆脂瘤或肉芽组织腐蚀迷路骨壁形成瘘管，使中耳与迷路骨内膜或外淋巴隙相通，

【病理】膜迷路本身常无炎症，炎症仅限于局部的骨迷路及其骨内膜，在受到炎症性或物理性刺激时出现症状，多发生于外半规管，亦可发生于其它半规管、前庭、耳蜗或整个迷路，但少见。当迷路瘘管仅限于局部迷路骨质，而骨内膜保持完整时，瘘管不与外淋巴隙相通。骨内膜穿破后，瘘管始达外淋巴隙，但膜迷路通常无炎性改变。瘘管若被肉芽、胆脂瘤包膜、结缔组织等封闭，炎症可局限于局部骨质内。瘘管位于鼓岬者，因耳蜗处外淋巴隙较宽大，炎症易扩散而发展为弥漫性迷路炎。少数瘘管可因新骨生成而自行愈合。

【症状】

1. 阵发性或激发性眩晕，偶伴有恶心、呕吐。眩晕多在头位快速变动、转身、曲体、行车、耳内操作，压迫耳屏或擤鼻时发作，持续数分钟至数小时不等。

2. 听力减退。

【检查】

1. 自发性眼震：眩晕发作时可见自发性眼震，因病变刺激半规管之壶腹嵴，迷路多呈兴奋状态，故眼震方向多表现向患侧。

2. 瘘管试验阳性：向耳内加压时出现眩晕及眼震，但若瘘管为肉芽组织所堵塞可为阴性。

3. 前庭功能检查一般正常或亢进。检查时避免用冷热水试验，以免炎症扩散。

4. 听力检查：听力减退的性质和程度与中耳炎病变程度一致，基本属于传导性聋。瘘管位于鼓岬者可呈混合性聋。

【诊断】长期慢性化脓性中耳炎病史，尤其是胆脂瘤中耳乳突炎或骨质破坏和肉芽形成的中耳乳突炎的病人，若出现阵发性或激发性眩晕首先应考虑本病。

【治疗】

1. 发作期一般给予抗生素控制感染，可加用糖皮质激素药物，如地塞米

松等，待症状平稳再行乳突手术。可给予适当镇静剂，注意休息等。

2. 手术治疗：为主要疗法，在足量抗生素控制下行乳突手术。应彻底清除胆脂瘤，对瘘管附近的上皮进行处理时应谨慎，以免感染扩散，引起化脓性迷路炎。在病变清除后应用组织修补瘘管。

(二) 浆液性迷路炎（serous labyrinthitis）

浆液性迷路炎是以浆液或浆液纤维素渗出为主的内耳弥漫性非化脓性炎症。

【病因】 可继发于局限性迷路炎，或为中耳炎的细菌毒素或脓性分泌物经蜗窗、前庭窗或血行途径侵入或刺激内耳，产生弥漫性浆液性炎症。

【病理】 内耳充血、毛细血管通透性增加，外淋巴隙内有浆液性或浆液纤维素性渗出物，出现炎性细胞浸润，内耳终器一般无损害。故内耳病变痊愈后内耳功能多能恢复。若病变进一步发展，则转变为化脓性迷路炎。

【症状】

1. 眩晕与平衡失调较局限性迷路炎明显，呈持续性，伴恶心和呕吐。

2. 患耳听力迅速明显减退，及时消除病变，听力多可恢复正常。

3. 可有耳深部疼痛。

【检查】

1. 自发性眼震：早期眼震为水平、旋转性，眼震快相向患侧，若眼震快相向健侧，则提示病情加重。待迷路内浆液渗出物吸收后，眼震及眩晕将逐渐消失。

2. 听力检查可有感音神经性耳聋，但未全聋。听力下降不严重的病例，可有重振、复听等耳蜗病变的表现。

3. 瘘管试验可为阳性。对该类病人做前庭功能检查时忌用冷热水，而用冷热空气。早期示病侧前庭功能亢进，后逐渐减弱。

【诊断】 根据化脓性中耳乳突炎病史，持续性眩晕与平衡失调、听力明显下降等症状、自发性眼震的特点及听力和前庭功能检查等可诊断本病。

【治疗】

1. 对症治疗，如地西泮、镇静。呕吐频繁时应适当输液，并用适量糖皮质激素类药物。

2. 急性化脓性中耳炎所致者，在足量应用抗生素的同时给予对症治疗，必要时行单纯性乳突切开术。慢性化脓性中耳炎引起者，应在抗生素控制下行乳突手术。

(三) 化脓性迷路炎（suppurative labyrinthitis）

化脓菌侵入内耳，引起内外淋巴间隙内的弥漫性化脓性炎症，称化脓性迷路炎。内耳终器被破坏，使内耳功能完全丧失。感染可继续向颅内扩散，引起颅内并发症。

【病因】化脓性迷路炎多因中耳感染扩散，从浆液性迷路炎发展而来。

【病理】迷路化脓前。一般经历短暂的浆液性渗出过程，然后出现白细胞浸润，纤维蛋白渗出，包括膜迷路在内的整个迷路出现化脓性病变，迷路蓄脓，伴组织坏死，肉芽生成。如炎症未能控制，感染可循内淋巴管、蜗水管或内耳道等处向颅内扩散。若治疗及时，引流通畅，病人抵抗力强，本病将以局部的纤维组织增生及新骨形成而告终，即迷路硬化。若感染未被完全控制，内耳仍有化脓性病灶，伴肉芽组织增生，则炎症转入慢性过程，称潜伏性或隐匿性迷路炎。此型迷路炎在一定条件下感染活动并向颅内蔓延，可引起颅内并发症。

【症状】

1. 眩晕：表现重度的眩晕、恶心、呕吐，持续 1～4 周。

2. 耳聋：病初听力即完全丧失，常伴有持续性高频耳鸣。

【检查】

1. 有自发性眼震，初期因病侧前庭受刺激而眼震向同侧，但不久转为快相向健侧，强度较大。躯干向眼震慢相侧倾倒。若眼震快相从健侧转向病侧时，应警惕发生颅内并发症。急性期过后，前庭功能逐渐代偿，眩晕逐渐减轻，但功能不能恢复。

2. 瘘管试验迷路已被破坏，故瘘管试验阴性。前庭功能检查可无反应。

3. 体温一般不高，若有发热、头痛，同时有脑膜刺激征则应考虑有颅内并发症的可能。

【诊断】根据化脓性中耳乳突炎病史，重度眩晕、听力丧失，有自发性眼震，患耳冷热试验、瘘管试验均无反应等可作出诊断。

【治疗】

大量抗生素控制下立即行乳突手术。疑有颅内并发症时，应急行乳突手术，并切开迷路，以利引流。补液，注意水电解质平衡。

（刘慧忠）

第三节　颅内并发症

一、硬脑膜外脓肿

硬脑膜外脓肿（extradural abscess）系发生于颅骨骨板与硬脑膜之间的化脓性炎症和脓液蓄积，是化脓性中耳炎最常见的耳源性颅内并发症之一。颅中窝的硬脑膜外脓肿位于鼓室盖、鼓窦盖或乳突盖与硬脑膜之间者为颞叶硬脑膜外脓肿。颅后窝的硬脑膜外脓肿主要为乙状窦与乙状窦骨板之间的脓肿，又称乙状窦周围脓肿。小脑硬脑膜外脓肿亦不少见。

【病因】慢性中耳炎急性发作（或急性中耳乳突炎）时，炎症经破坏、缺损的骨壁或随血栓性静脉炎侵入颅内，在硬脑膜与骨板间形成脓肿。岩锥炎及化脓性迷路炎扩散亦可导致硬脑膜外脓肿。

【病理】局部硬脑膜感染后而充血、肿胀、增厚，纤维蛋白渗出及炎性细胞浸润。炎性渗出物聚集于硬脑膜与颅骨骨板之间，形成脓肿。脓肿周围可因肉芽组织包裹而局限化。当机体抵抗力较强时，脓肿可潜伏较久而无明显症状。若脓肿扩散，可引起硬脑膜下脓肿、脑膜炎、脑脓肿等其他颅内并发症。

【症状】临床症状取决于脓肿的大小和发展速度，若脓肿较小，一般无明显症状和体征，或仅有轻微的患侧头痛。当脓肿较大和发展较快时，常有病侧头痛，多为局限性和持续性剧烈跳痛，头位变化时更明显，体温多不超过38℃。若脓肿大、范围广可出现全头痛，但仍以病侧为著。当耳内流脓量增大时，头痛可减轻。乙状窦周围脓肿临床表现同乙状窦血栓性静脉炎。

【检查】

1. 耳镜检查时常可见到有明显的搏动性脓液外溢。

2. 个别体积大的脓肿可刺激局部脑膜或引起颅内压增高或压迫局部脑实质而出现相应的脑膜刺激征或局灶性神经定位体征；若脓肿在颞骨的岩尖，可有岩尖综合征和轻度面瘫。

3. 影像学检查：颞骨和脑 CT、MRI 检查可见中耳乳突骨质破坏，硬脑膜区有阴影。

【诊断】凡化脓性中耳乳突炎患者，如出现下述情况应疑及本病：

1. 患侧长期头痛或伴不规则低热，经检查可排除其他原因者；

2. 头痛症状在耳内流脓突然增多后可自行缓解者；

3. 耳内流脓甚多，拭之不尽，提示在中耳乳突腔之外尚有另一个较大的脓腔与中耳相通；

4. 局部检查可见脓液有明显的搏动。

【治疗】

1. 立即行乳突探查术，彻底清除病变组织，详细检查鼓室盖、鼓窦盖、乳突盖及乙状窦骨板；找到与脓肿相通的骨质破坏区，向周围扩大并彻底暴露硬脑膜；排尽脓液，通畅引流；刮除肉芽组织，直至看到正常的硬脑膜为止，但术中应注意勿因刮除肉芽而损伤硬脑膜或乙状窦。

2. 大量有效的抗生素静脉滴注，可加适量的抗厌氧菌药物（如甲硝唑）和糖皮质激素（如地塞米松等）。

3. 注意全身情况，特别是颅内高压者。对脱水或营养不良者，注意全身支持疗法。

二、耳源性脑膜炎

耳源性脑膜炎（otits meningitis，otogenic meningitis）是化脓性中耳乳突炎所并发的软脑膜和蛛网膜的急性化脓性炎症。

【病因】中耳感染可通过各种途径直接侵犯软脑膜和蛛网膜，也可通过感染所致的其他并发症（如化脓性迷路炎、岩锥炎、硬脑膜外脓肿、乙状窦血栓性静脉炎、脑脓肿等）间接引起软脑膜炎。

【病理】中耳感染引起蛛网膜及软脑膜产生化脓性炎症。依患者的个体抵抗力的强弱，病菌毒力的大小可以形成局限性和弥漫性两类脑膜炎。局限性脑膜炎一般称之为硬脑膜下脓肿。弥漫性的脑膜炎即通常所说的耳源性脑膜炎。

【症状】

1. 全身中毒症状：以高热、头痛、喷射性呕吐为主要症状。起病时可有寒战、高热、体温高达 40℃左右，晚期体温调节中枢受累，体温可达 41℃。脉快频数，与体温一致。

2. 颅压增高症状：头痛剧烈，部位不定，可为弥漫性全头痛，常以后枕部头痛为重。呕吐呈喷射状，与饮食无关。小儿还可出现腹泻、惊厥等。

3. 精神与神经症状：易激动，全身感觉过敏，烦躁不安，抽搐；重者嗜睡，谵妄，晚期出现昏迷，潮氏呼吸（Cheyne-Stokes respiration），大小便失禁。可因脑疝导致呼吸、循环衰竭而死亡。

【检查】

1. 脑膜刺激征：轻者有颈部抵抗，随着病情加重，出现颈项强直，甚者角弓反张。Kernig's 征及 Brudzinskin's 征阳性。

2. 锥体束征：当锥体束受累时，可出现浅反射如腹壁反射、提睾反射减弱，深反射如膝反射，跟腱反射等亢进，并出现病理反射。

3. 出现脑疝时可出现相关的颅神经麻痹体征。

4. 实验室检查：血常规白细胞升高，多形核粒细胞增加。

5. 脑脊液改变：脑脊液压力增高，混浊，细胞数增加，以多形核白细胞增多为主。蛋白含量升高，糖含量降低，氯化物减少，脑脊液细菌培养可呈阳性，致病菌种类与耳内者相同。

【诊断】依据上述典型的临床表现及相关检查不难作出诊断，主要应与流行性脑膜炎及结核性脑膜炎相鉴别。

1. 流行性脑膜炎：发生在流行季节，皮肤黏膜有瘀斑，脑脊液细菌培养为脑膜炎双球菌，耳源性者则为其它致病菌。

2.结核性脑膜炎：起病缓，病程长，可伴身体其他组织或器官结核病灶，或有结核性中耳乳突炎。脑脊液检查与耳源性者不同。

【治疗】

1.应当尽早进行乳突根治术，清除病灶，通畅引流，但必须注意当颅内压特别高时，首先预防脑疝形成，必要时应用降颅压药物，在降颅压的同时进行手术。

2.应用足量有效的抗生素，可酌情同时应用糖皮质激素。

3.支持疗法，同时注意水电解质平衡。

三、耳源性脑脓肿

耳源性脑脓肿（otogenic brain abscess）是化脓性中耳乳突炎的严重颅内并发症，可危及生命。脓肿多位于大脑颞叶，其次为小脑。常为单发脓肿，也可见到多发性脓肿。

【病因】致病菌以杆菌（如变形杆菌、绿脓杆菌等）为主，球菌则以金黄色葡萄球菌、溶血性链球菌较常见，亦有混合感染者。细菌可破坏鼓室盖、乳突盖而导致大脑颞叶脓肿，多为单发。向后可破坏乙状窦骨板，侵入颅后窝形成小脑脓肿。少数耳源性脑脓肿可因感染经血路播散入脑，而形成多发性脑脓肿。

【病理】脑脓肿的形成可分为3个阶段：

1.局限性脑炎期：发病初期，脑组织病灶区弥漫性充血，炎性细胞浸润，中心脑组织液化、坏死，周围脑组织水肿。

2.化脓期：病变局限化，病灶区组织坏死、液化、融合后形成脓肿，其周围为薄层炎性肉芽组织、新生血管和水肿的脑组织。脓肿与周围脑组织间无明确界限。

3.包膜形成期：脓肿形成后，来自脑膜和血管壁的纤维组织、肉芽和周围的神经胶原细胞在脓肿周围形成包膜。脓肿周围的水肿则渐渐减轻。脑脓肿增大，可出现颅内压增高和局灶性脑功能障碍，严重者出现脑疝，导致呼吸、心跳骤停而死亡。脑脓肿较大时，可向脑室或蛛网膜下腔破溃，引起脑室炎和脑膜炎。

【临床表现】由于脑脓肿的病理过程有几个阶段，所以临床也可出现典型的四期：

1.起病期：历时数天。出现体温升高，畏寒，头痛，呕吐及轻度脑膜刺激征等症状，即为局限性脑炎或脑膜炎所致，此期脑脊液中细胞数略增高，蛋白量稍高，血中白细胞数增多，以嗜中性粒细胞为主。

2. 隐匿期：该期多无明显症状，约为化脓期阶段，患者可有头痛、低热、食欲不振、便秘，多有烦躁或抑郁少语，以及嗜睡等精神症状，该期可持续10天至数周不等。

3. 显症期：该期脓肿已经形成，包膜形成并可逐渐增大，可有以下多种症状。

（1）中毒症状：多在午后有低热、高热或体温正常，甚至有人体温低于正常。舌苔增厚、食欲不振，或亢进，便秘。消瘦、面色苍白、全身无力等。

（2）颅内高压症状：最显著的表现是头痛，轻者为患侧痛，重者为持续性全头痛或枕后痛，夜间症状加重，患者常因剧痛而惨叫不止，这可作为诊断脑脓肿的标志性症状。喷射状呕吐，与进食无关，表情淡漠，嗜睡甚至昏迷，体温高而脉迟缓，打哈欠，有许多无意识的动作，性格及行为反常。

（3）局灶性症状：视脓肿在脑部的位置不同可出现不同的定位症状。

颞叶脓肿：对侧肢体偏瘫；对侧中枢性面瘫；失语症：在额下回和中央前回的下部有脓肿时，可出现运动性失语即口语运用障碍。惯用右手者，左侧颞叶后部或底回有脓肿时，可出现命名性失语，不能正确说出日常物品的名称。病变位于颞上回后部，出现感觉性失语，即不能听懂别人和自己的言语，并有言语错乱；病侧动眼神经受累可出现侧瞳孔扩大等改变。

小脑脓肿：中枢性眼震；同侧肢体、肌张力减弱或消失；共济失调，指鼻试验阳性，轮替运动障碍，步态蹒跚易向病侧倾倒，昂白（Romberg）征阳性；辨距不良。

4. 终末期：脓肿向脑室溃破可引起弥漫性脑膜炎及脑室炎或脑疝形成而死亡。病人大多突然高热、昏迷，出现显著的脑膜刺激征，如颈强直、角弓反张，可有癫痫发作。

【诊断】化脓性中耳炎患者，突然出现高热、头痛或精神萎靡、表情淡漠，应考虑到本病。目前由于 CT 已比较普及，只要考虑到本病，借助必要的辅助检查，一般不难诊断。可采用以下方法：

1. 颅脑 CT 扫描或 MRI：可显示脓肿的位置、大小、脑室受压的情况，且安全、无创。

2. 眼底检查：可见有视乳头水肿。

3. 脓肿诊断性穿刺：除钻颅穿刺检查外，还可在严格无菌操作条件下，经乳突术腔作诊断性穿刺。

4. 腰椎穿刺：不属于必要的检查。颅内压很高时穿刺放脑脊液，会因颅内压骤降而形成脑疝。确有必要进行时，应避免一次放液过多，或于放液后补充适量的消毒生理盐水。

【治疗】

1. 早期应用足量、有效的抗菌素，开始可用足量广谱抗生素，待细菌检查结果明确，参照使用适当的抗生素。

2. 手术治疗是主要的治疗方法。

(1) 急行乳突探查术及脓肿穿刺术。术中检查发现鼓室盖、乳突盖或乙状窦板骨质破坏，应扩大暴露至正常界限。骨壁完整者应磨开骨壁，暴露颞叶及小脑硬脑膜。硬脑膜充血、增厚、肉芽形成，张力大，脑搏动消失等是脑脓肿的可疑征象。颅内压高，病情危重，已出现脑疝前期症状时，可与神经外科合作，先钻颅穿刺抽脓，或作侧脑室引流术，待颅内压降低后再作乳突手术。

(2) 脓肿处理 ①穿刺抽脓：一般可在严格消毒后经乳突术腔穿刺抽脓。穿刺时，针体一旦刺入颅内，针头不能再改变方向，如需改变方向，必须退出针重新穿刺。②切开引流：适用于脓肿比较浅表，已形成硬脑膜瘘者。③脓肿摘除：脓肿包膜较厚，经反复穿刺抽脓无效，或为多房性脓肿，多发性脓肿等，均应开颅予以摘除。

3. 支持疗法与水电解质平衡：病人频繁呕吐及脱水降颅压治疗等，常可出现水与电解质紊乱。应根据病情及血清电解质检查结果，及时补充液体，纠正酸、碱失衡，预防低钾、低钠综合征。

4. 处理颅内压增高：可用脱水疗法，如用50%葡萄糖及20%甘露醇，静脉交替注射；或应用30%尿素及25%山梨醇；糖皮质激素也可酌情使用。

5. 处理脑疝：出现脑疝或脑疝前期表现时，立即静脉推注20%甘露醇等脱水剂，气管插管，吸氧，人工呼吸，并紧急作脑脓肿穿刺术，抽出脓液，必要时先行侧脑室引流以降低颅内压，然后再作脓肿穿刺抽脓。

四、乙状窦血栓性静脉炎

乙状窦血栓性静脉炎（thrombophlebitis of sigmoid sinus）是伴有血栓形成的乙状窦静脉炎，为常见的耳源性颅内并发症，右侧较多见。

【病因】中耳乳突的化脓性炎症，通过直接或间接途径侵入乙状窦周围，形成乙状窦周围炎或乙状窦周围脓肿，累及窦壁，出现乙状窦血栓性静脉炎。

【病理】乙状窦感染后，炎症首先发生在乙状窦的周围，并可以形成脓肿。乙状窦周围的炎症使窦壁增厚、粗糙，继而在窦腔内形成感染性血栓。血栓逐渐增大，当其完全堵塞窦腔时，称闭塞性血栓。血栓尚可向两端扩展，向下延伸至颈静脉球、颈内静脉；向上可达岩上窦、矢状窦、以及横窦、海绵窦等。带菌的栓子脱落，可随血流向全身播散，引起远隔脏器的化脓性疾病。感染得到控制后，血栓发生机化，以后血管新生，窦腔可再通。

【症状】

1. 全身症状：病侧耳痛及剧烈头痛为早期症状。继之出现脓毒血症，表现为寒战、高热（体温可达40℃～41℃）、剧烈头痛、恶心和全身不适，数小时后大汗淋漓，体温骤降，每日可发生1～2次，形似疟疾；少数病人可能低热或不发热。病期较长者可出现身体消瘦、贫血、面色苍白、皮肤干燥、精神萎靡、甚至衰竭。小儿高热时可发生呕吐、腹泻、抽搐、惊厥等。

2.局部症状：感染累及乳突导血管、颈内静脉及其周围淋巴结时，出现患侧耳后、枕后或颈部疼痛。

【检查】

1.可有患侧耳周淋巴结肿大，乳突后方有轻度水肿。有时可触及患侧颈部有条状肿块，压痛明显，如果波及颈交感干，可出现霍纳综合征（Horner syndrome）。血栓向颈静脉孔方向扩展，可出现第Ⅸ、Ⅹ、Ⅺ颅神经受累及的表现。

2.Tobey-Ayer试验（也称压颈试验）：在腰椎穿刺时测脑脊液压力时，压迫健侧颈内静脉，此时脑脊液压力迅速上升，可超出原压力1～2倍。然后压迫患侧颈内静脉，若乙状窦内有闭塞性血栓，则脑脊液压力不升高或仅升高10～20mmH$_2$O，此现象称Tobey-Ayer氏试验阳性。阴性时不能排除有血栓，因为有窦内血流途径改变的可能。

3.眼底检查：可出现病侧视乳头水肿，视网膜静脉扩张；压迫颈内静脉，眼底静脉无变化，表明颈内静脉有闭塞性血栓，此法称为Growe试验阳性。

4.实验室检查 白细胞明显升高，多形核白细胞增加，红细胞及血红蛋白减少。寒战及高热时抽血，可培养出致病菌。脑脊液常规检查多正常。

5.高分辨率CT可显示乙状窦骨板破坏。

【诊断】有中耳炎病史，近期耳内流脓增多或减少，耳内疼痛，而又出现周期性发作的寒战、高热等症状应考虑此病。依据血液检查与疟疾、伤寒鉴别。

【治疗】以手术治疗为主，辅以足量抗生素及支持疗法。

尽早施行乳突切开术，探查乙状窦，如乙状窦有周围脓肿和坏死，穿刺无回血，应切开乙状窦壁，刮除感染血栓。如单纯血栓，无明显感染，血栓可不取出。如乳突术中已将病灶全部清除，术后症状仍不见减轻；血中红细胞及血红蛋白继续下降；或病侧颈部压痛明显；或出现转移性脓肿时，应行病侧颈内静脉结扎术，以防感染继续扩散。

（刘慧忠）

思考题

1.耳源性颅内外并发症的分类及各有哪些？

2.迷路炎分哪几型？

3.耳源性颅内外并发症的感染途径有哪些？

第九章　面神经疾病

第一节　周围性面瘫

　　周围性面瘫（peripheral facial paralysis）是面神经核或面神经核以下的面神经损害所致的面肌麻痹，表现为同侧面部表情肌的弛缓性瘫痪。

　　【病因】 颅内、颞骨内及颈、面部的多种疾病（如肿瘤、外伤、感染、中毒等）若引起面神经水肿、受压、牵拉或断裂等，均可出现面瘫。较常见的疾病有贝尔面瘫，急、慢性化脓性中耳炎，耳带状疱疹，中耳乳突手术、颞骨手术及腮腺手术等。

　　【病理生理】 面神经损伤后可出现以下不同程度的病理生理改变：

　　1. 神经外膜损伤（damage to the epineurium）：损伤限于神经外膜，神经成分未累及，神经传导正常，无面瘫。

　　2. 神经失用（neuropraxia）：为轻度损伤引起的神经传导功能丧失。有髓鞘变性但无轴索变性，没有神经纤维的中断。去除病因后短期内能完全恢复。

　　3. 轴索断伤（axonotmesis）：轴索断裂或离断，髓鞘变性而神经内膜小管完整。神经远端在损伤 48～72 小时后出现顺向变性（Wallerian degeneration），轴索与髓鞘崩解，神经近端亦发生不同程度退行性变。损伤后第 3 周，轴索可从近端沿神经内膜管再生，神经传导得以部分或全部恢复。

　　4. 神经断伤（neurotmesis）：神经干完全失去连续性，近端形成神经瘤，远端神经变性，功能不能自然恢复。

　　【症状】

　　患侧面部表情运动障碍，可出现口角向健侧歪斜，额纹消失，眼睑闭合困难等。

　　【体征】

　　（1）静态表现：患侧额纹消失，患侧睑裂增宽，患侧鼻唇沟浅或者消失，口角向健侧歪斜。

　　（2）动态表现：患侧的眉毛不能上抬；眼睑闭合无力或不能闭合，巩膜外露；微笑或示齿时口角明显向健侧移动；鼓腮时露气；不能吹口哨；进食可有口角漏液。

（3）双侧完全瘫痪者面部呆板无表情。

（4）面瘫不全恢复的后遗症有：连带运动、鳄鱼泪、半面痉挛和面肌挛缩等。

【检查】

1. 面神经损害定位检查：对确定面神经受损的部位有价值。

（1）泪液分泌试验：用宽 0.5cm，长 5cm 滤纸两条，将其一侧距离顶端 5mm 处折叠。吸干眼结膜的下穹窿内的泪液，将折叠好的滤纸吊挂于两侧下睑穹窿中部，5min 后对比双侧滤纸的泪液浸湿的长度。病侧相差 50% 以上为阳性，提示膝状神经节以上面神经受损。

（2）镫骨肌声反射：声阻抗测听计可测及反射情况，反射消失表明在面神经分出镫骨肌支以上部位损害。

（3）味觉试验：以棉签将甜、咸、苦及酸等味液涂布于两侧舌前 2/3 处，比较双侧差异。如味觉消失表示面神经损伤在鼓索神经分支以上。直流电试验是比较双侧感觉到金属味时电流量的大小，电味觉仪可检测味觉阈值，患侧较健侧高于 50% 者为异常。

（4）涎腺分泌检查：口含酸味食物，用插入双侧颌下腺管内的导管，在预定时间内收集涎液，比较两侧结果，若患侧比健侧少 1/4 以上为阳性；也可通过闪烁照相计量法观察颌下腺分泌的动态变化，病侧减少 25% 以上为阳性，提示面神经损伤在鼓索神经分支以上。

2. 面神经损害定性检查 可以了解面神经功能和神经纤维的变性程度，对判断预后和决定手术时机有一定价值。

（1）神经兴奋性试验（nerve excitability test，NET）：面神经电兴奋阈取决于正常或失用纤维和变性纤维所占的比例。受损的神经纤维变性需 1~3 天，故本试验应在病变开始的 3 天后进行。应用神经刺激器测试能引起肉眼觉察的面肌收缩的最小电流强度。发病 3 周内，若两侧差值大于 3.5mA 提示面神经纤维大量变性，表明预后不佳。

（2）最大刺激试验（Maximum stimulation test，MST）：是应用刺激器，比较两侧面肌收缩情况，刺激强度以患者能忍受为度，一般均在 5mA 以上。发病 10 天内，若 MST 显著减退或消失，提示预后不佳。

（3）肌电图（electromyography，EMG）：可记录面肌动作电位。神经变性后失去神经支配的肌肉，在 2 周后出现纤维颤动电位；6~12 周出现多相神经再支配电位者，则面肌功能恢复有望。

（4）神经电图（electroneurography，EnoG）：提供神经变性程度的客观指标，即诱发肌电图，应在发病 2 周内进行。根据双侧面肌最大反应幅度差值计算出变性运动神经的百分数。若病侧诱发总和电位最大反应幅度为健侧的 10% 以下，则提示病侧变性运动纤维大于 90%。

【诊断】

1. 根据症状及体征诊断周围性面瘫一般不难，应与中枢性面瘫鉴别，其特点是病侧皱眉正常，额纹不消失，闭目正常，多伴偏瘫等其他神经系统症状。

2. 对于周围性面瘫的诊断应尽可能明确面神经受损的部位和程度，作出定位诊断、并作出病因诊断，除了详细询问病史，全面体格检查外，还应根据情况进行听力学及前庭功能检查，必要时行 CT 或 MRI 等检查。

3. 对面神经功能的评价。方法有多种，目前无一被确立为统一标准而推广使用，但采用较多的是 House-Brackmann 分级法（1985 年），分为 6 级。I级：功能正常；II级：静态无明显异常，动态时须以强制运动才能勉强维持面肌对称；III级：静态无明显异常，面部运动时不能维持面肌对称；IV级：静态无异常，运动时面肌不对称，闭目不完全；V级：静态时有两侧面肌不对称，动态时部分面肌有微弱运动；VI级：面肌完全瘫痪，无任何运动。伴有影响或不影响面肌连带运动、挛缩或半面痉挛时，应判为III或VI级。

【治疗】

1. 病因治疗：有明确病因的，应针对病因治疗，如慢性化脓性中耳炎并发面瘫者，应行乳突手术清除病变。肿瘤所致者，摘除肿瘤。病毒感染者，抗病毒治疗。

2. 药物治疗：常用的有糖皮质激素、血管扩张剂、神经营养药物、B 族维生素等，可辅以理疗、高压氧治疗、针灸、按摩等。

3. 手术治疗：应根据面神经功能评价结果进行综合分析，对轴索断伤者，如定性检查提示预后不佳，肌肉尚未萎缩者，应尽早进行面神经减压术；神经断伤者，酌情行面神经端端吻合术、神经移植、神经交换术及神经 – 肌蒂植入术等。对于面肌失神经支配 2 年以上的长期面瘫，可选择静态性或动力性手术，以矫治颜面畸形，弥补部分功能，目前较常用术式有游离肌肉植入术及肌肉移位术等。

第二节　半面痉挛

半面痉挛（Hemifacial spasm）又称面肌阵挛（clonic facial spasm），为一侧面部肌肉反复阵发性不自主抽搐，大多在中年以后起病，女性多见。

【病因】 根据病因可分为特发与继发两种。

（一）凡查不出明确原因的统称特发性半面痉挛（idiopathic hemifacial spasm），病因学说主要有两种：①微血管压迫学说：面神经出桥小脑角处被走行的小动脉或静脉压迫，长期的压迫导致神经发生脱髓鞘变性，神经轴索间发生异常电位蓄积和发放，从而导致面肌痉挛发作。主要责任血管有小脑前下动脉、小脑后下动脉、基底动脉及曲张的粗大静脉等。②面神经核功能紊乱学说：面神经径路上的异常刺激引起面神经运动核团活动增强，对逆行传导的冲动产生泛化，使面神经核的不同组神经元之间相互传递冲动，再经面神经下传，引起面肌痉挛发作。

（二）继发者亦称症状性面肌痉挛，临床少见，多由面神经径路的压迫刺激性病变引起，如面神经鞘膜瘤、听神经瘤等。

【病理】通常无明显的组织学改变，偶尔可见面神经水肿、神经鞘弥漫性肥厚、髓鞘崩解和轴索扭曲变性等。

【临床表现】痉挛常自一侧眼轮匝肌开始，呈微弱的间歇性发作，逐渐向下扩展至同侧其它表情肌。每次发作持续数秒至数分钟，间歇期长短不定，睡眠中很少发作。疲劳、情绪激动、说笑等可诱发或使之加重。发作间期可一切如常。部分病人面肌抽搐发作时伴有轻微头痛或面部酸痛感，严重者影响视物及进食。晚期可使面肌肌力显著减弱，甚至出现永久性面瘫。

【诊断】根据典型的临床表现，无其他神经系统阳性体征，肌电图示有肌纤维震颤而无失神经支配的征象，确定诊断不难。必要时行头颅 CT 或桥小脑角 MRI 检查，有助于排除面神经瘤、听神经瘤等引起的继发性半面痉挛。本病须与特发性眼睑痉挛、局灶性癫痫、面神经错位再生等鉴别。

【治疗】确诊为症状性半面痉挛者，应针对病因治疗。对特发性半面痉挛目前主要采取以下治疗：

1. 药物治疗：可酌情选用镇静剂及抗癫痫药物，如安定、卡马西平，苯妥英钠等，配合针刺、理疗可缓解轻型患者的症状。可应用 A 型肉毒毒素半剂量及部分附加部位局部注射治疗。

2. 电刺激疗法：采用电刺激器产生脉冲电方法，以阈上 10～20V 的强度，间隔刺激面肌痉挛最强运动点，可抑制过多的神经冲动矫正不规律兴奋冲动的传导。

3. 手术治疗：手术治疗主要有神经显微血管减压术、颅内段面神经梳理术及选择性面神经切断术等。

思考题

1. 周围性面瘫的临床表现？

2. 周围性面瘫与中枢性面瘫有何异同？为什么？

（刘慧忠）

第十章　耳聋及其防治

耳聋（deafness）是听觉传导路器质性或功能性病变导致不同程度听力损失的总称。其中程度较轻者亦称为重听（hypoacusis），较重者称为聋（deafness），在临床上统称为耳聋。因双耳听力障碍不能以语言进行正常社交者称为聋哑（deafmutism）。

【耳聋分类】根据耳聋的性质可分为器质性聋（organic deafness）和功能性聋（functional deafness），根据耳聋的发生部位又可将器质性聋分为传导性聋（conductive deafness）、感音神经性聋（sensorineural deafness）和混合性聋（mixed deafness），感音神经性聋还可进一步根据病变的发生部位分为感音性聋（sensory deafness）或耳蜗性聋（cochlear deafness）、神经性聋（nervous deafness）和中枢性聋（central deafness）。此外，尚有伪聋（malingering deafness）。

根据耳聋的发病时间可分为先天性聋（congenital deafness）和后天性聋（acquired deafness），先天性聋根据其病因可分为遗传性聋（hereditary deafness）和非遗传性聋（nonhereditary deafness）。根据语言功能的发育程度可将耳聋分为语前聋（prelingual deafness）和语后聋（postlingual deafness）。

【耳聋分级】根据国际通用的国际标准化组织（ISO/1964）和世界卫生组织（WHO/1980）的标准，以500Hz、1 000Hz、2 000Hz的平均听阈为准，26～40dB为轻度聋；41～55dB为中度聋；56～70dB为中重度聋；71～90dB为重度聋；＞90dB为极度聋。

第一节　传导性聋

在声音传导经路上由于任何结构与功能障碍，导致进入内耳的声能减弱，所引起的听力下降称为传导性聋。

【病因】

1. 炎症：外耳道疖肿，大疱性鼓膜炎，急，慢性化脓性中耳炎，分泌性中耳炎，粘连性中耳炎，鼓室硬化等。

2. 外伤：颞骨骨折致外耳道狭窄、闭塞，鼓膜穿孔、听骨链粘连、中断等。

3. 肿瘤或其他机械性阻塞：外耳道异物、盯聍栓塞、肿瘤、胆脂瘤等。

4. 畸形：先天性外耳道狭窄、闭锁，鼓膜缺失、听骨链缺如、固定或畸形等。

【治疗】应根据病因确定相应的治疗方法，具体可见相关疾病的章节。

第二节　感音神经性聋

由于螺旋器毛细胞、听神经、听觉传导径路或各级神经元受损害，致声音的感受与分析以及神经冲动传递障碍者，称感音神经性聋。感音神经性聋根据病变的发生部位分为感音性聋、神经性聋和中枢性聋。临床上通常将其统称为感音神经性聋。

【病因及临床特征】

1. 先天性聋（congenital deafness）是指出生时或出生后不久就已存在的听力障碍。根据其病因可分为两大类：

（1）遗传性聋（hereditary deafness）：是指由基因或染色体异常所致的感音神经性聋。遗传性聋根据其遗传方式可分为致聋基因位于常染色体上的常染色体遗传性聋；致聋基因位于性染色体上的性连锁遗传性聋。而上述遗传性聋又可再分为显性遗传和隐性遗传。另外根据是否伴有其他器官或系统畸形分为综合征性聋和非综合征性聋。

（2）非遗传性聋（nonhereditary deafness）：是指由妊娠期母体因素或分娩因素所致的感音神经性聋。妊娠期母体因素包括母体患有风疹、流感、巨细胞病毒、梅毒等感染性疾病或糖尿病、肾炎、败血症等全身疾病以及遭受放射线损伤、应用耳毒性药物、母子血型不合等。分娩因素包括早产、难产、产程过长、产伤等。

2. 老年性聋（presbycusis）：是指伴随人体老化过程中由于听觉系统的退行性变而引起的耳聋。老年性聋的发病机制与遗传及内、外环境多种因素有关，如噪声、感染、化学物质、血管病变、听觉系统的变性等。其病理变化涉及到听觉系统的各个部分，尤以内耳最为明显。Schuknecht 根据内耳病变的不同部位将老年性聋分为四型：①感音性：以耳蜗毛细胞萎缩、消损失为主；②神经性：以耳蜗螺旋神经节及神经纤维变性、减少为主；③血管纹性（代谢性）：以血管纹萎缩为主；④耳蜗传导性（机械性）：以基底膜变性、增厚为主。临床表现为缓慢进行的双侧对称性聋，多以高频为主，常伴高调耳鸣，早期为间歇性，后期为持续性。言语识别率较纯音测听下降更为严重。

3. 突发性聋（sudden deafness）是指突然发生的感音神经性聋。患者的听力通常在数分钟、数小时或三日内下降至最低点，且至少在相连的 3 个频率内听力下降大于 30dB。患者多能准确提供发病的时间、地点与情形。突发性聋可由多种不同病因所引起，如病毒感染、外伤、肿瘤、药物中毒、自身免疫反应、内耳供血障碍、先天性发育异常等。其中原因不明的突发性感音神经性聋，又称为特发性突聋（idiopathic sudden deafness）。其病因主要有病毒感染学说和内耳供血障碍学说。特发性突聋多为单耳发病，极少数为两耳同时或先后受累，多呈中度或重度感音神经性聋，伴高调耳鸣，约半数病人有眩晕、恶心、呕吐。

4. 创伤性聋（traumatic deafness）是指由于耳外伤，急、慢性声损伤，减压病等引起的感音神经性聋。

耳外伤致颞骨横行骨折时，其骨折线多跨越内耳道或内耳迷路，易使其内结构受损，引起感音神经性聋，并常伴有耳鸣、眩晕、面瘫和脑脊液耳漏等。耳外伤时由于颅骨与颅内组织的相对运动亦可导致脑组织、听神经及内耳损伤，如迷路震荡、卵圆窗和圆窗破裂、内耳出血及渗出、内耳毛细胞和螺旋神经节细胞受损等，常可伴有中耳损伤，临床表现为感音神经性聋或混合性聋、耳鸣、眩晕、平衡障碍。

急性声损伤（acute acoustic trauma）是指突然发生的强烈爆震或强声短时间内引起的损伤。因爆震而导致的耳聋又称为爆震性聋（explosive deafness）。急性声创伤时强烈的冲击波和间断脉冲性噪声的声压波可导致中耳和内耳损伤，引起感音神经性聋或混合性聋、耳鸣、耳痛、头痛、眩晕、平衡障碍。

慢性声损伤（chronic acoustic trauma）是指因长期受到噪声刺激而引起的以听力损失为主的缓慢进行的多系统损伤。由此而导致的感音神经性聋又称为噪声性聋（explosive deafness）。长期的噪声刺激可导致耳蜗的机械性损伤、微循环障碍、代谢紊乱以及离子和神经递质的生物特性变化，从而引起耳蜗毛细胞、支持细胞、神经末梢、神经纤维、神经节细胞的变性坏死，临床表现多为双耳对称性缓慢进行的感音神经性聋，以高频听力下降为主，伴双耳持续性高调耳鸣，并可引起自主神经、心血管、消化、内分泌等全身多个系统的功能紊乱。

减压病（decompression disease）是指人体处于高气压环境一定时间后，如在脱离该环境时减压速度过快、幅度过大，使溶解在血液、组织中的气体过饱和形成气泡，引起阻塞、挤压而导致的全身性疾病。减压病时在内耳组织中形成的气泡，可挤压细胞器、组织细胞，使其受损；血液中的气泡可形成气栓、血栓，造成供血障碍；亦可因内、外淋巴液间气体浓度不平衡，导致内、外淋巴交换发生紊乱；另外还可因内耳液气压过大，导致膜性结构破裂，从而引起感音神经性聋，耳鸣、眩晕、恶心、呕吐、平衡障碍等。

5. 中毒性聋（ototoxic deafness）指应用某些药物或长期接触某些化学制品所致的感音神经性聋。常用的耳毒性药物有：链霉素、庆大霉素、卡那霉素、新霉素等氨基糖苷类抗生素；水杨酸类药物；长春新碱、氮芥、顺铂等抗肿瘤药；万古霉素、多黏菌素等多肽类抗生素；速尿、利尿酸等袢利尿药；奎宁、氯奎等抗疟药；另外还有某些心血管药、降糖药等。磷、砷、苯、一氧化碳、四氯化碳等化学制品；铅、汞、镉等重金属；酒精、烟草等亦均有耳毒性作用。

药物对内耳损害的确切机制尚不清楚，除取决于药物的毒性、剂量、疗程、途径外，亦与个体敏感性密切相关。糖尿病、肾功能不良等均可增加机体对药物的敏感性，而且近年研究发现有线粒体 DNA 1555G 基因突变者对氨基糖苷类抗生素中毒具有易感性。不同的药物进入内耳后损伤的部位不同，有的药物对耳蜗作用明显；有的对前庭作用明显；也有的破坏内耳血管纹造成内外淋巴液生化成分改变，引起毛细胞受损；有些药物对生物酶的抑制作用远远超过对组织结构的损害；最终将使耳蜗和前庭感觉上皮的毛细胞、神经末梢、神经纤维、神经元细胞等发生退行性变。临床上主要表现为耳聋、耳鸣、眩晕及平衡失调。

化学物质中毒致聋的机制也不十分清楚，听觉神经系统和前庭系统均可受损，临床上可有耳鸣、耳聋、眩晕及平衡障碍。早期治疗多可恢复，慢性中毒者耳聋多为永久性。

6. 传染病源性聋（infected deafness）系指由各种急、慢性传染病直接或间接引起的感音神经性聋。发病率逐渐减少。其致病微生物中以病毒和细菌较常见，此外还有立克次体、原虫、螺旋体等。临床上常见的致聋传染病有流行性感冒和腮腺炎、水痘和带状疱疹、艾滋病、麻疹、风疹、流行性脑脊髓膜炎、伤寒、白喉、布氏杆菌病、猩红热、疟疾、梅毒、回归热、斑疹伤寒等。致病微生物或其毒素除可通过血流传播以外，尚可经过内耳道、前庭水管、蜗水管、两窗等途径侵入内耳，选择性破坏相应的组织结构。由不同致病微生物引起的内耳损伤亦有明显差异，临床表现可为单侧或双侧进行性聋，可伴有或不伴前庭功能障碍，耳聋程度亦有较大差别，轻者可被所患传染病的主要症状掩盖而不自觉，并随传染病的恢复而自行恢复，重者可成为永久性聋。

7. 全身及其他系统性疾病引起的耳聋：多种全身及其他系统性疾病可引起感音神经性聋，如高血压与动脉硬化、糖尿病、肾脏疾病（肾衰、肾移植、透析）、甲状腺功能低下、高脂血症、白血病、贫血、红细胞增多症、多发性结节性动脉炎等。

8. 自身免疫性聋（autoimmue deafness）为多发于中年女性的快速进行性、波动性感音神经性聋，可累及单耳或双耳，如为双耳，则为双侧同时或先后出现的非对称性的听力损失，可伴耳鸣，眩晕和耳内压迫感，病程持续数周、数月、或数年，可伴发类风湿性关节炎、系统性红斑狼疮、Cogan 综合征等全身自身免疫性疾病。临床诊断须依据临床表现、实验室检查和治疗反应等结果综合判断。首先要排除外伤、感染、药物中毒、老年性聋、遗传性聋、小脑脑桥占位病变及多发性硬化等引起的感音神经性聋。抗内耳组织特异性抗体试验、白细胞移动抑制试验、淋巴细胞转化试验及其亚群分析等有助于诊断。环磷酰胺、强的松等免疫抑制剂试验治疗有效，可支持诊断。

9. 听神经病（auditory neuropathy）是指以低频听力下降为主、听性脑干诱发反应引不出或明显异常，而诱发性耳声发射正常的感音神经性聋。目前认为本病与遗传、免疫性疾病、感染、新生儿期高胆红素血症、缺氧等因素有关，亦有部分未发现明显诱因。听神经病的确切病变部位尚未确定，推测可能位于内毛细胞、螺旋神经节细胞、内毛细胞与听神经纤维之间的突触连接、耳蜗神经、脑干听觉径路等。临床表现多为双耳轻、中度感音神经性聋，患者常感觉听不清对方的言语内容，可伴有耳鸣。听力损失多以低频为主，言语识别率低，与患者的纯音听力下降程度不成比例，听性脑干诱发反应引不出或明显异常，诱发性耳声发射正常而对侧抑制现象消失。

10. 其他 还有很多疾病可引起感音神经性聋，如梅尼埃病、耳蜗性耳硬化症、小脑脑桥角占位性疾病、多发性硬化等。

【诊断和鉴别诊断】 系统地收集病史、家族史，全面的临床体检，严格的听功能、前庭功能和咽鼓管功能检测，必要的影像学检查及相关的血液学、免疫学、遗传学等方面的实验室检测是诊断和鉴别诊断的基础。

【治疗】 感音神经性聋的治疗原则是早期诊断、早期治疗，恢复或部分恢复已丧失的听力，尽量保存并利用残余的听力，适当应用人工听觉，适时进行听觉言语训练。

1. 药物治疗：发病初期及时正确用药是治疗成功的关键。通常在排除或治疗原因疾病的同时，尽早选用改善内耳循环、降低血液黏稠度和溶解血栓药物、神经营养药物及能量制剂等。

2. 混合氧或高压氧治疗：采用 95% O_2 和 5% CO_2 吸入或高压氧舱治疗可提高血氧分压，增强细胞代谢，提高疗效。

3. 助听器：见第六节。

4. 人工耳蜗：见第七节。

5. 听觉和言语训练：前者是借助听器利用耳聋患者的残余听力，或植入人工耳蜗后获得听力，通过长期有计划的声响刺激，逐步培养其聆听习惯，提高听觉察觉、听觉注意、听觉定位及识别、记忆等方面的能力。言语训练是依据听觉、视觉与触觉等的互补功能，借助适应的仪器（音频指示器、言语仪等），以科学的教学法训练聋儿发声、读唇、进而理解并积累词汇，掌握语法规则，灵活准确表达思想感情。听觉和言语训练相互补充，相互促进，应尽早开始，穿插施行。

【预防】

1.应用遗传学、生物芯片等现代科学技术指导婚育，加强围产期妇幼保健，推广新生儿听力筛查，力求早期发现婴幼儿耳聋，早期治疗。

2.科学饮食、适当的体育活动、保持心情舒畅、防治传染病及心脑血管疾病等。

3.严格掌握应用耳毒性药物的适应证，尽可能减少用量及疗程，特别对有家族药物中毒史者、肾功不全、孕妇、婴幼儿和已有耳聋者更应慎重，加强用药期间听力监测，发现有中毒征兆者立即停药治疗。

4.避免接触噪声等有害物理因素及化学物质，戒除烟酒嗜好。

第三节　混合性聋

耳传音与感音系统同时受累所致的耳聋称混合性聋。混合性聋可由同一种疾病引起，如颞骨骨折致中耳及内耳同时受损，化脓性中耳炎合并迷路炎或因细菌毒素侵入内耳等。混合性聋亦可由不同疾病引起，如慢性中耳炎伴老年性聋、药物中毒性耳聋、突发性聋等。混合性聋的听力改变特征是既有气导损害，又有骨导损害，曲线呈缓降型，低频区有气骨导间距而高频区不明显。混合性聋应根据不同病因或不同的病变部位进行综合分析，并采取相应的治疗。

第四节　功能性聋

功能性聋（functional deafness）又称精神性聋（psychogenic deafness）或癔病性聋（hysterical deafness）。常由精神心理性因素引起，临床表现多为双侧听力突然严重丧失，无耳鸣及眩晕等症，说话的音调与强弱与发病前相同，且多伴有缄默不语、四肢震颤、手足麻木、精神忧郁或过分激动等癔病症状。每次测听结果差异较大，镫骨肌反射和听性脑干诱发电位正常，前庭功能正常。患者可突然自愈，暗示治疗可取得良好效果。

第五节　伪　聋

伪聋（malingering deafness）又称诈聋，指听觉系统无病而伪装耳聋；或听力仅有轻微受损而有意夸大其听力损害程度，即夸大性聋（exaggerated deafness）。临床表现纯音测听多为全聋，而客观检查结果则与之不符。确诊前应与功能性聋鉴别。

第六节　助听器的选配

助听器（hearing aid）是一种提高声音强度的装置，能协助使用者充分利用残余听力，进而补偿聋耳的听力损失，是帮助耳聋患者改善听力的有效工具。随着科学技术的发展，助听器经历了由机械集声器到电磁扩声器、电子管助听器、晶体管助听器四个阶段，现在已经进入了集成电路微计算机可编程的数模转换、数模结合式助听器阶段，使患者听觉舒适度、言语识别能力进一步提高，而助听器的体积则更趋微小隐蔽。

【助听器的分类】

助听器种类较多，根据其用途可分为集体式、台式、携带式；携带式助听器根据其放置部位又可分为盒式、眼镜式、耳背式、耳内式及耳道式；根据其作用方式可分为气导助听器和骨导助听器。

【助听器的结构及工作原理】

现代助听器是一种微型扩音系统，其工作原理是通过将外界声音进行声电转换、电能放大和电声转换再传入聋耳，以达到提高声音强度的目的。现代助听器的基本部件包括：1. 传声器：是将机械声能转变为电能的转换器；2. 放大器：将传声器产生的微弱的电信号幅度增大；3. 接收器：是将经过放大的电信号转变为声波的转换器；4. 电源（电池）；5. 音量控制开关。

【助听器的应用】

1. 适应证：助听器适用于有残余听力，经治疗无效且病情稳定的耳聋患者。通常中度听力损失助听器使用者获益最大，轻度及极重度耳聋患者获益较少。

2. 选配原则：

（1）单侧耳聋宜选配对侧声路助听器；

（2）双侧耳聋宜选配双耳助听器，如不能配双耳助听器应按下列原则选配单耳助听器：①选择言语识别率较好侧；②气、骨导阈差较大侧；③动态听力范围较大侧；④双耳听力曲线相似时，选听力曲线较平坦侧。

（3）传导性聋患者在下列情况应选配骨导助听器：①外耳道闭锁、狭窄、长期流脓，不宜用耳塞者；②1 000Hz 和 2 000Hz 气、骨导听力级的平均值差距大于 40dB 者。

（4）助听器增益的选择最常采用的是"1/2 增益原则"，即"所需要增益的增长比例是听阈提高程度的一半"。

第七节　人工耳蜗

人工耳蜗（cochlear implant）是一种特殊的声-电转换电子装置，可模拟人耳蜗功能帮助重度及极重度聋患者获得或恢复部分听觉。

【人工耳蜗基本结构及工作原理】人工耳蜗的工作原理是：将环境中的机械声信号转换为电信号，并将该电信号通过电极传入病人耳蜗，刺激耳蜗内残存的螺旋神经节细胞并传至中枢，形成听觉。人工耳蜗的基本部件包括：1.拾音器：将环境声波转换为电信号后传送给言语处理器；2.言语信号处理器：将电信号进行编码后输送给传送器；3.传送器：将编码后信号传输至接收器；4.接收器：接收信号后解码并传导给耳蜗内电极；5.刺激电极：传导电信号刺激耳蜗内残存的螺旋神经节细胞，经听神经将声音信息传至中枢，从而产生听觉。

【人工耳蜗植入的适应证】

1.年龄≥1 岁。

2.双耳重度或极重度感音性聋，使用助听器无效或效果很差。

3.本人或父母、家人对患儿改善听力有强烈愿望，对术后效果有正确期待，无其他智力障碍，有适当的心理素质，术后有条件进行听觉言语康复计划。

4.精神正常、无手术禁忌证：如耳蜗完全缺失，内听道严重狭窄，直径<2mm，急慢性中耳炎及其他严重的全身疾病。

【人工耳蜗植入术后的听觉言语康复】

人工耳蜗植入术后，病人所接收到的多为失真或畸变的声音。对于语后聋的病人，需要将这种失真或畸变的声信号与他们原有的知识相联系，以适应这种改变了的听觉环境。对于语前聋和先天性聋的病人，则需要重新学习语言。同时，重度或极重度聋的病人通常还会因语言交流障碍而产生一定的精神压力。因此，人工耳蜗植入术后的听觉言语康复训练非常重要。通过听觉言语康复训练可以重建或提高病人的听觉和言语能力，还可以消除或减轻病人因听觉言语缺陷而产生的心理障碍，解除孤独感。

思考题

1.传导性聋的病因有哪些？

2. 感音神经性聋的病因有哪些?

3. 人工耳蜗的手术适应证包括那些?

（李　野）

第十一章 眩晕症

第一节 眩晕症

眩晕（vertigo）是因人体对空间定位障碍而产生的一种运动性或位置性错觉，是平衡障碍的一种主观感觉。

人体的平衡是由前庭系统、本体感觉系统（包括皮肤浅感受器和颈、躯体的深部感受器）和视觉系统共同协调，以及周围与中枢神经系统之间的复杂相互联系和整合而维持的，其中前庭系统在维持机体平衡中起主导作用。在日常生活中，这些系统的外周感受器感受身体位置、运动以及外界的刺激，向中枢发送神经冲动，经中枢信息处理后，传出指令到达相应的运动神经核，通过各种反射性运动以使人体在空间保持适宜的位置，即维持平衡。如果平衡系统中任何部位出现器质性或功能性改变，都可能使相互间信息匹配不当，从而出现平衡障碍，主观感觉则为眩晕。

【分类】眩晕的分类至今尚不统一。下面按病变部位及发病原因对眩晕进行分类：

（一）前庭性眩晕

1. 前庭周围性眩晕

（1）耳蜗前庭疾患：①迷路内：梅尼埃病、化脓性迷路炎、特发性突聋等；②迷路外：氨基糖苷类耳中毒。

（2）前庭疾患：①迷路内：如良性阵发性位置性眩晕，晕动病；②迷路外：前庭神经炎。

2. 前庭中枢性眩晕

（1）血管性：椎基底动脉短暂缺血性眩晕、锁骨下动脉盗血综合征等。

（2）肿瘤、外伤、变性疾患：听神经瘤、脑外伤、多发性硬化等。

（二）非前庭性眩晕

1. 眼性眩晕；2. 颈性眩晕；3. 循环系统疾病；4. 血液病；5. 内分泌及代

谢性疾病；6. 精神性眩晕。

此外，某些外耳和中耳疾病尚可引起眩晕症状，如外耳道耵聍栓塞、外耳道异物。

【诊断】眩晕的诊断应通过对病史及各项检查结果的全面综合分析以达到定位、定性、定因，从而有利于指导治疗。

（一）病史的采集与分析

1. 眩晕发作的形式

（1）运动错觉性眩晕

①旋转性眩晕：病人感觉自身或客观物体围绕自身旋转，为前庭末稍急性疾患所致，且多为半规管疾患。

②直线眩晕或移位性眩晕：病人感觉自身或客观物体呈线性移动，可有摇摆、晃动、升降、飘浮感，为耳石疾患所致，也可因前庭一侧亚急性损害或双侧损害所致。

（2）平衡失调、失衡或平衡障碍：表现为姿势及步态平衡障碍，病人站立或行走时向一侧倾斜或偏倒感，不稳感，行走时蹒跚或酩酊感。

（3）头晕、头昏：病人常无法明确表示其不适感觉，如头昏、头重脚轻、头内麻木感、空虚感、头紧箍感、头沉重压迫感、眼前发黑等。多为中枢性前庭疾患所致，但也不能排除前庭系病变，有可能为前庭病变处于前庭代偿阶段的表现。

2. 眩晕发作的时间特征

如起病的速度、持续的时间。突然发病多为周围性前庭疾患，逐渐加重则多为中枢性前庭疾患所致。间歇性多为周围性疾病，持续性则为中枢性疾病。

3. 眩晕发作的次数

单次发作：如前庭神经炎、迷路炎、突聋等；反复发作：如梅尼埃病、良性阵发性位置性眩晕、血管性眩晕等。

4. 眩晕发作时情况

眩晕在何种情况下或体位下发生极为重要。如为坐起或躺卧过程中仰头位时发作，多为椎基底动脉短暂缺血性眩晕或颈性眩晕，在某种体位或头位时发作，多为良性阵发性位置性眩晕。站立时时发作，可能为直立位低血压。

5. 眩晕的伴发症状

如耳蜗症状、神经系统症状、自主神经症状等。

6. 发病前的诱因

应了解眩晕发作前一天或数天内有无上感史，情绪激动史及重体力活动史。

7. 过去史等

包括各系统病史、个人史、家族史等。

（二）检查

1. 全身一般检查；

2. 耳鼻咽喉科一般检查；

3. 神经系统检查；

4. 精神状态及心理应激状态的评估；

5. 听力学检查；

6. 前庭功能检查；

7. 眼科检查；

8. 颈部检查；

9. 影像学检查；

10. 脑电图检查；

11. 实验室检查。

（三）周围性眩晕与中枢性眩晕的鉴别诊断

1. 周围性眩晕的一般特征

（1）眩晕为突发性旋转性，持续时间短暂（数秒到数天），可自然缓解或恢复，但常反复发作。

（2）眩晕程度较剧烈，头位或体位变动时眩晕加重，伴耳鸣、耳聋，以及恶心、呕吐、面色苍白、出冷汗、血压下降等自主神经症状，而无意识障碍和其他神经系统症状。

（3）自发性眼震为水平性或水平旋转性，Ⅰ~Ⅱ度，持续时间短，注视时减弱，发病初期眼震向患侧，稍后转向健侧。各项前庭反应协调，眼震与眩晕的方向一致，倾倒与自示偏斜方向一致，前、后两者方向相反。自发反应与诱发反应以及自主神经反应的程度大体相仿。

（4）变温试验可出现前庭重振现象（一侧前庭功能减弱，增强刺激则反应正常），很少有优势偏向。

2. 中枢性眩晕的一般特征

（1）眩晕可为旋转性或非旋转性，持续时间较长（数天到数月），程度不定，一般较轻，有时可进行性加重，与头位或体位变动无关。

（2）多无耳部症状，前庭其他症状也不一定齐全。自主神经反应的程度与眩晕不相协调。

（3）多伴有其他脑神经或中枢神经系统受损的症状。眩晕发作时可有意识丧失。

（4）自发性眼震粗大，多为垂直性或斜行性，也可为无快慢相的摆动性，或方向多变，甚至呈双相性，持续时间久，程度不一，注视时不减弱或增强，眼震与眩晕的方向不一致，倾倒方向不定。

（5）各种前庭反应有分离现象，自发与诱发反应不一致，可出现前庭减振现象（弱刺激引起强反应，强刺激引起的反应反而弱）。

（6）变温试验结果冷热反应分离，有向患侧的优势偏向。

【治疗】除不同的病因治疗外，可参见梅尼埃病的治疗。

第二节　梅尼埃病

梅尼埃病（Meniere's disease）是一种特发性膜迷路积水的内耳病。表现为反复发作的旋转性眩晕、波动性感音神经性听力损失，耳鸣和（或）耳胀满感。

【病因】迄今不明，梅尼埃病的主要病理表现是膜迷路积水，其原因有下列学说：

1. 内淋巴管和内淋巴囊机械阻塞

一般认为内淋巴主要由耳蜗血管纹及前庭暗细胞产生，经内淋巴管在内淋巴囊处被吸收。在此过程中，任何部位的狭窄或梗阻，如前庭小管先天性狭窄、内淋巴管纤维化、内淋巴囊发育不良、囊周纤维化等，均可造成内淋巴吸收障碍，导致膜迷路积水。

2. 内耳微循环障碍

自主神经功能紊乱、内耳终末动脉血栓或栓塞、低血压、颈椎病等均可导致内耳微循环障碍，引起组织缺氧、代谢紊乱、内淋巴理化特性改变，渗透压增高，毛细血管通透性增加，外淋巴及血液中的液体移入内淋巴腔，形成膜迷路积水。

3. 免疫反应

现有研究表明，发生于内耳的自身免疫反应和变态反应可通过激活免疫活性细胞、释放炎症介质导致内耳毛细血管扩张，毛细血管及前庭膜通透性增加，血管纹等结构分泌亢进，致使内淋巴生成过多，而内淋巴囊因抗原抗体复合物沉积则可产生内淋巴吸收障碍，从而最终引起膜迷路积水。

4. 此外，尚有内分泌失调、细菌毒素和病毒感染、内淋巴囊功能紊乱、遗传等多种学说。

【病理】

本病的基本病理表现为膜迷路积水膨大，早期主要累及膜蜗管和球囊。前庭膜向前庭阶方向膨隆移位，重者可占据整个前庭阶，甚至可通过蜗孔疝入鼓阶。球囊膨大后可充满前庭，向外可与镫骨足板相贴、粘连，向后上可挤压椭圆囊扭曲移位，甚至使其疝入半规管。膜迷路积水严重者椭圆囊和膜半规管壶腹亦可显著膨大、变形及移位。积水持久，耳蜗毛细胞及其支持细胞、神经纤维、螺旋神经节细胞均可发生退行性变，血管纹萎缩。内淋巴囊不膨大，但其上皮细胞因长期受压而退变，上皮皱褶可变浅或消失，囊壁纤维化，毛细血管减少。内淋巴压力过大时可使任何部位的膜迷路破裂，内淋巴压力骤降，同时高钾的内淋巴液与外淋巴混合，导致感觉上皮及神经结构钾中毒，出现眩晕、耳鸣及听力下降。其后钾离子浓度减少，症状缓解，膜迷路裂口亦可自行愈合，内、外淋巴恢复正常的生化特性。愈合后的膜迷路可反复积水、破裂，裂口大者可形成永久性瘘道。

【症状】

典型的梅尼埃病症状包括发作性眩晕，波动性、渐进性耳聋及耳鸣。

1.眩晕：典型者为突发旋转性眩晕，患者感到自身或周围物体沿一定的方向与平面旋转，亦可为摇晃、升降或漂浮感，个别患者可突然倾倒而神志清楚是其特点。眩晕时常伴有恶心、呕吐、面色苍白、出冷汗及血压下降等自主神经反射症状。上述症状在睁眼或头部运动时加剧，闭目静卧时减轻。患者神志清醒，无头痛，眩晕多持续数十分钟或数小时，通常不超过24h。在缓解期可有头晕或不稳感，可持续数天。眩晕常反复发作，复发次数越多，持续越长、间歇越短。间歇期可为数小时、数天、数月、数年，亦有长达数十年甚至终生只发作一次者。

2.耳聋：患病初期可无自觉耳聋，多次发作后始感明显。早期为低频下降型感音神经性聋，多为单侧，间歇期听力可部分或完全自然恢复。久病后听力损失逐渐加重，间歇期亦无缓解，并有高频听力下降。常对高声过敏，有时患耳和健耳能将同一纯音听成两个不同音调与音色的声音，即复听。

3.耳鸣：早期耳鸣多出现于眩晕发作前，在眩晕发作缓解后减轻或消失，反复发作后，耳鸣可持续存在，在眩晕发作时加剧，间歇期减轻。初期耳鸣为低音调吹风声或流水声，后转为高音调蝉鸣声或电机声。少数病人可为双侧耳鸣，或由单侧转为双侧。

4.耳胀满感：发作期患耳或头部可有胀满感或压迫感。

【检查】

1.耳镜检查：鼓膜多正常。

2.前庭功能检查：发作期可观察到或用眼震电图描记到初向患侧继而转向健侧的水平或水平旋转性自发性眼震，在恢复期眼震转向患侧。初时间歇期自发性眼震和各种诱发试验结果可能正常，多次发作后患耳前庭功能可减退或丧失，冷热试验有向健侧的优势偏向及半规管轻瘫。可有 Hennebert 征和 Tullio 现象阳性。

3.听力学检查：早期为低频下降型感音神经性聋，听力图呈轻度上升型，晚期可呈平坦型或下降型。阈上听功能检查有重振现象，耳蜗电图的-SP 增大、SP-AP 复合波增宽，-SP/AP > 0.4，言语识别率降低。声导抗测试鼓室导抗图正常。

4.甘油试验:原理:由于甘油渗透压高而分子直径较小,可进入血管纹细胞,促进其吸收内淋巴液水分,减轻膜迷路水肿,从而暂时性改善听力。方法:患者禁食 2h 后口服 50% 甘油（2.4~3.0ml/kg）,服用前与服用后 3h 内,每隔 1h 做 1 次纯音测听。若患耳在服甘油后 0.25、0.5、1.0kHz 平均听阈下降 ≥15dB 或言语识别率提高 ≥16% 为阳性。甘油试验阳性提示有膜迷路积水,但在本病间歇期、脱水等药物治疗期可为阴性,而听力损害轻微或重度无波动者,结果亦可为阴性,服用甘油前后耳蜗电图、耳声发射、听性脑干反应检查,均可作为阳性结果的客观依据。

5.影像学检查:多无明显异常。

【诊断与鉴别诊断】根据病史和相关检查,在排除其它可引起眩晕和听力下降的疾病后,可确定临床诊断。

常见眩晕疾病鉴别如下:

1.良性阵发性位置性眩晕:是在特定头位时诱发的短暂的阵发性眩晕,伴有眼震,无耳聋和耳鸣。

2.前庭神经炎:以突发性眩晕,伴自发性眼震,恶心、呕吐为特征,发病前多有上呼吸道感染史,而无耳聋和耳鸣,痊愈后极少复发。

3.迷路炎:眩晕伴耳聋、耳鸣,有慢性化脓性中耳炎及中耳手术病史。

4.前庭药物中毒:眩晕起病缓慢,且可逐渐减轻或缓解,可伴耳聋和耳鸣,有应用耳毒性药物的病史。

5.突发性聋:多为中、重度耳聋,可伴眩晕和耳鸣,但眩晕无反复发作特点,耳聋亦无波动性。

6.亨特综合征:可伴有耳部的带状疱疹及周围性面瘫有助于鉴别。

7.听神经瘤:多为缓慢进展的耳聋耳鸣,后期可伴有小脑功能障碍,其他脑神经受损症状及颅内高压症状,听觉脑干诱发电位及影像学检查有助于鉴别。

8.其他疾病:耳硬化症、椎基底动脉供血不足、Cogan 综合征、外淋巴瘘、多发性硬化、迟发性膜迷路积水等。

诊断依据（1996,上海）:

1.反复发作的旋转性眩晕,持续 20min 至数小时,至少发作 2 次以上,常伴恶心、呕吐、平衡障碍。无意识丧失。可伴水平或水平旋转型眼震。

2.至少一次纯音测听为感音神经性听力损失。早期低频听力下降,听力波动,随病情进展听力损失逐渐加重。可出现重振现象。

具备下述 3 项即可判定为听力损失:

（1）0.25kHz、0.5kHz、1kHz 听阈均值较 1、2、3kHz 听阈均值提高 15dB 或 15dB 以上;

（2）0.25kHz、0.5kHz、1kHz、2kHz、3kHz 患耳听阈均值较健耳高 20dB 或 20dB 以上；

（3）0.25kHz、0.5kHz、1kHz、2kHz、3kHz 平均阈值大于 25dBHL。

3. 耳鸣，间歇性或持续性，眩晕发作前后多有变化。

4. 可有耳胀满感。

5. 排除其它疾病引起的眩晕，如位置性眩晕，前庭神经炎、药物中毒性眩晕、突发性聋伴眩晕、椎基底动脉供血不足和颅内占位性病变等引起的眩晕。

【治疗】由于病因及发病机制不明，目前多采用一般治疗、药物治疗、手术治疗及前庭康复治疗。

1. 一般治疗

（1）发作期应静卧于暗室内。

（2）低盐、低脂肪饮食。

（3）症状缓解后宜尽早逐渐下床活动。

（4）向病人说明本病的性质、特点及预后，消除其思想负担。

2. 药物治疗

（1）镇静剂及自主神经功能调节剂：安定、舒乐安定、氯丙嗪、苯海拉明、异丙嗪、晕海宁、眩晕停、爱茂尔、谷维素等。

（2）血管扩张剂：脑益嗪、氟桂嗪、培他啶、尼莫地平、山莨菪碱、东莨菪碱、5%碳酸氢钠、丹参等。

（3）脱水剂：氯噻酮、双氢克尿塞、70%二硝酸异山梨醇、甘露醇等。利尿酸和速尿等因有耳毒性而不宜采用。

（4）糖皮质激素：地塞米松、强的松等。

（5）维生素：B 族维生素、维生素 C 等。

（6）能量制剂：三磷酸腺苷、辅酶 A、脑复康等。

（7）混合氧或高压氧治疗：95%O_2 和 5%CO_2 吸入或高压氧舱治疗。

3. 手术治疗：对于发作频繁、剧烈，严重影响工作、生活且长期保守治疗无效者，可考虑手术治疗。手术方法较多，宜先选用破坏性较小又能保存听力的术式。

（1）听力保存手术

①前庭功能保存类：a. 颈交感神经节封闭术及切除术；b. 用含甘露醇的高渗溶液经圆窗做鼓阶耳蜗透析术；c. 内淋巴囊减压术及分流术；d. 球囊造瘘术及耳蜗球囊造瘘术等。

②前庭功能破坏类：a. 经过电凝、冷冻或超声破坏前庭或半规管的膜迷路；b. 化学药物前庭破坏术；c. 前庭神经切除术等。

（2）非听力保存手术

迷路切除术。

4. 前庭康复治疗

5. 疗效评价（1996，上海）

（1）眩晕的评定：用治疗后 2 年的最后半年每月平均眩晕发作次数与治疗前半年每月平均发作次数进行比较，即分值 =（治疗后每月发作次数/治疗前每月发作次数）×100。

按所得分值可分 5 级：

A 级　0（完全控制，不可理解为"治愈"）；

B 级　1～40（基本控制）；

C 级　41～80（部分控制）；

D 级　81～120（未控制）；

E 级　＞120（加重）。

（2）听力评定：以治疗前 6 个月内最差一次的 0.25kHz、0.5kHz、1kHz、2kHz、和 3 kHz 听阈平均值减去治疗后 18～24 个月最差的一次相应频率听阈平均值进行评定。

A 级　改善＞30dB 或各频率听阈＜20dBHL

B 级　改善 15dB～30dB

C 级　改善 0dB～14dB（无效）

D 级　改善＜0dB（恶化）

如诊断为双侧梅尼埃病，应分别评定。不对眩晕和听力作综合评定，也不用于工作能力的评估。

思考题

1. 梅尼埃病的诊断要点是什么？

2. 梅尼埃病的治疗原则有哪些？

3. 梅尼埃病须与哪些疾病鉴别？

（李　野）

第十二章　耳　鸣

耳鸣（tinnitus）是指主观上感觉耳内或头部有声音，但在外界并无相应声源或电刺激。耳鸣是耳科临床最常见的症状之一，耳鸣发病率随着年龄的增长而增高，一般人群中耳鸣发生率为17%，而在年龄大于55岁人群中则高达20%～33%。

【分类】耳鸣的分类方法较多，但目前尚无一种分类法可满意地对各种耳鸣进行归类。较常用的方法是根据耳鸣的性质、病因及发生的部位进行分类：

（一）耳源性耳鸣：指引起耳鸣的病变部位位于听觉系统内。

1. 外耳病变：可导致外耳道阻塞的外耳病变均可引起耳鸣，如外耳道异物、肿瘤、耵聍栓塞等。其机制为由于外耳道阻塞造成的传导性听力损失使环境噪声较前减低，同时对体内生理性杂音的掩蔽作用亦相应减弱，致使体内这些原本微弱的声音相对增强而形成耳鸣。通常也将这种耳鸣称为传导性耳鸣。

2. 中耳病变：许多中耳病变亦可引起不同程度的传导性听力损失，同样可导致传导性耳鸣，如急、慢性化脓性中耳炎、分泌性中耳炎、粘连性中耳炎、鼓室硬化等。

另外，与前述传导性耳鸣不同，外耳或中耳的血管性病变如颈静脉球体瘤、血管畸形等尚可引起与脉搏一致的搏动性耳鸣，系由血流产生的杂音所致。因其同时可被检查者感知或检测到，故又称为客观性耳鸣，与之相对应，仅能被患者感知的耳鸣则称为主观性耳鸣。耳源性耳鸣大多为主观性耳鸣，客观性耳鸣大多为非耳源性耳鸣。

3. 耳蜗病变：耳蜗病变所致的耳鸣又称为感音性耳鸣，可由多种内耳疾病引起，如突发性聋、老年性聋、中毒性聋、梅尼埃病、耳蜗性耳硬化症等。大多数学者认为感音性耳鸣是由病变部位的自发性放电异常所致，

4. 蜗后病变：蜗后病变包括内耳道和小脑脑桥角病变，如听神经瘤、脑膜瘤、胆脂瘤、炎症或血管异常等。蜗后病变所致的耳鸣又称为神经性耳鸣，其机制可能与该处病变导致听神经纤维变性，产生纤维间交互传递或神经纤维传递变慢有关。

5. 中枢听觉径路病变：中枢听觉径路病变包括脑干和听觉皮层的病变，如多发性硬化、肿瘤、血管病变、炎症等。此种耳鸣又称为中枢性耳鸣。其机

制可能由上述病变对听觉传导径路反射弧造成干扰所致。

（二）非耳源性耳鸣　指起源于听觉系统以外部位的耳鸣。

1. 血管源性耳鸣：颈动脉、颈静脉、椎动脉系统等的血管病变，如动静脉瘘、假性动脉瘤、真性动脉瘤等，常产生与脉搏一致的搏动性耳鸣。

2. 肌源性耳鸣：最常见的是腭肌痉挛，可产生与腭肌痉挛性收缩同步的卡嗒声，用声导抗仪可检测到与卡嗒声节律相同的声导抗变化曲线，其病因多为神经系统疾病或心理障碍。此外，中耳鼓室肌（镫骨肌、鼓膜张肌）或其他头颈部肌肉痉挛性收缩亦可产生同样的耳鸣。

3. 咽鼓管异常开放：咽鼓管周围脂肪组织消失或其他原因可导致其异常开放，可产生与呼吸节律相同的吹风样耳鸣声，并可有自听过强现象，常见于过度消瘦者或潜水、吹奏乐器等职业者。

4. 颞颌关节疾病：牙齿咬合不平衡或颞颌关节炎等可在患者张口、闭口时，由于关节面相互摩擦而产生卡嗒声。

上述非耳源性耳鸣均为客观性耳鸣。

5. 全身及其他系统性疾病　某些全身及其他系统性疾病亦可导致耳鸣，如甲状腺功能异常、糖尿病、颈椎病、多发性硬化、Paget 病、碘或锌缺乏、贫血、偏头痛、高血压、高血脂、肾病、自身免疫性疾病等。

6. 精神心理性耳鸣

（1）幻听：耳鸣声呈语言样，如听见被指责或被骂声，为精神病的一种症状，应作精神病治疗。

（2）听像：是由心理学原因引起的耳鸣，最常见的为乐声或歌声，它可能是平常的耳鸣声而被想象转换为愉快的乐声，也可能为轻型精神病或精神紊乱而同时伴有耳鸣者。如无其他严重精神病的表现可不用治疗，但若严重影响工作、学习及生活者应适当治疗。

【病理生理机制】

耳鸣的形成机制尚未完全阐明，目前被普遍认同的是耳鸣的神经生理学模式，即听觉系统中不正常的神经活动被皮层下听觉中枢察觉后传递给大脑皮层，并在此被感知和作出评价最终形成耳鸣。在此过程中由于自主神经系统和边缘系统的参与而产生了焦虑、恐惧等负面情绪，并通过正反馈而加重耳鸣。

【诊断】 耳鸣的诊断是治疗的基础，因此应力求达到①定位：病变部位诊断；②定因：病因诊断；③定量：分级诊断。

（一）病史的采集

1. 耳鸣的伴随症状：如耳聋及眩晕等，三者出现时间之先后关系。

2. 耳鸣发生情况及病程：包括耳鸣发病缓急，出现时间，持续时间，变化的过程，诊断及治疗过程，目前现状等。

3. 耳鸣的特征：包括部位及耳别，持续性或间断性，有无波动性。如为间断性，应描述发生及间断的时间以及有无规律性变化。

4. 耳鸣音调的性质：是高调、中调、还是低调；耳鸣声的具体描述，如蝉鸣、哨音、汽笛声、隆隆声、卡嗒声等；是搏动性还是非搏动性，搏动性是否与心跳或脉搏同步，是否与呼吸有关；音调性质有否变化等。

5. 耳鸣响度：可与环境声或生活声比较，记录响度指数。

6. 耳鸣对生活工作影响的严重性：根据耳鸣对情绪及生活、工作的影响，使患者感到烦恼的程度，可分轻、中、重三级。

7. 耳鸣的可能原因：耳鼻咽喉科尤其是耳科的过去病史，颅脑外伤、声损伤、耳毒性药物史、心脑血管疾病史及变态反应疾病史等。

8. 耳鸣的触发或加剧等影响因素：与听力损失的关系，环境声对耳鸣的影响，失眠、疲劳、过累的影响，头位及体位的变化有无影响，心理状态的影响等。

9. 耳病及与耳病有关的全身性疾病情况：特别是神经系统疾病的病史询问，以便确定耳鸣是否与神经系统疾病有关。

10. 患者自身控制耳鸣的方法：如听音乐，散步，旅游等。

11. 家族史：特别是与耳鸣有关的疾病史。

（二）检查

1. 一般全身检查。

2. 神经系统检查：可协助中枢及其他周围神经系统病变的诊断及定位。

3. 耳鼻咽喉科一般检查：除常规检查外，应作颈部检查和颞颌关节功能检查。如为搏动性耳鸣，应作头、颈侧及耳的听诊，以了解有无血管搏动声、颈转动及压迫颈动、静脉对耳鸣的影响等。

4. 听功能检查：通常应包括全部听功能检测。

5. 前庭功能检查：前庭功能检查应包括平衡功能、协调试验及眼动检查等。

6. 耳鸣的测试：包括耳鸣音调的频率匹配、耳鸣的响度匹配、耳鸣的最小掩蔽级、以及耳鸣的后效抑制等。

7. 精神心理学评价：由于耳鸣与焦虑互为因果，故应对耳鸣患者作出精神心理学的评价，同时也应对耳鸣患者的性格进行了解。

8. 影像学检查：必要时可行颞骨及颅脑 X 线、CT、MRI 等检查。

9. 实验室检查：必要时可行血液学、血液流变学，肝、肾及甲状腺功能等检查。

10. 免疫学检查：免疫球蛋白测定、自身抗体检测等。

【治疗】

（一）病因治疗：对耳鸣的治疗首先应该是病因治疗。如高血压、糖尿病、贫血、颈静脉球体瘤、动静脉瘘、颈椎病等，对原发病变进行积极治疗，多能获得较好的效果。但是由于耳鸣发生机制的复杂性，临床上大部分耳鸣病因无法确定，或是病因虽能确定但却无法治疗，则需要进行对症治疗。

（二）药物治疗

1. 血管扩张剂：脑益嗪、氟桂嗪、培他啶、尼莫地平、前列腺素 E、丹参、银杏叶制剂等。

2. 能量制剂：三磷酸腺苷、辅酶 A、脑复康等。

3. 神经营养药物：B 族维生素、施尔康等。

4. 耳鸣抑制剂：利多卡因、普鲁卡因、氯硝安定、扑痫酮、卡马西平、苯妥英钠、麦奥那、泛影葡胺等。

5. 抗焦虑、抑郁药：舒乐安定、阿普唑仑、多虑平、麦普替林、舒必利等。

（三）掩蔽治疗：是通过选择与耳鸣音调响度相匹配的特定外界声来达到减轻或消除耳鸣的一种生理性治疗，具有简便、安全、无明显副作用等优点，是治疗耳鸣的常用方法。

（四）电刺激治疗：是指利用电流直接刺激听觉系统来抑制耳鸣的方法，主要针对耳蜗性病变之耳鸣患者。

（五）手术治疗：若耳鸣原发疾病有手术指征，可行手术治疗，如颈静脉球体瘤、动静脉瘘、动脉瘤、梅尼埃病等。

（六）心理学治疗

1. 生物反馈治疗：耳鸣是一类紧张状态相关疾病，生物反馈治疗可应用电子仪器将人体的生理机能信息显示出来，使患者根据仪器反馈的信息来调节自身的生理功能，如肌肉放松、改变心率、镇静情绪等，从而进入松弛状态，重建正常的生理状态，以达到治疗耳鸣的目的。

2. 耳鸣的再训练治疗：是基于耳鸣的神经生理学模式而设计的一种治疗耳鸣的新方法。其机理是通过心理咨询和各项训练治疗，使患者的神经系统重新整合，降低中枢系统对耳鸣的敏感性，切断大脑皮层与自主神经系统及边缘系统之间形成的耳鸣反馈的恶性循环，重建对耳鸣的认知与适应能力，最终达到对耳鸣的习惯和适应。

思考题

1. 耳鸣分几类？

（李　野）

第十三章　耳部肿瘤

第一节　外耳道乳头状瘤

外耳道乳头状瘤（papilloma of external canal）是耳部良性肿瘤中最为常见的一种，系外耳道的鳞状细胞或基底细胞异常增生的结果，多见于软骨部皮肤表面。

【病因】一般认为该病与局部的慢性刺激及病毒感染有关，而挖耳可能是病毒感染的传播途径。

【病理】肿瘤来源于被覆上皮，组织学上分为鳞状上皮和基底细胞乳头状瘤。镜下见肿瘤被覆鳞状上皮及间质增生，并向表面呈乳头状突起，表层细胞呈过度角化，透明细胞层胞体大。极向大致正常，基底层偶见核分裂象。乳头表面有时被覆增生的基底细胞，当出现异型细胞、极向紊乱等变化时则趋于恶变。

【症状】早期肿瘤较小时可无任何症状，随肿瘤长大可出现耳痒、耳内阻塞感、听力下降，挖耳可引起出血，如继发感染则有耳痛、耳流脓等。

【体征】检查可见外耳道内灰白色或棕色乳头状新生物基底较广，多无蒂，触之较硬。伴有感染则肿瘤可为暗红色且质软。

【诊断】根据病史、症状及体征可以作出诊断，因本病有恶变倾向，须进行常规病理检查。

【治疗】应尽早进行手术治疗，可在局麻下用激光切除或用刮匙刮除肿瘤组织，术后对肿瘤基底部行电凝器烧灼、硝酸银或干扰素创面涂布，有利于防止复发。累及中耳乳突者应行乳突根治术。对病理证实伴癌变者，须行乳突扩大根治或颞骨部分切除术，并行术后放疗。对于个别病理为良性而不愿接受手术治疗的患者也可试用高纯度干扰素局部注射治疗。

第二节　中耳癌

中耳癌(cancer of middle ear)是一种发生于中耳和乳突区的少见恶性肿瘤。好发年龄为40~60岁。

【病因】不明,常有长期的慢性中耳炎史。

【病理】病理上以鳞状细胞癌最常见,基底细胞癌和腺癌很少见。

【症状】由于病程长短、病变部位及肿瘤扩展方向不同,临床表现有所不同。早期症状多不明显,或为慢性化脓性中耳炎症状所掩盖。常见的主要症状为耳流脓或脓血性分泌物、耳深部跳痛或刺痛、耳鸣、听力下降、眩晕和面瘫等。晚期可使第 V、VI、IX、X、XI、XII 等脑神经受累,出现复视、吞咽困难、声音嘶哑、伸舌偏斜等相应症状,亦可出现局部淋巴结转移,或出现颅内与远处转移症状。

【体征】可见外耳道、中耳有肉芽、息肉样或乳头状新生物,触之易出血,可伴有颈部淋巴结肿大或相应脑神经受累的体征。

【诊断】凡有下列情况应考虑中耳癌的可能,及时进行 CT、MRI 等影像学检查和病理学检查:①外耳道深部或鼓室内有肉芽或息肉样新生物,切除后迅速复发或触之易出血;②慢性化脓性中耳炎流脓转变为流脓血或血性分泌物;③耳深部持续性疼痛与慢性化脓性中耳炎耳部体征检查不相称;④乳突根治术腔长期不愈并有顽固性肉芽生长;⑤慢性化脓性中耳炎症状突然加重或发生面瘫。

【治疗】经病理检查确诊者,应争取尽早彻底手术切除并辅以放疗。病变局限在中耳者,可行扩大乳突根治术,如肿瘤较广泛或侵犯邻近组织时,应行颞骨部分切除或全切术。必要时,应考虑在手术前后进行放疗、化疗或中医药治疗。

第三节　听神经瘤

听神经瘤(acoustic neuroma)是耳神经外科最常见的良性肿瘤,占桥小脑角肿瘤的70%~80%,占颅内肿瘤的5%~10%。多见于年龄30~50岁的中年,女性多于男性,多为单侧,双侧者极少见。

【病理】听神经瘤多源于内耳道段前庭神经的神经膜细胞(Schwann cell),生长于前庭上神经者占多数,其次为前庭下神经,起源于耳蜗神经和面神经者罕见，因此又称前庭神经鞘膜瘤（neurinoma，neurilemoma，schwannoma）。肿瘤呈实质性，有完整包膜，呈灰红色、淡黄色或白色，圆形或结节状，大小不一，形状各异。显微镜下 Antoni（1920）将听神经瘤分为两型：①AntoniA 型：致密纤维状 – 细胞平行排列，梭形细胞排列成漩涡状或栅栏状。②AntoniB 型：稀疏网眼状 – 稀疏的网状细胞排列成栅状，有时同一瘤体内可见两种不同的组织结构。听神经瘤恶变很少见，肿瘤生长一般比较缓慢。

【临床表现】

1. 早期表现：肿瘤直径小于 2.5cm 时为听神经瘤的早期。肿瘤在内耳道内可压迫听神经的耳蜗支和前庭支以及伴行的内听动脉，因而出现缓慢发生的耳鸣、听力减退、眩晕以及步态不稳等。大约 10% 的患者表现为突发性耳聋。比较少见的早期症状有耳内痒感或刺痛、外耳道后壁麻木、患侧泪液减少等，系中间神经在内耳道内受压所致。

2. 中、晚期表现：当肿瘤增大，扩展至桥小脑角，可累及三叉神经，出现患侧面部感觉异常和麻木、角膜反射迟钝或消失等；肿瘤压迫小脑和脑干，可出现共济失调、自发性眼震和第Ⅸ、Ⅹ、Ⅺ等脑神经瘫痪表现；肿瘤增大到一定程度或肿瘤阻塞脑脊液循环，可引起脑积水和颅内压增高，出现头痛、恶心、呕吐等症状。患者可因突发脑疝而死亡。

【检查】

1. 听力学检查

（1）纯音听阈测试：多为高频下降型感音神经性聋听力曲线，少数为平坦或上升型。

（2）听性脑干反应：患侧Ⅴ波波峰幅度变小、潜伏期显著延长或消失，如Ⅰ波存在而Ⅴ波消失，提示听神经瘤可能。

（3）耳声发射：早期小听神经瘤可出现听力下降，但耳声发射正常，对于听神经瘤的筛选和早期诊断有重要价值。

（4）声导抗测试：镫骨肌声反射阈升高或消失，潜伏期延长，可见病理性衰减。

（5）音衰试验：大多为阳性表现，无重振现象。

2. 前庭功能检查 变温试验可显示患侧水平半规管部分或完全麻痹，并可有向患侧的优势偏向。眼震电图检查如果记录到向健侧的自发性眼震，多提示肿瘤已开始压迫脑干和小脑，眼震最初以水平型居多，以后可能转变为垂直或斜型，若出现视动性麻痹，提示脑干视动传导径路受累。

3. 神经系统检查 出现角膜反射迟钝或消失等三叉神经体征时，提示肿瘤直径大于 2.5cm；出现小脑体征时，说明肿瘤直径已经达 5cm 以上。较大的肿瘤压迫或刺激面神经可引起面瘫或面肌痉挛，并可能导致对侧中枢性面瘫。

4. 影像学检查：薄层 CT 扫描，常规静脉注射造影剂，可早期发现位于内耳道口或内耳道内的小肿瘤。MRI 增强扫描为目前公认的早期诊断小听神经瘤的敏感而可靠的方法，并有助于与桥小脑角其他肿瘤的鉴别诊断。

【诊断】对小听神经瘤进行早期诊断，是争取对肿瘤进行功能性切除的关键。由于小听神经瘤主要表现为耳蜗与前庭症状，必须经全面、详细的耳神经学检查，并注意与面神经瘤、前庭神经元炎、突发性耳聋、梅尼埃病以及其他常见的内耳病鉴别，再经内耳道与桥小脑角影像学检查，才能最后确诊。较大的听神经瘤，可出现第Ⅴ、Ⅶ、Ⅷ脑神经或后组脑神经受累征象。

【治疗】尽早手术，完全切除肿瘤为本病的治疗原则。目前经迷路进路切除听神经瘤是主要方法。其他常用的术式还有：颅中窝进路、迷路后进路、乙状窦后进路和迷路枕下联合进路等。

第四节　颈静脉球体瘤

颈静脉球体瘤（glomus jugulare tumor）是耳部一种非嗜铬性副神经节良性肿瘤，多见于中年女性，以 30～50 岁居多。此瘤在病理学上虽属良性，但临床上具有局部侵袭性。

【病因及病理】颈静脉球体瘤发病原因不明。颈静脉球顶壁外膜或其附近有一种组织结构类似颈动脉体或主动脉体的球样微小物质，系由丰富的血管、毛细血管或前毛细血管间的上皮细胞所组成，称为颈静脉球体。其数目从 2～3 个至 10 个不等，直径 0.1～1.5mm，平均 0.5mm，分布于颈静脉球顶部外膜、舌咽神经鼓支、鼓丛或迷走神经耳支等。其功能不详，可能是对 CO_2 或血 pH 敏感的化学感受器，颈静脉球体瘤起源于颈静脉球体组织。

肿瘤外观似血管性肉芽组织，有包膜，色暗红，表面光滑或略有结节。镜下见其由多角形上皮样细胞团块围绕的薄壁血管构成，血管无收缩功能，易出血。瘤细胞大小不一，胞浆丰富，核椭圆，不分裂，嗜铬反应阴性。瘤细胞间有少量淋巴细胞，成纤维细胞及弹力纤维。

肿瘤生长缓慢，可向邻近组织侵蚀扩展，累及外耳道、中耳乳突、破裂孔、岩尖并可进入颅中窝或颅后窝。少数可恶变转移。

【症状】早期局限于鼓室者可出现同脉搏跳动一致的搏动性耳鸣，压迫同侧颈部血管可使耳鸣短暂减弱或消失。肿瘤充满鼓室可出现耳内胀满感和渐进性传导性聋。向内侵犯迷路时，可导致感音性聋、眩晕或周围性面瘫。肿瘤侵犯颈静脉孔及其周围骨质可出现第Ⅸ、Ⅹ、Ⅺ脑神经受累症状。侵及岩尖进入颅中窝，可有第Ⅴ、Ⅵ脑神经受损，脑膜受刺激和颅内压升高等症状。肿瘤向颈部扩展，可见下颌角处有搏动性肿块。

【检查】

1. 耳镜检查透过鼓膜隐约可见其下部有红色阴影；若用鼓气耳镜加压，鼓膜向内与肿瘤接触时可见鼓膜搏动，红色变淡。肿瘤增大向外穿破鼓膜时，可见外耳道深部有暗红色息肉样物，伴血性或血脓性分泌物。

2. 纯音听阈测试为传导性聋或感音神经性聋。

3. 第 V、VI、VII、VIII、IX、X、XI 脑神经功能检查可出现异常。

4. CT、MRI 影像学可有助于确定肿瘤范围及颅内侵犯情况。

5. 血管造影数字减影（DSA）能显示肿瘤的血供。

【诊断】 典型的症状与体征是诊断的依据。为避免大出血，活检应极其慎重。本病须与耳息肉、胆固醇肉芽肿，特发性血鼓室、中耳血管瘤、中耳癌、脑膜瘤、颈静脉球高位等鉴别。

【治疗】 以手术切除为主。目前多认为，除局限于中耳者可从乳突进路切除外，其余均宜采用侧颅底手术摘除。手术进路有颅中窝、颞下窝及各种综合与改良进路。对于年龄过大，身体虚弱，肿瘤进入脑膜内或累及海绵窦等无法切除时，可应用放疗、冷冻、血管栓塞等以阻断肿瘤血供，延缓其发展速度。

思考题

1. 听神经瘤的临床表现有哪些？

2. 中耳癌的临床表现有哪些？

（郑　颖）

参考文献

[1] 孔维佳主编. 耳鼻咽喉头颈外科学（供 8 年制及 7 年制临床医学等专业用）. 人民卫生出版社，2005.

[2] 董民声主编. 实用耳科学. 华夏人民出版社，1994.

[3] 何永照，姜泗长主编. 耳科学. 上海：上海科学技术出版社，1983.

[4] 黄选兆，汪吉宝主编. 实用耳鼻咽喉科学. 北京：人民卫生出版社，1998.

[5] 黄选兆主编. 耳鼻咽喉科学. 第 4 版. 北京：人民卫生出版社，1995.

[6] 田永泉主编. 耳鼻咽喉科学. 第 5 版. 北京：人民卫生出版社，2001.

[7] 田永泉主编. 耳鼻咽喉科学. 第 6 版. 北京：人民卫生出版社，2005.

[8] 孔维佳主编. 耳鼻咽喉科学（7 年制规划教材）. 北京：人民卫生出版社，2002.

[9] 黄选兆主编. 耳鼻咽喉科学. 第 3 版. 北京: 人民卫生出版社, 1990.

[10] 汪吉宝, 刘世英, 王丽雅. 中耳乳突 CT 扫描的临床应用. 临床耳鼻咽喉科杂志, 1987, 1: 133.

[11] 王荣光主编. 临床耳科学. 石家庄: 河北科学技术出版社, 1990.

[12] 王正敏主编. 耳鼻喉科学. 上海: 上海科学技术出版社, 1988.

[13] 王正敏主编. 耳鼻咽喉科学. 第 2 版. 上海: 上海科学技术出版社, 1991.

[14] 王正敏主编. 临床耳鼻咽喉科学. 上海: 上海医科大学出版社, 1996.

第六篇　颈科学

第一章　颈部的应用解剖学

颈部介于头、胸和上肢之间，其前方正中有呼吸及消化道的颈段，后方有颈椎和上段胸椎，两侧有纵行的大血管、神经和淋巴结。在器官和血管神经周围有多层筋膜包绕，其间有疏松结缔组织充填，形成筋膜间隙。

第一节　颈部的分区

颈部上界为下颌骨下缘、下颌角、乳突尖、上项线和枕外隆凸的连线；下界为胸骨上切迹、胸锁关节、锁骨和肩峰至第七颈椎棘突的连线。解剖上以胸锁乳突肌前、后缘为界，划分为颈前区、胸锁乳突肌区及颈外侧区（图 6-1-1）。

一、颈前区（颈前三角）

1. 境界：
   上界：下颌骨
   前界：中线
   后界：胸锁乳突肌
2. 分区：
（1）下颌下三角（二腹肌三角）
   上界：下颌骨
   前界：二腹肌前腹
   后界：二腹肌后腹

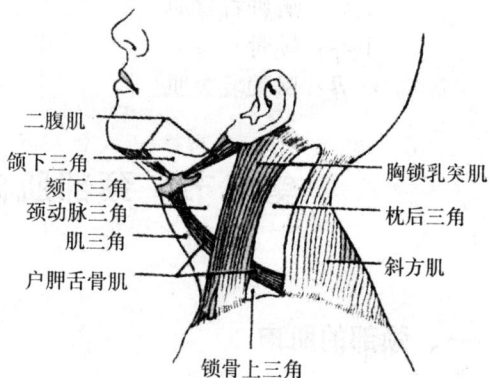

图 6-1-1　胸锁乳突肌区及颈外侧区

339

(2) 颈动脉三角

上界：二腹肌后腹

前界：肩胛舌骨肌上腹

后界：胸锁乳突肌

(3) 肌三角

上界：肩胛舌骨肌上腹

前界：中线

后界：胸锁乳突肌

(4) 颏下三角

上界：下颌骨联合

下界：舌骨

外侧界：二腹肌前腹

二、胸锁乳突肌区：为胸锁乳突肌本身所占据的区域。

三、颈外侧区（颈后三角）

1. 境界：

前界：胸锁乳突肌

后界：斜方肌

下界：锁骨

2. 分区：

(1) 枕三角

前界：胸锁乳突肌

后界：斜方肌

下界：肩胛舌骨肌

(2) 锁骨上三角

上界：肩胛舌骨肌

下界：锁骨

前界：胸锁乳突肌

第二节　颈部肌肉、神经与血管

一、颈部的肌肉

（一）颈阔肌：位于颈部浅筋膜中，为一皮肌，起自胸大肌和三角肌表面，止于下颌骨及面下部皮肤。受面神经颈支支配。

（二）胸锁乳突肌：起自胸骨柄、锁骨上缘内 1/3，斜向后上方止于乳突外侧面。受副神经和第 2、3 颈神经支配，此肌收缩时，可在颈部见到明显隆起，是颈部外科重要的肌性标志。在其深面有由颈深筋膜围成的颈动脉鞘。

（三）舌骨上肌群：位于舌骨上区，共包括 4 对小肌，分别为二腹肌、茎突舌骨肌、下颌舌骨肌和颏舌骨肌，其中的二腹肌是舌骨上部的重要肌性标志，二腹肌后腹的深面有颈内静脉、颈内动脉、副神经、迷走神经、舌下神经、枕动脉、颌内动脉及面动脉等重要结构。

（四）舌骨下肌群：位于颈前部舌骨下方的中线两侧，喉、气管、甲状腺的前方，共 4 对，可分为浅、深两层。浅层为胸骨舌骨肌和肩胛舌骨肌，深层为胸骨甲状肌和甲状舌骨肌，这些肌群扁薄、细长，故又称为带状肌。

二、颈部的神经

（一）颈　丛

颈丛由第 1~4 对颈神经前支组成。位于胸锁乳突肌深面，肩胛提肌浅面。其中皮支分为耳大神经、枕小神经、颈皮神经、锁骨上神经等数支分布于头颈部、胸上部、肩及肩胛冈以上皮肤，肌支则分布于颈深部肌肉。

（二）膈神经

是颈丛的重要分支，主要来自第 3~5 颈神经，位于椎前筋膜与前斜角肌之间，自上外向下内斜行，经锁骨下动、静脉之间进入纵隔，分布于膈肌。膈神经受损表现为膈肌瘫痪，腹式呼吸减弱或消失。膈神经受刺激时，可发生呃逆。

（三）臂　丛

由颈 5~8 和胸 1 的前支组成，在斜角肌间隙穿出后形成上、中、下三个干，分布至胸、肩、颈和上肢的皮肤。臂丛在锁骨中点上方比较集中，而且位置较浅，临床上常以此点作臂丛传导阻滞麻醉。

（四）四对后组颅神经

包括舌咽神经、迷走神经、副神经和舌下神经。在离开颅腔后的几厘米范围内，这四条颅神经与颈内动脉和颈内静脉紧密相邻，位于颈动脉鞘内。舌咽和舌下神经分布至舌骨舌肌深面和舌的底部；副神经支配胸锁乳突肌及斜方肌；而迷走神经在颈内静脉和颈内、颈总动脉间下行并降于胸腔，其间分出多个分支分布于外耳道皮肤及软腭、咽和喉肌等处。

（五）颈部交感干

位于椎前筋膜深面，由颈上、颈中、颈下神经节及其交通支组成。其

3

上神经节最大，平对第2、第3颈椎横突的前方；颈中神经节最小，常缺如，多位于甲状腺下动脉附近，相当于第6颈椎水平；颈下神经节或星状神经节位于第7颈椎横突与第1肋颈之间。当外伤、肿瘤等损伤或压迫颈交感神经节时，可出现Horner综合征，表现为上睑下垂，瞳孔缩小及病侧的面部血管扩张和不出汗。

三、颈部的主要血管

（一）颈部的动脉

1. 颈总动脉：是颈部的主要动脉干，左侧起自主动脉弓，右侧起于无名动脉（头臂干）。颈总动脉与颈内静脉、迷走神经共同位于颈动脉鞘内，在颈内、外动脉根部之间有颈动脉小球，又称颈动脉体，是化学感受器，当血液化学成分发生变化时，感受刺激后可出现反射性呼吸调节作用。在颈内动脉起始部，管壁略呈球形膨大的部分，为颈（内）动脉窦，是一敏感的压力感受器，受刺激后可反射性地减低心率和降低血压。

2. 颈外动脉：于甲状软骨上缘起自颈总动脉，相当于下颌颈处分为颞浅和上颌两动脉而终。全程共发出8条分支：甲状腺上动脉、舌动脉、面动脉、枕动脉、耳后动脉、咽升动脉、颞浅动脉和上颌动脉。

3. 颈内动脉：颈内动脉在平甲状腺软骨上缘的高度起于颈总动脉，上升并穿颈动脉管入颅，在颈部没有分支。主要分布于脑和视器，结扎颈内动脉可引起严重的并发症，甚或死亡。

（二）颈部的静脉

1. 颈外静脉：为颈部浅层中较大的静脉，由面后静脉及耳后静脉于下颌角处合并而成，注入锁骨下静脉或颈内静脉。

2. 颈内静脉：位动脉鞘内，是位置比较浅表的最大一条静脉，接受脑、颜面和颈部的静脉血。起于颈静脉孔，出颅后进入颈动脉鞘内，下端与锁骨下静脉汇合成为头臂静脉。颈部分支有面静脉、舌静脉、甲状腺上静脉及甲状腺中静脉等。

第三节　颈筋膜及其间隙

分为颈浅筋膜及颈深筋膜，颈深筋膜又分为浅、中、深三层。

、颈浅筋膜

位于颈部皮下组织深层，属全身浅筋膜的一部分，在颈前区包绕颈阔肌。

二、颈深筋膜

（一）颈深筋膜浅层，又称封套筋膜，环绕颈部。包绕胸锁乳突肌、斜方肌、舌骨下肌群并形成上述肌的肌鞘。在舌骨上包绕颌下腺、腮腺。

（二）颈深筋膜中层，又称颈内筋膜，可分为脏层及壁层。脏层包绕所有的颈部器官，即喉、气管、咽、食管及甲状腺。其壁层是由脏层反折于各脏器周围，形成潜在间隙。此筋膜增厚包绕颈总动脉、颈内动脉、颈内静脉和迷走神经，形成颈动脉鞘。

（三）颈深筋膜深层，又称椎前筋膜，上连颅底，向下入胸腔延至前纵韧带。覆盖椎前肌、斜角肌、项部深肌、臂丛及锁骨下血管。

三、颈部筋膜间隙

即上述各层筋膜在颈部形成多个筋膜间隙，主要包括胸骨上间隙、舌骨上间隙、气管前间隙、咽后间隙、咽旁间隙、椎前间隙等。

第四节　颈部的淋巴组织

颈部淋巴结系统错综复杂，不仅接受头颈部各个器官的淋巴引流，而且是全身淋巴结的总汇区。头颈部肿瘤易早期转移到此处。淋巴结依其所在层次不同分浅和深淋巴结，依其所在位置不同分为颈上部、颈前区和颈外侧淋巴结。

一、颈上部淋巴结

颈上部淋巴结位置较表浅，分布于头颈交界线上，排成一个环形，分别收纳其附近组织淋巴回流。由后向前分别为：枕淋巴结、乳突淋巴结、腮腺浅淋巴结、下颌下淋巴结及颏下淋巴结。

二、颈前区淋巴结

颈前区淋巴结有浅深两组，颈前浅淋巴结收纳舌骨下区浅淋巴，注入颈深下淋巴结或锁骨上淋巴结。颈前深淋巴结位于喉、环甲膜及气管前，收集相应区域的淋巴，注入颈深下淋巴结。

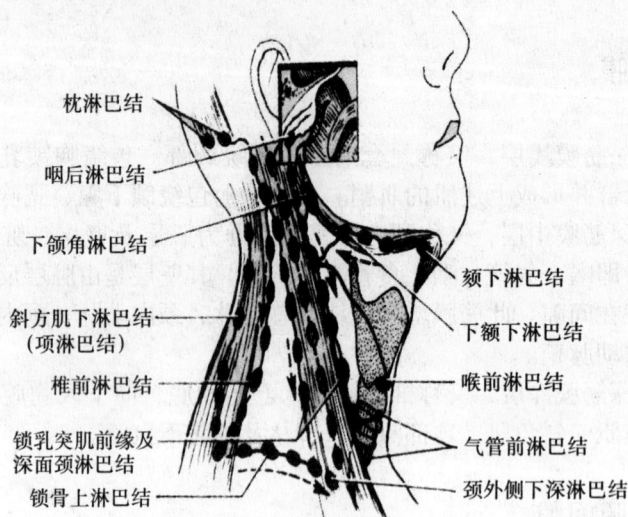

枕淋巴结

咽后淋巴结

下颌角淋巴结

斜方肌下淋巴结
(项淋巴结)

椎前淋巴结

锁乳突肌前缘及
深面颈淋巴结

锁骨上淋巴结

颏下淋巴结

下颌下淋巴结

喉前淋巴结

气管前淋巴结

颈外侧下深淋巴结

图 6-1-2　颈深淋巴结链

(箭头示淋巴流向)

三、颈外侧区淋巴结

颈外侧区淋巴结以颈筋膜浅层为界分为浅、深两组，主要沿颈内、外静脉排列。

(一) 颈外侧浅淋巴结：位于胸锁乳突肌的浅面，沿颈外静脉排列。主要收纳枕部、耳和腮腺区的淋巴回流，其输出管终于颈深淋巴结。

(二) 颈外侧深淋巴结：位于胸锁乳突肌深面，上起颅底，下至锁骨，主要收纳颈部各器官的淋巴，并为头、颈部淋巴管道的总汇合处。可分为副神经淋巴结、锁骨上淋巴结、颈内静脉淋巴结等三组。

思考题

1. 颈动脉三角的分界
2. 颈外侧区淋巴结的分布

(韩宇丹)

第二章　颈部症状学

一、颈部肿块

颈部肿块分为炎性病变、良性病变和恶性病变。良性病变包括先天性疾病和良性肿瘤。颈部肿块的临床表现具有一定的规律性，即 Skandalakis 提出的"80%"规律和"3 个 7"规律：成人颈部肿块多为良性肿瘤，约占 80%；恶性肿瘤中以淋巴结转移癌为主，约占 80%；转移到中、上颈的恶性肿瘤大多来自鼻腔、口腔、咽和喉，约占 80%；转移至下 1/3 颈部及锁骨上区的恶性肿瘤多来自下呼吸道、乳腺、泌尿系统等处的恶性肿瘤。关于病程，7d 者多为炎症，7 月者多为肿瘤，7 年者多为先天性肿块。

先天性肿块多为囊性肿块，常见于婴幼儿，肿块圆形或椭圆形，质地柔软，触之有波动感，有时可见瘘管。颈部的良性肿瘤主要为甲状腺腺瘤和涎腺混合瘤。肿块生长缓慢，边界清楚，活动良好，如生长过程中突然加快，与周围组织粘连时提示恶变。恶性肿瘤分为原发性和转移性。颈部的恶性肿瘤以淋巴结转移为主。转移淋巴结可为单个、多个或多个淋巴结融合，肿块进行性增大，质硬，不活动，无压痛。鼻咽癌早期出现病侧颈深上二腹肌淋巴结肿大，有时为首发症状而就诊；扁桃体恶性肿瘤常转移至下颌下及颈深上淋巴结；下咽癌常转移到病侧颈动脉三角淋巴结。左半胸腔、腹腔及盆腔器官的恶性肿瘤可转移至左侧锁骨上淋巴结，右半胸腔器官的恶性肿瘤转移至右侧锁骨上淋巴结；甚至原发病灶不明的恶性肿瘤也可转移至颈部淋巴结。由于颈部恶性肿瘤中，大多数是转移性病灶，所以应根据病史、肿瘤的位置、体格检查、影像学检查和病理检查等确定原发病灶。

炎性肿块分为特异性炎性（如结核性）和非特异性炎性肿块。炎性肿块有感染的病史，局部有疼痛或压痛，一般活动良好。

二、颈　痛

引起颈痛的常见原因有：①发生于颈部的炎症，包括软组织、筋膜间隙的感染，尤其是急性炎症；②颈部恶性肿瘤，压迫颈部或侵犯颈部神经引起；③颈椎疾病；④甲状腺炎；⑤颈动脉炎；⑥舌骨大角综合征：原因不明。一侧舌骨大角处明显压痛。

三、颈部瘘道

颈部瘘道可分为先天性瘘道和后天性瘘道。先天性瘘道包括：①甲状舌管瘘，瘘口位于颈前正中稍偏一侧，可随舌伸缩而上下移动；②鳃裂瘘，外瘘口大多位于胸锁乳突肌前缘，少数位于其后缘，内瘘口可位于外耳道软骨段、扁桃体窝、梨状窝处。后天性瘘道包括：①咽瘘，多为喉手术后感染引起；②颈淋巴结核瘘，为淋巴结结核溃破或手术切开所致，多位于颈侧。③腮腺瘘，多由外伤或腮腺手术引起；④气管颈瘘，外伤损伤气管所致；⑤胸导管瘘，多为外伤或手术所致。

思考题

1. 试述颈部肿块的"80%"规律和"3个7"规律？
2. 引起颈痛的常见原因？
3. 颈部先天性瘘道包括哪些？

（韩宇丹　陈国威）

第三章 颈部的检查法

第一节 颈部的一般检查

病人取坐位，充分暴露颈部及上胸部，在良好的光线下进行，依次行视、触、听诊。

1. 视诊：观察颈部的位置，有无斜颈、强直，有无活动受限。双侧是否对称，有无包块隆起，以及包块的部位、形态、大小和表面皮肤颜色，是否随吞咽上下移动；有无静脉充盈、血管的异常搏动；观察皮肤有无充血、肿胀、瘘管、溃烂等；注意喉结的位置和外形；注意腮腺、颌下腺和甲状腺有无肿大。

2. 触诊：是颈部一般检查中最主要的检查方法。病人头微低，完全松弛，检查者站在病人的前方或后方，以双手指尖进行系统触诊。先由颏下区、下颌下区滑行至下颌角，注意此区内淋巴结及颌下腺有无肿大。然后双手指尖沿胸锁乳突肌前缘深面，分别检查颈深上、（中）下淋巴结（图 6-3-1）。再行颈后三角检查，注意枕后淋巴结、副神经淋巴结有无肿大。最后检查锁骨上区，检查者拇指放在病人肩上，用另外四个手指触摸锁骨上窝（图 6-3-2）。

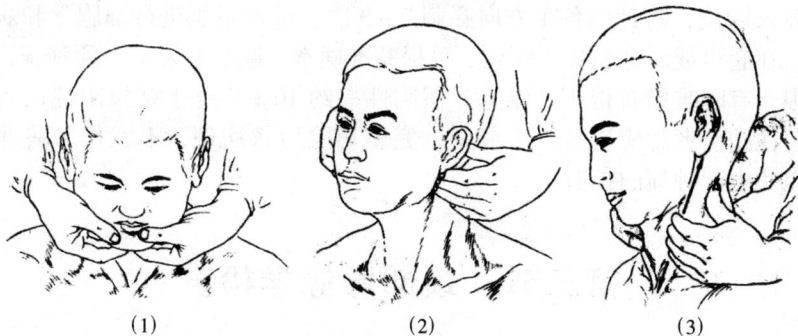

(1)   (2)   (3)

图 6-3-1 颈前区检查

甲状腺触诊：检查者站在病人后面，双手拇指置于病人颈后，食、中指分

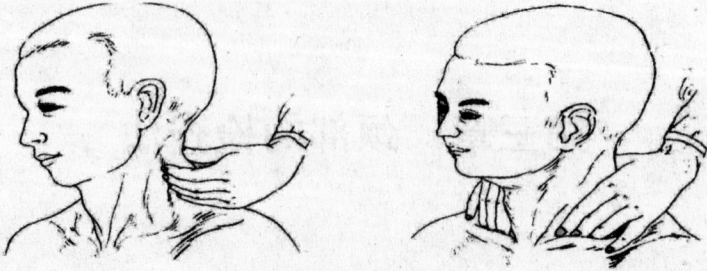

图 6-3-2　颈后区检查

别触摸甲状腺两侧叶，注意甲状腺大小、质地、有无压痛及肿块，让病人做吞咽动作，观察肿块是否随吞咽上下运动。

对喉癌病人，检查者站在病人前面，拇指和中指轻提喉体，左右推动，观察有无活动受限，同时注意喉前、气管旁有无肿大淋巴结。

3. 听诊：甲亢病人，可在甲状腺区听到一持续性"嗡鸣"音。颈动脉瘤，可听到收缩期杂音。咽和颈段食管憩室者，吞咽时可在颈部相应部位听到气过声。喉阻塞者可听到喉鸣音。

4. 透光试验：在暗室内，用不透明圆筒的一端紧贴肿块，以手电筒从肿块侧面照射，观察有无红色透光现象。阳性者多为囊性水瘤。

第二节　颈部细胞学及病理检查

颈部肿块的诊断最终依赖于细胞学和病理检查。可以通过穿刺或切除病变组织获得活体组织。穿刺检查简单易行，痛苦小，易为病人所接受。用带芯穿刺针插入肿块，将针向各个方向穿刺 2～3 次，抽取组织进行细胞学和病理学检查。在超声或影像引导下穿刺，可提高准确率，减少并发症。穿刺获得的组织有限，有时难以获得阳性结果，假阴性率约 10%。对于结果阴性，而临床疑为恶性肿瘤者，应选择一个肿块，完整切除后送病理，不宜作肿块部分切除，以免引起肿瘤的扩散。

第三节　颈部影像学检查

常用的颈部影像学检查包括超声、X 线、CT、MRI、DSA 和放射性核素检查等。

1.超声检查：常采用 B 超和彩超。多用于甲状腺、腮腺、颌下腺、淋巴结和颈部肿块等方面，对于确定有无占位性病变、囊性或实性变、有无包膜以及确定深部肿块与邻近血管的关系方面很有价值。

2.平片：颈部正、侧位片可观察喉、气管是否狭窄、移位、软组织内是否有钙化，喉、气管、食管内有无不透光异物。

3.CT 检查：CT 具有高清晰度显示头颈部解剖的优势，基本取代 X 线在头颈部的检查，对骨组织的显示较 MRI 清晰。增强扫描对于鉴别血管源性肿瘤与淋巴结和判断肿块的血供，具有较强的诊断和鉴别诊断价值。螺旋 CT 扫描速度快，并可多轴位或三维重建。

4.MRI 检查：对软组织的分辨率高为最大优势，能够明确显示肿瘤范围及侵犯深度，成为诊断鼻咽癌、腮腺肿瘤，鉴别鼻咽癌放疗后改变与复发的极有价值的检查方法。根据流空效应（体内流动的液体不产生信号），不用血管造影剂也可诊断颈动脉瘤、颈动脉体瘤、血管畸形，区别血管与肿大淋巴结或肿块。

5.数字减影血管造影：颈动脉造影术是将造影剂注入颈动脉使其显影的 X 线检查技术，对于与血管有关的颈部肿块的诊断和治疗有重要意义。

思考题
1.颈部触诊的顺序及内容。
2.甲状腺触诊的方法。

（韩宇丹　陈国威）

第四章　颈部先天性疾病

第一节　甲状舌管囊肿及瘘管

甲状舌管囊肿和瘘管为颈部最常见先天性疾病。其发生主要为胚胎时甲状腺舌管退化不全，形成甲状舌管囊肿和瘘管，残留导管内孔在舌盲孔，外口在颈部皮肤，此管因感染向皮肤溃破而成瘘，囊肿的发病率远较瘘管多。

【临床表现】多无特殊症状，偶有咽或颈部不适感。囊肿或瘘管位于颈前正中或稍偏，颏下至胸骨上切迹之间。无感染时，囊肿圆形肿块，其大小不一，表面光滑，边界清楚，有囊性感，随吞咽或伸舌可上下移动。感染时局部可呈现红肿热痛，感染后的脓囊肿破溃或切开引流后可形成瘘管。

偶有甲状腺舌管囊肿和瘘癌变，其性质与甲状腺癌相似。

【诊断和鉴别诊断】根据病史和局部检查，诊断多不困难。B超检查有助于甲状舌管囊肿的诊断。必要时可行造影X线摄片，CT扫描和MRI也很有帮助。甲状舌管囊肿应与皮脂囊肿和皮样囊肿、颏下淋巴结炎和结核性淋巴结炎、异位甲状腺、鳃源性囊肿鉴别。确定是否为异位甲状腺，除B超检查注意有无正常甲状腺外，应行放射性核素131碘检查。甲状舌管瘘需与结核性瘘、鳃源性颈侧瘘管、鳃源性正中线颈裂鉴别。后者罕见，颈裂为长形是其特点。

【治疗】手术切除。一岁以内未发生过感染的囊肿暂不手术。如有感染待炎症消退后2～3周再手术。术中注意瘘管根部的舌盲孔要贯穿结扎后彻底切除。

第二节　第二、三鳃源性囊肿及瘘管

为胚胎时鳃裂发育异常引起。外瘘口大多位于胸锁乳突肌前缘，少数位于其后缘，内瘘口可位于外耳道软骨段、扁桃体窝、梨状窝处。两端相通为完全型鳃源性瘘管，只有外口或内口为不完全型鳃源性瘘管，内外口皆闭锁则常形成囊肿，为中间型。

【临床表现】 常见的症状为颈部瘘口分泌物，完全型瘘管饮水或喝饮料时，可从瘘管外口流出。感染时瘘口周围疼痛、皮肤红肿，有脓性分泌物溢出。囊肿病人多无意中发现颈侧无痛性肿块，圆形或椭圆形，触之囊性感，活动好。继发感染则肿块迅速增大，可向咽侧壁突出，引起咽痛及局部肿痛，检查局部压痛，咽部可见局部突起或饱满。

【诊断和鉴别诊断】 依据病史、局部检查常可做出初步诊断。对于难以解释的颈部肿块，复发性颈部感染亦应考虑到本病。B超、CT扫描可显示病变的位置、范围。瘘管碘油造影可了解其行程，对手术彻底切除很有帮助。瘘管应与结核性颈淋巴结炎的瘘道鉴别。内口位于外耳道有耳流脓者应与化脓性中耳炎鉴别。囊肿者应与囊性水瘤、血管瘤、皮样囊肿、颈动脉体瘤、神经鞘瘤等鉴别。细针穿刺病理学检查有利于鉴别。

【治疗】 手术彻底切除囊肿、瘘管及受累的皮肤。切除病变后内口处或囊肿根部应双重荷包结扎缝合。

思考题

1. 甲状舌管囊肿的诊断？
2. 如何鉴别甲状舌管囊肿和鳃源性囊肿？

（韩宇丹）

第五章　颈部创伤

第一节　颈部闭合性创伤

颈部闭合性创伤可由勒缢、拳击、车祸及各种钝器撞击等所引起。由于颈部皮肤无伤口，伤后一段时间症状及体征不明显，往往容易被忽视。损伤可波及颈动脉、颈部神经、咽喉、气管、食管、甲状腺、肌肉及颈椎等。临床上常见喉钝挫伤、气管闭合性损伤、咽部及食管闭合性损伤、舌骨骨折、颈动脉创伤性栓塞。喉钝挫伤已在有关章节论述。

一、气管闭合性损伤

气管闭合性损伤不多见，但如不及时处理可导致呼吸困难，或形成创伤性喉、气管狭窄，严重者可立即死于呼吸道阻塞或胸腔重要器官功能衰竭，如气胸、心包填塞等。

【临床表现】气管创伤处有疼痛与压痛，合并食管损伤，患者觉吞咽疼痛。声音嘶哑或失声，刺激性咳嗽，阵发性咳出带泡沫血痰。体征有皮下气肿，气肿呈局限性和非进行性，或经数小时后发展迅速，严重者波及全身。尚可伴有纵隔气肿，张力性气胸，而出现呼吸困难、缺氧、发绀。

【诊断】颈部挫伤或胸部挤压伤后，咳泡沫血痰，呼吸困难，应高度怀疑有气管挫伤。立即进行颈部正侧位 X 线片或 CT 扫描可了解气管软骨环损伤情况。患者情况允许，亦可进行内窥镜检查，以明确气管损伤范围和程度。

【治疗】处理原则是保持呼吸道通畅，早期行气管修补术，防止气管狭窄。无呼吸困难者，密切观察呼吸，给予抗生素及激素，一旦出现呼吸困难应尽早低位气管切开。后期气管狭窄轻度者进行扩张治疗；重度者须行狭窄部切除及气管成形术。

二、咽及食管闭合性损伤

咽及食管闭合性损伤较少见。

【病因】外力挤压含空气的咽腔及颈段食管，导致破裂或食管尖锐异物刺破黏膜。

【临床表现】局部疼痛明显，吞咽时加重，可唾液带血或呕血。食管破裂可引起皮下气肿、纵隔气肿、气胸、颈深部感染及纵隔炎而致呼吸困难。

【诊断】颈部外伤后出现局部疼痛，吞咽时加重，伴皮下气肿，应考虑有咽及食管损伤。X线检查可见颈部软组织内有空气阴影、纵隔增宽及气管移位等。食管造影剂X线摄片可显示食管破裂部位。内镜检查可了解损伤部位和范围。

【治疗】积极预防感染，绝对禁食，静脉营养或鼻饲，应用有效抗生素。咽部及食管黏膜损伤较大者，早期一期缝合。如已有感染，尽早切开引流，二期缝合。纵隔气肿或感染出现呼吸困难，早期行气管切开术。

三、颈动脉创伤性栓塞

颈动脉创伤性栓塞少见，多发生于颈内动脉。

【发病机制】颈部挫伤可直接挤压颈动脉管壁，其外膜完整，而内膜和中层损伤后，创面形成血栓或挫伤后粥样硬化块脱落发生栓塞。

【临床表现】颈部挫伤后，颈动脉三角区可有血肿形成。血肿压迫颈交感链、迷走神经、舌下神经及舌咽神经，引起 Horner 综合征，声嘶、伸舌偏斜及咽反射消失等。受伤数小时至两周时间后，出现大脑缺血症状甚至单个肢体瘫或偏瘫，但患者神智清醒。为颈动脉挫伤的一个特征。

【诊断】颈部挫伤后，颈动脉三角区出现血肿，应警惕颈动脉栓塞的可能。最可靠诊断方法是 DSA。

【治疗】治疗原则为解除血管痉挛，防止血栓形成，阻止血栓扩展，维持脑供血。患者须绝对卧床休息和限制头部运动。可用解痉药物如妥拉苏林，酌情用抗凝剂（如肝素等）治疗。颈内动脉内血栓呈进行性发展，出现颅内严重病变，可手术清除血肿，取出血栓，但死亡率和致残率不减，故多不主张手术。

第二节 颈部开放性创伤

颈部有呼吸道、消化道、大血管、脊髓和重要神经通过，受伤后可发生大出血、窒息、瘫痪和昏迷，甚至迅速死亡。

【症状及检查】

颈部伤口检查：首先确定是切割伤还是穿入伤，其次对伤口位置、大小、深浅和颈部重要结构有无损伤检查清楚。

1. 喉气管损伤：声嘶或失声，吞咽疼痛，吞咽困难，咳嗽无力。常有气泡逸出，可有喉水肿，喉黏膜下血肿体征。

2. 咽食管损伤：吐血、呕血及吞咽疼痛和困难，可有颈部皮下气肿、气胸和纵隔气肿。咽食管损伤易并发颈深部或纵隔感染。

3. 血管和神经损伤：血管损伤多见于颈总与颈外动脉及颈部大静脉，出血猛烈，主要危险是空气栓塞；神经损伤多见于喉上神经、喉返神经、迷走神经与膈神经等。

4. 甲状腺损伤：容易形成血肿。

5. 胸膜顶损伤：呼吸道虽通畅，但患者有呼吸困难，检查发现气胸或血气胸。

6. 颈椎损伤：轻者可无症状，或轻微颈痛，运动受限，颈椎可有压痛或畸形。颈椎损伤较重者，可出现高位截瘫或在损伤以下脊神经分布区感觉障碍。

【急救处理】 颈部开放性损伤主要危险为出血、休克、窒息、截瘫及昏迷等。

1. 解除呼吸道的阻塞：清除气管内血液等阻塞物，必要时可紧急行气管切开术，同时给氧。

2. 止血与抗休克：紧急情况下可用拇指直接压迫血管主干，或用纱布直接填塞创口压迫止血。疑有颈部大血管损伤者应立即结扎或行血管缝合修补。出血较多者应予输血、输液、防治休克。

3. 减少吞咽：可进行鼻饲饮食或输液。

4. 清创和抗感染：彻底清创，去除异物及坏死组织，对位缝合。早期给予抗生素及破伤风抗毒素，可有效预防感染或并发症发生。

5. 气管及食管创伤的处理。

(1) 气管伤：须迅速缝合气管破口，必要时做气管切开。

(2) 食管损伤：禁食，鼻饲食，及时食管伤口修复。

思考题

1. 气管闭合性损伤的症状?
2. 颈部闭合性创伤的处理原则?
3. 颈部开放性创伤的急救措施?

(韩宇丹)

第六章　颈部炎性疾病

颈部炎性疾病包括颈部淋巴结特异性或非特异性炎症及颈部间隙感染。本章主要介绍急、慢性颈淋巴结炎和颈淋巴结结核。

第一节　颈部淋巴结炎

常见于儿童，上呼吸道感染、扁桃体炎、牙源性及口腔感染，头、面、颈部皮肤的损伤、疖和痈等引起。病原菌主要是金黄色葡萄球菌及溶血性链球菌。

【临床表现】

1. 急性化脓性淋巴结炎　局部淋巴结肿痛，可伴发热、寒战、全身无力、食欲减退。检查淋巴结肿大、压痛，边界清楚尚可移动，化脓后浅表皮肤充血、淋巴结活动差，可查出明显波动感。

2. 慢性淋巴结炎　常因急性淋巴结炎治疗不彻底，原发灶未解除或机体抵抗力差演变而来。局部淋巴结肿痛，质硬，活动尚好，有压痛，全身无明显症状。可反复急性发作，以后即使原发感染病灶清除，增生长大的淋巴结也不可能完全消退。

第二节　颈部淋巴结结核

80％见于儿童及青壮年。

【感染来源】结核杆菌从口腔、鼻咽部侵入，在口、咽、鼻腔黏膜下淋巴结内形成病灶，通过淋巴管到达淋巴结，大多引起颌下及颈上淋巴结结核。肺部结核可经淋巴或血行播散至两侧颈淋巴结。

【临床表现】轻者仅有淋巴结肿大而无全身症状；重者可伴有低热、盗汗、疲倦等症状，并可同时有肺、肾、肠、骨等器官的结核病病史。

最初可在下颌下或颈侧发现单个或多个成串的无痛淋巴结，缓慢肿大，较硬，活动性好。病变继续发展，淋巴结中心干酪样坏死，组织溶解液化形成寒性脓肿。局部皮肤紫红色，有波动感。脓肿破溃后可形成经久不愈的窦或瘘。

【诊断与鉴别诊断】根据临床表现及既往有结核病史或与结核患者密切接触史，一般可做出诊断。胸片或 CT 有时可发现结核灶。淋巴结穿刺细胞学检查一般可确诊。诊断困难时，可摘除淋巴结病理确诊。注意和慢性淋巴结炎、恶性淋巴瘤、转移癌、神经鞘瘤、鳃裂囊肿等鉴别。

【治疗】加强营养，增强体质。全身规则、联合、全程抗结核。常用抗结核药物包括异烟肼、利福平、吡嗪酰胺、乙胺丁醇、链霉素等。

对于较大的、可移动的结核性淋巴结，或虽属多个淋巴结但经药物治疗效果不明显者，可予手术摘除。

对已化脓的淋巴结结核，可以施行穿刺抽脓，同时注入异烟肼 50 ~ 100mg，隔日 1 次或每周 2 次。每次穿刺时应从脓肿周围的正常皮肤进针，以免造成脓肿破溃或感染扩散。

思考题

1. 颈部淋巴结结核的临床表现、诊断及治疗？

（韩宇丹）

第七章 颈部血管性疾病

第一节 颈动脉瘤

【病因】各种原因引起颈总动脉、颈内动脉、颈外动脉及其分支管壁损伤、变薄，在血流压力作用下逐渐膨大扩张，形成颈动脉瘤。常见于动脉硬化、创伤、细菌感染、梅毒或先天性动脉囊性中层坏死等。

【病理】颈动脉瘤分为三类：①真性动脉瘤：多由动脉硬化引起，常可发生自行性破裂，引起大出血。②假性动脉瘤：多由创伤引起，瘤壁由动脉内膜或周围纤维组织构成，与动脉相通，瘤颈部较狭小。③夹层动脉瘤：多由先天性动脉囊性中层坏死所致，当内膜破裂时，在动脉压的作用下，血流在中层形成血肿。

【临床表现】颈部肿块，有明显的搏动及杂音，少数肿块因瘤腔内被血栓堵塞，搏动减弱或消失。发生在颈总动脉、颈内动脉的动脉瘤可影响脑部供血，瘤体内血栓脱落可引起脑梗死，病人可出现不同程度的脑缺血症状，如头痛、头昏、失语、偏瘫、运动失调、视力模糊等。瘤体增大可压迫神经、喉、气管、食管，出现神经瘫痪、Horner 征、吞咽困难、呼吸困难等。

【诊断】颈侧部肿块，有明显搏动及收缩期杂音，压迫肿块近心端动脉时，搏动减弱或消失，即可作出诊断。如肿块搏动及杂音不明显时诊断较困难。数字减影血管造影检查对诊断具有重要意义，磁共振血管显影更具优势。

【鉴别诊断】应注意与颈动脉体瘤相鉴别，颈动脉瘤为膨胀性搏动，常伴杂音，压迫颈动脉近心端，肿块缩小，搏动及杂音减弱或消失。而颈动脉体瘤为传导性搏动，数字减影血管造影显示颈动脉分叉增宽，可见肿块将颈动脉分叉推向前方。

【治疗】颈动脉瘤瘤体堵塞血管或血栓脱落可影响脑血供、引起脑梗死。而最为严重的并发症是瘤体破裂，引起致死性大出血，故一旦确诊，宜尽早手术。

第二节　颈动脉体瘤

颈动脉体位于颈总动脉分叉处后方，是一种化学感受器，其主要功能是感觉血液中二氧化碳浓度的变化，当二氧化碳浓度升高时，反射性引起呼吸加快、加深。颈动脉体瘤为发生在颈动脉体的良性肿瘤，少数可发生恶变。发病无年龄及性别差异。

【临床表现】颈动脉三角区的无痛性肿块，生长缓慢，病史可长达数年或数十年；发生恶变者，短期内肿块迅速增大。肿块较小时，多无症状，或仅有轻度局部压迫感，肿块较大者可压迫邻近器官及神经，出现吞咽困难，呼吸困难，声嘶，舌肌萎缩，伸舌偏斜及 Horner 综合征等。

【诊断】肿块位于颈动脉三角区，生长缓慢，呈圆形，质地较硬，边界清楚，可左右活动，上下活动受限，可扪及血管搏动，有时可闻及血管杂音，应考虑到颈动脉体瘤的可能。B 超和数字减影血管造影检查对本病诊断价值较大。

【治疗】采取动脉外膜下肿瘤切除术。手术难度及危险性较大。故有人主张除非肿瘤发生恶变，一般不予手术切除。

思考题

1. 颈动脉瘤的病理分类？
2. 颈动脉体瘤的临床表现及诊断？

（韩宇丹）

第八章　颈部肿块

颈部肿块通常分为三类，即炎性病变、良性病变和恶性肿瘤。炎性病变包括淋巴结的急慢性炎症和结核以及涎腺炎性肿块；良性病变包括先天性疾病及良性肿瘤；恶性肿瘤包括原发恶性肿瘤及淋巴结转移癌。颈部肿块分类、性质与部位的关系见表6-8-1。

表 6-8-1　颈部肿块分类、性质与部位的关系

肿块性质	颈部中线区域	颈侧区域	颈后区域
先天性	甲状舌管囊肿、表皮样囊肿	腮裂囊肿	淋巴管瘤
炎　症	淋巴结炎症	淋巴结炎症、涎腺炎症	淋巴结炎症
良性肿瘤	甲状腺结节	神经鞘瘤、神经纤维瘤、动脉体瘤、血管瘤	神经鞘瘤、神经纤维瘤
恶性肿瘤	淋巴瘤	淋巴瘤、转移癌(头颈部来源)	淋巴瘤、转移癌(鼻咽、肺、乳腺及腹腔脏器恶性肿瘤)

第一节　颈部良性肿瘤

一、神经鞘膜瘤

神经鞘膜瘤起源于神经鞘膜的施万细胞，可发生于迷走、舌咽、副、膈、颈交感、颈丛、臂丛等神经，较多发生于迷走、颈交感及舌咽神经。

【临床表现】多数为生长缓慢的孤立性肿块，有完整包膜，很少发生恶变，多位于颈动脉三角区，肿块较小时，常无症状，肿块较大时压迫神经出现相应的神经受压症状，如压迫舌下神经出现伸舌偏斜，迷走神经出现声嘶，压迫颈丛出现 Horner 综合征，压迫膈神经出现病侧膈肌升高。肿块位于咽侧间隙者可向咽侧壁突出，引起吞咽不畅及讲话含糊不清。

【检查】根据肿块起源的神经不同，肿块位于不同部位，起源于迷走神经者，多位于颈动脉三角区；起源于舌下神经者，多位于下颌角深处；起源于颈丛者，多位于胸锁乳突肌后缘，起源于臂丛者，多位于锁骨上颈后三角区。肿块呈圆形或椭圆形，边界清楚，与周围组织无粘连，左右活动好，上下活动受限，质地中等，有囊性变者，可触之波动感。

【诊断与鉴别诊断】颈部出现孤立性无痛性肿块，生长缓慢，呈圆形或椭圆形，边界清楚，左右活动好，上下活动受限，伴或不伴有神经压迫症状，即可作出诊断。B超、CT、MRI、数字减影血管造影检查可进一步明确诊断。但位于颈动脉三角区的神经鞘膜瘤有时难以与颈动脉体瘤鉴别，前者多位于颈总及颈内动脉的外后方，常将颈动脉向前推移，在肿块表面可触及动脉搏动，推开动脉，可在其下摸到肿块，而后者位于颈总动脉分叉处，肿块浅表，可触及颈动脉传递性搏动，压迫颈总动脉近端。肿块可略缩小，数字减影血管造影检查对鉴别两种肿瘤有重要意义。

【治疗】目前唯一有效的治疗方法是手术切除。

二、神经纤维瘤

神经纤维瘤起源于鞘内的神经膜细胞，可发生于感觉神经、运动神经及交感神经，为一种生长缓慢的孤立性肿块，无明显包膜。神经纤维瘤的临床表现与神经鞘膜瘤极其相似，诊断和治疗同神经鞘膜瘤。

三、神经纤维瘤病

神经纤维瘤病又称多发性神经纤维瘤，是一种与遗传有关的全身性疾病。可发生颈部、躯干、四肢等全身不同部位，可同时或先后发生。肿瘤处皮肤粗糙，皮肤及皮下组织增厚，形成橡皮肿病变，有时可出现黑色或棕色的色素沉着，称之为多发性咖啡奶斑，在肿瘤部位可有毛发丛生。有些病人还伴有脊椎侧弯、肢体弓状畸形以及假关节形成等。其病理改变与神经纤维瘤相同，必须结合临床表现才能区别。本病因病变范围较广泛，难以彻底切除，而且还可发生恶性变，目前尚无有效的治疗方法。

四、血管瘤

颈部血管瘤以毛细血管瘤、海绵状血管瘤及混合瘤三种为多见。

【临床表现】毛细血管瘤，在出生时或出生后不久发现颈部呈点状或片状发红，略高出皮肤，边界清楚，压之不褪色。随着年龄的增大，病变范围缓慢扩大或无明显变化。海绵状血管瘤，多在婴幼儿期发生病变，但因病变深在，早期不易发现，至儿童甚至成年期才发现，主要表现为病变部位皮肤隆起呈紫蓝色，质柔软如海绵，边界不清，压之褪色。侵犯咽、喉等深层组织者，可出现吞咽及呼吸困难等。

【诊断】毛细血管瘤诊断较容易。海绵状血管瘤有时需与淋巴管瘤鉴别，穿刺抽取血液，即可作出诊断。临床上发现颈部海绵状血管瘤常同时伴有口腔、咽、喉部黏膜病变，故应常规进行间接喉镜或纤维喉镜检查，以了解咽、喉病变情况。MRI检查有助于了解肿瘤侵犯深层组织情况。

【治疗】

1. 冷冻治疗优点是不遗留瘢痕，缺点是冷冻穿透深度只有数毫米，只适宜于表浅的血管瘤。

2. 硬化剂注射：应用硬化剂剂量不可太多，范围不宜太广，以免引起局部坏死、感染及远处血栓。

3. 放射治疗：适用于皮内型毛细血管瘤，这些细胞对放射线较敏感。但放疗有一定的副作用，应慎用。

4. 激光治疗：对突出表面的毛细血管瘤可采用激光照射治疗，对皮下海绵状血管瘤，可采用瘤体内插入凝固法。

5. 糖皮质激素治疗：适用于瘤体范围较广，其他方法治疗无效的婴儿期毛细血管瘤。

6. 手术治疗：适用于病变较局限或其他方法治疗无效的成人海绵状血管瘤，因术中易出血，术前可行血管栓塞或术中结扎瘤体供血血管，以减少术中出血。术中根据创面的大小进行修复。

7. 化学药物治疗：可用平阳霉素局部注射。

五、脂肪瘤

【临床表现】发生在颈部的脂肪瘤可为单发性、多发性或弥漫性生长。生长缓慢，常无意中或体检时发现。弥漫性脂肪瘤可压迫神经引起压迫症状，或引起颈部活动受限，甚至影响呼吸及吞咽功能。

【诊断】颈部触诊可摸到单个或多个无痛性肿块，质软，呈分叶状，与周围组织分界不清楚，活动差。肿瘤位置表浅者，诊断较容易，位于深部组织者，有时难以与神经鞘膜瘤、淋巴结肿大鉴别。B超和MRI检查可明确诊断。

【治疗】手术切除，预后良好。

六、纤维瘤

较为少见。多位于颈侧，可单发或多发，边界清楚，质硬，表面光滑，无压痛，与周围组织无粘连，可活动。很少出现症状，应与淋巴结肿大、神经纤维瘤鉴别。较大者手术切除，较小者予以观察。

第二节　颈部恶性肿瘤

一、颈部转移性恶性肿瘤

颈部恶性肿瘤以转移性恶性肿瘤占多数。在转移性恶性肿瘤中，原发性肿瘤80%来自头颈部，少数来自胸、腹及盆腔等处肿瘤，极少数原发部位不明。转移性恶性肿瘤肿块质硬，固定不活动，生长迅速，无压痛。

【分类与特点】

1. 来自头颈部的转移性恶性肿瘤：其发生部位与原发灶淋巴引流部位有关。鼻咽癌发生颈部淋巴结转移率最高（约占60%~80%），60%以颈部肿块为首发症状。晚期还可转移至同侧颈深下淋巴结或对侧颈深上淋巴结。扁桃体恶性肿瘤，常转移至颌下及颈深上淋巴结。下咽癌，较易发生淋巴结转移，早期常转移至同侧颈动脉三角区深部淋巴结，少数转移至气管旁及锁骨上淋巴结。喉癌，声带癌很少发生颈淋巴结转移。声门上及声门下癌易发生颈淋巴结转移，常转移至舌骨下、喉前、气管前及颈动脉三角区淋巴结。甲状腺癌：髓样癌及乳头癌易发生颈淋巴结转移（约50%~70%），滤泡状癌较少发生转移（约10%），常转移至喉、气管前、颈外静脉及颈内静脉周围淋巴结，晚期转移至颌下及锁骨上淋巴结。鼻腔鼻窦恶性肿瘤，早期较少出现颈淋巴结转移，晚期常转移至颌下及颈深上淋巴结。舌癌、口底癌、软腭癌易出现淋巴结转移，常转移至颌下、颏下及颈深上淋巴结，唇癌、颊癌、腮腺恶性肿瘤发生颈淋巴结转移较晚。

2. 来自胸腹腔恶性肿瘤的转移性恶性肿瘤：可转移至锁骨上淋巴结。左半胸腔、腹腔及盆腔器官的恶性肿瘤等转移至左侧锁骨上淋巴结，右半胸腔的恶性肿瘤转移至右侧锁骨上淋巴结。

3. 原发灶不明的转移性恶性肿瘤：极少数病人以颈部无痛性肿块作为唯一症状就诊，反复检查找不到原发灶，而肿块活检证实为转移性恶性肿瘤。对于这类病人可以采取先治疗转移灶（放疗或手术），同时继续寻找原发灶，约 1/5～1/3 的病人最终找到原发灶，其余病人找不到，其原因可能是原发灶很小而且极其隐蔽，难以查出，抑或是在肿瘤生长过程中，原发灶自行性消退，而颈部转移灶继续存在和发展。

【诊断】可按下列次序诊断转移性恶性肿瘤。

1. 确定肿块的性质：如肿块进行性增大，触之质硬，无压痛，与周围组织粘连，不活动，应考虑为恶性肿瘤。颈部恶性肿瘤中，以转移性恶性肿瘤最为常见。

2. 寻找原发灶：从下列几个方面寻找原发灶：

（1）仔细询问病史：包括肿块发生的时间、发展速度、全身症状及与原发灶有关的病史，如考虑为鼻咽癌者，询问有无头痛、血涕、耳鸣、听力下降等；喉癌者有无声嘶、咳血、呼吸困难；下咽癌者有无咽痛、吞咽困难等。

（2）肿瘤的位置：与原发灶淋巴结引流的区域有关，肿块位于颈上 2/3 处，原发灶可能来自鼻腔、鼻窦、鼻咽、口咽、下咽、喉、舌等部位，应对这些部位进行仔细检查，发现可疑病变，进行活检。若肿块位于颈下 1/3 处，原发灶可能来自甲状腺、胸、腹腔等器官。

（3）一般检查：应用前后鼻镜、间接喉镜对鼻腔、鼻咽、口咽、下咽及喉部进行仔细检查。还应检查肝、脾和全身淋巴结。

（4）内镜检查：包括鼻内镜、纤维或电子喉镜、纤维支气管镜、纤维食管镜、纤维胃镜、纤维结肠镜等，对相应部位进行仔细检查，以发现隐匿的微小病灶。

（5）超声检查：对颈部肿块、甲状腺、肝、脾等进行 B 超检查。

（6）影像学检查：鼻窦、鼻咽部、喉部、胸部、腹部的病变可行 X 线片、CT 或 MRI 检查。

（7）放射性核素扫描：主要用于甲状腺病变的诊断。

（8）血清学检查：VCA-IgA 和 EA-IgA 用于鼻咽癌的辅助诊断。HIV 抗体检测用于诊断爱滋病。

（9）活检：原则上找到原发灶，在原发灶部位取活检，只有在反复找不到原发灶的情况下，才考虑行颈部肿块穿刺抽吸或切开活检术。

【治疗】主要是治疗原发灶，颈部转移灶根据原发灶不同，采取不同的治疗措施，如鼻咽癌转移者多采取放疗或综合治疗，喉癌、鼻腔、鼻窦、下咽、甲状腺癌转移者多采取手术或综合治疗，根据转移灶的范围选择根治性、选择性颈清扫术。肿瘤晚期，手术难以切除或病人一般情况差，不能耐受手术者，采用放疗或化疗。

二、颈部原发性恶性肿瘤

1.恶性淋巴瘤：好发于青壮年男性。多发生在颈部、腋窝、腹股沟、纵隔及腹部淋巴结，尤以浅表淋巴结肿大为显著。

2.神经源性恶性肿瘤：发生在颈部的神经源性恶性肿瘤很少见，主要包括神经纤维肉瘤和神经纤维瘤样变，前者常与丛状神经纤维瘤或神经纤维瘤同时发生，后者多由丛状神经纤维瘤和神经纤维瘤病发生。其共同临床特点是肿块迅速生长，常向周围组织侵犯，可出现局部疼痛，触之肿块质硬，不活动或活动受限，可有压痛，并可出现远处转移。

【治疗】宜广泛性手术切除，术后放疗或化疗，有远处转移者可化疗。本病预后较差。

思考题

1.颈部肿块的分类，性质与部位的关系？

2.常见的颈部良性肿瘤有哪些？

3.颈部转移性恶性肿瘤的分类与特点？

（韩宇丹）

参考文献

[1] 王天铎，樊忠主编．实用耳鼻咽喉科学．济南：山东科学技术出版社，1997．

[2] K. J. LEE著．陈晓巍主译．耳鼻咽喉头颈外科精要．北京：人民卫生出版社，2007．

[3] 黄选兆，汪吉宝主编．实用耳鼻咽喉科学．北京：人民卫生出版社，1998．

[4] 田勇泉主编．耳鼻咽喉科学．第五版．北京：人民卫生出版社，2002．

[5] 田勇泉，孙爱华主编．耳鼻咽喉头颈外科学．第六版．北京：人民卫生出版社，2005．

[6] 孔维佳主编．耳鼻咽喉头颈外科科学．北京：人民卫生出版社，2005．

第七篇　耳鼻咽喉特殊性炎症

概　述

炎症是机体应答各种形式损害的病理反应的总称。炎症通常分为一般性炎症和特殊性炎症。耳鼻咽喉科特殊性炎症包括耳鼻咽喉及颈部的结核、白喉、梅毒、艾滋病以及麻风和鼻硬结病等。每种疾病都由特定的病原微生物引起。所引起的病理损害与一般的炎症反应不同。具有较严重的传染性及较为肯定的传播途径。由于多重耐药结核菌的大量出现，结核病的病情在世界范围有回升趋势。白喉由于重视对该病预防疫苗的接种，现已属少见。至于麻风、鼻硬结病现已极为少见。对这些特殊性炎症的疾病，至为重要的是加强防治，及早发现和隔离治疗是控制传播、蔓延的有效措施。

第一章　鼻硬结病

鼻硬结病（rhinoscleroma）是一种慢性进行性、传染性肉芽肿病变。常先发生于鼻部，逐渐扩展到咽、喉、气管等处，因此又称呼吸道硬结病。全世界均有报道，我国以山东省发病率最高，约占一半左右。

【病因】多认为由鼻硬结杆菌引起，也可能是鼻硬结杆菌与病毒混合感染所致。有轻度传染性，但传播途径不明。

【病理】典型的病理表现为慢性炎性反应，病程较长，其病理变化可分为三个阶段：

1. 卡他期：黏膜层以及黏膜下组织内可见淋巴细胞及浆细胞浸润，组织间隙内可见鼻硬结杆菌。

2. 硬结期，即肉芽肿期：病理切片可见大量泡沫细胞（Mikulicz 细胞）和品红小体（Russel 或 Unna 小体），目前认为是浆细胞的变性所致，是鼻硬结病主要病理特征，也是鼻硬结病的病理诊断依据。

3. 瘢痕期：病变组织内纤维结缔组织增生，泡沫细胞与品红小体减少消失，结缔组织变性硬化，形成瘢痕肿块。

【临床表现】多首发于鼻部，下呼吸道首发者罕见。根据病程以及病变部位有以下表现：

1. 卡他期：酷似萎缩性鼻炎，表现为黏膜干燥、萎缩、结痂、出血等。检查见鼻黏膜轻度水肿，但不充血，痂皮不易取下。可持续数月或数年。

2. 硬结期：主要症状为鼻塞以及外鼻畸形。检查可见鼻前庭、鼻中隔前端、下鼻甲前端等处结节状肿块，表面血管扩张，质硬如软骨。此期可持续数年乃至更长时间。

3. 瘢痕期：结缔组织增生，瘢痕挛缩造成相应部位的狭窄、畸形。出现闭塞性鼻音、声嘶，严重者可出现呼吸困难。

【诊断】本病病程长，进行性发展。初期病变易与萎缩性鼻炎相混淆。进一步出现鼻塞、外鼻变形及无痛鼻硬结。硬结多位于鼻腔前端，质硬，多无溃疡，表面紫红色。活检发现 Mikulicz 细胞和 Russel 小体可确诊。细菌培养，鼻硬结杆菌阳性。血清补体结合试验可协助诊断，特别适用于早期病例。

【治疗】

1. 抗生素治疗：常用链霉素 1g/d，肌肉注射，总剂量为 60～120g，也可选用卡那霉素，三代头孢羟苄四唑肌肉注射治疗得到良好效果。

2. 放射治疗：X 线照射可促使病变纤维化，延缓病情发展，放射总量约 40～70Gy。

3. 手术治疗：对瘢痕畸形根据病情需要可手术切除或修复。硬结组织不宜手术切除，否则可能引起更加严重的瘢痕收缩。呼吸困难者可行气管切开术。

如鼻硬结杆菌培养转为阴性，特征性病理改变消失，可认为治愈。

思考题

1. 鼻硬结病是由什么引起的？选用何种抗生素？
2. 如何诊断鼻硬结病？

（许承弼）

第二章 耳鼻咽喉白喉

白喉（diphtheria）是由白喉杆菌引起的急性呼吸道传染病。主要通过空气中的飞沫、尘埃等直接传播。也可通过接触带菌的物品如毛巾、用具、餐具、书报或玩具等间接传染。常见于秋冬和春季。多发生于 10 岁以下儿童，以 2～5 岁发病率最高。患本病后可获得终身免疫。由于重视预防接种，本病已很少见。

【发病机制及病理】白喉杆菌侵入机体生长、繁殖，产生的外毒素阻碍易感细胞的蛋白合成，引起局部组织坏死和炎症反应，同时，外毒素可经淋巴和血循环播散全身，引起毒血症。

病理变化有局部与全身两种：

1. 局部病变：为典型的纤维素性炎症。白喉杆菌侵入人体组织后产生的外毒素损害黏膜上皮细胞，致组织坏死、白细胞浸润和纤维素渗出。纤维素、白细胞、细菌和坏死组织共同形成灰白色假膜。咽白喉的假膜附着较牢，不易脱落，强行拭去后病变部位出血。喉白喉假膜附着较松，易脱落，有时可咳出。

2. 全身病变：白喉外毒素进入血流，引起全身中毒，出现中毒性心肌炎、肾炎、周围神经炎或脑神经损害。

【临床表现】本病潜伏期大约 1～7d。主要症状为耳、鼻、咽、喉等部位的黏膜充血肿胀、灰白色假膜形成以及因白喉杆菌产生的外毒素引起的全身中毒症状。

1. 咽白喉：为白喉中最常见者，约占 80%。按中毒症状轻重分为三种类型：

（1）局限型：在白喉流行时占大多数。局部症状较轻，有轻度咽痛。一侧或双侧扁桃体上有点状或小片状灰白色假膜，不易拭去，强行拭去后病变部位出血。全身症状轻微，不发热或低热，可伴乏力。假膜细菌涂片检查或培养，均可查到白喉杆菌。

（2）散布型：病变常超越扁桃体范围，累及腭弓、软腭、悬雍垂或咽后壁、鼻咽部或喉部。假膜呈片状。全身症状较明显，轻、中度发热，伴乏力、纳差、恶心、呕吐、头痛、颈淋巴结肿大。

（3）中毒型：起病较急，假膜迅速扩展，扁桃体、悬雍垂、软腭等重度肿胀，甚至引起颈淋巴结肿大、颈部软组织肿胀，致颈部变粗如"牛颈"。全身中毒症状严重，高热、烦躁不安、呼吸急促、面色苍白、四肢厥冷、脉搏细速等。

2. 喉白喉：喉白喉多由咽白喉向下蔓延至喉部所致，但也有原发于喉者。可出现犬吠样咳嗽和声嘶。当喉黏膜肿胀或有假膜阻塞声门时，可引起喉阻塞致吸气性呼吸困难、喉喘鸣及三凹征等。如不及时解除，则进展为缺氧、甚至窒息致死。病变可向下扩延引起气管、支气管白喉，形成的假膜可导致下呼吸道阻塞。

3. 鼻白喉：较少见。可原发或继发。原发者为白喉杆菌直接感染鼻腔而致，局部和全身症状轻微。后者则是由咽白喉蔓延而来，因此局部和全身症状较重。鼻部症状与普通鼻炎相似，表现为鼻塞和流涕，但涕中常带血。检查可见鼻前庭和上唇皮肤潮红、糜烂，鼻腔黏膜表面盖有灰白色假膜，尤其常见于鼻中隔，除去假膜留下出血溃疡。

4. 耳白喉：中耳白喉极少见。常继发于鼻、咽白喉。白喉杆菌通过咽鼓管进入鼓室，或经鼓膜穿孔处入鼓室。剧烈耳痛，鼓膜穿孔后流出血性脓液或污秽假膜样分泌物，具有臭味。

【诊断】

根据病史、症状及体征，结合细菌学检查，诊断多无困难。在白喉流行地区，有白喉接触史，局部检查见到局部假膜形成并伴有相应症状，应行假膜或分泌物涂片镜检、免疫荧光检查及培养阳性。但一次检查阴性并不能排除本病，应重复多次。必要时可行锡克试验（Schick test）以判断患者体内白喉免疫力。

【治疗】

1. 一般治疗：严格隔离，卧床休息，注意口腔及鼻部清洁。喉白喉如出现喉阻塞者应及早行气管切开术。

2. 病因治疗

（1）白喉抗毒素：抗毒素的剂量应根据中毒症状轻重、假膜范围而定，与年龄无关。轻症者一般可用1万～2万单位，中等症者2万～4万单位，重症者4万～6万单位。必要时重复注射一次。用前必须做皮肤过敏试验，阳性者脱敏肌肉注射。

（2）抗生素：首选青霉素，宜及早足量。青霉素过敏者可选用红霉素。

3. 并发症治疗：如有心肌损害，应卧床休息3～6周，并请相关科室医师协同处理。

思考题

1. 白喉的假膜有何特点？
2. 如何确诊白喉？
3. 根据什么确定白喉抗毒素的使用剂量？
4. 白喉选用何种抗生素？

（许承弼）

第三章　耳鼻咽喉结核

近年来，结核病的发病率在我国和世界范围内有回升的趋势，耳鼻咽喉结核常继发于肺结核或胃肠结核，其中以喉结核和颈淋巴结结核最多见，鼻结核最少。颈淋巴结结核见有关章节。

一、鼻腔结核

鼻腔结核少见。多继发于其他部位的结核病灶。病变好发于鼻中隔前段，鼻腔底部、侧壁、鼻甲前端及鼻前庭。病变多为溃疡，创面被覆假膜或痂皮，痂下为苍白松软之肉芽。病变重者可破坏软骨致鼻中隔穿孔、鼻翼塌陷或鞍鼻、鼻面部瘘管。依据病理学检查结果确诊。治疗除全身抗结核治疗外，辅以5%～10%链霉素液或利福平液滴鼻，溃疡面30%三氯醋酸或20%硝酸银烧灼。

二、咽结核

1.鼻咽结核：多为原发性。临床表现与鼻咽癌相似，如鼻塞、流涕、涕中带血、耳鸣、听力下降、一侧头痛等，且常伴有颈部淋巴结肿大。好发于鼻咽顶部，病变黏膜多呈苍白色溃疡或肉芽肿。通过鼻咽活检可确诊。

2.口咽及喉咽结核：两者常并存，多为继发性。主要有粟粒型和溃疡型两种。粟粒型常继发于严重的肺结核，有明显的全身中毒症状，咽痛剧烈，可向耳部放射。早期咽部黏膜可见散在的、粟粒大小的淡黄色小点，继之迅速发展为浅表溃疡。溃疡型以咽部溃疡为主，好发于腭弓和咽后壁，一处或数处不等，扁桃体亦可受累。局部黏膜表面黏膜苍白水肿，中央部溃疡。若向深部发展可致软腭穿孔、悬雍垂缺损。病变愈合后遗留瘢痕狭窄或畸形。

三、喉结核

喉结核在耳鼻咽喉结核中最常见。多元继发，可通过直接接触感染，或循血行或淋巴途径播散而来，其中以带菌痰液附着于黏膜接触感染为主。

过去认为，结核病好发于喉的后部，如杓间区、杓状软骨等。近期的报道，喉前部受侵的现象逐渐增多，如声带的前 2/3 段、会厌等。因此，结核病变可发生于喉的任何部位。

主要症状为声嘶和喉痛。声嘶多进行性加重，晚期可完全失声。说话及吞咽时喉痛加重，软骨膜受累时疼痛尤剧。喉部病变广泛者，可因肉芽或增生性病变组织以及黏膜水肿等引起喉阻塞，出现吸气性呼吸困难。

喉镜检查时见黏膜苍白肿胀或充血，可有溃疡，表面覆有伪膜，会厌可因严重溃疡的破坏而致部分缺损。喉部结核性肉芽肿或结核球等增生性病变，易被误诊为息肉或肿瘤。病变累及环杓关节则声带出现固定。晚期可瘢痕狭窄。

疑为本病时应作胸部 X 线拍片，但少数患者肺部亦可无阳性发现，或仅有钙化灶或陈旧性病灶。确诊仍依靠病变组织的病理学检查，也可行痰液涂片查抗酸杆菌、细菌培养等。前者简便易行，但阴性结果不能否定诊断；后者耗时太长。

对喉结核应采取积极的全身抗结核药物治疗。注意休息，减少说话，避免用声过度，增加营养。局部可用异烟肼 0.1g 加链霉素 0.25g 溶于生理盐水 20ml 中，雾化吸入。喉阻塞者，必要时作气管切开术。过去严禁将糖皮质激素应用于结核病患者。但目前认为，在强有力的抗结核药物控制下，糖皮质激素对减轻过强的变态反应、改善重症患者的症状、促进病灶吸收等方面具有明显的辅助作用。

四、耳结核

外耳结核罕见。中耳结核好发于小儿。中耳的原发性结核很少，大多继发于肺结核，结核分枝杆菌也可循咽鼓管入侵中耳。

本病起病隐匿，多为无痛性耳溢液，分泌物较稀薄，黄色或淡红色。早期即可出现明显的听力下降，初为传导性，病变侵袭内耳则为混合性听力损失。鼓膜的典型病损为多发性穿孔，但穿孔迅速融合为紧张部单个大穿孔，穿孔边缘可达鼓沟。鼓室黏膜为灰白色，有大量增生的肉芽。面神经管及迷路骨质遭破坏时可出现面瘫及眩晕。乳突外侧骨壁破坏并穿破即形成耳后瘘管。颞骨 CT 示鼓室及乳突有骨质破坏，内有软组织影，常见死骨形成。病变若侵入颅内，可并发结核性脑膜炎。

本病可被误诊为化脓性中耳炎，常在肉芽组织病检中得以确诊。胸部的 X 线检查应作为常规。

早期全身抗结核治疗。凡有死骨形成、耳后瘘管、局部引流不畅者，病人一般情况允许，应施行乳突根治术以清除病灶；若合并面瘫者，应行面神经减压术。

思考题

1. 鼻咽结核临床症状与鼻咽癌相似，如何鉴别？
2. 喉结核的症状和体征有何特点？

（许承弼）

第四章　　耳鼻咽喉梅毒

梅毒是由梅毒螺旋体引起的慢性传染病。在我国近年来有逐年蔓延的趋势，耳鼻咽喉是性器官以外较为常见的发病部位，可引起多种复杂的表现。

【病因】梅毒螺旋体的自然宿主有人类、猿猴及家兔，螺旋体在体外不易生存，普通消毒剂即可将其杀死，但对低温的抵抗力极强，可通过胎盘传给胎儿，亦可通过体液或性接触传播，可通过损伤的皮肤或黏膜直接进入血液循环。

【发病机制】梅毒螺旋体进入人体后主要引起机体的免疫反应，早期产生体液免疫（约6周），血清中出现特异性抗体，具有重要的诊断意义。到晚期机体对病原体产生细胞免疫，即迟发型变态反应，使反应部位形成肉芽肿，常称树胶肿，造成重要脏器的损伤。

【病理】梅毒可分为先天性和后天性，前者指母婴传播所获得，先天性早期症状不明显而不被重视，到晚期症状与后天性梅毒三期相似。后天性梅毒根据病情发展可分为三期。

第一期：梅毒螺旋体进入人体后，经过3周左右潜伏期，入侵的局部出现充血、水肿，继而破溃形成硬下疳。其特点为边缘隆起、基底部洁净的溃疡，质地较硬。镜下表现为闭塞性动脉内膜炎和血管周围炎，免疫荧光染色可检出螺旋体。

第二期：感染后8~10周，病原体大量进入血液循环，形成皮肤黏膜的梅毒疹。表现为淋巴细胞和浆细胞浸润的非特异性炎症，同时全身淋巴结肿大。

第三期：多年后累及任何器官，常见于心血管系统和中枢神经系统。呈树胶样浸润和瘢痕形成导致脏器功能衰竭。

【临床表现】

1. 鼻梅毒：一期鼻梅毒为硬性下疳，极少见。外鼻皮肤糜烂，表面有干痂或分泌物，颌下淋巴结可肿大。二期梅毒时鼻黏膜充血，持续性鼻塞，称为梅毒性鼻炎。三期鼻梅毒是树胶样梅毒瘤所致的鼻软骨骨质破坏，出现外鼻畸形或鼻中隔穿孔。

2. 咽梅毒：一期梅毒少见，表现为一侧扁桃体下疳，同侧颈淋巴结肿大。二期咽梅毒可见咽部充血，扁桃体肿大，常伴有全身淋巴结肿大和弥漫性皮疹。三期咽梅毒可出现梅毒瘤侵犯所致的硬腭穿孔，咽峡部粘连，狭窄畸形。

3. 喉梅毒：一期极少见，可在会厌出现下疳。二期者出现卡他性喉炎症状。至三期时梅毒瘤侵犯会厌和甲状软骨，出现喉瘢痕性狭窄。

4. 耳梅毒：一期为外耳下疳。二期少见。至三期时出现面神经瘫痪、迷路炎、一侧突发性耳聋。

【诊断】梅毒的诊断一般不难。患者有不洁性生活史，或与梅毒患者有性接触史。临床症状和体征符合黏膜梅毒的特点。病理学检查发现黏膜梅毒的组织学证据。实验室检查有梅毒筛选试验和梅毒特异性确诊试验。

【治疗方法】驱梅治疗。首选青霉素，过敏者可用红霉素。及时、足量，疗程正规。治疗方法：每周肌注一次长效青霉素（苄星青霉素 G），每次 240 万 U，连续 3 周。局部清洗创面，保持创面清洁，对于瘢痕所致的畸形可行修补成形手术。

思考题

1. 梅毒治疗首选什么？疗程如何？

（许承弼）

第五章 艾滋病及其在耳鼻咽喉-头颈部的表现

艾滋病（AIDS）即获得性免疫缺陷综合征，是由人类免疫缺陷病毒（HIV）引起的导致人体免疫功能严重障碍的一种致死性传染病。艾滋病患者约有 40%～70% 出现耳鼻咽喉和头颈部病变。

【病因及发病机制】

艾滋病的病原体是 HIV，目前已发现有两种，即全球最普遍流行的病原体 HIV-1 和局限在非洲中部，且毒力较弱的 HIV-2。艾滋病的发病机制尚未完全清楚。目前认为：HIV 侵犯人体淋巴 T_4 细胞（即 T 辅助细胞，TH）。HIV 是逆转录 RNA 病毒，在逆转录酶（RT）作用下逆转为 DNA，并整合到宿主细胞（即 TH）的染色体中，使该细胞成为带 HIV 遗传信息的感染细胞。当 HIV 进入"活跃繁殖"，导致 T_4 细胞不断变成感染细胞而破坏死亡。T_4 细胞和 T 抑制细胞（T_8）比值（T_4/T_8）不断降低（正常值为 1.6～2.1），终致免疫功能抑制而形成免疫缺陷，引起各种机会性感染。HIV 亦可在 TH 细胞内呈"休眠状态"持续多年，人体仅为带病毒者而不发病。

HIV 存在于艾滋病患者和病毒感染者的血液、精液、乳汁、唾液、泪液和其他体液中。本病主要经性接触或血液、血制品传播，亦可母婴传播。尚无证据显示 HIV 可借空气、昆虫、食物而传播。

【病程分期】

1. 急性期：多发生在 HIV 感染后 2～6 周。主要表现为发热、咽痛、皮疹和全身淋巴结肿大，或头痛、全身肌肉和关节痛、腹泻等。一般持续 3～14d。继而大部分患者转入无症状期。14 天后，约 1/3 患者血液中可检测出 HIV 抗体。

2. 慢性期：通常所说的艾滋病是指慢性期。大体有三个时期：

（1）潜伏期：又称无症状感染期。自数月至数年或十多年。除血清中检测到 HIV 阳性外，无任何自觉症状和临床体征。约 30% 的感染者在 2～5 年左右发病。T_4 淋巴细胞计数是十分重要的预后判断因素。

（2）艾滋病相关综合征（ARC）期：即艾滋病前期，可持续一年至多年。开始反复持续发热、乏力、腹泻、消瘦、夜间盗汗等类似结核病的前驱症状。继之表现为全身多部位多个淋巴结肿大，持续 3 个月以上。反复出现多形性皮疹、疱疹或软疣。白细胞和血小板减少，易发生感染或传染病。T_4淋巴细胞减少，HIV抗体阳性。

（3）艾滋病期：主要表现为严重的机会性感染，即正常情况下原本不致病的病原体包括病毒、真菌、分支杆菌和原虫，由于患者的免疫缺陷而被感染致病。如卡氏肺囊虫肺炎（PCP）或巨细胞病毒（CMV）感染等。并发生一些少见的肿瘤，如卡波济肉瘤（Kaposi sarcoma，KS）或非霍奇金淋巴瘤较多见，其次是慢性淋巴细胞性白血病、口咽部肿瘤、肺癌或肝癌等。

约有25%的HIV阳性者发展成为艾滋病相关综合征，10%左右发展成为艾滋病。

【艾滋病在耳鼻咽喉-头颈部的表现】

1. 耳部表现：Kaposi肉瘤、卡氏肺囊虫感染、中耳炎、听力损害等多见。多发性出血性Kaposi肉瘤可发生在耳廓和外耳道，表现为红紫色斑块或结节。外耳卡氏肺囊虫感染表现为多房性囊肿，病检可发现原虫。肺囊虫浆液性中耳炎常见于成人，鼓室积液中可分离出HIV。HIV易侵犯中枢神经系统或听神经，早期感音神经性听力减退较为常见。

2. 鼻及鼻窦表现：主要由阿米巴原虫、巨细胞病毒、疱疹病毒、隐球菌感染。鼻和鼻窦在阿米巴原虫感染后可引起黏膜肿胀，产生鼻塞、流脓涕或鼻出血等症状。巨细胞病毒感染可引起化脓性鼻炎。疱疹病毒感染可产生巨大疱疹性溃疡，自鼻前庭扩展至鼻中隔、邻近的鼻翼或面部。隐球菌感染可引起全组鼻窦炎。亦可发生淋巴瘤和Kaposi肉瘤。

3. 口腔及咽部表现：念珠菌感染是最常见的上呼吸道病变，多见于舌的腹面，亦可发生于咽部或食管，引起咽痛和吞咽困难。茸毛状黏膜白斑病常见于舌的腹面或侧缘，50%左右的茸毛状黏膜白斑病患者在16个月之内发展为艾滋病，80%左右的患者在30个月之内发展为艾滋病。单纯性疱疹可发生于整个口腔或上唇的任何部位，表现为疼痛性溃疡。Kaposi肉瘤常发生在腭部、颊黏膜、牙龈黏膜和咽后壁。

4. 喉部表现：主要是Kaposi肉瘤和念珠菌感染，致声嘶、喉喘鸣和喉阻塞。

5. 头颈部表现：颈淋巴结病变是艾滋病患者的早期症状之一。颈淋巴结肿大较常见，是HIV引起的滤泡增生。颈部肿块还应考虑Kaposi肉瘤、非霍奇金淋巴瘤、分枝杆菌等感染等。细针穿刺抽吸活检（FNAB）有助于诊断和鉴别诊断。头颈部鳞状细胞癌也较多见。病毒等感染引起腮腺肿大，有报道认为是艾滋病的先兆。

【诊断】结合病史、临床表现和实验室检查三方面的结果，作出诊断不难。在一般情况下，多数人很难考虑到本病的可能。如出现不寻常的机会性感染，如卡氏肺囊虫病或Kaposi肉瘤等。长期低热、腹泻、消瘦、全身性淋巴结肿大并有口、咽等念珠菌感染，应予警惕。是否去过或来自艾滋病流行地区和有不健康性行为以及有无吸毒史或接受过输血和血液制品等病史相当重要。实验室检查主要是 HIVgp41 抗体检测，阳性者可判断 HIV 感染，保持较高水平者有重要价值。辅之抗原、病毒核酸检测和病毒分离等。

【预防】开展宣传教育，增强公众自我保护能力，提倡健康的生活方式；加强检疫工作，对高危人群进行长期监测；严格隔离病人；严格检测和管理血液及其制品；禁止 HIV 阳性者供血、供器官或其他组织；女性感染者应避免怀孕；防止与 HIV 感染者的体液接触；医疗注射器使用一次性用品；医务人员若有皮肤损伤，应避免与病人接触。

【治疗】目前无疗效确切的治疗方法。主要针对发病过程中的 HIV 侵袭、细胞免疫功能破坏、机会性感染和肿瘤病变四方面采取治疗措施。

1. 抗 HIV 治疗：叠氮胸苷（AZT）、双脱氧胞苷（ddC）、双脱氧肌苷（ddI）、双脱氧胸苷均为可抑制 HIV 复制。AZT 被认为是目前最有效的制剂。

2. 增强或重建免疫功能：应用免疫调节剂，如 α-干扰素具有抑制病毒和免疫调节作用、白细胞介素-2（IL-2）、粒细胞巨噬细胞集落刺激因子（GM-CSF）和粒细胞集落刺激因子（G-CSF）等可使外周血白细胞数增加。也可输注胸腺素、转移因子、丙种球蛋白等增强免疫功能。此外，自体或异体骨髓移植、胸腺移植等重建免疫功能。

3. 机会性感染疾病治疗：卡氏肺囊虫肺炎首选复方新诺明（TMP/SMZ）或戊烷脒，可两药合用。巨细胞病毒（CMV）、疱疹病毒感染可选用无环鸟苷、丙氧鸟苷等，乙肝病毒（HBV）或丙肝病毒（HCV）感染用干扰素。隐球菌感染可选用二性霉素 B、5-氟胞嘧啶、脒康唑或氟康唑，白色念珠菌感染可用酮康唑。

4. 抗肿瘤治疗：口咽部及头颈部的 Kaposi 肉瘤，视情况可行手术切除，并采用化疗或放疗。喉 Kaposi 肉瘤或感染引起喉阻塞时，须行气管切开术。非霍奇金淋巴瘤，可采用化疗和放疗。

虽然经过近 20 多年的研究，已经涌现出很多比较乐观的新药物及治疗方法，但艾滋病的预后仍很差，当今的重点还应放在预防工作。

思考题

1. 你认为防止医院获得性 AIDS 感染，耳鼻咽喉科诊疗中应注意哪些？

2. 如何预防艾滋病的传播？

（许承弼）

参考文献

[1] 黄选兆，汪吉宝主编．实用耳鼻咽喉科学．北京：人民卫生出版社 1998．

[2] 田勇泉主编．耳鼻咽喉科学．第五版．北京：人民卫生出版社，2002．

[3] 孔维佳主编．耳鼻咽喉头颈外科科学．北京：人民卫生出版社，2005．

[4] 黄选兆主编．耳鼻咽喉科学．第四版．北京：人民卫生出版社，1994．

第八篇　耳鼻咽喉科职业病

第一章　职业性喉病

职业性喉病（occupational laryngeal diseases）是指从事与发声有密切关系的职业和在工作环境中需大声用嗓的人员，出现的喉部各种病变，引起声音嘶哑的一类疾病。常见于歌唱家、教师、播音员、营业员、保育员等。

【病因】

1. 用声过度：用嗓时间过长或已感发声疲劳仍持续用嗓，致发声各器官不堪负重失去互相协调作用。过度使用高音或所不能及的高音，易发生声带小结或息肉。

2. 发声方法不当：发声时喉内、外肌过分紧张，胸、腹壁肌肉配合不好及呼吸运动不当，或勉强发过高的音调和运用不适合本人生理特点的音域，均可造成声带损伤。

3. 环境和不良生活习惯的影响：气温骤变，空气过分干燥或粉尘过多，生活无规律，烟酒过度等均可致喉部炎症、声带损伤。

4. 全身状况和心理因素：呼吸道慢性炎症，甲状腺功能减退，植物神经功能紊乱均可引起声带水肿。精神过分紧张、月经期、妊娠等也可影响发音。

【临床表现】症状的轻重与病变的性质、部位和程度有关。声嘶为其主要症状，轻者仅有音色改变，如为歌唱演员轻时仅表现为发高音困难或出现破音，重者可失声，开始为间断性，渐呈持续性。可伴有喉干燥、微痛和异物感。

【检查】间接喉镜或纤维喉镜检查可有如下表现：

1. 声带慢性充血、肥厚。

2. 声带小结：多在双侧声带前中 1/3 交界处有对称性针尖或稍大突起。

3. 声带息肉：典型的单发息肉常位于一侧声带前中 1/3 交界处，呈淡红色或白色圆形半透明物，有蒂。广基型声带息肉则表现为声带边缘呈"鱼腹"

样水肿、肥厚突出。

4. 声门闭合不全：出现梭形裂隙，为喉肌无力所致。

5. 接触性溃疡：双侧声带突内侧灰白色浅溃疡，周边充血。

【诊断】根据职业特点、声嘶表现和检查所见即可诊断。如有条件应行嗓音评估议检测。

【治疗】

1. 减少发声和发声治疗：对早期病变或急性发作期减少发声非常必要，对歌唱者发声治疗尤为重要。

2. 雾化吸入和理疗：早期或急性发作期用抗生素、糖皮质激素混合液雾化吸入，1次/日，5～7天。超短波、碘离子透入理疗为辅助治疗。

3. 声带小结或息肉摘除：可在间接喉镜、纤维喉镜或悬吊喉镜下完成。

4. 针灸、按摩：声门闭合不全喉肌无力者，可针灸、按摩，配合理疗减轻喉肌疲劳。

【预防】

1. 正确用嗓、避免用声过度：职业用嗓者应了解自己的音域范围，正确运用呼吸方法找到最佳共鸣位置，应做到科学地练嗓和用嗓。控制每天用嗓时间及连续发声时间。

2. 锻炼身体、定期喉部检查。

3. 合理饮食和作息时间，避免烟酒过度、滥吃辛辣刺激性食物。

4. 儿童、青少年变声期，加强嗓音保护，避免滥喊。月经期、妊娠期及急性上呼吸道感染时不宜多用嗓。

思考题：

1. 从事与发声有密切关系的职业和在工作环境中需大声用嗓的人员如何行发音保健？

（文连姬）

第二章　噪声性聋

　　噪声性耳聋（noise induced hearing loss）又称慢性声损伤，是因长期接触噪声刺激所引起的缓慢进行的感音神经性聋。它是由遗传因素和环境因素共同作用的综合性疾病。

　　从物理学角度讲，噪声是一种在频率、强度上毫无规律的随机组合的声音。从卫生学角度来说，它是一种人们厌烦的、不需要的或有害身心健康的声音，如音乐，当人们休息或学习而不愿欣赏时，或音乐声过大人们无法忍受时，音乐即变成噪音。人类生存环境中普遍存在环境噪声、交通噪声、生产噪声等。噪声除了对听觉器官有特异性损伤外，还可通过神经系统对心血管、消化、内分泌等系统和精神、心理造成非特异性损害。

　　随着社会机械化程度的增高，噪声也随之增加。全球范围内，成年耳聋患者中的16%是由于职业噪声所致，各地区发病率略有差异，7%～21%。

　　噪声造成的听力损失的程度受噪声强度、频率、距离、方向、噪声类型、噪声环境、个体暴露时间、工种、性别、年龄、防护水平、体质等多因素的影响和制约。其中噪声强度最为主要。大量研究表明噪声性耳聋存在个体易感性的差异，而这种易感性与遗传有关，已发现多种与噪声性聋易感性有关的基因，其中CDH23是第一个被证实的基因。

　　噪声对听觉系统的作用机制：

　　噪声对听功能的影响主要表现为听敏度下降和听阈升高。听阈升高分为暂时性和永久性阈移。暂时性阈移是指人短时间暴露于强噪声后引起的听力下降，脱离噪声环境后听阈可很快恢复到原水平。随着暴露时间延长，听力下降明显，若脱离噪声环境很久听力仍不能恢复者称为永久性阈移。

　　噪声对听觉的损伤机制复杂，尚未明确。

　　（1）机械学说：高强度的噪声引起强烈的迷路内液体流动，螺旋器剪式运动的范围加大，造成盖膜-毛细胞的机械性损伤及前庭膜破裂、毛细血管出血等。

　　（2）血管学说：强噪声使内耳血管痉挛，耳蜗微循环障碍，造成毛细胞和螺旋器退行性变。

　　（3）代谢学说：强噪声引起毛细胞、支持细胞酶系统严重紊乱及一些离子和神经递质的生物特性变化，导致氧和能量代谢障碍，致细胞变性、死亡。

【临床表现】

1. 耳鸣：早期出现双侧高调耳鸣。

2. 听力减退：呈渐进性。初期程度轻可恢复或仅损伤高频区，主观感觉无听力障碍。听力损失进一步发展，语言频率受累，则觉听力下降。

【检查】

1. 耳科检查：外耳道及鼓膜正常。

2. 纯音听力检查：为感音神经性聋，多为双侧性。早期典型曲线为 4 000HZ 听阈提高的"V"形曲线，以后 2 000HZ ~ 8 000HZ 之间的听阈也提高，晚期低频听阈提高（图 8-2-1）。

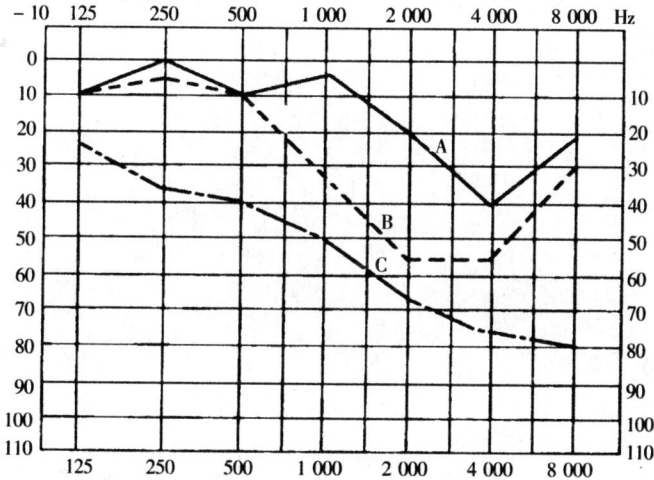

图 8-2-1　噪声性聋听力示意图

A. 早期听力曲线呈"V"型；B. 中期听力曲线呈"U"型；C. 晚期听力曲线呈下降型

3. 耳声发射：可早期发现和监测噪声性聋。

【诊断】

1. 有明确的职业噪声暴露史，排除其他原因。

2. 双耳鸣伴进行性耳聋而无其他致病因素。

3. 纯音听力检查：必须由合格的测试人员测试，按标准 GB/T 16403 方法进行。受试者应脱离噪声环境一周后接受测试。检查结果为特定图形。

【治疗】应脱离噪声环境。治疗原则同感音神经聋，包括扩血管和营养神经。晚期可佩戴助听器。

【预防】噪声性耳聋是一种不可逆但可预防的听力损害，由此可看出预防的重要性。把噪声控制在安全卫生标准以下是最根本的预防措施。合理调整作息时间，做好个人防护（如耳塞、耳罩和放声帽等）。定期听力检查，发现敏感者应早期调离或治疗。

思考题

1. 噪声性耳聋纯音测听听力曲线有何特点？
2. 如何预防噪音性耳聋？

（文连姬　刘亮亮）

第三章 耳气压伤

耳气压伤（otic barotrauma）也称气压损伤性中耳炎，由于体外气压急剧变化使中耳内外形成一定的压力差所致的中耳损伤。常见于乘飞机、潜水、沉箱作业或高压氧治疗时，主要症状有耳闷、耳痛及听力下降。

【病因】

1. 咽鼓管功能失调：当呼吸道急性炎症、牙齿咬合不良、腭裂、鼻咽肿物等，咽鼓管不能在外界压力急剧变化时及时开放调节。

2. 外界压力急剧变化：若飞机下降速度过快或潜水时下沉过深过快使中耳内外压力差达 10.7~12.0kpa 时，吞咽或自行吹张不能使咽鼓管开放调整压力差，引起急性气压性中耳损伤。

【发病机制】正常人平时咽鼓管处于关闭状态，鼓室内气体易逸出，而外界空气难以进入。当吞咽、打哈欠及用力擤鼻时咽鼓管瞬间开放，空气进入中耳，使内外压力保持平衡。当外界气压变化急剧，咽鼓管未能及时开放，中耳内负压，使黏膜血管扩张血清外漏或出血，黏膜水肿、鼓室积液。

【临床表现】

1. 耳闷：飞机上升时或潜水员逐渐上升水面时，外界压力小，鼓室压力大，耳闷症状不明显。当飞机急速下降或潜箱急速下沉时耳闷明显，若咽鼓管未能及时调节开放，耳闷加重。

2. 耳痛、耳鸣及听力下降：当飞机下降时，外界压力骤升可致耳痛，中耳内外压力差达 8 kpa 时可伴耳鸣及听力下降。若压力差再迅速增加，则可致鼓膜穿孔，耳痛加剧。

3. 眩晕及恶心。

4. 检查：鼓膜充血、内陷、积液。有时鼓膜表面可有血痂、血泡，穿孔。

5. 听力检查：纯音测听多为传音性聋，阻抗测听鼓室曲线为 C 型或 B 型。

【诊断】根据近期乘飞机、潜水作业过程中有耳闷、耳痛、耳鸣及听力下降病史，结合局部检查及听力检查不难诊断。

【治疗】减充血剂滴鼻，咽鼓管吹张。鼓室积液者，若前述方法无效，行鼓膜穿刺或切开。鼓膜穿孔者，禁止擤鼻，保持耳干燥。

【预防】咽鼓管功能失常者应及时治疗，暂停飞行或作业；功能正常者，飞机下降或潜水员逐渐上升水面时，主动吞咽、捏鼻鼓气等。

思考题

1. 飞机下降，或潜水员潜水时下沉过快过深时，怎样能预防耳气压伤？

（文连姬）

第四章　鼻窦气压伤

鼻窦气压伤（barotraumatic sinusitis）又称气压损伤性鼻窦炎，大气压力急剧变化时，鼻窦与外界压力相差悬殊引起鼻窦损伤。多见于飞行员和潜水员。

【病因及发病机理】

正常情况下鼻窦内外气体通过窦口进入或逸出，可保持鼻窦内外压力平衡。当鼻腔内存在某些疾病（如鼻中隔偏曲、鼻息肉、变应性鼻炎、鼻窦炎等），窦口狭窄、堵塞时，鼻窦与外界气体交通障碍，当气压变化时，特别是飞机下降时，空气不能迅速进入鼻窦，鼻窦内负压，鼻窦黏膜充血、水肿、血清漏出，严重者黏膜出血、剥脱。多发生于额窦，其次为上颌窦。

【临床表现】

潜水或乘飞机后额部或面颊部胀痛、麻木。可有鼻塞、脓涕。偶有鼻出血、眼痛及视力模糊。

检查眼眶内上方或面颊有压痛。鼻黏膜充血水肿，鼻道可见血性或脓性分泌物。鼻窦卡瓦氏位可见鼻窦黏膜增厚、密度增高、液平，CT更能清晰显示各窦病变。

【诊断】根据病史和临床表现及检查即可诊断。

【治疗】鼻用减充血剂和鼻用糖皮质激素，减轻黏膜水肿，通畅鼻窦引流。可行负压置换、上颌窦穿刺冲洗。局部热敷、理疗。全身应用抗生素，变应性鼻炎者，抗过敏治疗。黏膜血肿保守治疗无效者，可行额窦开放或上颌窦探查术。

【预防】严格选拔飞行员、潜水员，对严重鼻中隔偏曲、鼻息肉、鼻炎、鼻窦炎者必须治疗后上岗。有急性上呼吸道感染者不宜飞行或潜水。

思考题

1. 鼻窦气压伤常见于何种职业？如何预防？

（文连姬）

参考文献

[1] 黄选兆，汪吉宝主编．实用耳鼻咽喉科学．北京：人民卫生出版社，1998．

[2] 田勇泉主编．耳鼻咽喉科学．第五版．北京：人民卫生出版社，2002．

[3] 孔维佳主编．耳鼻咽喉头颈外科科学．北京：人民卫生出版社，2005．

[4] Carlsson PI, Van L, Borg E, et al. The influence of genetic variation in oxidative stress genes on human noise susceptibility. Hear Res, 2005, 202 (1-2): 87~96.

[5] Nelson DI, Nelson RY, Concha M, et al. The global burden of occupational noise induced hearing loss. Am J Ind Med, 2005, 48 (6): 446~458.

[6] Holme RH, Steel KP. Progressive hearing loss and increased susceptibility to noise-induced hearing loss in mice carring a Cdh23 but not a Myo7a mutation. J Assoc Res Otolaryngol, 2004, 5 (1): 66~79.

第九篇

耳鼻咽喉常用检查设备及治疗学

第一章　耳鼻咽喉科常用检查设备

第一节　耳鼻咽喉科一般检查所需
的设备和额镜使用法

耳鼻咽喉各器官，位置深在，腔道狭小，必须借助合适的光源和专用器械，才能窥清深部结构。

耳鼻咽喉科基本检查设备包括：光源、额镜及常用检查器械和物品。

（一）光源：以 100W 附聚光透镜的检查灯为最好，置于额镜镜面同侧，略高于受检者耳部，距耳约 10~20cm。

（二）额镜及使用方法：额镜是耳鼻咽喉科医生不可缺少的工具。

戴额镜前，调节双球状关节，使镜面既能灵活转动又不松滑下坠。将额镜戴于头部后，使镜面与额面平行，镜孔正对检查者平视时的右眼或左眼，使光线投射到额镜镜面上，再调整额镜面，将光线反射聚焦到要检查的部位。应保持检查者的视线、镜孔、反射的最明亮聚光点和检查部位在一条直线上。并养成双眼平视的习惯（图 9-1-1）。

（三）常用检查器械和物品：前鼻镜、后鼻镜、间接喉镜、耳镜、鼓气耳镜、枪状镊、膝状镊、压舌板、叮聍钩、卷棉子、喷雾器、酒精灯以及小方纱、棉片、棉球、3% 双氧水、1% 麻黄素液、1%~2% 地卡因液等。

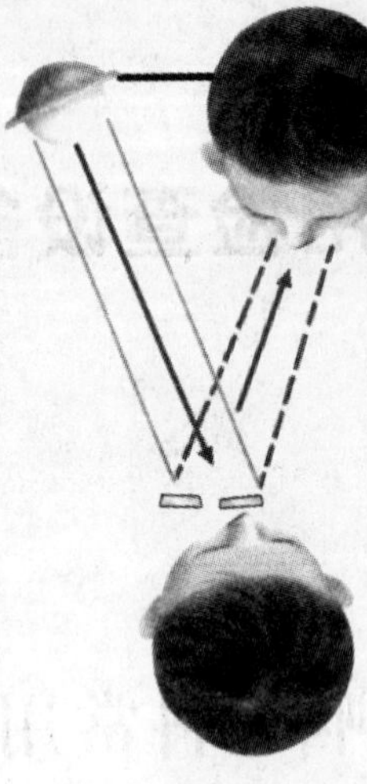

图 9-1-1　对光

第二节　综合诊疗台

　　耳鼻咽喉科综合诊疗台，集光源、加热设备、喷雾及吸引功能于一体，配检查椅，有的还配置有显微镜、X 线片阅片灯箱、显示器及内镜等多种设备，给医生的检查带来极大便利，同时还可以进行一般性治疗，已逐步成为耳鼻咽喉科的常用设备。

第二章　耳鼻咽喉科专科常用药

第一节　鼻部疾病常用药

鼻部疾病常用药包括滴鼻剂、鼻喷剂和鼻科专用中成药。鼻部疾病应重视局部用药，但应注意用药方法和时间。正确的方法是，如为滴剂，则擤鼻后平卧，头垂至床下，使鼻孔垂直朝上，每侧鼻孔滴 3~4 滴，30s 后头向左、向右偏斜各 30s，坐起后头前倾，使药液充分与鼻黏膜各部位接触，发挥作用。如为喷剂，则擤鼻后，坐位，左手持药瓶喷右侧鼻腔，喷嘴对向右眼外角，右手持药瓶喷左侧鼻腔，喷嘴对向左眼外角。

一般情况下，鼻内不宜用抗生素滴剂，因细菌感染性炎症主要发生在鼻黏膜的深层，鼻内用抗生素多无明显作用，况且很难进入鼻窦。而萎缩性鼻炎、鼻硬结症、不动纤毛综合征等疾病，结痂下常有细菌滋生，可局部用抗生素。

鼻用糖皮质激素现已是变应性鼻炎、鼻息肉的一线药物，也用于慢性鼻-鼻窦炎和药物性鼻炎。对儿童和需较长时间使用者，宜选用全身生物利用度低的鼻用糖皮质激素。

以下是鼻部常用药：

1. 0.5%~1%链霉素滴鼻剂：可抑制杆菌生长，用于萎缩性鼻炎、鼻硬结症。3 次/日，滴鼻。

2. 0.5%~1%麻黄素滴鼻液：10 岁以下儿童用 0.5% 浓度，收缩鼻黏膜血管，改善鼻通气，促进鼻窦引流。用于急慢性鼻炎、鼻窦炎及变应性鼻炎鼻塞严重者。3 次/日，滴鼻。连续用药不宜超过 10d。高血压、心脏病病人慎用。

3. 羟甲唑啉（达芬霖）：收缩鼻黏膜血管作用强而持久，对心血管副作用较麻黄素轻。2 次/日，喷鼻。连续用药不宜超过 7 天。

4. 0.05% 左旋卡巴斯汀（立复汀）：抗组胺药，用于变应性鼻炎。2 次/日，喷鼻。

5. 2% 色甘酸二钠滴鼻液：抑制肥大细胞脱颗粒，用于变应性鼻炎。3 次/日，滴鼻。

6. 糠酸莫米松(内舒拿):局部用糖皮质激素,全身生物利用度低,可用于3岁以上人群。1次/日,喷鼻。

7. 布地奈德(雷诺考特):局部用糖皮质激素。1次/日,喷鼻。用于成人及6岁和6岁以上儿童。

8. 丙酸氟替卡松(辅舒良):局部用糖皮质激素。1次/日,喷鼻。

9. 复方薄荷樟脑石蜡油滴鼻剂:刺激鼻黏膜血管扩张、腺体分泌。用于干燥性鼻炎、萎缩性鼻炎。3次/日,滴鼻。

10. 氯雷他定(开瑞坦):长效三环抗组胺药,选择性地对抗外周 H_1 受体。10mg/次,1次/日,口服。2~12岁儿童,体重≥30kg,10mg/次,1次/日,口服,体重≤30kg,5mg/次,1次/日,口服。2岁以下、孕妇慎用。

11. 氯雷伪麻缓释片(开瑞能):为氯雷他定和硫酸伪麻黄碱的复方制剂,具有抗过敏和减轻呼吸道黏膜水肿的作用。成人及12岁以上儿童,1片/次,2次/日。

12. 仙璐贝:稀化分泌物、促进纤毛摆动、减轻黏膜水肿。用于急慢性鼻窦炎。50~100滴/次,3次/日,口服。

13. 桃金娘油(吉诺通):稀化分泌物、促进纤毛摆动。用于急慢性鼻窦炎。成人300 mg/次,2~4次/日,口服,儿童120 mg/次,2~4次/日,口服。

14. 通窍鼻炎片(一音利):改善鼻通气,减少鼻分泌物。用于急慢性鼻炎、鼻窦炎。1.5~2.1g/次,3次/日,口服。

15. 鼻渊通窍颗粒:改善鼻通气,减少鼻分泌物。用于急慢性鼻炎、鼻窦炎。15g/次,3次/日,口服。

第二节　咽喉疾病常用药

1. 复方硼砂溶液:硼砂15g,碳酸氢钠15g,石炭酸3ml,甘油35ml,蒸馏水加至1 000ml(用时加水1倍稀释后漱口)。

2. 呋喃西林溶液:呋喃西林0.2g,蒸馏水加至1000ml。

3. 口泰漱口液:葡萄糖酸洗必泰、甲硝唑。用于牙龈出血、牙周肿痛、口臭及口腔溃疡。15毫升/次,含漱。5~10d为一疗程。

4. 复方碘甘油:碘1.25g,碘化钾2.5g,薄荷油0.5ml,蒸馏水25ml,甘油加至100ml。具有润滑、刺激黏膜分泌及收敛作用。用于急性咽炎早期、慢性咽炎及萎缩性咽炎等。

5. 硼酸甘油:硼酸50g,甘油100ml。

6. 含片：抗菌、消炎，药物在慢慢溶化过程中发挥作用。用于急慢性咽喉炎、扁桃体炎。

7. 雾化吸入液：庆大霉素 4～8 万 U，地塞米松 5mg（或布地奈德 1mg），α-糜蛋白酶 4 000U，吸入，1 次/日，连续不超过 10d。

8. 一清胶囊：清热解毒、化瘀止血。用于急慢性咽炎、扁桃体炎。2 粒/次，3 次/日，口服。

9. 金宏声：用于急慢性咽炎、扁桃体炎。20g/次，3 次/日，口服。

10. 金嗓散结丸：清热解毒、活血化瘀、利湿化痰。用于声带小结、声带息肉。60～120 粒/次，2 次/日，口服。

11. 黄氏响声丸：利咽开音，清热化痰，消肿止痛。用于急慢性喉炎引起的声音嘶哑。20 粒/次，3 次/日，口服。

第三节 耳部疾病常用药

耳部局部用药前，应清洁外耳道，滴耳药应用手适当加温，以免药液过凉诱发眩晕。鼓膜有穿孔者滴药方法应正确，滴药时患耳朝上，滴药后保持 5～15min，用手指反复轻压耳屏，促使药液进入鼓室。另外，不宜用酚类制剂，因其可损伤中耳黏膜。不宜用耳毒性药物，因其可透过圆窗膜进入内耳引起神经性耳聋。穿孔小者，不宜用粉剂，以免堵塞穿孔，影响引流。

耳部疾病常用药如下：

1. 2%酚甘油滴耳液：消炎、止痛。用于急性外耳道炎、鼓膜炎、鼓膜未穿孔的急性中耳炎。3 次/日，滴耳。

2. 3%双氧水滴耳液：与脓液结成泡沫，具有清洁、消毒、除臭作用。用于外耳道炎、急慢性化脓性中耳炎的清洁、洗耳。每次数滴，泡沫形成后用棉签擦净，反复多次直至脓液全部清除不再产生泡沫为止，再滴入消炎药。

3. 0.25%氯霉素滴耳液：具有广谱抗菌作用，用于急慢性化脓性中耳炎。2～3 滴/次，3 次/日，滴耳。幼儿不宜过量，以防影响造血功能。

4. 0.3%左氧氟沙星滴耳液：为喹诺酮类广谱抗菌剂，用于急慢性化脓性中耳炎、外耳道炎、鼓膜炎。3～5 滴/次，3 次/日，滴耳。小儿不宜使用。

5. 3%洁霉素滴耳液：与红霉素抗菌谱相近，对金黄色葡萄球菌效果较好。用于急慢性化脓性中耳炎。3～5 滴/次，3 次/日，滴耳。

6. 5%碳酸氢钠甘油滴耳液（耵聍水）：软化耵聍，用于外耳道耵聍栓塞。每次数滴，7～8 次/日，滴耳。3 天后冲洗耵聍。

7. 麝香草酚酒精滴耳液：抗真菌药，用于真菌性外耳道炎。3 次/日，滴耳。

第四节 局部麻醉药

耳鼻咽喉、气管、食管检查或手术处置时常需表面麻醉剂，常用的有：

1. 1%~2%盐酸丁卡因（地卡因）：常用1%浓度，化学结构与普鲁卡因相似，具有较强的表面麻醉作用。1~3min起效，维持2~3小时。一次剂量不超过60mg（1%浓度，一次不超过6ml）。用于鼻、咽、喉、气管内镜检查或咽反射敏感者（局部喷布）及鼻部局麻手术者（1%~2%地卡因棉片加少量1:1 000肾上腺素置于鼻腔黏膜，10min后取出）。

注意事项：本药吸收迅速、毒性大，应用不当可致中毒或过敏。本品绝对不能注射，必须与注射用局麻药严格区分；使用时先小剂量试用，密切观察有无过敏反应，然后适量使用，不可超量；嘱患者不可将药液咽下，以免胃肠吸收；麻醉期间，医务人员不得离开病人，应密切观察。

过敏症状及抢救措施：用药后患者很快出现胸闷、喉痒、喉部堵塞感，继之出现血压下降、脉细数等。有的患者用药后2~6h出现皮疹、喉水肿等。一旦发现有过敏反应，应立即停用地卡因，皮下注射1:1 000肾上腺素0.15~1.0ml，静脉注射地塞米松10mg。因喉水肿达Ⅲ度以上喉阻塞者应行气管切开。

中毒症状及抢救措施：发生于用药方法错误如注射或超量，出现头昏或眩晕、眼花、口干、胸闷，面色苍白、瞳孔散大或出现兴奋、多语、幻想以及脉弱、血压下降、呼吸浅而不规则。一经发现立即停药，平卧、头低位，吸氧、输液，静脉注射地塞米松5~10mg。兴奋者注射安定（0.1~0.2mg/kg），抽搐者静脉缓慢注射硫喷妥钠，抽搐停止即停药，可留针反复注射，总量不超过5mg/kg。保持呼吸道通畅，如有血压下降，则用升压药。

2. 0.5%~1%盐酸达克罗宁：表面麻醉作用强、快、持久，皮肤可吸收，毒性小。一般1%浓度，10ml，咽喉气管内麻醉0.5~1%，4~8ml。

3. 鼓膜表面麻醉剂：用于鼓膜穿刺、切开或贴补之前，用棉签蘸少量涂于鼓膜表面。

思考题

1. 鼻部局部用药如何操作？

2. 耳部滴药应注意什么？

3. 麻药过敏与中毒有何不同？如何处理？

（文连姬）

第三章 耳鼻咽喉科急诊急救

第一节 鼻出血的急救

鼻出血是耳鼻咽喉科常见的急症，遇到这类病人，首先医生应镇静，并作如下处置：

1. 安慰病人不要恐惧，简明询问病史，了解鼻出血的量及其凶猛程度；

2. 同时用1%麻黄素加1%地卡因液棉片置于鼻腔，以止血、收缩鼻黏膜及麻醉，观察1~2分钟，若出血减少，可查看有否出血点，若有出血点，则可用YAG激光或射频或化学腐蚀法止血，无这些条件时可填塞止血。部分病人1%麻黄素即可止血。若出血较凶猛，则尽快行前鼻填塞，若仍无法有效止血，则行前后鼻孔填塞；

3. 注意病人全身状态，有无面色苍白、四肢厥冷、出虚汗、脉细数及血压下降。如遇此种病人，应迅速建立静脉通路补液，同时急检血常规和血型，备血。若失血量超过800ml应输血；

4. 如遇高血压病人注意降压治疗；

5. 保持大便通畅，动作轻柔；

6. 请中医会诊，适当中医对症施治。

第二节 喉阻塞

喉阻塞是耳鼻咽喉科的急重症，抢救应争分夺秒，否则病人可窒息死亡。

1. 简单了解病史、查体，判断是否是吸气性呼吸困难。嘱病人安静，给予吸氧（只是辅助治疗），但对于重度喉阻塞，尤其出现紫绀时应病人体内CO_2浓度已高，呼吸中枢对其不敏感，靠缺氧刺激化学感受器维持呼吸中枢的兴奋，如单纯吸氧，则缺氧刺激化学感受器的作用减弱，可致呼吸进一步减弱，甚至停止，故应慎重单纯吸氧。

2. Ⅰ度喉阻塞（安静时无呼吸困难，活动后出现吸气性呼吸困难）和Ⅱ度喉阻塞（安静时即有吸气性呼吸困难，但无缺氧症状），对症及病因治疗，Ⅱ度喉阻塞应做好气管切开的准备。

3. Ⅲ度喉阻塞（吸气性呼吸困难伴有缺氧症状）对症及病因治疗（如抗感染、激素），若保守治疗无效，应尽早行气管切开。若为肿瘤、声带麻痹、喉狭窄所致者，则尽早行气管切开。

4. 任何原因引起的Ⅳ度喉阻塞，须立即气管切开。来不及气管切开者，行环甲膜切开或气管插管。无条件切开者，可于环甲膜处插入 12 ~ 16 号针头，能维持呼吸后转送上级医院继续治疗。

第三节　呼吸道异物

耳鼻咽喉、气管、食管均可发生异物，其中喉及气管异物最危险，甚至窒息死亡。呼吸道异物包括喉、气管及支气管异物，本书前几篇章已有详述，异物落入支气管后相对进入静止期，呼吸困难常不严重，本节仅再强调基层医院的医生遇喉及气管异物如何急救。喉异物是非常危险的急症，多发生于儿童。较大的喉异物多因数分钟内窒息死亡，很少能及时送到医院，如遇到此种情况，可迅速将患儿倒立，并将患儿后背置于术者胸前，两手掌叠加置于患儿胸骨处，用力突然挤压，靠气管内气流的冲击，有可能将喉异物冲出，而挽救患儿的生命。较小的异物可短暂卡于喉部，多落入气管变为气管异物，暂时出现无症状期。而异物在气管内随时有可能再次坎顿于声门变为喉异物，引起窒息死亡。可立即直达喉镜下取出异物，如无条件，则于环甲膜处插入 12 ~ 16 号针头，也可暂时缓解窒息，争取时间转送上级医院。呼吸道异物，一般不需气管切开，但也不是绝对禁忌，如患儿呼吸困难严重，病情危急而内窥镜设备和技术条件受限者，可先行气管切开改善呼吸，或同时经气管切开口探取异物。

需要注意的是，呼吸道异物落入支气管后，常无阵发性呼吸困难，容易被忽视。因此，遇有明确异物呛咳史的患儿，不能草率地放走，而应仔细进行肺部听诊、胸透、胸部正位片。因异物堵塞一侧支气管，引起该侧肺气肿或肺不张，因此，可闻及该侧呼吸音减弱，纵隔摆动，患侧肺透光增强或减低。有条件者行气管 CT 三维重建，此项检查对于一些植物性异物也能显示。

第四节 外 伤

随着社会的进步，机动车数量的增多，交通肇事也随之增多，耳鼻咽喉头颈部外伤的病人也越来越多。具体详细的内容前面篇章已叙述，本节重点强调面对耳鼻咽喉头颈部外伤的病人，如何正确处理。

1. 鼻及鼻窦的外伤，常不危及病人生命，且此类病人常合并有颅脑外伤，因此应先请脑外科处理，待病情平稳后再处理鼻及鼻窦的外伤也不迟。单纯鼻外伤鼻骨骨折，若外鼻畸形明显，软组织尚未肿胀，则可尽早复位；若外鼻软组织已肿胀，则 48 小时内冷敷，48 小时后热敷，消肿后（一般在伤后 7~10 天内）再进行复位。鼻外伤还应注意鼻中隔有无骨折及血肿发生，若有血肿，应穿刺或切开后行鼻腔填塞，鼻中隔骨折者可尽早复位。若失败，则嘱病人伤后 3 个月行鼻中隔矫正术。鼻窦外伤中蝶窦及后组筛窦外伤骨折常因视神经管骨折而致视力急剧下降，除足量激素冲击及神经营养治疗外，应尽早行视神经管减压术（最好在伤后一周内）。额窦单纯线性骨折无须处理，前壁骨折凹陷，则可切开复位，而后壁骨折者应注意硬脑膜有无损伤，应及时用筋膜或肌肉修补。筛窦和上颌窦外伤骨折时，若未引起眼球陷没、复视、眼球运动受限，则不需处理，若出现上述症状体征，则可于颜面部软组织消肿后（一般在伤后 10 天左右，最好不超过 15 天）行骨折手术复位。若为鼻及鼻窦开放性损伤，则应尽早清创缝合，清创时注意尽量保留骨质，以保持外形。若外伤致脑脊液鼻漏者，先保守治疗，观察 3 周若无好转，则需行修补术。鼻及鼻窦外伤常常引起鼻出血，多自行或填塞止血。但若伤后 5 天左右开始大量凶猛的鼻出血，应注意假性动脉瘤的形成，填塞止血后，应转送上级医院进一步诊治。

2. 咽喉部外伤，喉部突出于颈前，故较常见。喉是呼吸要道，无论是闭合性还是开放性喉外伤，都应注意呼吸情况。有呼吸困难者应尽早气管切开，情况危急时，则行气管插管或环甲膜切开，以保持呼吸道通畅。对于开放性喉外伤，还应注意有无休克，建立静脉通路补液，必要时输血。另外，为了使受伤的喉部制动，应减少吞咽，给予鼻饲食。

3. 耳外伤：耳外伤常涉及耳廓、外耳道、中耳及内耳的损伤，还可致脑脊液耳漏及面瘫。耳廓外伤，除注意清创缝合外，应用足量抗生素抗感染，因耳廓血运差，易感染坏死。对完全断离的耳廓，应及时将其浸泡于含适量肝素的生理盐水中，尽早对位缝合。外耳道损伤出血，可给予无菌纱条或碘仿纱条填塞止血及预防伤后外耳道狭窄，但若伴有脑脊液耳漏，则禁止填塞，以免引起颅内感染。可于外耳道口放置消毒棉球。如病情许可，采取头高位或半卧位，多数脑脊液漏可自行停止。对单纯的外伤性鼓膜穿孔，嘱病人禁止擤鼻，禁用任何滴耳药及保持外耳道清洁、干燥即可。对于外伤所致的中、小鼓膜穿孔也可于伤后早期在严格消毒条件下取新鲜生鸡蛋内膜，做成适当大小，蘸少许鸡蛋清贴附于穿孔处。待4周左右穿孔愈合后，贴附的鸡蛋膜即被排至外耳道。对于内耳的损伤所致的神经性耳聋、眩晕，生命体征稳定后可给予扩张血管改善微循环治疗（神经性耳聋还应神经营养治疗）。对于耳外伤伴有面瘫者，病情稳定时应转送上级医院尽早行面神经减压术。

4. 颈部外伤：颈部有颈椎、气管、食管及喉部，两侧有重要的血管、神经通过，因此，颈部外伤可引起致命性损伤，引起大出血、窒息、瘫痪等。首先应保持呼吸道通畅，清除气管内血液等阻塞物，可紧急行气管切开，同时给氧。对于大出血，紧急情况下可用拇指直接压迫血管主干，或用纱布直接填塞创口压迫止血。同时，应予输血、输液、防治休克。疑有颈部大血管损伤者，又无条件行血管结扎或行血管缝合修补时，病情稳定后应立即护送到上级医院。

思考题

1. 遇鼻出血的病人如何处理？
2. 遇Ⅲ度以上喉阻塞病人，如无气管切开的条件，应如何处理？

（文连姬）

第四章　耳鼻咽喉科常规处置

第一节　鼻科处置

一、鼻腔填塞

鼻腔填塞指通过填塞物直接压迫鼻腔出血的小血管使血管闭塞而达到止血目的的治疗方法。用于出血较剧、弥漫性出血或出血部位不明者。填塞材料有可吸收材料，如明胶止血海绵或纤维蛋白绵等；不可吸收材料如膨胀海绵、凡士林油纱条、抗生素油膏纱条、碘仿纱条和气囊或水囊等两种。其中传统的鼻腔填塞止血材料（凡士林油纱条、抗生素油膏纱条、碘仿纱条）的优点是制作简便、价格便宜，但容易引起压迫性头痛和鼻腔损伤。

1. 前鼻孔填塞：用于出血较剧的鼻腔前部出血或出血部位不明时。

【方法】

（1）病人坐位或半卧位，用1%麻黄素加1%地卡因液棉片置于鼻腔，以止血、收缩鼻黏膜及麻醉；

（2）然后用前鼻镜撑开前鼻孔，将纱条的一端双叠约8~10cm，用枪状镊夹住折叠端将其置于鼻腔后上部，分开纱条，短段平贴鼻腔上部，长段平贴鼻腔底，形成一向外开放的"口袋"，再将其余纱条从后向前以上下折叠状填塞于"口袋"内，填紧鼻腔，剪去前鼻孔多余纱条。

（3）再经口咽检查是否还有血液自后鼻孔流入咽部，如有则须抽出纱条重填或改用后鼻孔填塞。

（4）凡士林油纱条一般填塞1~2d、一般不应超过3~5d，此时应全身应用抗生素以预防感染。

2. 后鼻孔填塞：用于前鼻填塞后血仍不止或后鼻孔及其周围出血的病人。

【方法】

（1）病人坐位或半卧位，用1%麻黄素加1%地卡因棉片置于鼻腔，以止

血、收缩鼻黏膜及麻醉;

(2) 准备大小与患者后鼻孔相似的锥形纱布球,用7号粗丝线缝紧,两端各留长约25cm的双丝线备用。

(3) 先将小号导尿管沿出血侧鼻腔伸至口咽,用止血钳将导尿管头端拉出至口外,将锥形纱布球粗丝线一端系于导尿管上,经鼻回抽导尿管,用手指将纱布球送入口腔内并越过软腭,拉进患侧后鼻孔,用纱条进行鼻腔填塞,将纱布球引线固定在前鼻孔处。

(4) 纱布球底部丝线经口引出,松松固定于口角。

(5) 后鼻孔填塞物一般在3d内取出,最多不超过5~6d。取出时将纱布球推到口咽部,再用血管钳取出。在填塞物留置期间应予足量抗生素以预防感染。

二、负压置换术

鼻窦负压置换法 (displacement method) 指用吸引器具使鼻窦形成负压,吸出鼻窦分泌物并使药液进入鼻窦内而达到治疗目的方法。常用于治疗慢性化脓性全组鼻窦炎,尤其是儿童慢性鼻窦炎。

【方法】

1. 仰卧,头下垂位,颏部与外耳道口连线与水平线(即床平面)垂直;

2. 1%麻黄素(儿童用0.5%麻黄素)滴鼻,收缩鼻黏膜,使窦口开放;

3. 用滴管自前鼻孔缓慢注入2~3ml含抗生素及糖皮质激素的麻黄素液于鼻腔;

4. 将与吸引器(负压不超过24kPa)相连的橄榄头塞于一侧前鼻孔,对侧前鼻孔用另一手指压鼻翼封闭,嘱患者发"开—开—开"之声,使软腭断续上提,间断关闭鼻咽腔,同步开动吸引器负压吸引1~2s,使鼻腔形成短暂负压,利于鼻窦脓液排出和药液进入。上述操作重复6~8次。同法治疗对侧;

5. 每日或隔日一次,4~5次为一个疗程(图9-4-1)。

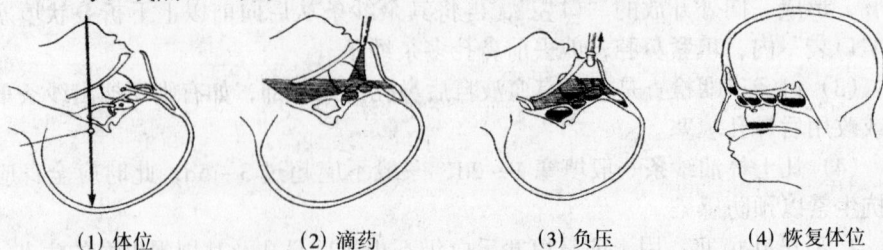

(1) 体位　　　　(2) 滴药　　　　(3) 负压　　　　(4) 恢复体位

图 9-4-1　鼻窦置换法

【注意事项】

1. 急性鼻窦炎或慢性鼻窦炎急性发作时，禁用此法，以免感染扩散；

2. 高血压病人不宜采用此方法；

3. 鼻部肿瘤、鼻出血的病人禁用；

4. 操作时负压不宜过高，持续吸引及每次治疗时间不宜过长，以免鼻出血及头痛。

三、上颌窦穿刺

用于诊断、治疗急性或急性复发性上颌窦炎。

【方法】

1. 病人坐位，用浸有盐酸羟甲唑啉或1%麻黄素的棉片，收缩下鼻甲和中鼻道黏膜，然后用浸有1%～2%丁卡因液的棉签置入下鼻道前段距下鼻甲前端约1～1.5cm的下鼻甲附着处稍下的位置10～15min，行表面麻醉；

2. 前鼻镜暴露下鼻道，手持上颌窦穿刺针，针尖斜面朝鼻中隔，由前鼻孔伸入下鼻道前段距下鼻甲前端约1～1.5cm的下鼻甲附着处稍下的位置（此处骨壁最薄，易于穿透，是上颌窦穿刺进针的部位）。方向朝向同侧外眦方向，另一手固定病人枕部，拇指、食指和中指持针，掌心抵住针尾端，稍加用力钻动即可穿通骨壁进入窦内，针进入窦内时有一"落空"感（图9-4-2）；

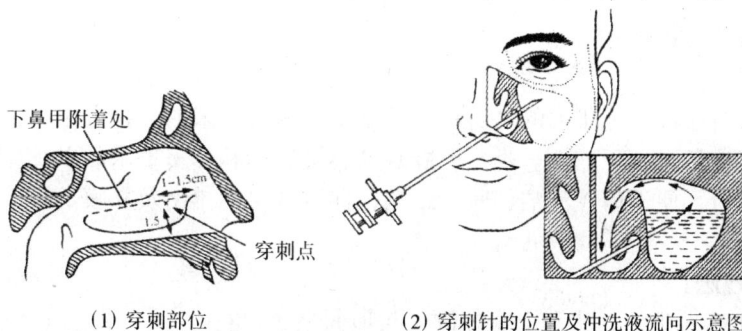

下鼻甲附着处

1～1.5cm

穿刺点

(1) 穿刺部位　　　　　　　　(2) 穿刺针的位置及冲洗液流向示意图

图 9-4-2　上颌窦穿刺冲洗法

3. 固定针头，拔出针芯，接注射器回吸无血而有空气或脓液回流，说明针尖在窦内；撤下注射器，用橡皮管连接于穿刺针和注射器之间，病人手托弯盘放于颏下，低头张口自然呼吸，缓慢注入温生理盐水冲洗，如果上颌窦内积脓，脓液可随生理盐水一并经窦口自鼻腔冲出。反复冲洗，直至洗净为止。冲洗完毕后可注入抗生素及糖皮质激素；

4. 冲洗完毕，旋转退出穿刺针，穿刺部位用棉球压迫止血；

5.记录脓液的性质、颜色、量、有无臭味,若一次不能治愈,必要时可每周冲洗1次,直至再无脓液冲洗出为止。

【注意事项】

1.选择正确的进针部位、方向正确,用力要适中。否则可由于穿刺部位不准、用力过大,针刺入面颊部软组织致面颊部皮下气肿或感染,或因用力过猛,针穿通上颌窦壁刺入眶内或翼腭窝,则导致眶内、翼腭窝气肿或感染;

2.切忌注入空气,以免引起气栓。如果怀疑发生气栓,应使病人头低位或左侧卧位(以防止气栓进入颅内血管和动脉系统、冠状动脉),立即给氧及其它急救措施;

3.注入生理盐水时,如遇阻力,说明针尖可能不在窦内,或在窦壁黏膜中;应调整针尖位置和深度,再行试冲;若仍有较大阻力,则应停止冲洗;有时因窦口阻塞也可产生冲洗阻力,如果能判断针尖确实在窦内,稍稍加力即可冲出;

4.冲洗时要密切观察病人之眼球和面颊部,如病人诉说有眶内胀痛或眼球有被挤压出的感觉时应停止冲洗;如发现面颊部逐渐隆起也应停止冲洗;

5.穿刺过程中病人如出现晕厥等意外,应立即停止冲洗,拔出穿刺针,让病人平卧,密切观察并给予必要处理;

6.拔除穿刺针后如遇出血不止,可行穿刺部位压迫止血。

四、鼻腔冲洗

是指通过一定压力的水流将鼻腔分泌物清洗出来的一种方法。主要用于治疗萎缩性鼻炎、干酪性鼻炎、鼻腔真菌感染、鼻和鼻窦手术后以及鼻和鼻咽肿瘤放疗后,便于鼻腔清洁,减少结痂,促进分泌物排出及黏膜炎症、水肿的消退。

【方法】

1.病人坐位,头和上身前倾,与地面呈30°角;

2.将鼻腔冲洗器橄榄头塞于一侧鼻孔中(出水端),另一端(吸水端)放入冲洗液容器中(冲洗液为 300~500ml),挤压负压球,张口自然呼吸,使冲洗液缓缓流入一侧鼻腔,继而流入鼻咽部,再由对侧鼻腔流出或经口流出。

3.洗毕,头向前倾,让鼻腔内残余液体排出,一侧一侧分别轻轻擤鼻。

【注意事项】

1.挤压负压球不宜过猛,否则液体将灌入咽鼓管内,导致中耳感染;

2.若冲洗时病人咳嗽、喷嚏、呕吐等,应立即停止,稍等片刻后再冲洗;

3.擤鼻切忌用力过猛或同时捏紧两侧鼻孔用力擤鼻,易致中耳感染。

第二节　咽喉科处置

一、咽喉喷雾

用于咽喉部手术、内镜检查时的黏膜表面麻醉。

【方法】

病人坐位，用75%酒精将喷雾器喷头擦拭消毒，嘱病人发"啊——"音，第一次对准口咽部喷2~3喷，不吐不咽，观察有无过敏反应。若出现头昏、心慌、呼吸困难、出汗、面色苍白，则立即抢救。若无不良反应，则对准悬雍垂、软腭、咽后壁、舌根、扁桃体、腭舌弓、腭咽弓反复喷药3次，每次不超过12喷，每次间隔3~5分钟。每次喷后不吐不咽。若需喉部麻醉，则口咽部喷一次，喷头向下喉咽部喷2次。若需喉部活检或手术，则需麻药滴喉。

【注意事项】

1. 喷药前应向病人说明，每次喷药后含3~5分钟吐出，不可咽下以免胃肠吸收引起中毒；

2. 第一次喷，量一定少，若出现过敏反应，应立即抢救；

3. 注意麻药的总量，一般不超过60mg，年老体弱及儿童应酌情减量；

4. 丁卡因一般1~3分钟起效，持续60~90分钟，应嘱病人喷药结束后90分钟内不宜饮食，否则引起呛咳。

二、雾化吸入

雾化吸入是咽喉、气管疾病局部用药的给药方法。将所应用的药物置入雾化吸入器中，形成气雾状，由雾化吸入器喷出，患者做深呼吸经口将药物吸入喉部，药物可均匀分布在病变表面，达到治疗目的。吸入的药物多为抗炎、消肿、化痰及促进黏液分泌的药物。吸入次数可根据病情，每日1~3次，疗程也应根据疾病的轻重程度和恢复状况而定，一般吸入3~6d。

三、扁桃体周围穿刺及切开

可明确脓肿是否形成及部位。

【方法】

病人坐位，1%～2%丁卡因口咽表面麻醉后，常规定位是从悬雍垂根部作一假想水平线，从腭舌弓游离缘下端作一假想垂直线，二线交点稍外即为适宜的穿刺或切开处（图9-4-3）。或在脓肿最隆起处穿刺，但需注意不可刺入太深，以免误伤咽旁间隙的大血管。若脓肿较重，需反复穿刺，则可行扁桃体周围切开，切开位置同穿刺。切开后次日复查，必要时可再次撑开排脓。

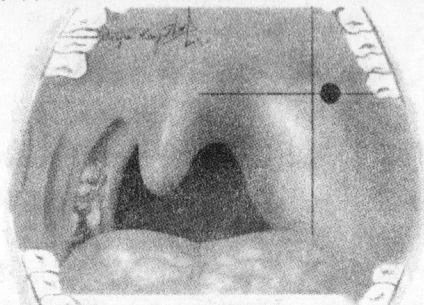

图9-4-3　扁桃体周围穿刺、切开部位

【注意事项】

1. 穿刺或切开的位置不可太靠外侧或太深，以免误伤咽旁隙内大血管；

2. 扁桃体周围切开后不置引流，必要时可再次撑开排脓。

（文连姬）

第五节　耳科处置

一、外耳道冲洗法（又名耵聍冲洗）

冲洗外耳道用于清除已润化的耵聍或某些外耳道异物。

【冲洗方法】患者取侧坐位，头偏向健侧，将接水弯盘放在患侧耳垂下方，紧贴皮肤。操作者左手将患侧耳廓轻轻向后上（小儿向后下）牵拉，右手取吸满温热生理盐水的冲洗器于外耳道口，向外耳道后上壁方向冲洗，冲洗液进入外耳道深部借回流力量将耵聍或异物冲出。待耵聍或异物冲出后用干棉签拭干外耳道。

【注意事项】

1. 有急慢性化脓性中耳炎等鼓膜穿孔者忌用。

2. 冲洗液的温度宜接近体温，以免过冷或过热引起眩晕等迷路刺激症状。

3. 冲洗方向必须斜向外耳道后上壁，勿直对鼓膜，以免引起鼓膜损伤。亦不要直对耵聍或异物，以免将其冲向外耳道深部，不利取出。

二、鼓膜穿刺术

鼓膜穿刺术，既是某些中耳疾病的重要诊断方法，又是行之有效的治疗方法。

【适应症】

1. 分泌性中耳炎，鼓室内有积液。

2. 鼓室内注药：梅尼埃病，鼓室内注射庆大霉素治疗；突发性聋，鼓室内注射糖皮质激素治疗等。

【术前准备】

1. 向病人或家属做好解释工作，讲明鼓膜穿刺的目的和可能发生的问题，征得他们的同意和配合。

2. 备好无菌消毒的穿刺针头，针头斜面部分要短，约 1mm，坡度要小。

【麻醉和体位】

1. 成人取正坐位；儿童最好采用卧位，也有取与检耳时相同的体位。

2. 麻醉：在鼓膜表面用浸有 1％地卡因液的棉片麻醉 10～15min。

【操作方法】

1. 用蘸 70％酒精的卷棉子消毒外耳道和鼓膜。

2. 选用适当大小的耳镜显露鼓膜，用一手固定耳镜，另一手持穿刺针（连接 2ml 或 5ml 注射器）从鼓膜的后下象限或前下象限刺入鼓膜，进入鼓室，固定好，抽吸积液。

【术后处理】

1. 嘱病人鼻腔滴用减充血剂，保持咽鼓管通畅，行咽鼓管吹张，将新生成的液体吹出，并防止鼓膜粘连。

2. 保持外耳道清洁，预防感染。

【注意事项】

1. 术中严格遵循无菌操作原则。

2. 穿刺点不要超过后上象限和后下象限的交界处；针头要与鼓膜垂直，不要向后上倾斜，以防损伤听小骨、圆窗或卵圆窗。

3. 注意记录液体总量和性状，必要时送实验室检查。

4. 进针后如无液体抽出，可能液体太稠，可取出针头，用吸引器抽吸，将液体吸出。也可能进针位置不当，或针尖太长，斜面一部分在鼓膜外。

三、鼓膜切开术

【适应症】鼓膜切开术(myringotomy)用于治疗下列中耳炎症:

1. 急性化脓性中耳炎鼓膜充血,向外膨隆或有乳头状突出者,提示鼓室内脓液积聚,尚未穿破鼓膜;或鼓膜虽已穿孔,但穿孔很小,引流不畅,发热和局部疼痛等症状不缓解。

2. 分泌性中耳炎,液体较黏稠,鼓膜穿刺不能吸尽。

3. 疑有并发症,但尚无须立即行乳突凿开术者。

【禁忌症】

1. 颈静脉球体瘤。

2. 严重心脏病和血液病病人。

【术前准备】

1. 向病人或家属做好解释工作,讲明鼓膜切开的目的和可能发生的问题,征得他们的同意和配合。

2. 备好无菌消毒的手术器械,包括耳镜、鼓膜切开刀、卷棉子和吸引管。

【麻醉和体位】

1. 成人取正坐位或仰卧位,儿童采用仰卧位,全麻取仰卧位,患耳向上。

2. 麻醉:成人在鼓膜表面用浸有1%地卡因液的棉片麻醉10~15min;小儿用全身麻醉。

【操作方法】

1. 用70%酒精消毒外耳道和鼓膜。

2. 选用适当大小的耳镜显露鼓膜,并用一手的拇指和食指固定耳镜。

3. 另一手持鼓膜切开刀从鼓膜的后下象限向前下象限、或从前下象限向后下象限距鼓膜缘约2mm作弧形切口;亦可在前下象限或后下象限作放射状切口。注意仅切开鼓膜,不可过深,以免损伤鼓室黏膜和听小骨等重要结构。切口长度以能保证通畅引流为准。

4. 切开后用吸引器吸尽积液,可根据病情向鼓室内注入药液。

【术后处理】

1. 及时清除流入外耳道内的分泌物或脓液,保持引流通畅。

2. 局部滴用抗生素或抗生素激素滴耳液,注意不要用含耳毒性抗生素的滴耳液。

【注意事项】

1. 切口后端位置不要过高,刀尖进入不要过深,以免损伤镫骨,致镫骨脱位,甚至损伤卵圆窗引起外淋巴漏。

2.少数人解剖变异，颈静脉球凸入下鼓室，且骨壁缺如；或小儿中耳腔骨壁尚未发育完全，如果切口过于靠下，有可能损伤颈静脉球，引起出血。如遇这种情况，需作外耳道内填压，可以止血。

思考题

1.怎样观察前鼻填塞止血是否有效？

2.上颌窦穿刺应注意哪些？

3.鼻腔冲洗用于何种治疗？

4.扁桃体穿刺、切开的部位？

5.鼓膜穿刺的适宜部位？

（管国芳）

第五章 耳鼻咽喉科常规护理

一、鼻出血的护理

1. 安慰病人，解除顾虑及恐惧感，必要时给予镇静剂。

2. 出血较多者，协助医生立即输液建立静脉通道并作好输血准备。

3. 额部、颈部冷敷。

4. 嘱病人半卧位（休克者平卧），不要吞咽，将唾液吐至痰杯，以便及时观察出血情况。

5. 前鼻孔出血量不多，但病人面色苍白、出汗、脉快或血压下降者，常表示大量血入胃，病人可能出现休克，应立即报告医生处理。

6. 密切观察血压，高血压病人出血前多有头部发热、发胀等预兆，应测量血压并报告给医生。

7. 酌情给予流质或半流质饮食，已行后鼻孔填塞者注意口腔清洁。

二、一般鼻部手术后的护理

1. 全麻者平卧侧头位，全麻苏醒后或局麻者，半卧位，以减轻头部充血和便于吐出分泌物。

2. 术后 24 小时内给予前额、面颊冷敷，有利于止血、止痛。

3. 给予流质或半流质饮食。抽出鼻腔填塞物后可普食。经口进入者，口腔切口愈合前禁止刷患侧牙。

4. 尽量避免打喷嚏，嘱患者张口呼吸以抑制，或张口打出。取出鼻腔填塞物后 24 小时内禁止擤鼻，分泌物可经口吐出。

三、扁桃体术后的护理

1. 全麻者完全清醒前取半俯卧位，头稍低，以免血液流入下呼吸道而从口角流出。局麻者儿童取侧卧位，成人取半卧位。

2. 严密观察出血情况，全麻完全清醒前或儿童如常作吞咽动作或脉搏变快，则有创面出血的可能，应及时检查处理。局麻者尽量吐出分泌物，以便及时发现出血情况。

3. 术后 3 小时无活动性出血者可进流食，次日改为半流食和软食，7~10 天内不宜硬食和油炸食物，以免损伤创面引起出血。

4. 手术当天嘱病人安静休息，少说话，尽量避免咳嗽及用力清嗓，禁止漱口，以免出血。术后第二天开始可用 1/5 000 呋喃西林漱口，并注意多讲话、多漱口、多进食，防止创面粘连、瘢痕挛缩后遗咽异感症。

5. 注意观察创面，术后 4~6 小时开始长白膜，7~10 天白膜渐脱落。白膜正常色白，薄而光滑。若白膜厚且污秽伴咽痛加重，则表示伤口可能感染，加强全身抗感染及漱口。

6. 术后咽痛一般不用水杨酸类止痛药，因其可抑制凝血酶原的产生而致出血。

7. 术后 3 天内病人可有低热，为正常吸收热，对症处置即可。若高热，则注意有无局部及全身并发症。

四、声带息肉、小结等声带术后的护理

1. 表面麻醉下手术者，2 小时后可正常进食，但术后半月内禁食辛辣、咸等刺激性食物，禁烟酒。

2. 半个月内少说话，不提倡禁声，因部分病人禁声一段时间后假声发音而致声音嘶哑。

五、气管切开术后的护理

气管切开是挽救病人生命的手术，如术后观察护理不周，仍随时可能发生窒息等危及病人生命的并发症，因此所有医护人员均应熟悉。

1. 专人护理，床边常规备有吸引器、氧气及气管切开包。

2. 固定好气管套管，以免脱管或病人自行拔管。

3. 保持气管套管通畅，勿使被褥、衣领等遮盖套管口。随时吸除气管内分泌物，气管内定时滴入化痰药或给与雾化吸入，以利于痰液咳出或吸除。

4. 保持空气湿度，除室内空气保持一定湿度（相对湿度 70% 以上）外，用浸有生理盐水的单层湿纱布遮盖套管口，干后及时更换，以增加吸入空气的湿度。

5. 术后当日不宜过多变换体位，以免套管脱出，以后则应经常变换体位，以防发生肺部感染。

6. 每日更换气管套管垫布一次，用酒精棉球将套管周围擦拭干净后换上消毒的垫布。

7. 每日清洗、煮沸消毒内管两次，分泌物多或黏稠，应增加清洗消毒次数。从拔除内管到重新放回，间隔时间不宜超过半小时，以免外管管腔被干燥结痂的分泌物堵塞，使内管无法重新插入。

8. 术后一周内无特殊情况不宜更换外管，因伤口尚未形成瘘道，软组织收缩，以致不能重新插入外管致病人窒息死亡。故第一次换管一定慎重，须备好气管切开包，并有助手协同操作。长期戴管者，3～4周更换一次为宜。

9. 术后密切观察呼吸情况，若术后再次出现呼吸困难，必须刻不容缓检查处理。首先拔除内管，若仍呼吸困难不缓解，则用吸引管气管深部吸引，若还不缓解，则用纱布丝或纸片置于套管口，如其不随呼吸上下飘动，则提示下呼吸道堵塞，或脱管或纵隔气肿、气胸等可能，须立即进一步检查处理。

(1) 脱管：病人气管切开术后再次出现呼吸困难，病人突然能发音或啼哭，用吸引管通过套管远端时受阻，用纱布丝或纸片置于套管口，不随呼吸上下飘动。立即重新插入气管套管（一般需要重新打开伤口、撑开气管切口）。

(2) 病人过度头后仰或套管过长或弯度过大：病人气管切开术后再次出现呼吸困难，用吸引管通过套管远端时受阻，扶正病人过度头后仰位后呼吸困难改善，则为头过度后仰所至。若呼吸困难无改善，将外管远端朝向颈椎方向推移，呼吸困难改善则多为套管过长或弯度过大所致，须更换合适的套管。

(3) 下呼吸道阻塞：呼吸困难伴发热，可闻及痰鸣音。加强稀释痰液和吸引，呼吸困难可缓解。

(4) 纵隔气肿和气胸：病人呼吸浅快伴胸痛、胸闷，脉细弱，面色苍白或发绀，血压下降。胸部透视或拍片可确诊。

10. 密切观察局部出血情况：气管切开后创口有少许渗血，属正常。若渗血较多，则可于创口内气管套管周围用无菌纱条或碘仿纱条填塞，多能止血。如遇出血较凶猛，压迫无效者，则须重新打开伤口结扎止血。如出血同时套管发生与脉搏一致的搏动时，常是术后凶险大出血的先兆。

11. 密切观察皮下气肿：多发生在颈部、胸部，可延至头部、四肢或纵隔等，按压皮肤有握雪感。可拆除伤口缝线，抽出伤口内填塞的纱条。若伴呼吸困难，须胸部透视或拍片，注意有无纵隔气肿。另外应防止因颈部皮下气肿而发生脱管。

思考题

1. 气管切开术后再次出现呼吸困难应考虑有哪些原因？
2. 气管切开术后脱管的表现是什么？

（文连姬）

第六章　耳鼻咽喉科物理治疗

第一节　激光治疗

根据产生激光的工作物质不同分为不同类型的激光器，耳鼻咽喉科常用的激光器有 CO_2 激光器、Nd：YAG（掺钇铝榴石）激光器、半导体激光器、KTP 激光器等。激光对生物体的作用有热效应、光化效应、机械效应、电磁效应和生物刺激效应。弱激光主要用于理疗和针灸，强激光主要用于手术。常用于理疗的激光有 He-Ne 激光和 CO_2 激光，弱激光直接照射局部可产生消炎镇痛、扩张血管、促进血循环和新陈代谢，而穴位照射则可以无痛地穿透皮肤，达到穴位治疗的目的。用高功率激光可代替手术刀，具有出血少、准确率高、术后组织感染少等优点。另外，激光具有方向性好、高单色和相干性好等特点，但也可引起操作人员和患者非治疗部位的副损伤，因此接触激光的医务人员应戴好防护眼镜，病人眼内涂眼膏，术野周围盐水纱布保护等，还应注意室内通风换气，减少空气污染。

激光治疗耳鼻咽喉科疾病如下：

耳部疾病：急性外耳道炎、急性中耳炎、大疱性鼓膜炎 He-Ne 激光理疗，周围性面瘫穴位照射，分泌性中耳炎激光打孔、耳硬化症激光手术等。

鼻部疾病：鼻疖、鼻前庭炎激光理疗，鼻前庭赘生物 Nd：YAG 切除，慢性鼻炎、鼻出血 Nd：YAG 激光治疗等。

咽喉疾病：咽乳头状瘤、扁桃体囊肿、慢性扁桃体炎、会厌囊肿、滤泡型咽炎及咽部血管瘤 Nd：YAG 激光治疗。喉乳头状瘤、早期喉癌 CO_2 激光切除，CO_2 激光辅助腭咽成形手术等。

第二节　冷冻治疗

冷冻治疗是利用低温冷冻迅速降低组织局部温度，引起细胞损害、蛋白质变性、细胞胀裂及局部血循环障碍。临床常用的制冷剂有氟利昂和液氮，氟利昂的温度可降至 −70 ~ −20℃，液氮的温度可达 −196 ~ −160℃。

冷冻治疗耳鼻咽喉科疾病如下：

耳部疾病：耳廓假性囊肿、血管瘤、耳垂瘢痕疙瘩及耳廓原位癌等。

鼻部疾病：鼻出血、慢性鼻炎、鼻息肉、鼻部赘生物、血管瘤、乳头状瘤等。

咽部疾病：慢性咽炎、慢性扁桃体炎、咽部血管瘤、乳头状瘤、囊肿、声带息肉、小结等。

也可用于头颈部血管瘤、瘢痕疙瘩及一些恶性肿瘤的姑息治疗。

第三节　微波治疗

微波是指波长在 1mm 到 1m 范围内的高频电磁波。用于医学上的电磁波频率一般在 500 ~ 2 500MHz，作用于人体组织产生生物热效应。低能量照射时，能使血管扩张，改善血循环及加强代谢，还能增加局部白细胞和抗体，增强局部免疫力。高能量微波可使蛋白变性组织凝固坏死，可用于手术治疗，具有加热部位均匀、深浅一致、边界清楚，无出血、烟雾产生少，视野清晰等优点。

耳廓假性囊肿、急性外耳道炎、分泌性中耳炎、耳鸣、急慢性咽炎等可用低能量微波照射。而鼻出血、慢性肥厚性鼻炎、血管瘤、滤泡型咽炎等可用高能量微波治疗。

第四节　射频治疗

射频是利用频谱在 0.5 ~ 100MHz 之间的电磁波作用于组织使之凝固、萎缩。而低温等离子射频是利用可以控制的电化学作用，打开靶组织内的有机分子键，使靶组织中的细胞以分子单位解体，分为碳水化合物和氧化物，导致深部软组织损伤（凝固性坏死、纤维化），并进一步产生瘢痕收缩，使组织体积缩小。可进行下鼻甲减容、软腭减容、扁桃体减容及舌根减容术。其优点是工作的温度低（45 ~ 70℃），对周围组织损伤小，术后疼痛轻等。

思考题

1. 激光可用于治疗哪些耳鼻咽喉科疾病？
2. 低温等离子射频与其他物理治疗有何不同？其优点如何？

参考文献

［1］黄选兆，汪吉宝主编．实用耳鼻咽喉科学．北京：人民卫生出版社，1998．

［2］田勇泉主编．耳鼻咽喉科学．第五版．北京：人民卫生出版社，2002．

［3］孔维佳主编．耳鼻咽喉头颈外科科学．北京：人民卫生出版社，2005．

［4］赵福运主编．实用激光治疗学．北京：北京医科大学中国协和医科大学联合出版社，1997．

［5］韩德民主编．鼻内镜外科学．北京：人民卫生出版社，2001．